Illustrated Handbook of Orthopaedic Surgery

整形外科手術
イラストレイテッド

下腿・足の手術

専門編集●**木下光雄** 大阪医科大学／西宮協立脳神経外科病院

総 編 集●**戸山芳昭** 慶應義塾大学
編集委員●**井樋栄二** 東北大学／**黒坂昌弘** 神戸大学／**高橋和久** 千葉大学

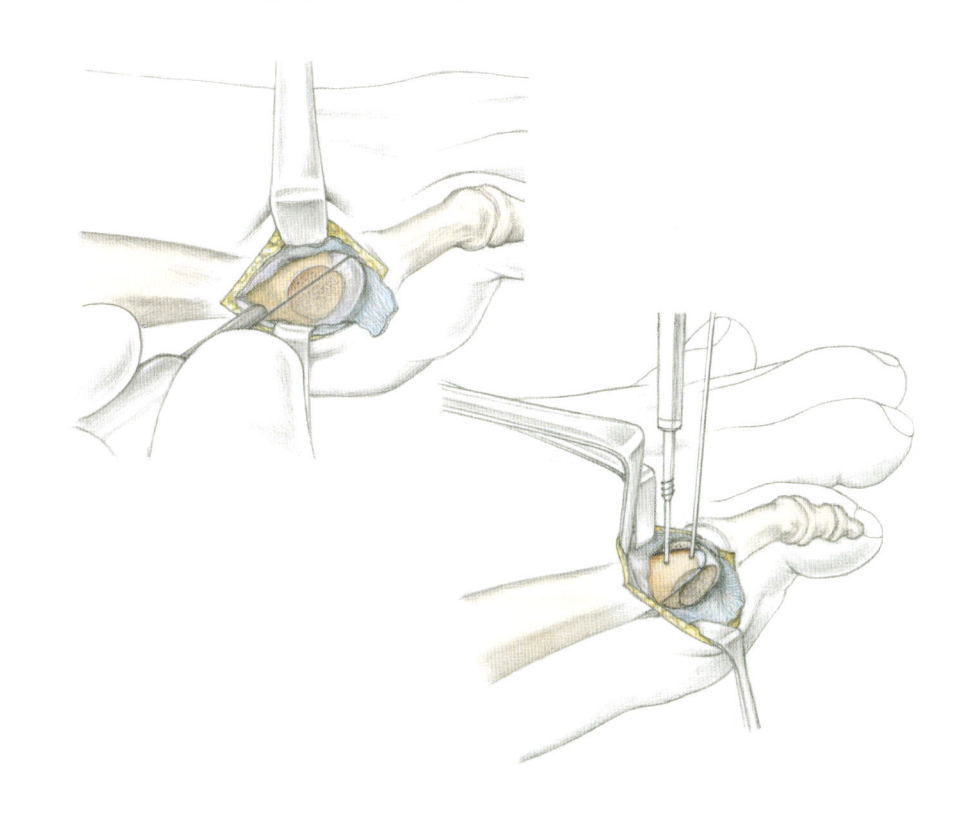

中山書店

刊行にあたって

わが国は世界一の長寿国であるが，この高齢社会においては「健康寿命延伸」がより強く求められている．そのためには癌や心臓病，脳血管障害など生命に直接かかわる疾患群への対策とともに，運動器疾患への取り組みが急務である．厚生労働省による国民生活基礎調査からも明らかなように，国民の自覚症状の上位を腰痛や肩こり，関節痛などの運動器障害が占め，要支援・要介護の原因にも大きく関与している．これらの運動器疾患は高齢化とともに増加の一途を辿ることは間違いなく，整形外科医の果たす役割，責任は極めて大きい．

一方，近年とくに医療界では国民への安全・安心な医療の提供が医療側に強く求められている．とくに外科系医師にとっては，安全・安心な医療の提供とは「手術手技・技術」そのものと言っても過言ではなく，患者さんから信頼され，より安全，確実な手術を提供するためには自らの努力と良き指導者，そして豊富な経験と向上心が必要である．これに加えて，必ず手元に置くべきものは解剖書と実践に役立つ手術書である．とくに運動器を扱う整形外科の手術は，脊髄・末梢神経疾患では腫瘍の摘出や除圧，神経の移植手技など繊細で高度の手術技術が，骨・関節疾患では個々の症例に応じた各種機能再建術や人工関節手術手技が，また脊椎疾患では除圧術や変形の矯正・固定術，さらにインストゥルメンテーション手術手技などが求められ，その進入法や手術法も多岐にわたる．

そこで今回，運動器の各分野で多くの手術経験を有し，現在も第一線で活躍中のわが国トップレベルの整形外科医に執筆を依頼し，整形外科手術の基本から部位別に各種手術法をすべて網羅した《整形外科手術イラストレイテッド》（全10冊）を刊行することとなった．本書は整形外科手術の教科書としてバイブル的存在に成りうる内容を有しており，実際に手術室に持ち込んで，本書を傍らに置いて参考にしながらナビゲーションしてくれる整形外科手術書となっている．本書には，使用する手術機器の使い方から手術体位，そして手技のコツや留意すべき点，落とし穴などが鮮明なイラストを用いて分かりやすく丁寧に説明されている．整形外科の専門医や認定医，指導医，そして整形外科を目指している研修医や専修医，また，手術室の看護スタッフや臨床助手の方々にも大いに役立つ手術書である．

本書が安全・安心，確実な整形外科手術への一助となり，整形外科を志す若手医師の教育と手術手技向上に繋がれば幸いである．

2010年8月

総編集　戸山芳昭
慶應義塾常任理事
慶應義塾大学医学部整形外科教授

序

イタリア・ルネサンス期の芸術家であるレオナルド・ダ・ヴィンチは，解剖学にも精通し，手稿のなかには多くの人体解剖スケッチが遺されている．そのなかに足部・足関節の解剖図があり「足は人間工学上の最大傑作であり，最高の芸術作品である」とその精緻な構造と機能に感歎している．

アートに比肩されるこのような器官も，外傷や疾患により構築が破綻し障害をきたすようになると，機能再建のため外科的介入が必要となる．手術にはアートの部分もあるが，最新かつ標準となるような手術法について熟知しておくことが基本であり，かつ肝要と言える．また，その経験に基づいてこそアートの部分を極めることができるのではないだろうか．

整形外科は守備範囲の広い診療科であり，それゆえ幅広い知識と経験が求められる．各種疾患・外傷に対してガイドラインがあり標準的治療の指針となっているのと同様に，整形外科手術治療の分かりよい手引書として本シリーズが企画された．

本書『下腿・足の手術』では，下腿，足関節，足部の領域を解説している．編集にあたり留意した点をいくつかあげると，まず関節鏡視の実際について解説したことである．足の外科領域でも関節鏡が多用されるようになった．基本的な手技と鏡視下の正常解剖を知ることは必須のことであろう．次に，比較的頻度の高い外傷や疾患に対する手術を選んだことである．紙面の都合もあり割愛した手術法もあるが，知っておきたい手術については頻度とは関係なく項目に入れた．さらに，昨今遭遇する機会が少なくない切断術を取り上げた．整形外科医にとって敗北感のある切断術も，手術の仕方で機能損失を最小限にすることができるからである．

執筆はその分野に精通している実力者にお願いした．健筆をふるっていただき，手術の流れから後療法にいたるまで，全体像が浮き彫りにされた感がある．

従来の手術書の形式にとらわれず，簡潔な解説と，豊富なイラストや写真に動画も組み込んでいる．そして，手術のコツのみならずピットフォールについても触れ，最新の手術方法が会得しやすいよう工夫した．まさしく「百聞は一見に如かず」の故事に例えられる実践的な手術書であると言えるだろう．

本書が，整形外科医のみならず運動器の診療に関わるすべての方々にご活用いただければ望外の幸いである．

最後に，ご執筆いただいた先生方ならびに中山書店編集部の皆様に深謝申し上げます．

2019 年 11 月

専門編集　木下光雄

大阪医科大学名誉教授
西宮協立脳神経外科病院名誉院長

切断術・関節離断術

DVD CONTENTS

付属 DVD-VIDEO について

1. 本書に付属する DVD は DVD-VIDEO です．ご覧になるには，DVD-VIDEO に対応する再生機器をご使用ください．DVD-VIDEO に対応するパソコンでもソフトウェア環境などにより，まれに再生できない場合がございますが，弊社での動作保証はいたしかねますので，あらかじめご了承ください．
2. 本 DVD-VIDEO に記録された動画像の著作権は各著者が保有しています．またこれらの著作物の翻訳，複写，転載，データベースへの取り込みおよび送信・放映に関する許諾権は，小社が保有しています．本 DVD-VIDEO の著作物の無断複製を禁じます．
3. 本 DVD-VIDEO は『整形外科手術イラストレイテッド　下腿・足の手術』に付属するものです．DVD-VIDEO 単独での販売はいたしません．
4. 本 DVD-VIDEO の使用，あるいは使用不能によって生じた損害に対しての保証はいたしません．
5. 本 DVD-VIDEO の図書館での利用は館内閲覧に限るものとします．
6. 本 DVD-VIDEO をパソコンで再生される場合，以下の環境を推奨します．

Windows
DVD-ROM ドライブを搭載し，かつ DVD-VIDEO 再生ソフトウェアがインストールされた PC
OS：Microsoft Windows 8.1・10
CPU：1GHz 以上のプロセッサー
メモリ：4GB 以上

Macintosh
DVD-ROM ドライブを搭載し，かつ DVD-VIDEO 再生ソフトウェアがインストールされた Mac
OS：Mac OS 10 以降
CPU：1GHz 以上のプロセッサー
メモリ：4GB 以上

Microsoft，Windows は米国 Microsoft Corporation の米国およびその他の国における登録商標です．
Macintosh，Mac OS は米国 Apple Computer, Inc の米国およびその他の国における登録商標です．

下腿・足の手術

執筆者一覧（執筆順）

瀧川直秀
西宮協立脳神経外科病院

渡邉耕太
札幌医科大学

松井智裕
済生会奈良病院

熊井 司
早稲田大学スポーツ科学学術院

栃木祐樹
獨協医科大学埼玉医療センター

佐藤 徹
国立病院機構 岡山医療センター

伊勢福修司
国立病院機構 仙台医療センター

原口直樹
聖マリアンナ医科大学横浜市西部病院

早稲田明生
荻窪病院

佐本憲宏
市立東大阪医療センター

平野貴章
聖マリアンナ医科大学

荻内隆司
川口工業総合病院

内山英司
稲波脊椎・関節病院

山口 玲
稲波脊椎・関節病院

安田稔人
大阪医科大学

生駒和也
京都府立医科大学

亀山 泰
井戸田整形外科 名駅スポーツクリニック

井戸田 仁
びわじま整形外科

門田 聡
桐生整形外科病院

羽鳥正仁
東北公済病院

野口昌彦
至誠会第二病院 足の外科センター

高尾昌人
重城病院 CARIFAS 足の外科センター

磯本慎二
奈良県総合医療センター

杉本和也
奈良県総合医療センター

安井洋一
帝京大学

三木慎也
帝京大学

宮本 亘
帝京大学

伊藤 宣
京都大学

原田将太
福島県立医科大学／総合南東北病院外傷センター

浅原智彦
福島県立医科大学／総合南東北病院外傷センター

寺本 司
福島県立医科大学／総合南東北病院外傷センター

嶋 洋明
大阪医科大学

黒川紘章
奈良県立医科大学

田中康仁
奈良県立医科大学

木下光雄
大阪医科大学／西宮協立脳神経外科病院

仁木久照
聖マリアンナ医科大学

吉村一朗
福岡大学

谷口 晃
奈良県立医科大学

北野利夫
大阪市立総合医療センター

高倉義幸
高倉整形外科クリニック

辻中聖也
大阪医科大学

藤原憲太
大阪医科大学

奥田龍三
医療法人清仁会 シミズ病院

秋山 唯
聖マリアンナ医科大学

神崎至幸
神戸大学

福士純一
国立病院機構 九州医療センター

守 克則
みやそう病院

垣花昌隆
新久喜総合病院

薩摩眞一
兵庫県立こども病院

窪田 誠
東京慈恵会医科大学葛飾医療センター

若林健二郎
名古屋市立大学

町田治郎
神奈川県立こども医療センター

柴田芳宏
JA 愛知厚生連 海南病院

藤井唯誌
社会医療法人高清会 香芝旭ヶ丘病院

熊野穂積
医療法人春秋会 城山病院

森川潤一
社会医療法人景岳会 南大阪病院

村尾 浩
神戸学院大学

I 進入法

下腿骨へのアプローチ

下腿骨へのアプローチ

●── アプローチの概要

- 下腿の手術は，骨接合術，神経血管損傷や筋損傷の修復など外傷に対する手術，骨髄炎手術，骨軟部腫瘍手術，各種骨切り術，さらには骨延長術など，整形外科領域では遭遇する機会が多い．

- 下腿骨は脛骨と腓骨から成り，解剖学的特徴として両骨は近位では脛腓関節により，体部では骨間膜により，そして遠位では脛腓靱帯結合により連結しており，下腿の筋は骨間膜と筋間中隔により4つのコンパートメントに区画されている [1][1-4]．脛骨の横断面の形状は体部では三角柱状をしている．

- 本項では，下腿骨（脛骨体部，腓骨体部）への進入路（内側，前外側，外側）と，進入時に注意すべき脛骨神経，腓骨神経の走行上の特徴，および腓骨採取に必要な注意点について述べる．

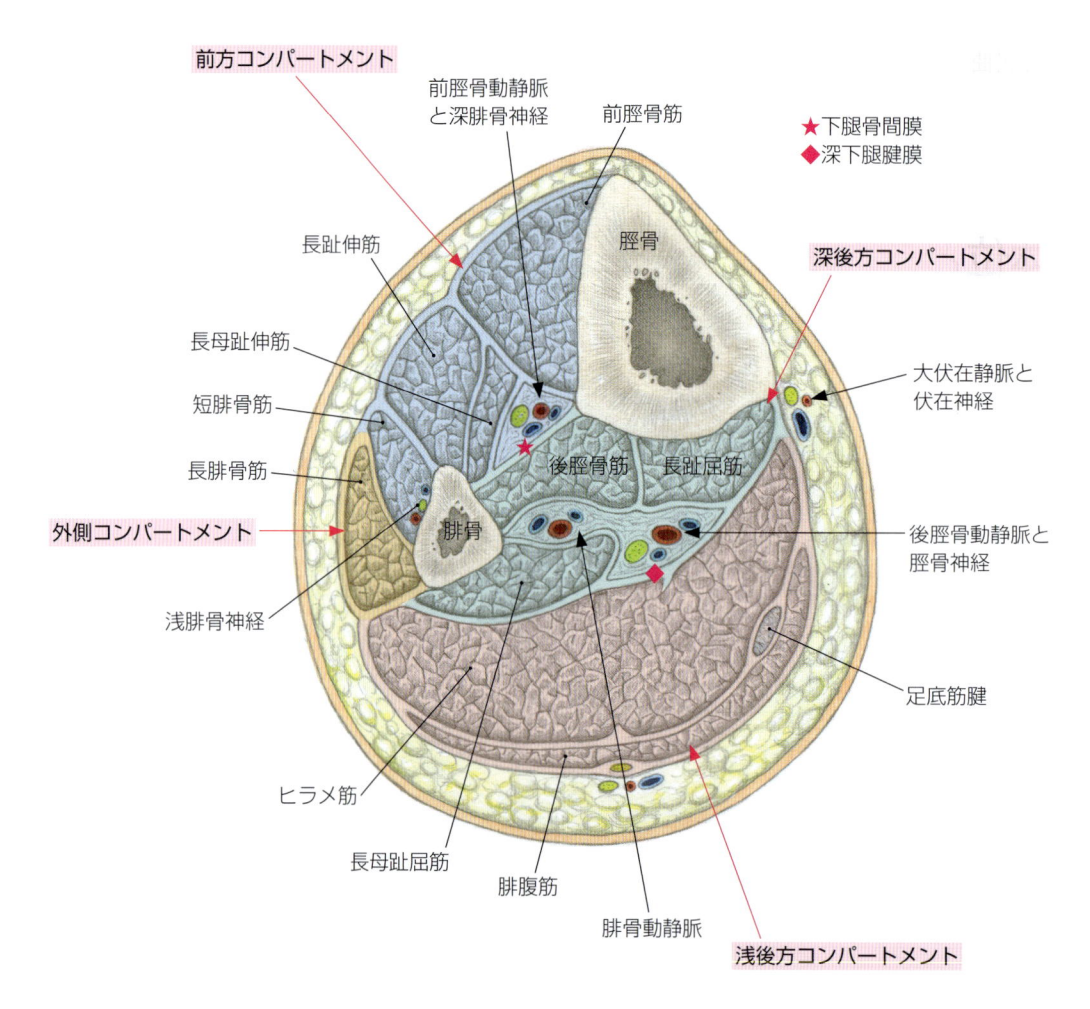

[1] 下腿の4つのコンパートメント（下腿中央）

内側アプローチ（前内側，後内側）

▶適応

- 脛骨体部の処置（骨接合術，矯正骨切り術，病巣掻爬術）は主に前内側アプローチで行うが，皮膚に問題がある場合は後内側アプローチを用いる.
- 下腿筋区画症候群（浅・深後方コンパートメント）に対する筋膜切開術は後内側アプローチにて行う.

▶アプローチのポイント

①体位：仰臥位で軽度開排位とし，総腓骨神経の圧迫麻痺が起きないように膝窩部に緩衝用のクッションを入れる.

前内側アプローチ

②皮切：脛骨内側縁に縦皮切を加える.

③脛骨内側面正中で骨膜を縦切し，脛骨を露出する.

後内側アプローチ

②皮切：脛骨内側縁に縦皮切を加える.

③ヒラメ筋と長趾屈筋を近位から遠位方向に骨膜下に剥離する.

④膝関節を屈曲し，足関節を底屈すると剥離操作がしやすい.

──前内側アプローチの実際

❶…手術体位と皮切

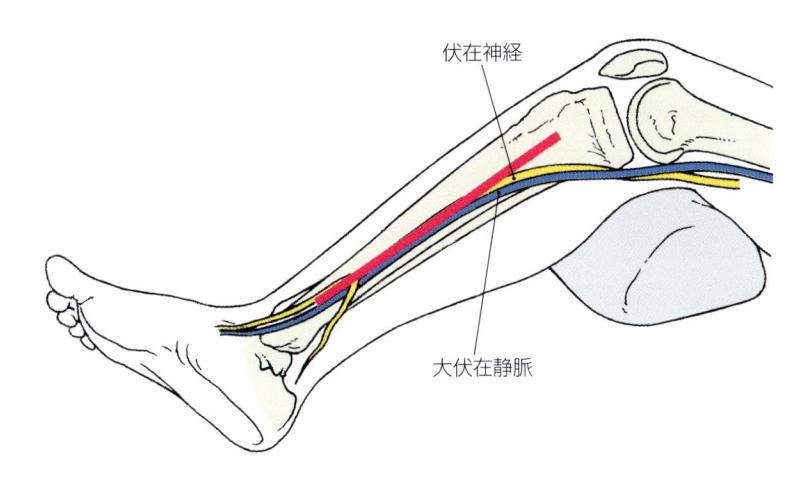

伏在神経

大伏在静脈

- 仰臥位で軽度開排位とし，膝窩部に緩衝用にクッションを入れる.
- 脛骨内側縁に必要な長さの縦皮切を加える.

❷…脛骨内側面を展開する

- 脛骨内側面正中で骨膜を縦切し，脛骨を露出する.

●──後内側アプローチの実際

❶…手術体位と皮切

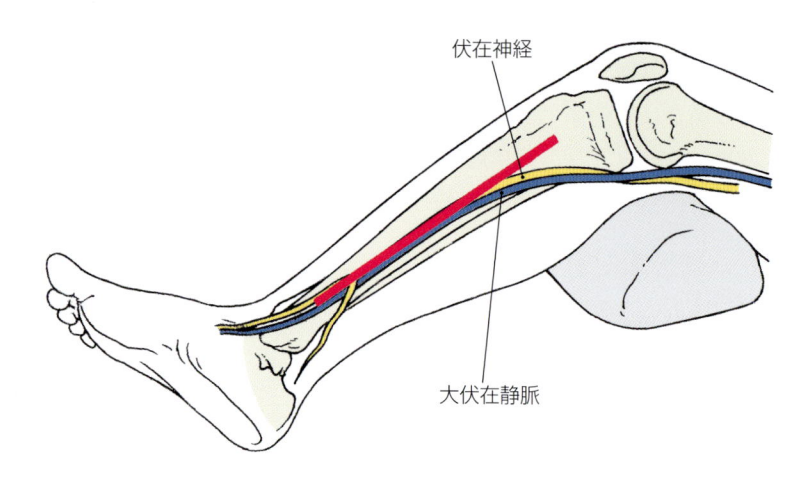

伏在神経

大伏在静脈

- 仰臥位で軽度開排位とし，膝窩部に緩衝用にクッションを入れる．この際，腓骨頭の後外方を走行している総腓骨神経の圧迫麻痺が発生しないように注意を要する．股関節，膝関節に障害があり開排位が困難な場合は，下腿内側が上となる半側臥位や側臥位をとり，手術台を傾ける．
- 脛骨内側縁から1〜2 cm後方に必要な長さの縦皮切を加える．

❷…脛骨内側面を展開する

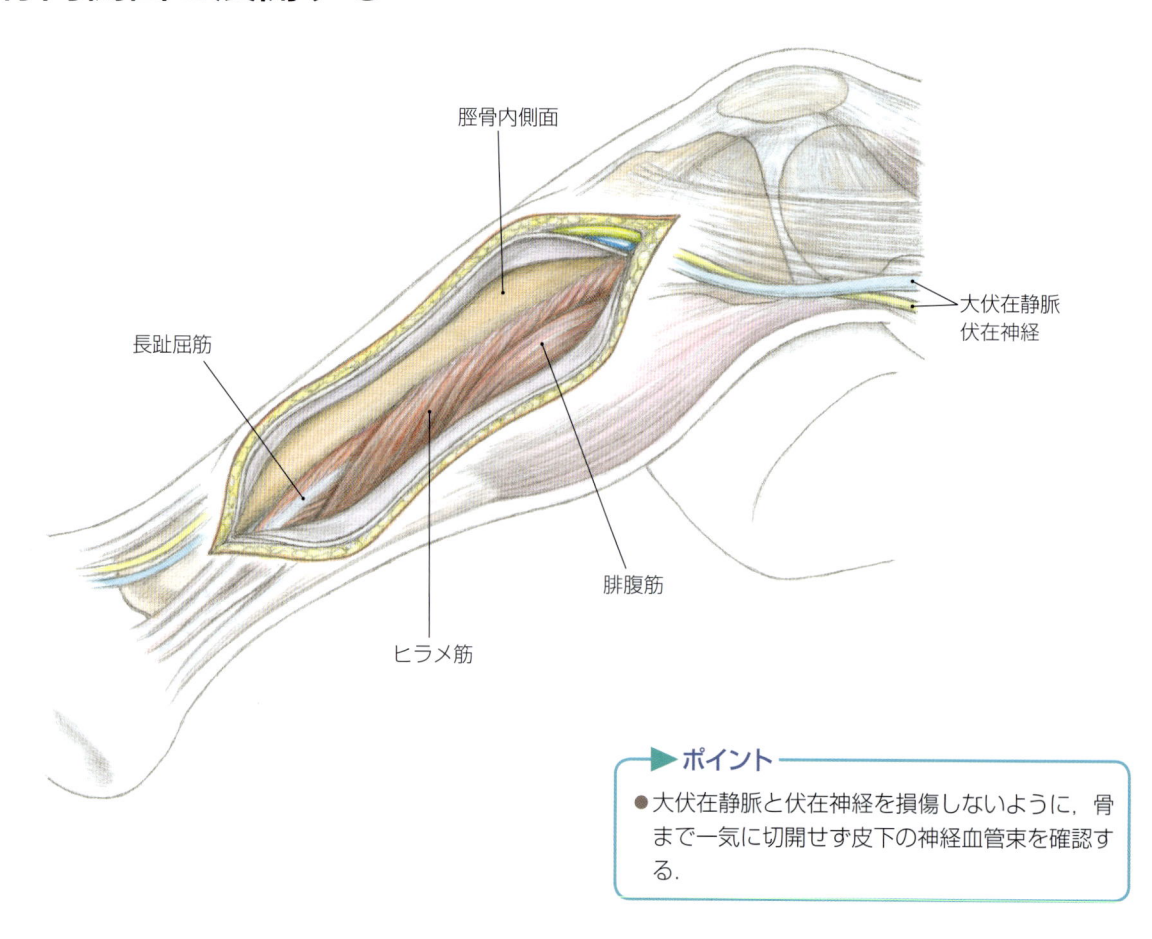

脛骨内側面

長趾屈筋

大伏在静脈
伏在神経

腓腹筋

ヒラメ筋

▶ポイント
- 大伏在静脈と伏在神経を損傷しないように，骨まで一気に切開せず皮下の神経血管束を確認する．

- 皮下には大伏在静脈と伏在神経が走行しており，前方または後方へよける．

❸…深部を展開する

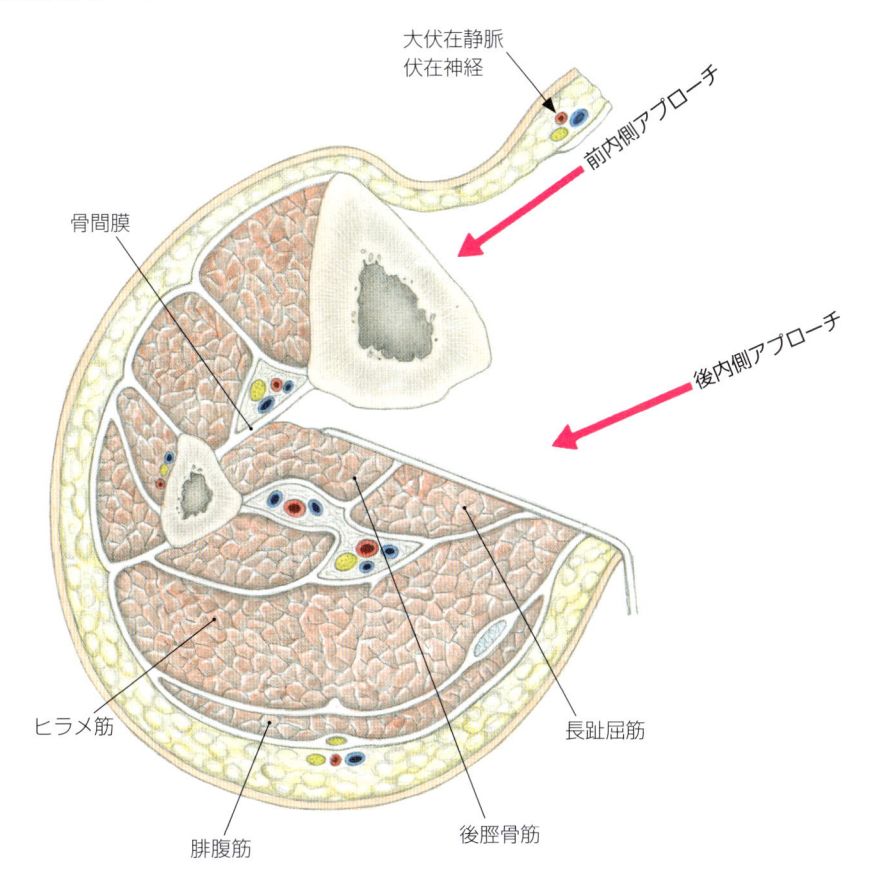

大伏在静脈
伏在神経

前内側アプローチ

骨間膜

後内側アプローチ

ヒラメ筋

長趾屈筋

腓腹筋

後脛骨筋

▶ポイント
- deep posterior compartment には後脛骨動静脈，脛骨神経，腓骨動静脈などの神経血管束が走行しており，損傷しないように注意する．

- 深部は下腿筋膜を皮切と同方向に切開し，ヒラメ筋と長趾屈筋（脛骨中上 1/3 ～中央内側に起始）を近位から遠位に骨膜下に剥離する．膝関節を屈曲するとより広い視野が得られる．
- 次いで骨膜下に脛骨後面を剥離する．

前外側アプローチ

▶適応

- 脛骨体部外側の処置（骨接合，矯正骨切り術，病巣掻爬術），下腿筋区画症候群（前方コンパートメント）に対する筋膜切開術など．

▶アプローチのポイント

①体位：仰臥位もしくは半側臥位とする．
②皮切：脛骨前縁の 1 cm 外側に必要な長さの縦皮切を加える．
③前脛骨筋を骨膜下に剥離し，脛骨外側面を展開する．

●── 前外側アプローチの実際

❶…手術体位と皮切

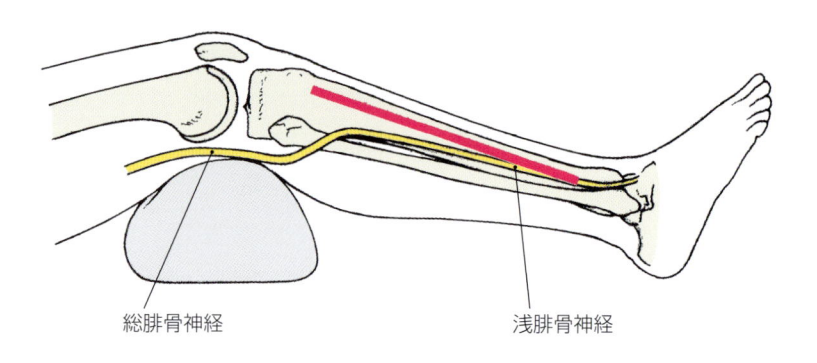

- 総腓骨神経
- 浅腓骨神経

- 仰臥位もしくは半側臥位とする.
- 脛骨前縁の1 cm外側に必要な長さの縦皮切を加える.

❷…脛骨外側面を展開する

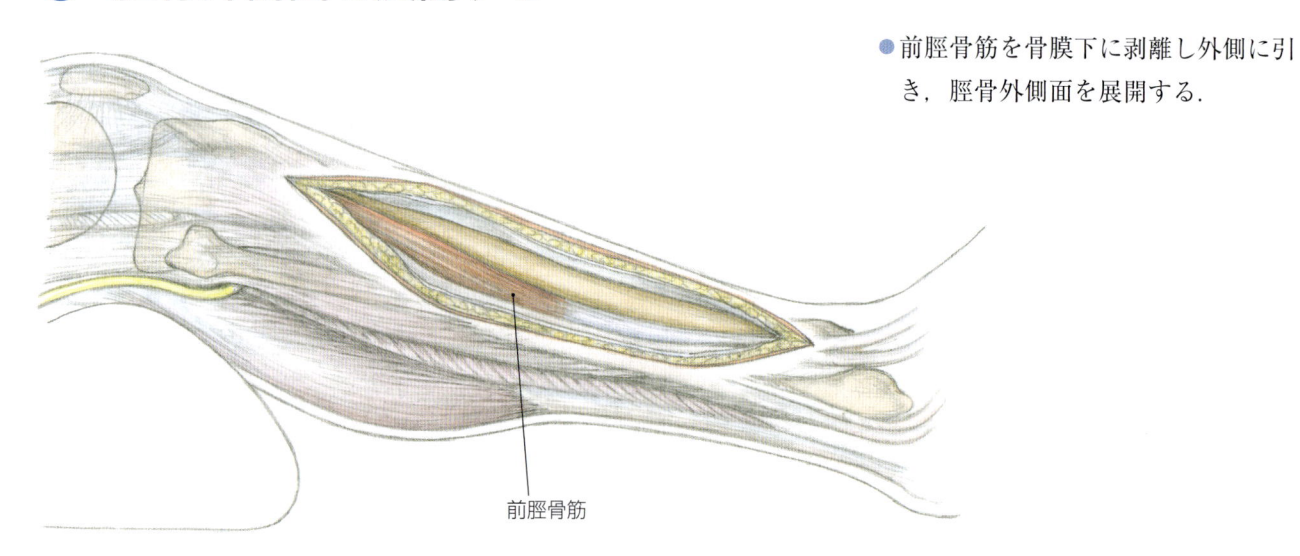

前脛骨筋

- 前脛骨筋を骨膜下に剥離し外側に引き, 脛骨外側面を展開する.

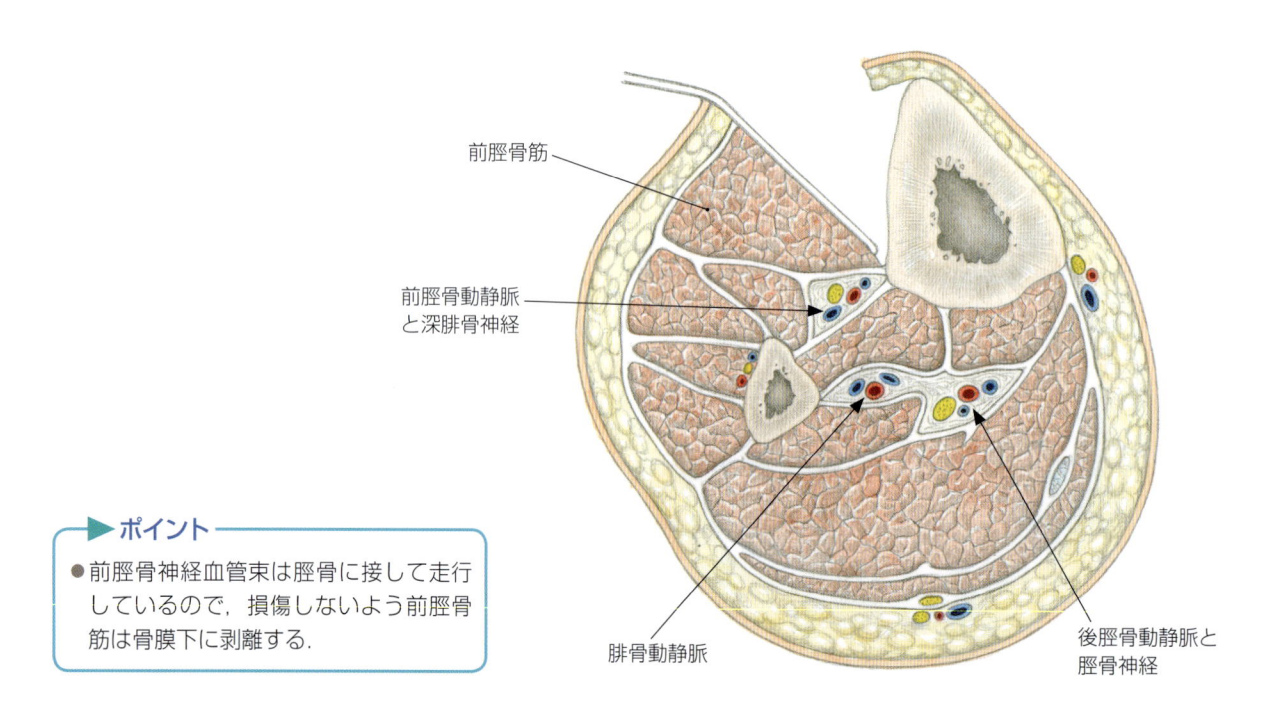

前脛骨筋

前脛骨動静脈
と深腓骨神経

腓骨動静脈

後脛骨動静脈と
脛骨神経

▶ポイント

- 前脛骨神経血管束は脛骨に接して走行しているので, 損傷しないよう前脛骨筋は骨膜下に剥離する.

外側アプローチ

▶適応

● 腓骨体部の処置（骨接合術，病巣掻爬術，腫瘍摘出術，採骨など），下腿筋区画症候群（外側コンパートメント）に対する筋膜切開術，血管柄付き腓骨の採取．

▶アプローチのポイント

①体位：半側臥位もしくは側臥位とする．
②皮切：外果と腓骨頭を結ぶ線のすぐ後方に縦皮切を加える．
③皮下を展開し，総腓骨神経を剥離してベッセルループ（外科用テープ）やペンローズドレーンなどで愛護的によける．遠位では浅腓骨神経を損傷しないように注意する．
④長短腓骨筋とヒラメ筋の間を分け，腓骨を露出させる．
⑤採骨を行う場合，遠位骨切りは外果下端より 8 cm 以上温存する．

●──外側アプローチの実際

❶…手術体位と皮切

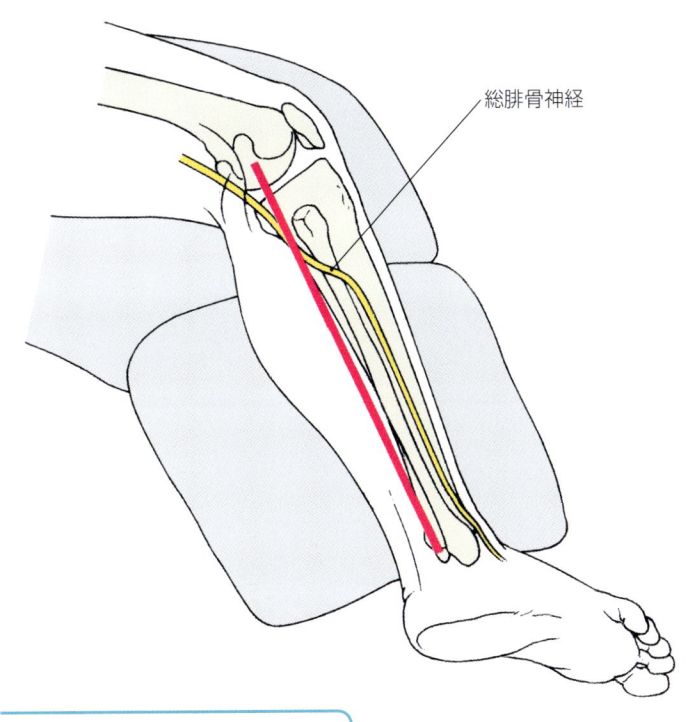

総腓骨神経

> **▶ポイント**
> ● 近位を展開する場合は，腓骨頚部の皮膚直下に総腓骨神経が走行しているので皮膚切開に注意を要する．

● 患者体位は半側臥位もしくは側臥位とし，側板により体幹を固定する．
● 外果から腓骨頭を結ぶライン上で腓骨のすぐ後方に皮切を加える．

❷…皮下を展開する

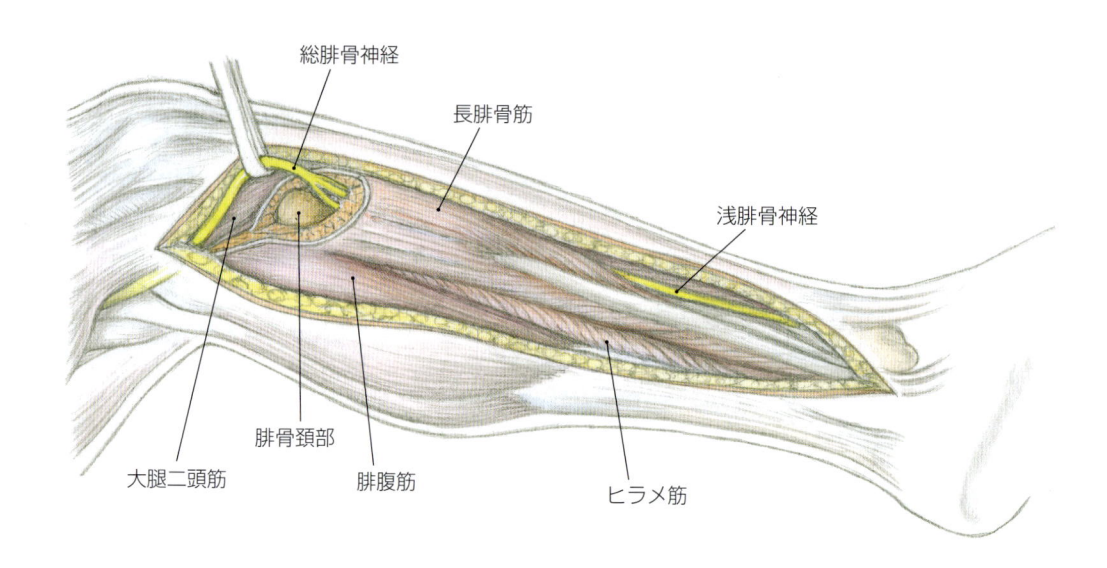

- 大腿二頭筋長頭に沿って下行する総腓骨神経を露出させて腓骨頭から頚部にかけて剥離し，ベッセルテープやペンローズドレーンなどで愛護的によける．
- 総腓骨神経は腓骨頭の後方から腓骨頚部外側を通って前方へと回り，深腓骨神経と浅腓骨神経とに分岐する．深腓骨神経は筋間中隔を貫通して下腿コンパートメントに入り，骨間膜前面を前脛骨動静脈とともに下行しながら前脛骨筋，長母趾伸筋，長趾伸筋および第3腓骨筋に筋枝を出す[5]．
- 浅腓骨神経は総腓骨神経から分岐した後，長・短腓骨筋の間を腓骨の外側に沿って下行しながら長腓骨筋，次いで短腓骨筋に筋枝を出した後に腓骨の遠位1/3で筋膜を貫いて皮下に出てくる．遠位では浅腓骨神経を損傷しないように注意する[5]．

❸…腓骨を展開する

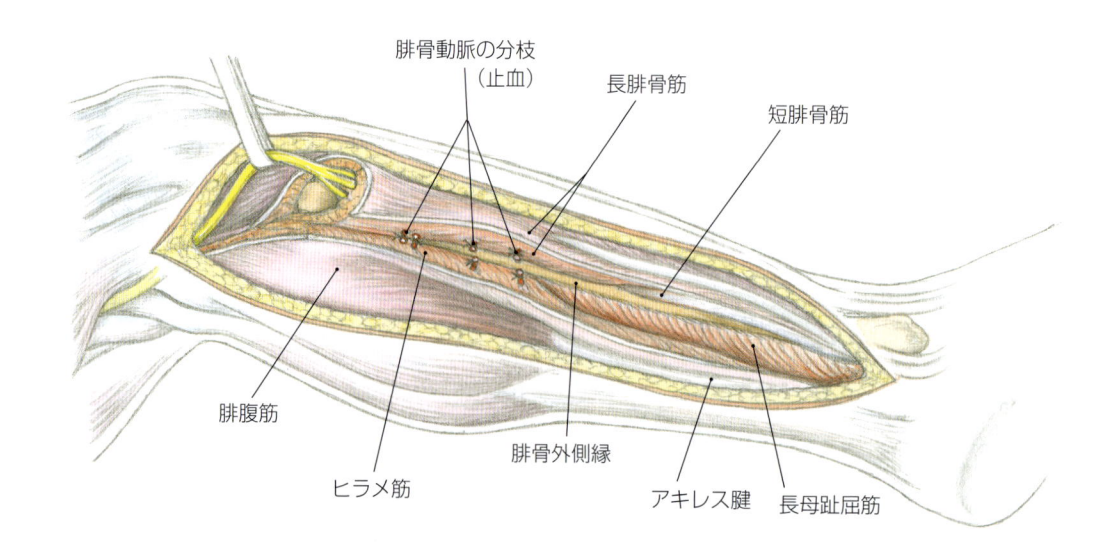

- 長・短腓骨筋とヒラメ筋の間を切開し，腓骨を露出させる．この際，腓骨動脈からの貫通枝を止血する．

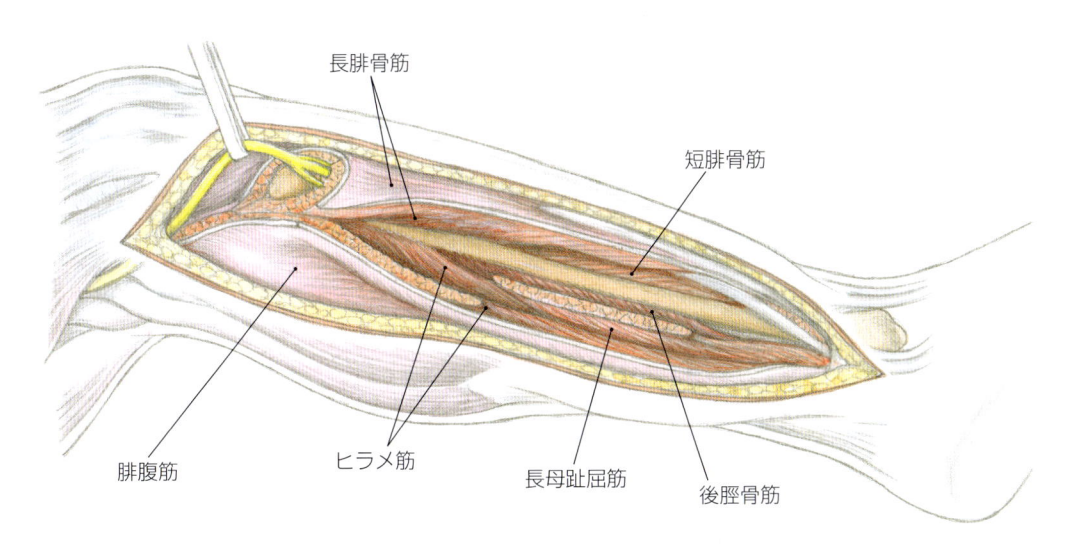

長腓骨筋
短腓骨筋
腓腹筋
ヒラメ筋
長母趾屈筋
後脛骨筋

> ▶ **ポイント**
> ● 腓骨から起始する筋は下方に走る線維をもつため，筋の剥離操作は遠位から近位方向に剥離するとよい.

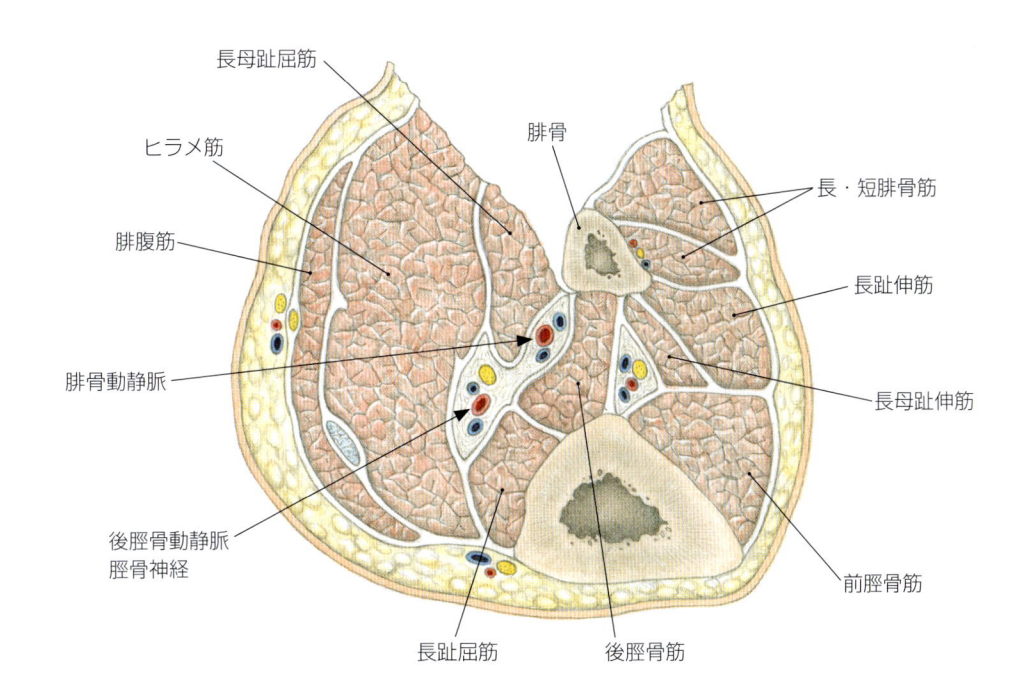

長母趾屈筋
ヒラメ筋
腓骨
長・短腓骨筋
腓腹筋
長趾伸筋
腓骨動静脈
長母趾伸筋
後脛骨動静脈
脛骨神経
前脛骨筋
長趾屈筋
後脛骨筋

> ▶ **ポイント**
> ● 長母趾屈筋の深部には腓骨動静脈が，後脛骨筋の後方には後脛骨神経血管束が走行しており，これらを損傷しないように屈筋群後面の剥離は骨膜下に行う.

● ヒラメ筋深層には長母趾屈筋が存在する．深層ではヒラメ筋をさらに後方に剥離し，長母指屈筋を腓骨から剥離すると深層の後脛骨筋に達する．骨間膜に起始する後脛骨筋を剥離する.

❹…採骨時の遠位骨切り

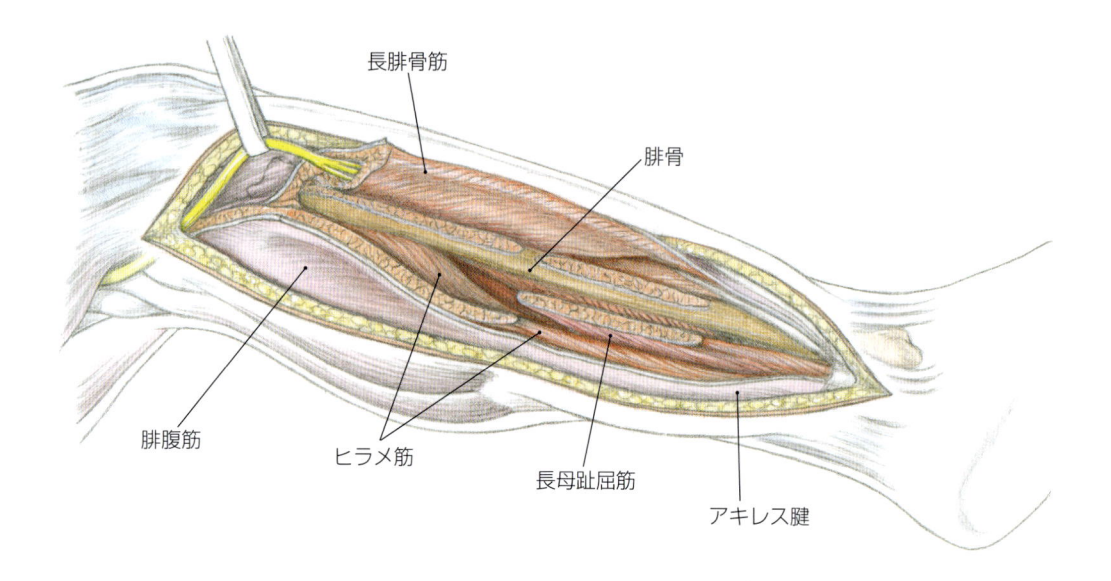

長腓骨筋

腓骨

腓腹筋　ヒラメ筋　長母趾屈筋　アキレス腱

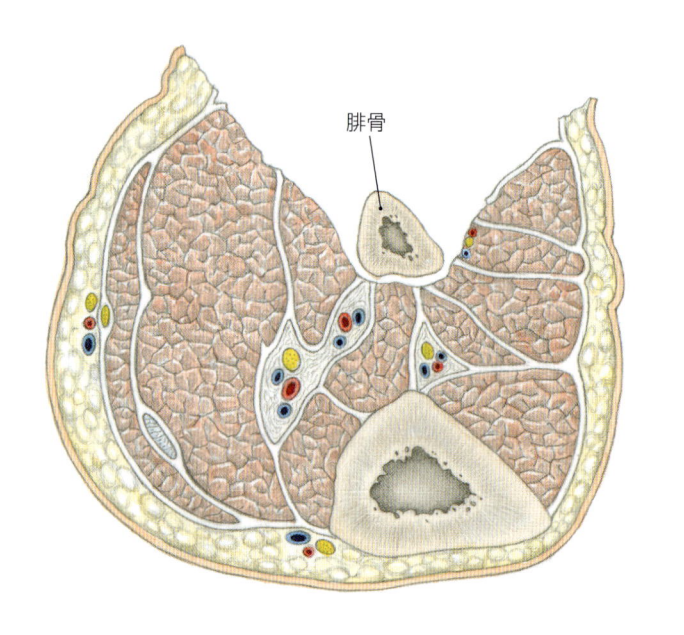

腓骨

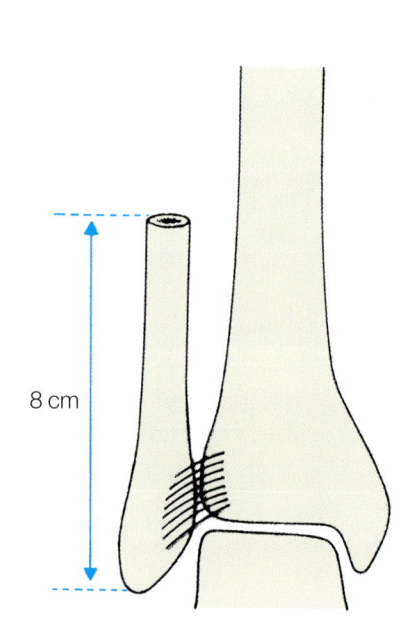

8 cm

● 採骨を行う際の遠位骨切りは足関節の不安定性が生じないように，外果から8 cm 以上近位で行う[6]．

（瀧川直秀）

■文献

1. Tubiana R, et al. Atlas of Surgical Exposures of the Upper and Lower Extremities. Boca Raton, Florida : CRC Press ; 2000.
2. Netter FH. Atlas of Human Anatomy. 7th ed. Amsterdam; Elsevier : 2018.
3. Kelikian AS, editor. Sarrafian's Anatomy of the Foot and Ankle. 3rd ed. Philadelphia; Lippincott Williams & Wilkins : 2011.
4. 坂井建雄監訳，小林 靖ほか訳．グラント解剖学図譜．第7版．東京：医学書院；2015.
5. 森川潤一，木下光雄．腓骨神経麻痺に対する機能再建術．阿部宗昭編．新 OS NOW No.9 神経修復術と機能再建手技—麻痺との対決．東京：メジカルビュー社；2001.
6. Babhulkar SS, et al. Ankle instability after fibular resection. J Bone Joint Surg Br 1995 ; 77 : 258-61.

足関節への直視アプローチ

足関節への直視アプローチ

●──アプローチの概要

- 足関節への直視アプローチの主なものとして，前方アプローチ，側方（内側，外側）アプローチ，後方（後外側，後内側）アプローチを取り上げる．
- 前方アプローチは最も基本的な足関節への進入法で，足関節の前方から内側，外側まで大きな視野が得られる．
- 側方アプローチは，内果や外果を骨切りすることにより広い視野が得られる．
- 後方アプローチは後方の病変に対して有用である．

▶適応

- 前方アプローチの適応は，関節内骨折手術，骨軟骨損傷手術，関節固定術，滑膜切除術，関節内遊離体摘出術など多岐にわたる．
- 側方アプローチの適応は，関節内骨折手術，骨軟骨損傷手術，関節固定術などである．
- 後方アプローチは骨折手術や三角骨に対する手術に主な適応がある．

前方アプローチ

▶アプローチのポイント

①体位：仰臥位とする．
②皮切：足関節前方での5〜10 cm の縦皮切とする．
③伸筋支帯を縦切して，長母趾伸筋腱と長趾伸筋腱の間を展開する．
④関節包を縦切して関節内を展開する．

──アプローチの実際

❶…手術体位と皮切

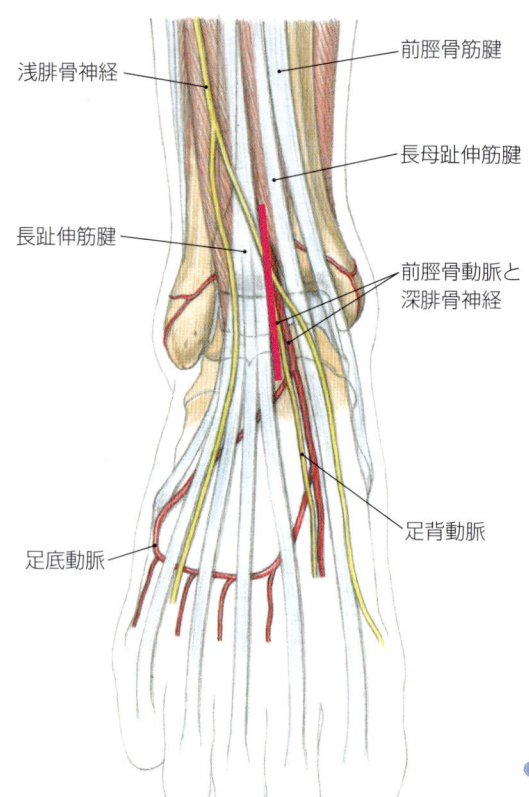

浅腓骨神経

前脛骨筋腱

長母趾伸筋腱

長趾伸筋腱

前脛骨動脈と
深腓骨神経

足背動脈

足底動脈

- 仰臥位とする.
- 足関節前方に 5～10 cm の縦皮切をおく.

❷…伸筋支帯を縦切する

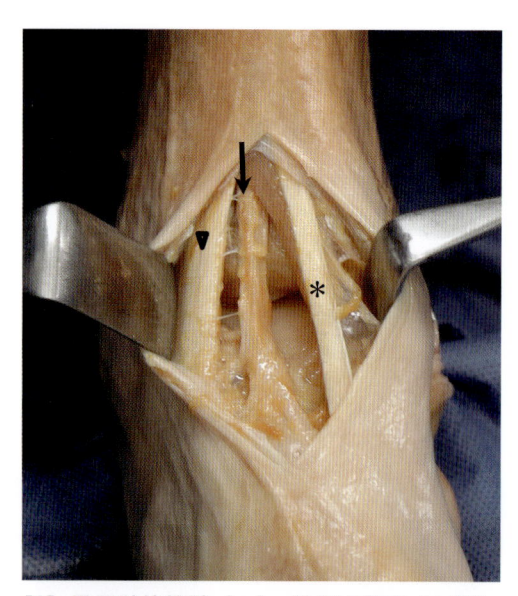

**[1] 長母趾伸筋腱（＊），神経血管束（矢印），
長趾伸筋腱（矢頭）の位置関係（右足解剖標本）**
関節包は切離・剥離ずみである.

- 皮下組織を剥離して伸筋支帯を露出させ，これを
  縦切する.
- 長母趾伸筋腱と長趾伸筋腱の間を展開する [1].
- 神経血管束（前脛骨動脈，深腓骨神経）を同定
  し，これを剥離して可動性をもたせ保護する.

▶ポイント
- 皮下に浅腓骨神経が存在する．この位置にはバ
  リエーションがあるので損傷しないように注意
  する[1].
- 関節裂隙レベルで前脛骨動脈の側方に向かう枝
  が存在することがある．広い展開が必要な場合
  は，この血管の処置（凝固切離または二重結
  紮）をする.

❸…関節内を展開する

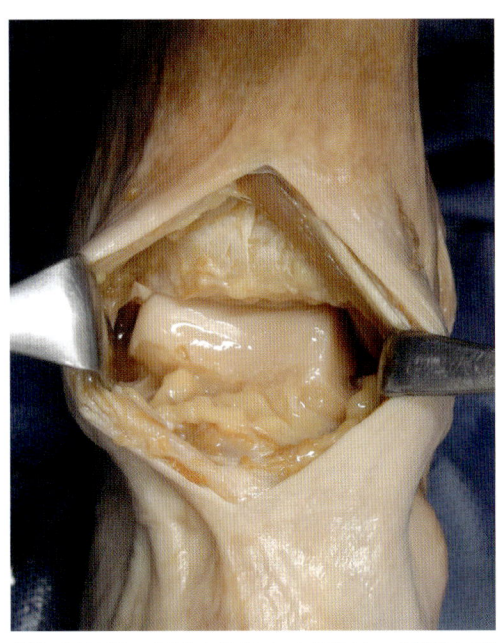

[2] 脛骨前方骨膜と関節包を縦切して剥離し関節内を展開したところ
内・外側の関節面まで確認可能である.

- 関節包前方を露出し，これを縦切すると関節内に達する.
- 関節包と骨膜を骨膜下に剥離し，内側から外側まで展開する [2].

▶ **手技のコツ**
- 関節の広い視野が必要な場合は，関節包を十字に切開する.

━━ 側方アプローチ

▶ アプローチのポイント

内側アプローチ（経内果アプローチ）
① 体位：仰臥位で股関節外転・外旋，膝屈曲位とする.
② 皮切：内果上から内果の先端を通り，舟状骨方向へカーブした縦皮切とする.
③ 屈筋支帯を縦切して，オシレーター，骨ノミで内果を骨切りする.
④ 内果を反転し，関節内を展開する.

外側アプローチ（経外果アプローチ）
① 体位：仰臥位，もしくは患側上の半側臥位か側臥位とする.
② 皮切：外果上の縦皮切とする.
③ 腓骨を露出・骨切りし，関節内を展開する.

●──アプローチの実際

▶ 内側アプローチ（経内果アプローチ）

❶…手術体位と皮切

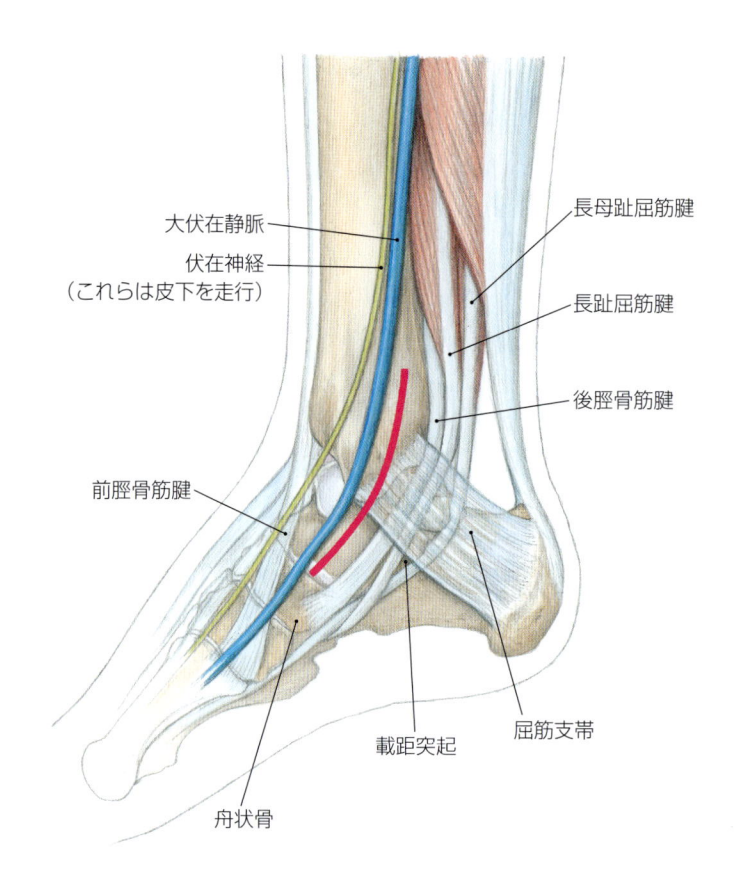

大伏在静脈
伏在神経
（これらは皮下を走行）

前脛骨筋腱

舟状骨

載距突起

屈筋支帯

長母趾屈筋腱
長趾屈筋腱
後脛骨筋腱

- 仰臥位で股関節外転・外旋，膝屈曲位とする．
- 内果上から内果の先端を通り，舟状骨方向へカーブした縦皮切をおく．

❷…屈筋支帯を縦切し，内果骨切りを行う

- 皮下を展開し屈筋支帯と骨膜を露出する．
- 屈筋支帯を縦切し，後脛骨筋腱を確認する．

▶ ポイント

- 皮下には大伏在静脈と伏在神経が内果の前縁に沿って伴走しているので，損傷しないように注意する．

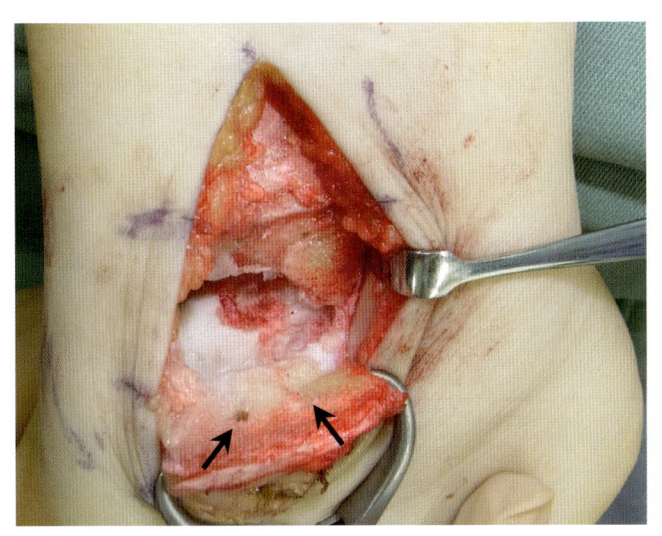

[3] 内果骨切りによる足関節内の展開（右足関節，距骨骨軟骨
損傷例）
矢印はスクリュー用のドリル孔.

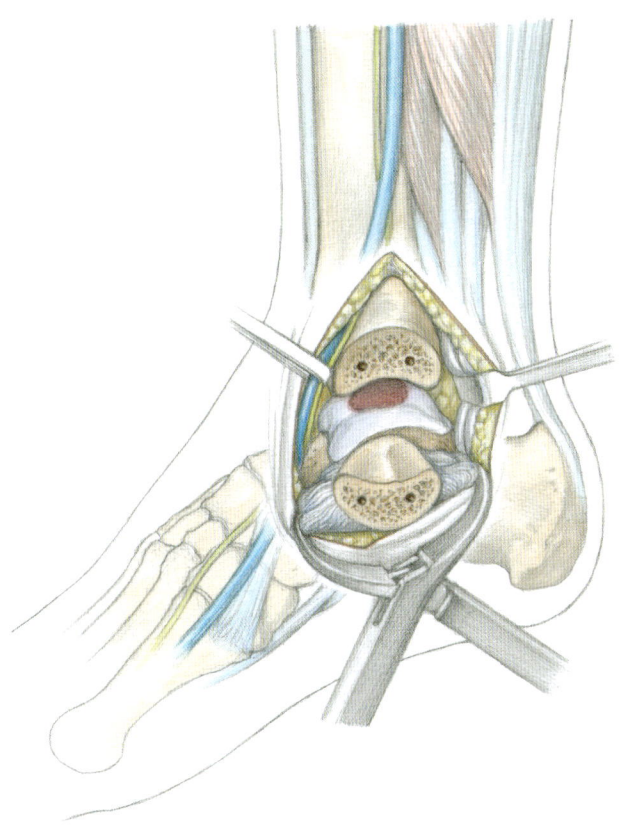

- 内果骨切り前に，のちの整復固定をするための
  準備を忘れない.
- 骨切り時に距骨の軟骨を損傷しないように注意
  する.

- 内果骨切りの準備として，前方内側と後方内側の関節包を
  切開し，天蓋と内果の関節面の境界部を確認する.
- 骨切り前に，骨切り後の整復する際の目印となるように骨
  切り線上に印をつけておく.
- 骨切り後の整復固定スクリュー用のドリル孔を作製してお
  く.
- 以上のような準備をしてからオシレーター，骨ノミで内果
  を骨切りする [3]. 内果の骨切りは，天蓋と内果の関節面
  の境界部へ向かうように斜めに行う.

❸⋯関節内を展開する

- 三角靱帯がついたまま内果を反転し，関節内を展開する.
- 関節内処置ののち内果を整復し，作製しておいたドリル孔
  内にスクリューを設置して固定する [4].

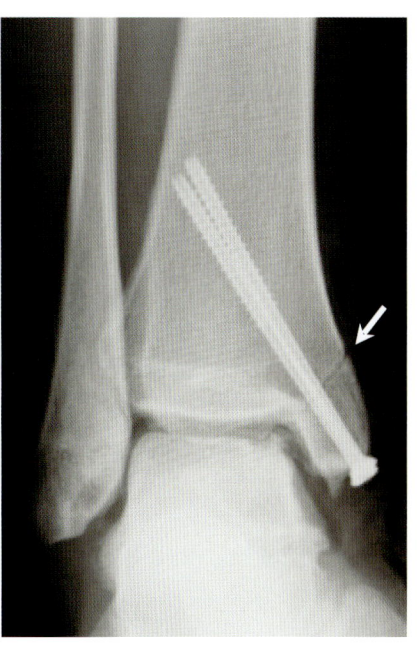

[4] 骨切りした内果をスクリューで整復
固定
矢印は骨切りライン.

▶外側アプローチ（経外果アプローチ）

❶…手術体位と皮切

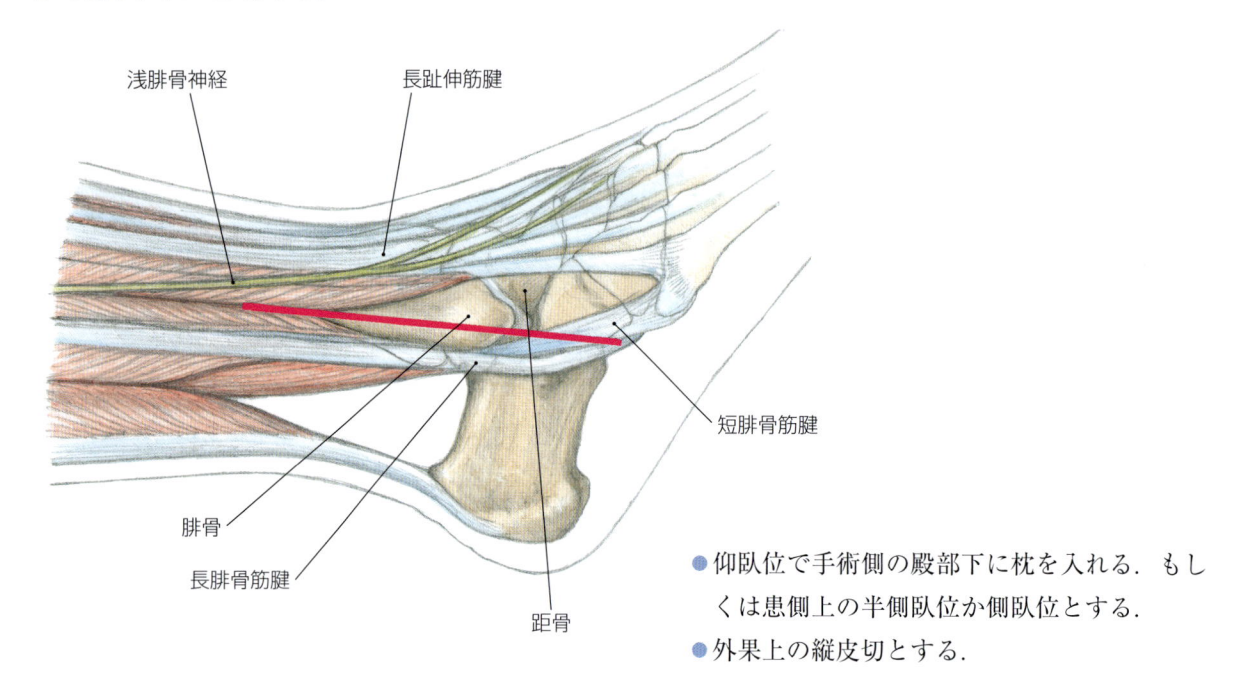

- 仰臥位で手術側の殿部下に枕を入れる．もしくは患側上の半側臥位か側臥位とする．
- 外果上の縦皮切とする．

❷…腓骨を骨切りし，関節内を展開する

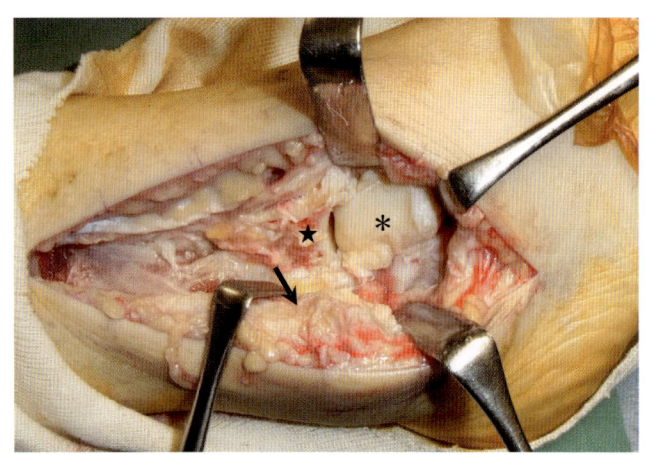

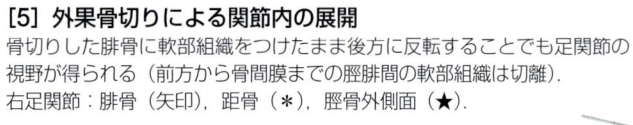

[5] 外果骨切りによる関節内の展開
骨切りした腓骨に軟部組織をつけたまま後方に反転することでも足関節の視野が得られる（前方から骨間膜までの脛腓間の軟部組織は切離）．
右足関節：腓骨（矢印），距骨（＊），脛骨外側面（★）．

- 関節固定術の場合，外果上の骨膜を縦切し腓骨を露出・骨切りし，これを摘出することで関節内を広く展開することが可能である．
- 腓骨に付着する軟部組織を温存したまま，腓骨骨切り後にこれを後方に反転することで関節内の視野を得ることも可能である[2] **[5]** **[6]**.

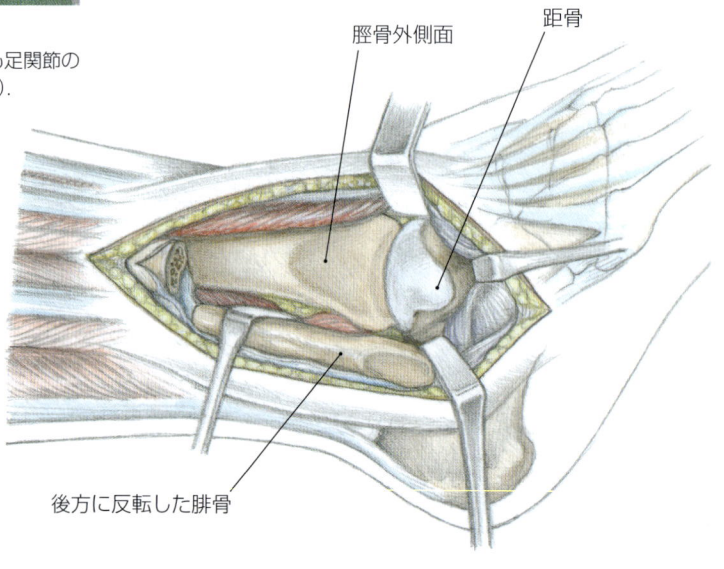

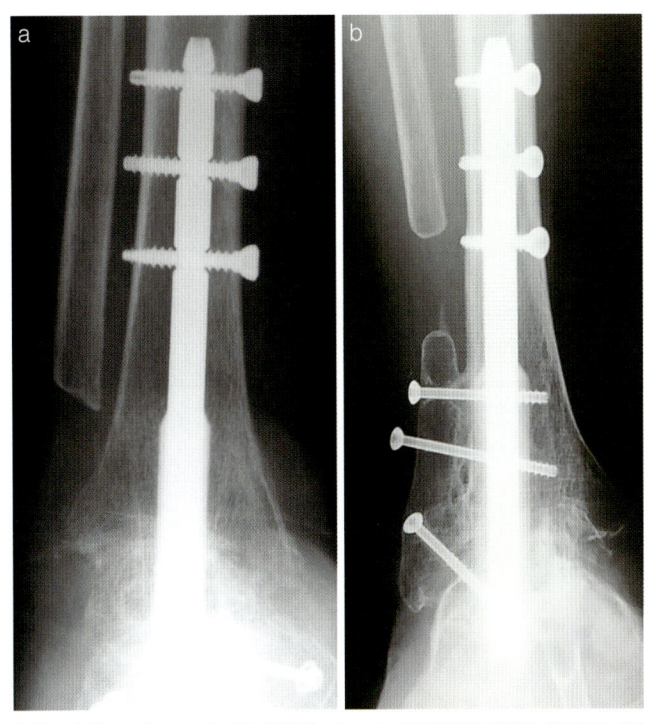

[6] 外側アプローチ（経外果）による足関節固定例（距骨下関節も固定）
a：腓骨を骨切り・除去した例.
b：腓骨を架橋移植骨として使用した例.

後方アプローチ

▶アプローチのポイント

後外側アプローチ
①体位：腹臥位とする.
②皮切：アキレス腱と外果後縁との間に縦皮切をおく.
③短腓骨筋を外側によけ，長母趾屈筋の外側縁を縦切する.
④長母趾屈筋を内側によけ，関節包を切開する.

後内側アプローチ
①体位：仰臥位で股関節屈曲外旋位，膝屈曲位とする.
②皮切：アキレス腱と内果の間の縦皮切とする.
③屈筋支帯・筋膜を縦切し，長母趾屈筋腱の外側あるいは神経血管束と長母趾屈筋腱の間から足関節へ到達する.

アプローチの実際

▶ 後外側アプローチ

❶…手術体位と皮切

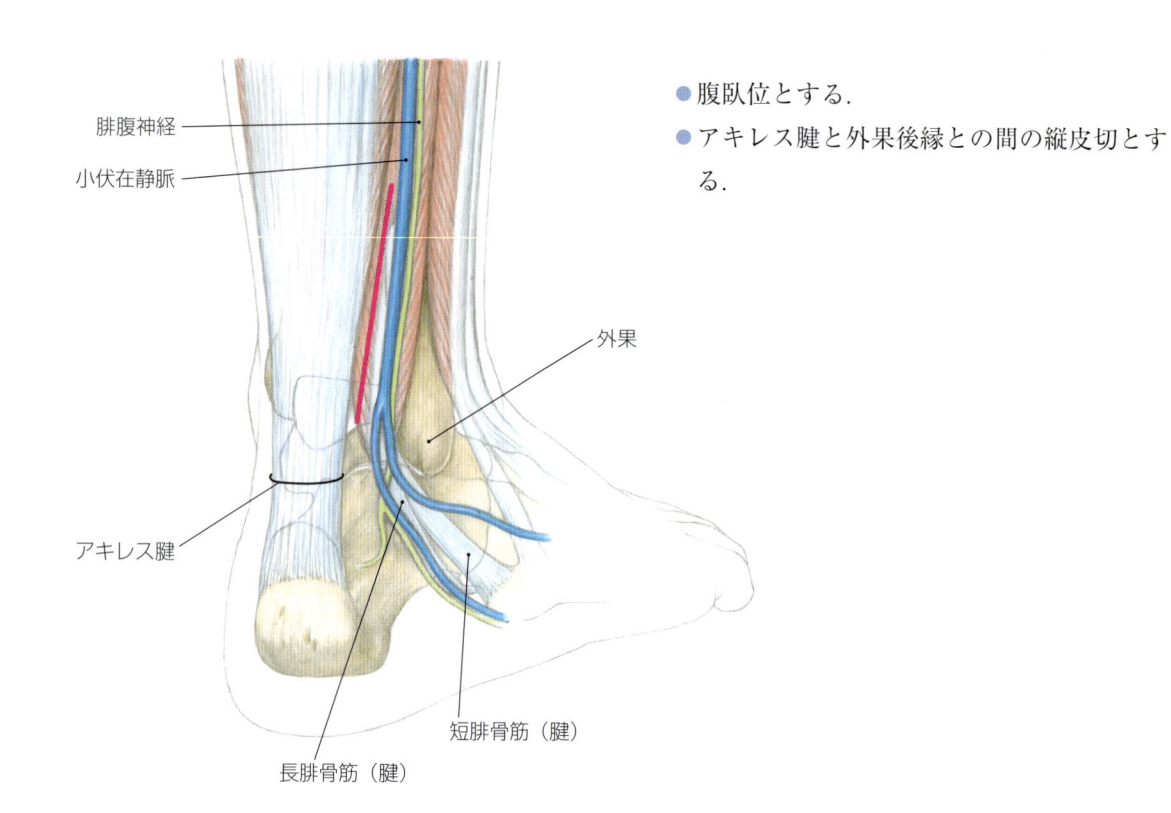

腓腹神経

小伏在静脈

外果

アキレス腱

短腓骨筋（腱）

長腓骨筋（腱）

● 腹臥位とする.
● アキレス腱と外果後縁との間の縦皮切とする.

❷…長母趾屈筋の外側縁を縦切する

● 皮下を剥離し筋膜を露出し縦切する.
● 短腓骨筋を外側によけ, 長母趾屈筋を確認する.
● 腓骨に付着する長母趾屈筋の外側縁を縦切する [7].

▶ ポイント
● 皮下には小伏在静脈と腓腹神経が伴走しているので, 損傷しないように注意する.

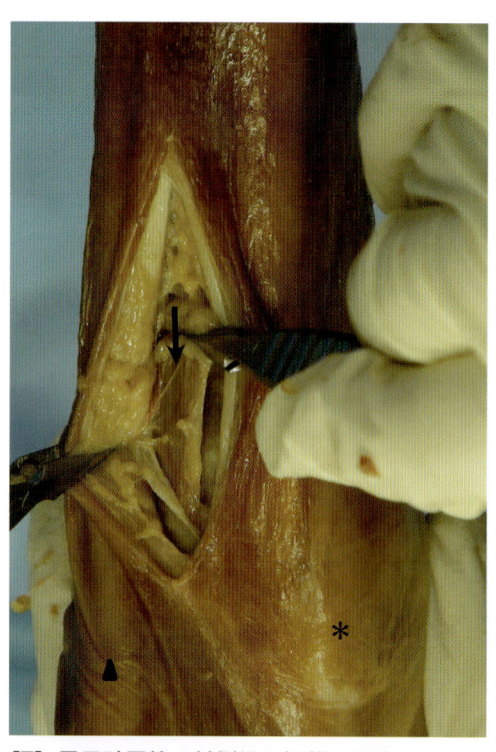

[7] 長母趾屈筋の外側縁を切離し同定したところ（矢印）
右足解剖標本：外果（＊）, アキレス腱（矢頭）.

❸…関節包を露出し，切開する

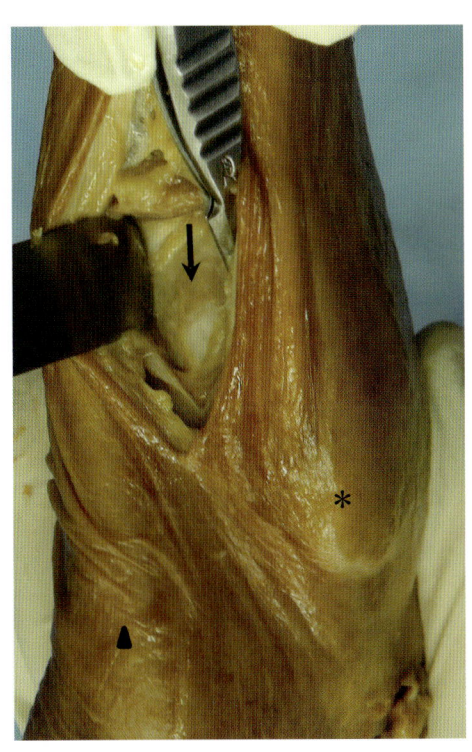

● 長母趾屈筋を内側によけ，脛骨後方の骨膜と関節包を露出し切開する [8].

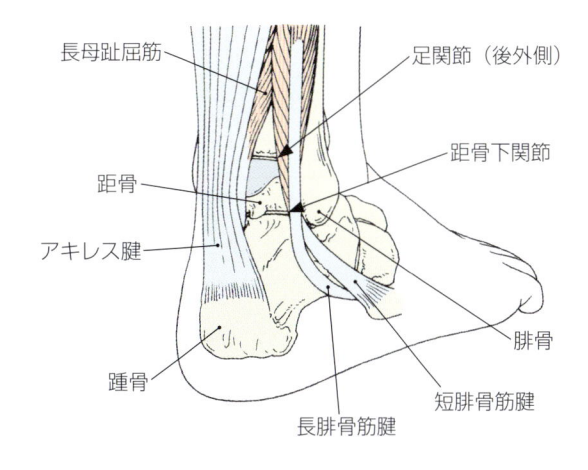

[8] 長母趾屈筋を内側によけ，脛骨後方遠位端を露出したところ（矢印）
右足解剖標本：外果（＊），アキレス腱（矢頭）.
足関節後方を展開するには，皮切はさらに遠位まで延ばす.

▶後内側アプローチ

❶…手術体位と皮切

● 仰臥位で股関節屈曲外旋位，膝屈曲位とする．患側下の側臥位も用いられる.

● アキレス腱と内果の間の縦皮切とする.

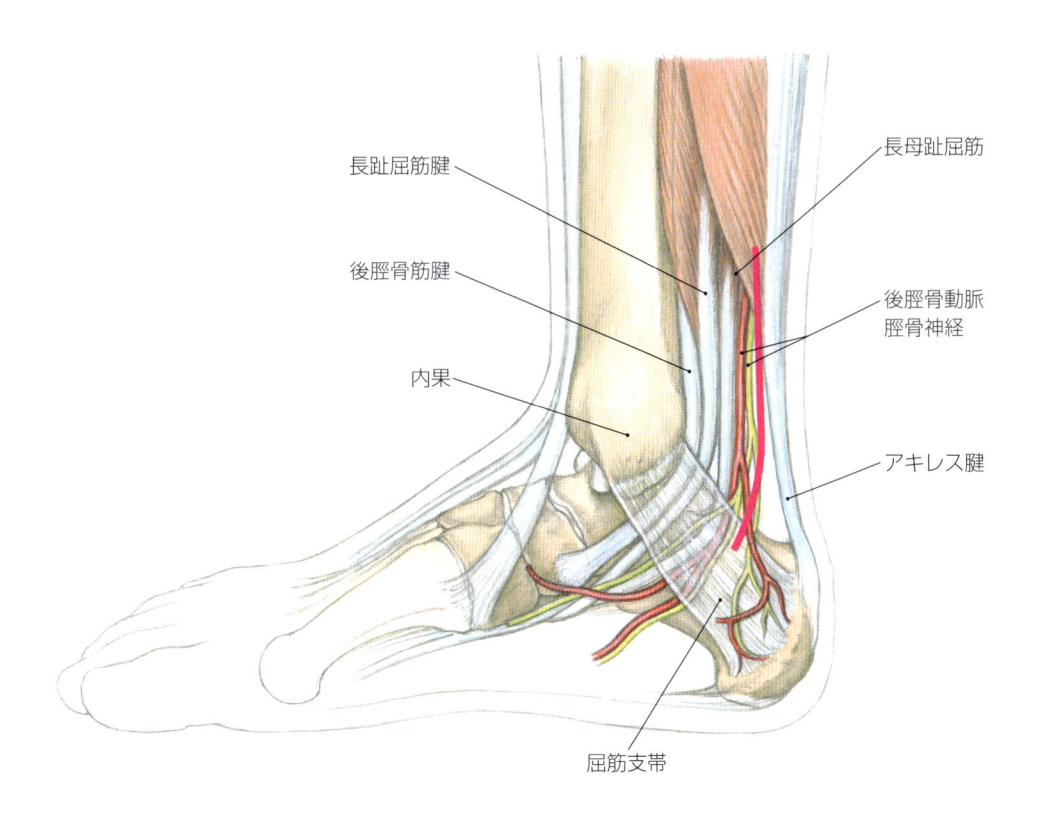

▶ポイント

足関節内側から後方の筋腱，血管，神経の位置関係

● 長母趾屈筋腱を覆う腱鞘を縦切すると，長母趾屈筋の可動性が得られる．

● 脛骨神経の枝の一つである踵骨枝の解剖にはバリエーションがあり，屈筋支帯よりも近位から分枝するものと，屈筋支帯内で分枝するものとがあるので注意する[3]．

● 足関節部の内側から後方に存在する筋腱，血管，神経の位置関係をしっかり把握しておくこと **[9] [10]**．

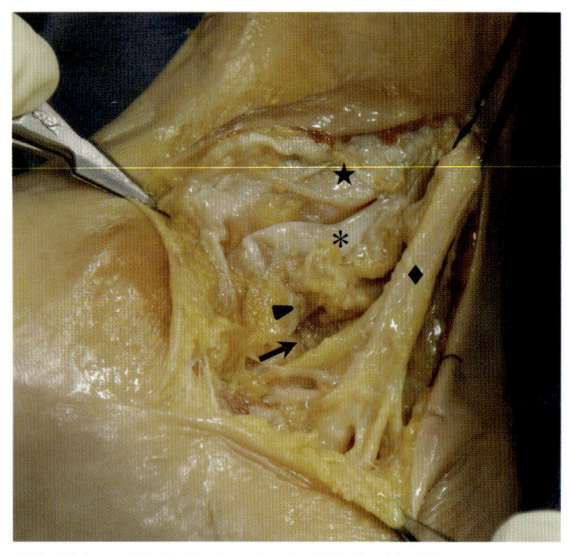

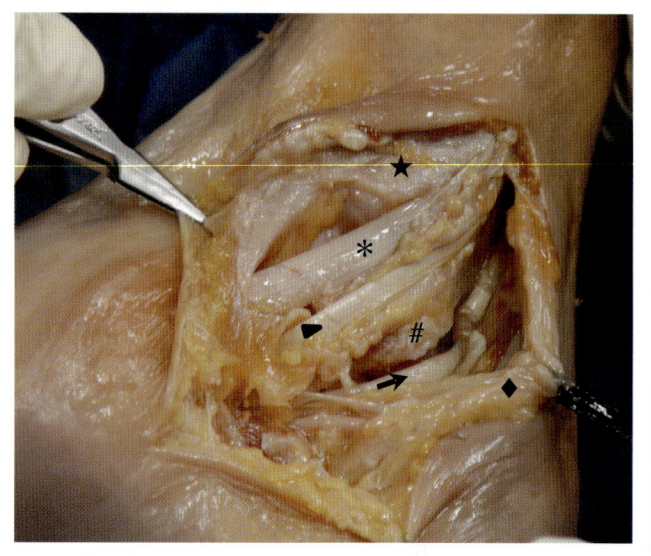

[9] 後脛骨筋腱（＊），長趾屈筋腱（矢頭），長母趾屈筋腱（矢印），神経血管束（◆）の位置関係

右足解剖標本：★は内果．各腱の腱鞘は一部切開している．皮切は内果後方から舟状骨下方まで及んでいることに注意（足根管へアプローチする皮切）．

[10] 神経束を後方によけ，3つの腱の腱鞘を縦切し腱を露出したところ

後脛骨筋腱（＊），長趾屈筋腱（矢頭），長母趾屈筋腱（矢印），神経血管束（◆），内果（★），載距突起（#）．

❷…屈筋支帯・筋膜を縦切して，足関節へ到達する

● 屈筋支帯・筋膜を縦切し，後脛骨動静脈・脛骨神経と長母趾屈筋腱を同定する．

● 足関節へは，長母趾屈筋腱の外側からか，神経血管束と長母趾屈筋腱の間から到達する．

（渡邉耕太）

■文献

1. Takao M, et al. Anatomic bases of ankle arthroscopy: Study of superficial and deep peroneal nerves around anterolateral and anterocentral approach. Surg Radiol Anat 1998；20：317-20.

2. Watanabe K, et al. Tibiotalocalcaneal arthrodesis using a soft tissue-preserved fibular graft for treatment of large bone defects in the ankle. Foot Ankle Int 2017；38：671-6.

3. Kelikian AS, editor. Sarrafian's Anatomy of the Foot and Ankle. 3rd ed.. Wolters Kluwer Health/Lippincott Williams & Wilkins；2011. p. 403-21.

足関節への鏡視アプローチ

MOVIE

アプローチの概要

- 足関節を鏡視する際には，通常，仰臥位で前方からアプローチする．作製するポータルは，通常，前内側ポータルと前外側ポータルの2つであるが，鏡視部位や手術目的に応じて，適宜，内側正中ポータル（medial midline portal）やその他の副ポータルを作製する．前中央ポータル（anterocentral portal）は神経障害のリスクが高いといわれているので注意が必要である[1,2]．
- 本項では，最も汎用される前内側ポータルと前外側ポータルの作製手順および30°斜視鏡を用いて筆者らが行っている標準的な観察順序と，その正常鏡視所見について述べることにする．

適応

- 足関節内の骨・軟骨，軟部組織の検査（病態の把握）と，これらの病変に対する手術治療を目的に関節鏡を用いる．
- 適応疾患としては，足関節骨折，陳旧性足関節外側靱帯損傷，足関節前方インピンジメント症候群，距骨骨軟骨損傷，足関節内遊離体，増殖性滑膜炎，変形性足関節症が挙げられる．
- 血友病の場合は，病態・病状を把握してから実施する．

アプローチのポイント

① 体位：仰臥位とし，前方からアプローチする．
② ポータル作製のために前脛骨筋腱，第3腓骨筋腱，浅腓骨神経の走行をマーキングする．前内側ポータルは前脛骨筋腱のすぐ内側に，前外側ポータルは第3腓骨筋腱の外側で浅腓骨神経を避けた位置にマーキングする．
③ 前内側ポータルを作製する．
④ 前外側ポータルを作製する．
⑤ 前内側ポータルから足関節内を鏡視する．
⑥ 前内側ポータルからの鏡視が終了後，必要に応じて前外側ポータルからの鏡視にスイッチして，観察しにくかった部位を鏡視する．

アプローチの実際

❶ 手術体位

- 仰臥位とし，前方からアプローチする．

❷…マーキング [1]

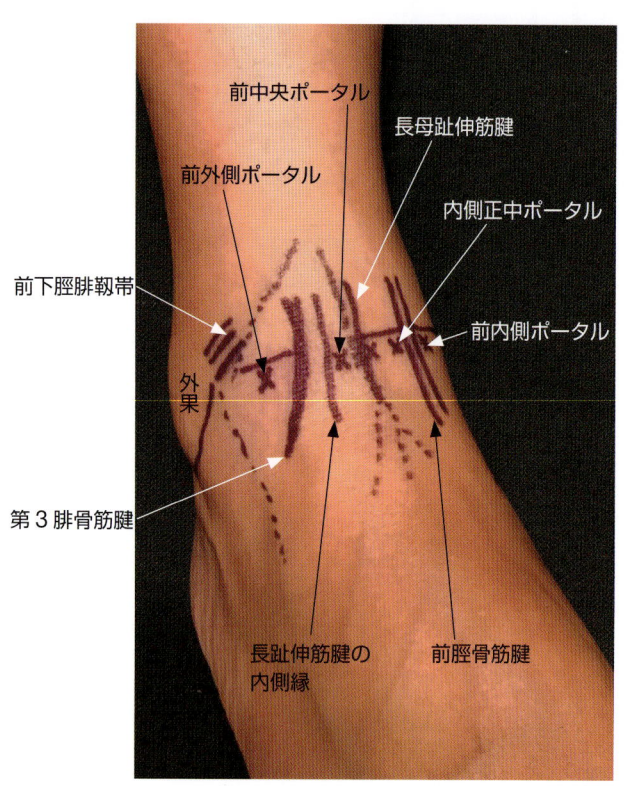

[1] マーキング
破線は皮静脈を示す.

図中のラベル: 前中央ポータル／長母趾伸筋腱／前外側ポータル／内側正中ポータル／前下脛腓靱帯／前内側ポータル／外果／第3腓骨筋腱／長趾伸筋腱の内側縁／前脛骨筋腱

- ポータルの作製に重要な組織は前脛骨筋腱,第3腓骨筋腱である.これらの組織は直接触れることが容易であるため,走行をマーキングしておく[3].
- また,下腿遠位外側から足関節前外側を走行する浅腓骨神経は前外側ポータルを作製する際に損傷しないように気をつける必要がある.足関節を内返し位にして注意深く触診すれば30%の症例で確認が可能であるという報告もあり,走行を確認しておくと有用である[4].
- 大伏在静脈など足関節前方の皮静脈についてもポータル作製時に損傷しないように走行を把握しておく.
- 関節高位は足関節を底背屈することで触診により確認し,前脛骨筋腱のすぐ内側に前内側ポータル,第3腓骨筋腱の外側で浅腓骨神経を避けた位置に前外側ポータルのマーキングをする.

▶ **ポイント**

- 足関節を牽引した状態で関節鏡視を行う場合には,マーキングも牽引してから行うようにする.

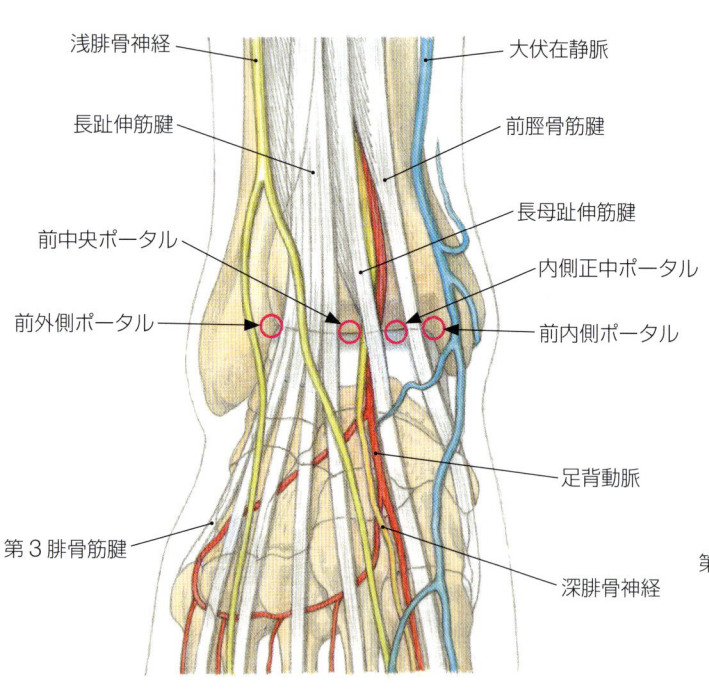

図中のラベル: 浅腓骨神経／大伏在静脈／長趾伸筋腱／前脛骨筋腱／前中央ポータル／長母趾伸筋腱／内側正中ポータル／前外側ポータル／前内側ポータル／足背動脈／第3腓骨筋腱／深腓骨神経

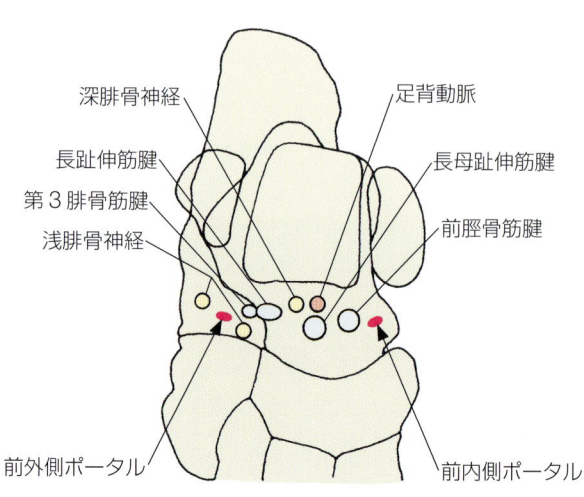

図中のラベル: 深腓骨神経／足背動脈／長趾伸筋腱／長母趾伸筋腱／第3腓骨筋腱／前脛骨筋腱／浅腓骨神経／前外側ポータル／前内側ポータル

③…前内側ポータルの作製

- マーキングした前内側ポータルから注射針を刺入し，生理食塩水を注入する．最適な位置から針を刺入できていれば，23G 注射針が骨に当たることなく根元まで刺入することができる．生理食塩水は抵抗なく注入でき，手を放すと注射器内に生理食塩水の逆流を認めることで，関節内への正しい注入を確認できる．

- また，関節内へ生理食塩水を注入することにより，前外側ポータル付近がわずかに膨隆することを確認できる．ただし，足関節骨折例や変形性足関節症などで関節包が破断している症例では，生理食塩水が関節外へ漏出してしまうため注射器内への逆流や前外側ポータル付近の膨隆を認めないこともある[5]．

- 尖刃刀で約 4 mm の皮膚切開を入れ，皮下組織を先の細いモスキート鉗子で鈍的に剥離する．そのままモスキート鉗子先端で関節包を穿破したのちに，関節包突破部を十分に広げ，外套管に鈍棒を取り付けて挿入する．神経を損傷しないように鋭的な切開は皮膚のみとして，それより深部の組織は鈍的に展開する．

④…前外側ポータルの作製

- 前外側ポータルの作製は，前内側ポータルから鏡を挿入し，前外側関節包を鏡視した状態で，あらかじめマークしておいた前外側ポータル周辺を指で圧迫し，さらに注射針を刺入して関節後方や病変部に鉗子類やシェーバーなどのデバイスが届くことを確認して最も適した高位を決定する [2]．

- ポータルの位置が決まれば，前内側ポータルと同様に皮膚切開後，鈍的に関節内まで到達する．

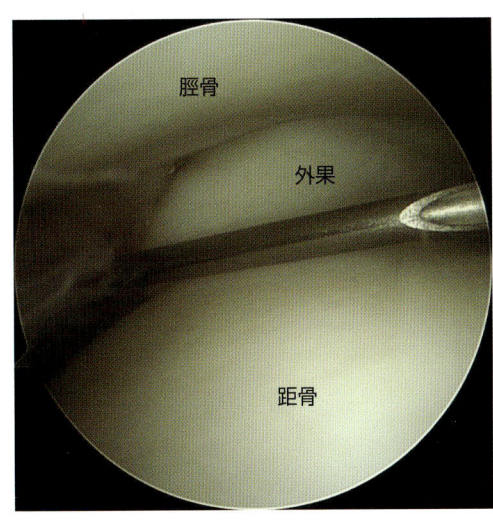

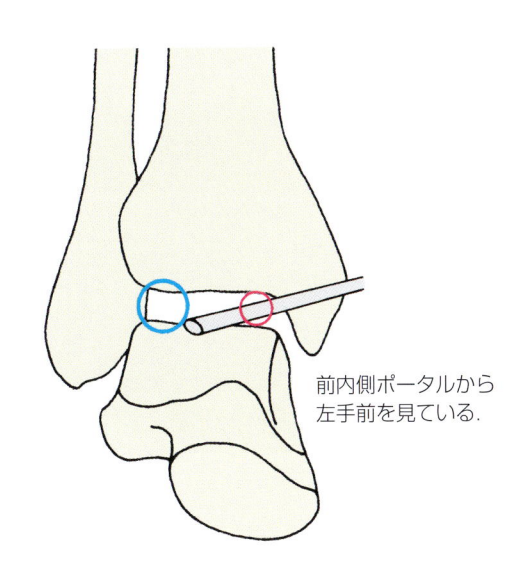

前内側ポータルから
左手前を見ている．

[2] 前外側ポータルの作製

❺…前内側ポータルからの観察手順と正常鏡視所見

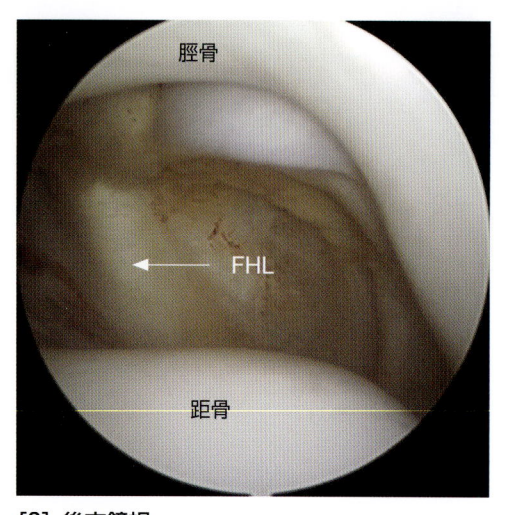

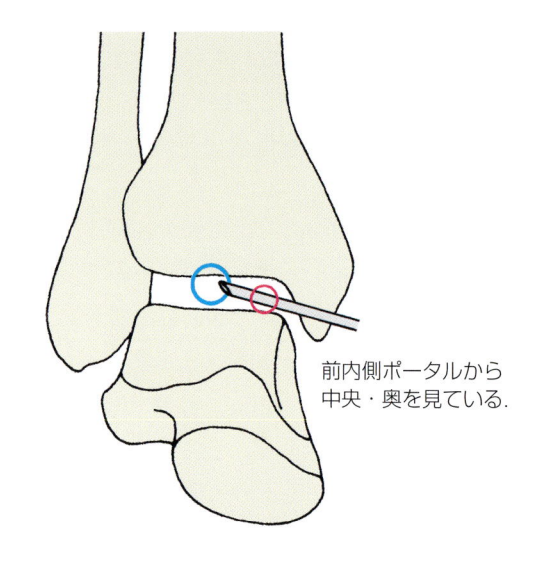

前内側ポータルから
中央・奥を見ている.

[3] 後方鏡視
FHL : flexor hallucis longus（長母趾屈筋）.

● 鈍棒を取り付けた外套管を後方まで挿入してから鏡視に移る．まず足関節後方
関節包の状態を観察する．後方やや内側には長母趾屈筋（FHL）腱が縦走し
ており，母趾を屈伸することで確認することができる [3]．変形性関節症など
で後方関節包が破断しているために長母趾屈筋腱が直に見えることもある．後
上方からは滑膜ひだが垂れ下がっているのを確認できる．

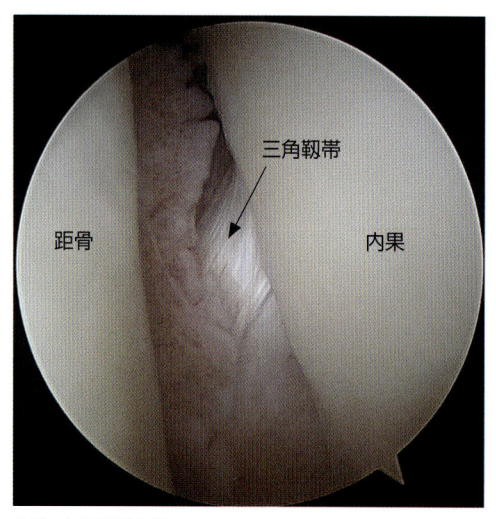

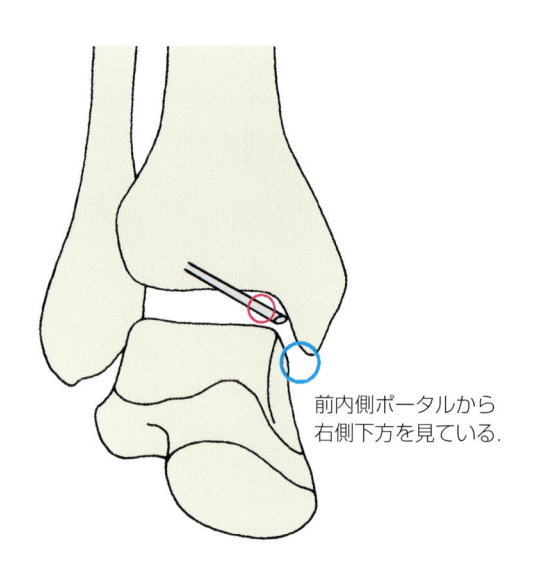

前内側ポータルから
右側下方を見ている.

[4] 内側関節溝

● 関節鏡をわずかに内側手前に移動させて，光源ケーブルを回転させることで脛
骨天蓋面が内果へと移行する部位が観察できる．さらに関節鏡を内側に移し，
光源ケーブルを上から見下ろすように回すと内果関節面と距骨内側関節面で構
成された内側関節溝を観察できる．内側関節溝の最下端には滑膜に覆われた三
角靱帯深層線維を観察できる [4]．

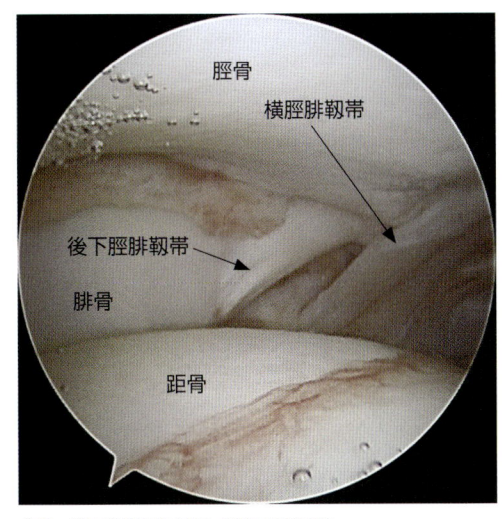

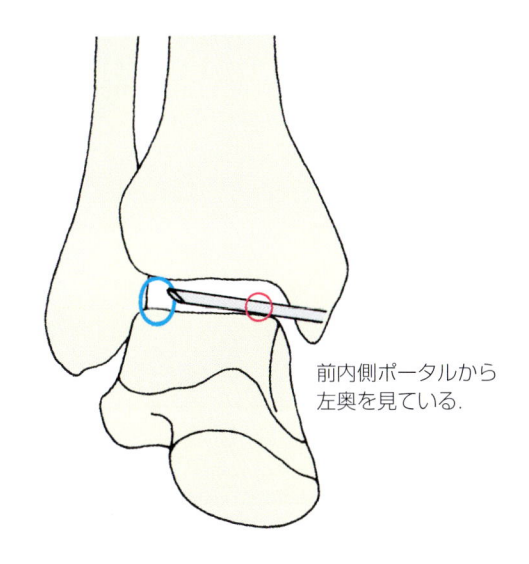

前内側ポータルから
左奥を見ている.

[5] 後下脛腓靱帯と横脛腓靱帯

- 関節鏡を距骨滑車面に戻して，光源ケーブルを回してやや外側を鏡視することで距骨滑車中央から外側面を観察できる．後外側関節包を鏡視すると脛骨後方から腓骨に向けて45°斜めに走行する後下脛腓靱帯とそのすぐ内下方を横走する横脛腓靱帯を観察できる [5]．

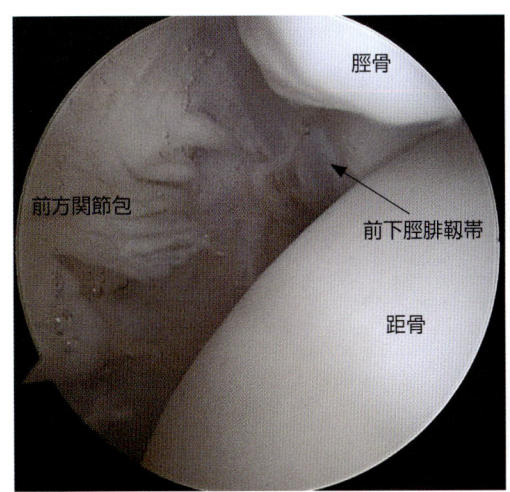

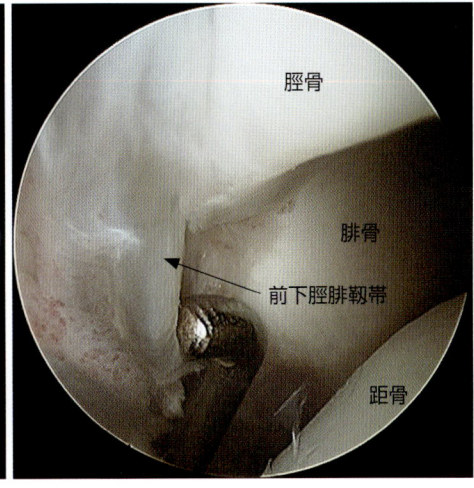

[6] 脛骨天蓋前外側縁と前下脛腓靱帯，距骨滑車前外方，および前方関節包

- やや前方に鏡視を移すと脛腓間の滑膜ひだ組織が関節内に突出しているのを確認できる．そのまま外側に関節鏡を進めて，光源ケーブルを見下ろすように回すと外果と距骨外果関節面から成る外側関節溝を確認できるが，前内側ポータルからは外側関節溝の奥深くまでは鏡視できないため，この部位の観察は前外側ポータルから行う．
- 関節鏡をさらに前方に移すと脛骨天蓋前外側縁と前下脛腓靱帯，距骨滑車前外方，および前方関節包を観察できる [6]．関節鏡を外果前方まで進めて，光源ケーブルを回して内下方を見るようにすると，前外側関節包と外果およびその前下方に前距腓靱帯を観察できる．滑膜増生が著しい場合にはプローブで滑膜を避けるなどしないと前距腓靱帯を観察できない場合もある．

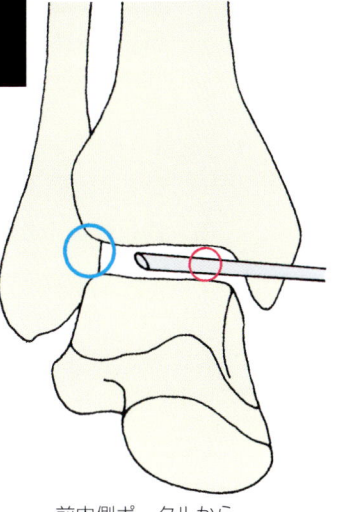

前内側ポータルから
左側を見ている.

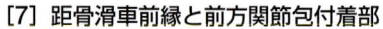
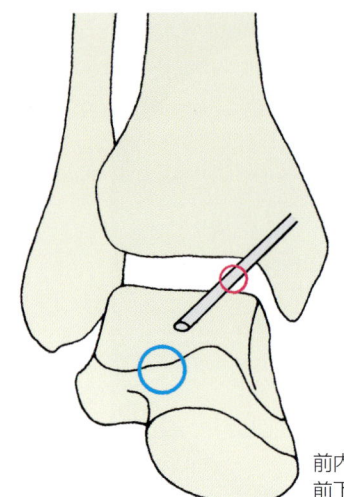

［7］距骨滑車前縁と前方関節包付着部

前内側ポータルから
前下方を見ている.

> ◆ポイント
> ● 足関節を牽引している場合には足関節が底屈位となっており，観察しづらいこともあるため，足関節を背屈させることで観察が可能となる.
> ● 前方関節包の滑膜増生が著しい場合には関節鏡やプローブで前方関節包を持ち上げると観察しやすくなる.

● 関節鏡を距骨滑車前方まで戻して，前下方を見るように光源ケーブルを回すと距骨滑車前縁と前方関節包付着部を観察できる **［7］**.

❻…前外側ポータルからの観察手順と正常鏡視所見

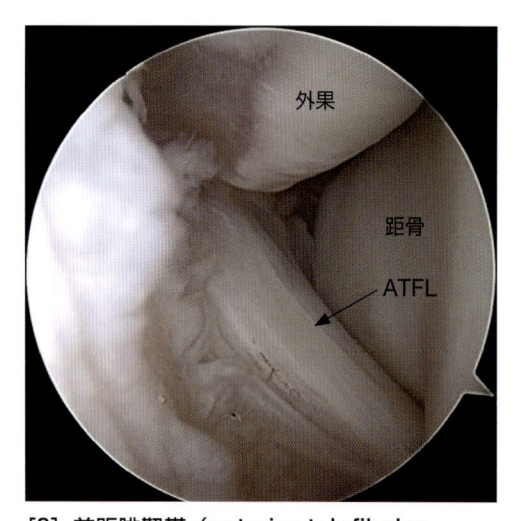
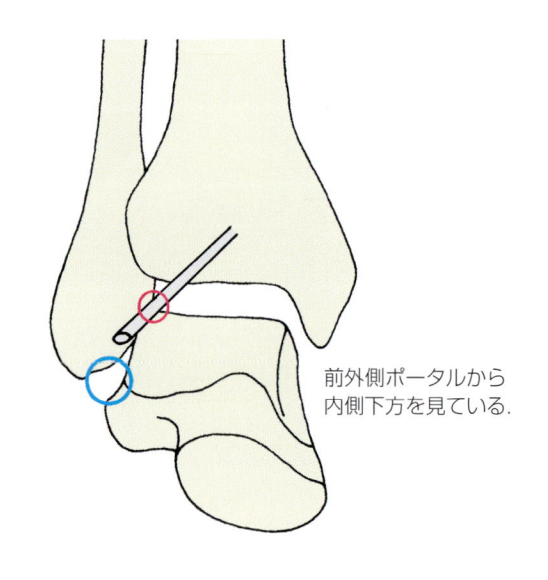

前外側ポータルから
内側下方を見ている.

［8］前距腓靱帯（anterior talofibular ligament：ATFL）

● 前内側ポータルからの鏡視が終了後，前外側ポータルからの鏡視にスイッチすることで，前内側ポータルから観察しにくかった外側関節溝，前距腓靱帯 **［8］**，内果前縁などの観察が容易になる.　　　　　　（松井智裕，熊井　司）

■文献

1. Buckingham RA, et al. An anatomical study of a new portal for ankle arthroscopy. J Bone Joint Surg Br 1997；79：650-2.
2. Takao M, et al. Anatomic bases of ankle arthroscopy: Study of superficial and deep peroneal nerves around anterolateral and anterocentral approach. Surg Radiol Anat 1998；20：317-20.
3. Kelikian AS, editor. Sarrafian's Anatomy of the Foot and Ankle. 3rd ed. Wolters Kluwer Health / Lippincott William & Wilkins；2011. p. 651.
4. de Leeuw PA, et al. The course of the superficial peroneal nerve in relation to the ankle position: Anatomical study with ankle arthroscopic implications. Knee Surg Sports Traumatol Arthrosc 2010；18：612-7.
5. 熊井　司. 足関節に対するポータル作成と正常関節鏡所見. 田中康仁編. スキル関節鏡下手術アトラス. 東京：文光堂；2011. p. 76-82.

距骨下関節へのアプローチ

距骨下関節へのアプローチ

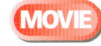

アプローチの概要

- 距骨下関節は，適合性が高く裂隙開大も少ないために，関節面へのアクセスは容易ではない．それゆえ，手術操作の対象は関節周囲構造となる場合が多く，処置の対象がどの部位にあるのかを十分に確認して，アプローチ計画を立てる必要がある．

▶適応

- 外科的処置の対象となる距骨下関節の代表的病態の発生部位は，以下の4か所に分類される．
  ①後距踵関節面：踵骨関節内骨折（関節面骨片の整復），重症扁平足・進行期変形性関節症（距踵関節固定術）．
  ②後距踵関節前方〜足根洞：足根洞症候群（線維性瘢痕組織のデブリドマン），前外側インピンジメント症（accessory anterolateral talar facet の切除），骨間距踵靱帯不全（靱帯再建術），関節リウマチ（滑膜切除）．
  ③後距踵関節外側〜後方：三角骨障害（三角骨切除），変形性関節症（骨棘切除，遊離体摘出，滑膜切除），関節リウマチ（滑膜切除）．
  ④後内側部：長母趾屈筋腱障害（滑膜切除，周辺骨棘切除），距踵間癒合症（癒合部切除）．
- 本項では，このうち外科的治療を要求される頻度が比較的高く，応用範囲の広い①〜③に利用されるアプローチ法について解説する．

▶アプローチのポイント

①術前準備：執刀前に関節の位置と靱帯の走行を確認する．とくに腓腹神経と浅腓骨神経のおおまかな走行を推測しておく．
②体位：患側上の半側臥位とする．上半身は体側板に寄りかからせ，患側上肢を上肢台にのせる．

鏡視下手術のアプローチ
③関節鏡を選択する．
④ポータルを作製する．
⑤処置用副ポータルを作製する．

直視下手術のアプローチ
③後距踵関節前方〜足根洞を展開する．
④後距踵関節後方を展開する．

●──アプローチの実際

❶…術前準備

- 体表からの触診に加え，必要に応じてイメージも用いて骨性ランドマークを十分に確認し，執刀前に関節の位置と靱帯の走行をしっかり確認する．
- とくに腓腹神経と浅腓骨神経は，長・短腓骨筋腱と伸筋腱群を手がかりとして，おおまかな走行を推測しておく．

❷…手術体位

- 患側上の半側臥位として上半身は体側板に寄りかからせ，患側上肢を上肢台にのせて半側臥位を安定させる．対側下肢には，腓骨神経麻痺予防のためのパッティングを行う．
- 距骨下関節の処置時には，患肢の股関節と膝関節は屈曲させて足部を枕上に置き，足部外側を上方にする．前方や前内側への操作を行う場合には，股関節を外旋させて患肢膝下に枕を置いて，足部をできるだけ正面に向けて作業を行う．

[距骨下関節の処置時]

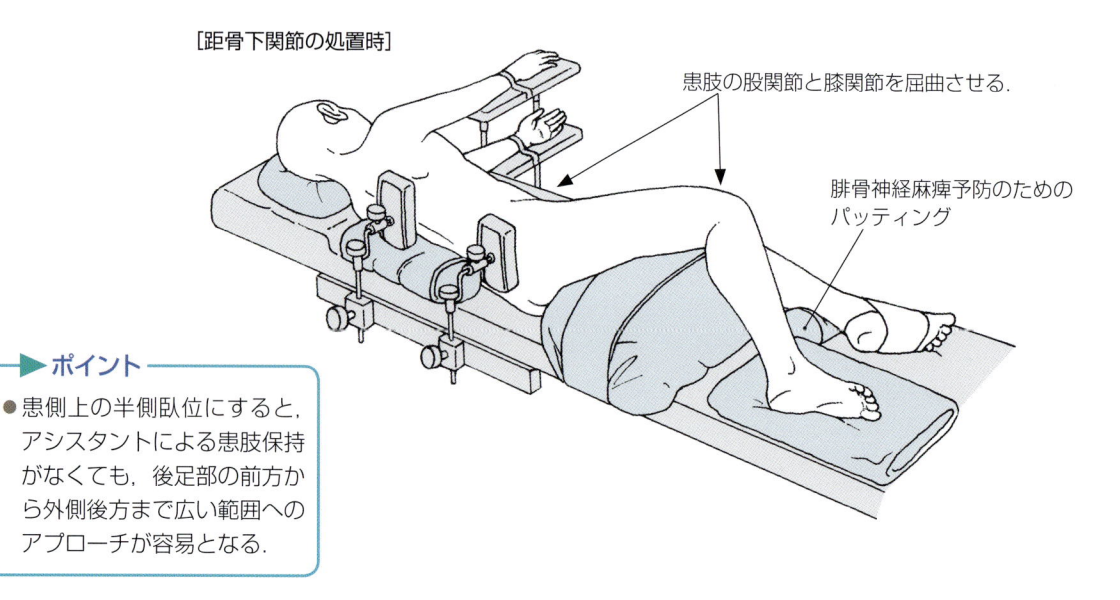

患肢の股関節と膝関節を屈曲させる．

腓骨神経麻痺予防のための
パッティング

▶ポイント
- 患側上の半側臥位にすると，アシスタントによる患肢保持がなくても，後足部の前方から外側後方まで広い範囲へのアプローチが容易となる．

[前方・前内側への操作時]

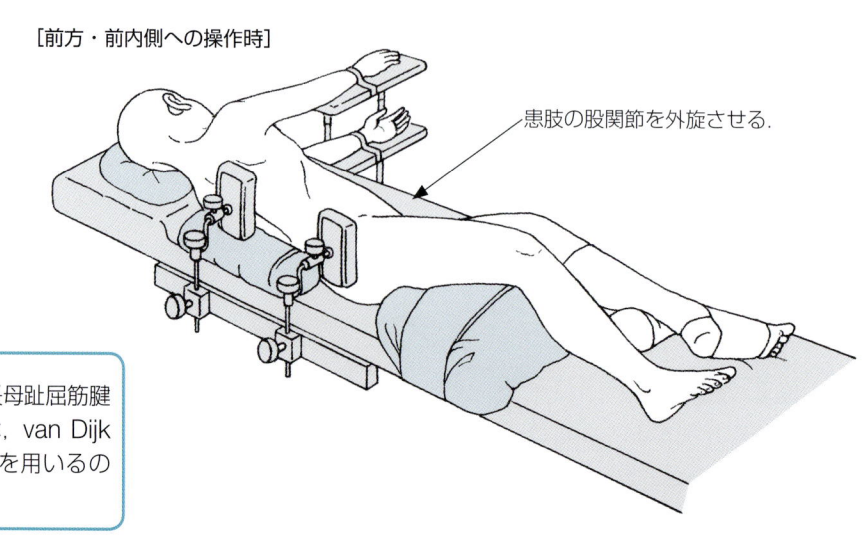

患肢の股関節を外旋させる．

▶ポイント
- 距骨下関節の内側後方を走行する長母趾屈筋腱周囲の操作が要求される場合には，van Dijkらの提唱する腹臥位アプローチ[4]を用いるのが一般的である．

■ 鏡視下手術のアプローチ

❸ 関節鏡の選択

- 通常，鏡視には主に 2.7 mm 径の 30°斜視鏡を用いるが，70°斜視鏡も準備しておく．
- 瘢痕組織や増生滑膜のシェービングを行う際には，灌流液流入量の多い 4.0 mm 径の関節鏡が有利な場合もある．

❹ 観察用ポータルの作製

- 後距踵関節外側鏡視の基本ポータルである「前外側ポータル」は，足根洞（外果の前下方に皮膚上から触知するくぼみ）の後下縁部に小切開をおいて作製するが，観察の対象部位が前外側部と後外側部のどちらであるかにより，皮下での刺入経路（すなわち関節包を切開する部位）が異なってくる．

▶ ポイント
- 関節鏡ポータル作製時には，直視下手術への切り替えを意識して皮膚切開の位置と方向を決定する．

前外側部への刺入経路（Ⓐ）
- 後距踵関節前方～足根洞を主対象とする場合の刺入経路（Ⓐ）は，足根洞後下縁部の小切開部から皮膚面にほぼ垂直にモスキートペアンを進めて関節包を鈍的に展開し，外套管と鈍棒も後距踵関節の前縁に沿うように内側に向けて挿入する．

後外側部への刺入経路（Ⓑ）
- 後距踵関節外側～後方を主対象とする場合の刺入経路（Ⓑ）は，足根洞後下縁部の小切開部から斜め後方（外果先端の内側方向）に向けて展開を進め，外套管と鈍棒も踵腓靱帯の内側で後距踵関節の外縁に沿うように斜め後方に向けて挿入する．

❺ 処置用副ポータルの作製

- 後距踵関節前方～足根洞の処置を行うための前方副ポータル（Ⓒ）は足根洞入口部の中央付近に，後距踵関節外側～後方部の処置を行うための後外側副ポータル（Ⓓ）は腓腹神経損傷を避けるためにアキレス腱のすぐ外側に作製する．

▶ 手技のコツ

副ポータル作製のコツ
- 処置用の副ポータル作製に際しては，皮膚切開前にカテラン針を刺入し，手術器械が周辺組織の干渉なく目的部位に向かう経路を確認する．
- 前方副ポータル（Ⓒ）は，スコープと手術器械が干渉して操作がしにくくならないように，観察用ポータル（Ⓐ）からできるだけ離れた位置に作製する．

- 後外側副ポータル（Ⓓ）の作製位置を，手術器械の外側前方部へのアクセスがスムーズな位置に設定する工夫として，鈍棒を観察用ポータル（Ⓑ）から関節外縁に沿って後方まで深く挿入して関節包を鈍的に穿破し，アキレス腱外側の皮下まで進めて先端が達した位置に皮膚切開を行う方法もある．

[関節鏡ポータルの位置]

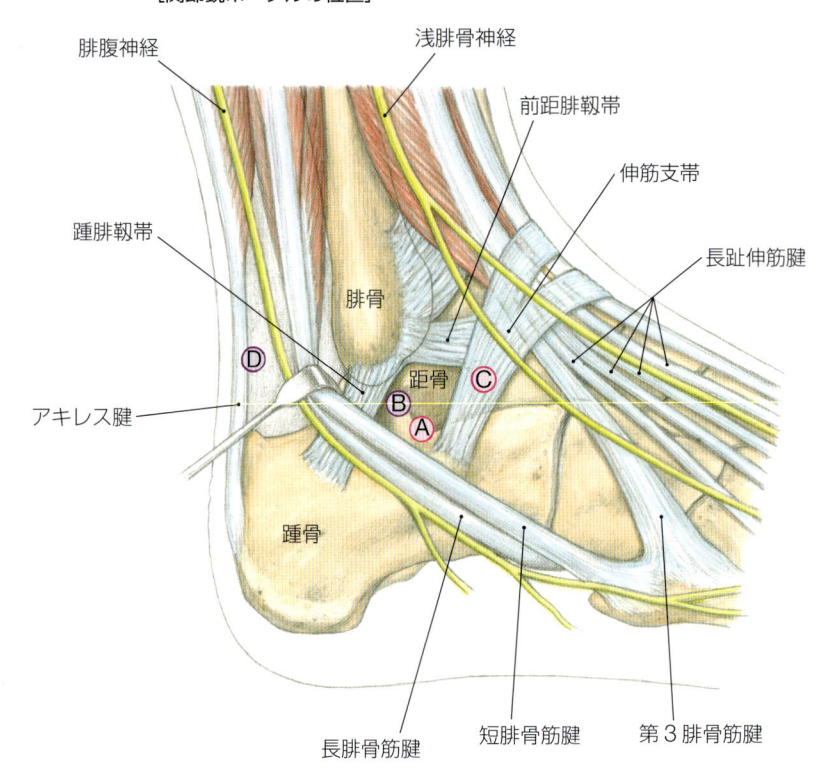

腓腹神経
浅腓骨神経
前距腓靭帯
伸筋支帯
長趾伸筋腱
踵腓靭帯
腓骨
距骨
C
B
A
アキレス腱
踵骨
D
長腓骨筋腱
短腓骨筋腱
第3腓骨筋腱

[関節鏡の刺入方向]

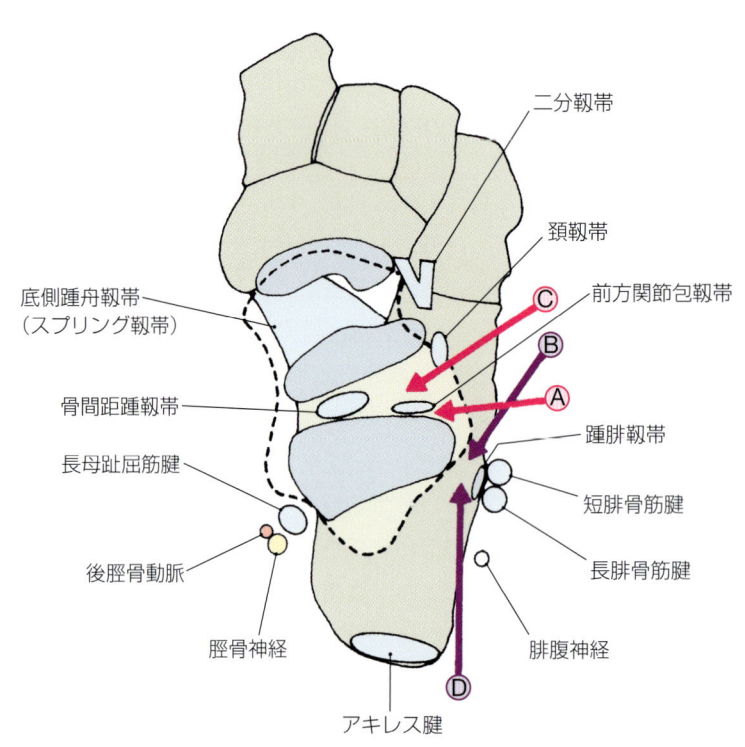

二分靭帯
頚靭帯
前方関節包靭帯
底側踵舟靭帯
（スプリング靭帯）
C
B
A
骨間距踵靭帯
踵腓靭帯
長母趾屈筋腱
短腓骨筋腱
後脛骨動脈
長腓骨筋腱
脛骨神経
腓腹神経
D
アキレス腱

直視下手術のアプローチ

❸…後距踵関節前方～足根洞の展開

- 皮膚切開は，距舟関節外縁から足根洞を横断して外果下方に至る 3～7 cm 程度の弧状切開（Ⓔ）を行う．
- この部の皮下には，前方部には浅腓骨神経が，後方部には腓腹神経が走行しているため，これらを損傷しないようにそれぞれ前・後方によけて展開を進める．
- 深層に現れる伸筋支帯は，線維方向に縦割して展開を進めるが，足根洞内で踵骨上面に停止する線維は，しばしば切離を要する．

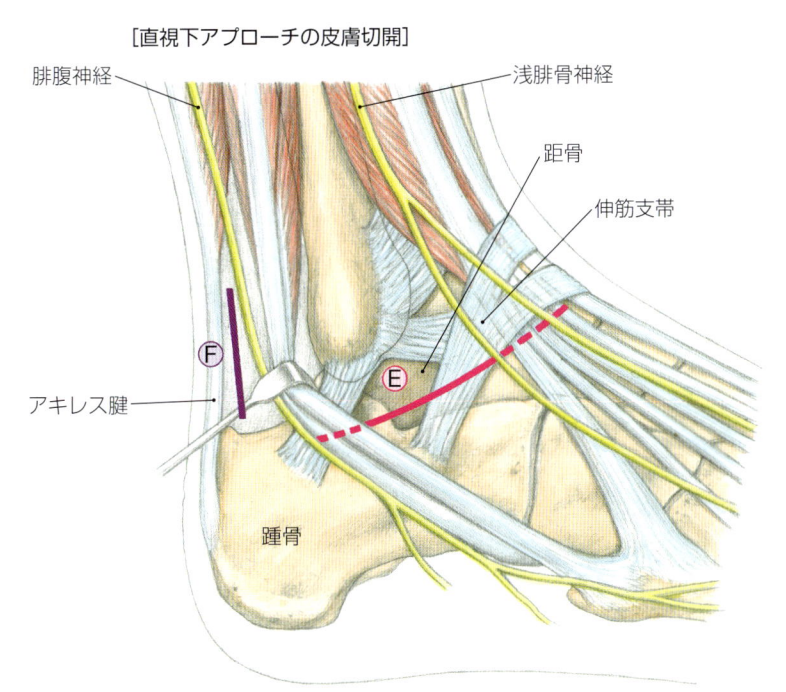

[直視下アプローチの皮膚切開]

腓腹神経
浅腓骨神経
距骨
伸筋支帯
Ⓕ
Ⓔ
アキレス腱
踵骨

▶ **ポイント**
- 皮膚切開を大きめにとって展開範囲を拡大すると，前方では距舟関節の外側半分，後方では後距踵関節の外側面までが直視可能となる．
- 距骨下関節固定術においては，当初の視野が十分でなくても，関節外側部の軟骨切除が進むとともに深部の視野が開けてくる．

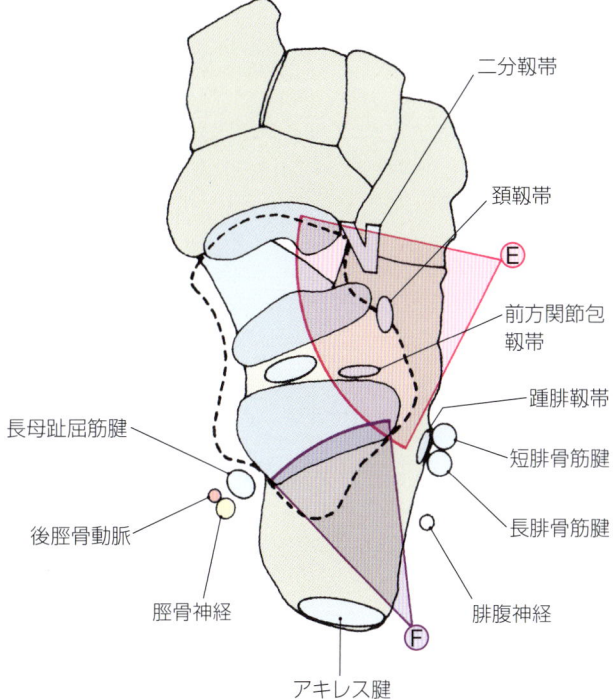

[直視下アプローチのアクセス領域]

二分靱帯
頚靱帯
Ⓔ
前方関節包靱帯
踵腓靱帯
長母趾屈筋腱
短腓骨筋腱
後脛骨動脈
長腓骨筋腱
脛骨神経
腓腹神経
Ⓕ
アキレス腱

▶ **ポイント**
- 皮膚切開を拡大しても良好な視野の確保は難しいので，イメージガイド下の操作が必要となる場合が多い．

❹…後距踵関節後方の展開

- ●皮膚切開は，アキレス腱外側の踵骨結節上に 3～5 cm 程度の縦切開（Ⓕ）を行う．
- ●腓腹神経とその分枝もできるだけ損傷しないように，鈍的に脂肪組織内を展開する．
- ●内側の操作は，長母趾屈筋腱を鉤で牽引して，その内側を走行する神経血管束を保護しながら行う．

（栃木祐樹）

■参考文献
1. Ferkel RD. Arthroscopic Surgery. the Foot and Ankle. Lippincott - Raven；1996.
2. Kelikian AS, editor. Sarrafian's Anatomy of the Foot and Ankle. 3rd ed. Wolters Kluwer Health／Lippincott William & Wilkins；2011.
3. Golanó P, et al. Anatomy of the ankle ligaments: A pictorial essay. Knee Surg Sports Traumatol Arthrosc 2010；18：557-69.
4. van Dijk CN, et al. Hindfoot endoscopy for posterior ankle impingement. Surgical technique. J Bone Joint Surg Am 2009；91 Suppl 2：287-98.

II 手術法

骨・関節外傷の手術

脛骨骨幹部骨折

MOVIE

● 手術の概要

- 脛骨骨幹部骨折に対する手術療法について，髄内釘，プレート，創外固定と固定法別に手術手技のポイントを詳述する．

髄内釘（インターロッキングネイル法）

- 下肢長管骨骨幹部骨折治療の第一選択はインターロッキングネイルである．なぜなら内固定材（インプラント）が生理的荷重軸の近くに位置するために，術後荷重を含めて早期生理的負荷を可能にし，骨癒合に有利に働くからである．
- 横止めスクリューの使用により，回旋不安定性を解決し，粉砕骨折例でも短縮を防止することが可能である．
- 近位1/3部での骨折例では，整復位を保持してネイル挿入するためにさまざまなテクニックを必要とする．

▶ 適応

- 脛骨骨幹部骨折はインターロッキングネイルが第一選択となる[1,2]．脛骨粗面下から足関節近位4cmまでの範囲でネイルによる固定が可能である[1]．

▶ 手術のポイント

① 術前計画：健側脛骨全長を計測し，適切なネイルサイズを選択する．
② 体位：仰臥位とし，X線透過性の三角枕を用いて，ネイル挿入操作時には膝関節屈曲位を保持する．
③ 膝蓋腱を割いてネイル挿入部位にアプローチする．
④ ガイドロッドを挿入し，リーミングする．
⑤ ネイル挿入前に整復位を獲得し，挿入中は整復位を保持してネイルを挿入する．

●── 手術手技の実際

❶…術前計画

● 健側脛骨全長を計測し，あらかじめネイルサイズを決めておく．適切なネイル選択が手術成功のキモといっても過言ではない．したがって，ネイルサイズの計測法についてはより多くのオプションを習得しておく必要がある．

> ▶ ポイント
>
> **術前計測法（実測法）**
> 1. [健側の膝関節内側関節裂隙〜足関節内果先端の実測値] − 2 cm ＝ ネイルの至適長さ[3]．
> 2. 健側の脛骨全長のX線像を計測する．
> 3. 術中計測法として，同じ長さのガイドロッド2本を用いて計測する方法がある．すなわちリーミング終了直後の髄腔挿入部のガイドロッド長を計測することが，より正確な長さの選択に役立つ[1]．

❷…手術体位

● 仰臥位とし，X線透過性の三角枕を用いて，ネイル挿入操作時には膝関節屈曲位を保持することが一般的である．

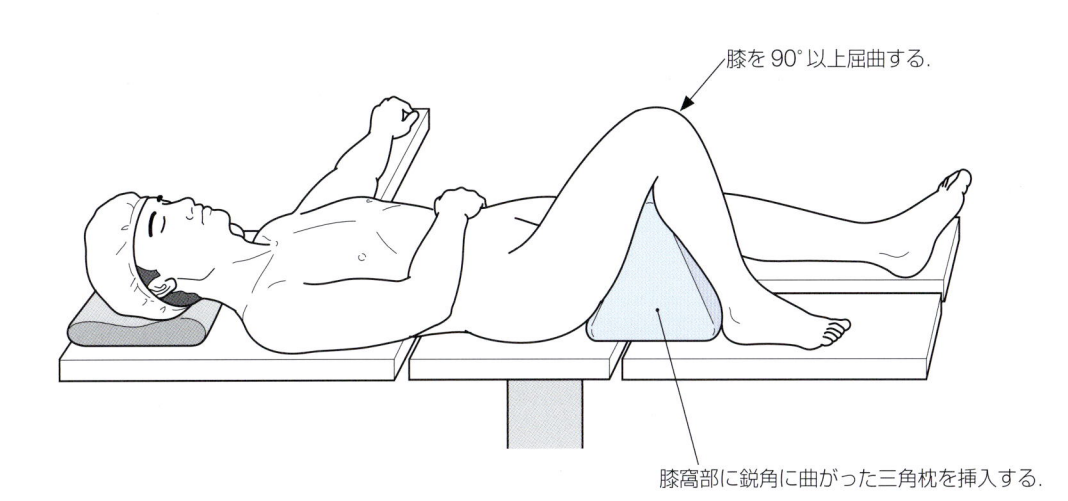

膝を90°以上屈曲する．

膝窩部に鋭角に曲がった三角枕を挿入する．

> ▶ 手技のコツ
>
> ● 術中X線透過装置は，透視角度を前後像で脛骨骨幹部にできるだけ垂直に近づける．正確な整復位の評価に有用であり，遠位横止めスクリュー挿入時には股関節外転外旋位で側面像の描出が可能となる．
> ● 術者が右利きなら，患側が右でも患者の左側に立って，透視装置は右側から入れると手技が容易となる．

❸…ネイル挿入部位にアプローチする

- 膝蓋腱を割いてネイルのエントリーポイントに到達する．吸収糸を二重にして針穴を通し，糸をかけた膝蓋腱を内外側に引くことにより，リーミング時に腱を保護することができる[3]．
- ガイドロッド挿入のエントリーポイントは膝蓋腱付着部の内側縁延長線上の近位である．

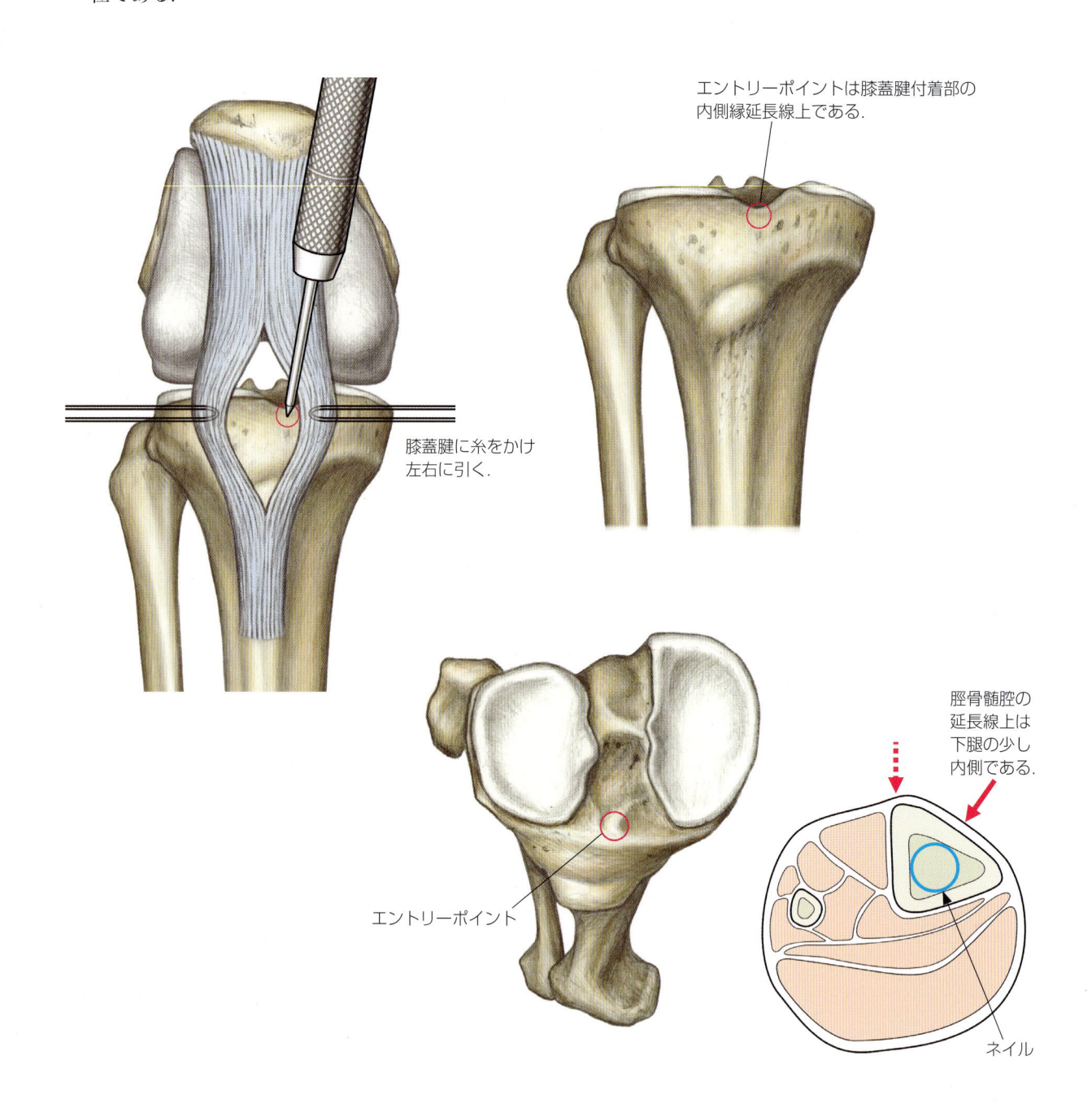

エントリーポイントは膝蓋腱付着部の内側縁延長線上である．

膝蓋腱に糸をかけ左右に引く．

エントリーポイント

脛骨髄腔の延長線上は下腿の少し内側である．

ネイル

❹…ガイドロッドを挿入しリーミングする

- ガイドロッドの先端から 2〜3 cm 中央部を軽く曲げておく．ロッドが骨折部を通過する際に遠位骨片の髄腔を探るためと，ロッド先端が遠位骨片の中心に位置するように調整するためである．
- ガイドロッドの位置を確認後，ターニケットをオフにしてリーミングを開始する．リーミング時の熱発生による骨壊死を防止するためである．

- リーミングは挿入予定ネイル径の 1〜1.5 mm 増しまでを原則とするが，皮質骨を削る時間が増えたと感じればリーミングを途中で中止して，挿入ネイル径のサイズダウンを考慮する．この場合，術中透視を行い，エントリーポイントが不適切なために，皮質骨の片側のみを削っていないかチェックする必要がある.

❺ … 整復位を獲得・保持し，ネイルを挿入する

- ネイル挿入前に整復位を獲得し，挿入中に整復位を保持することが原則である.

▶骨幹部近位 1/3

- 骨幹部近位 1/3 では，ネイル挿入に伴って転位をきたす可能性が高く，整復位を保持したままでネイル挿入するためにさまざまな方法が行われる．一般的にはポイント整復鉗子を用いて，経皮的に整復位を保持する [1].

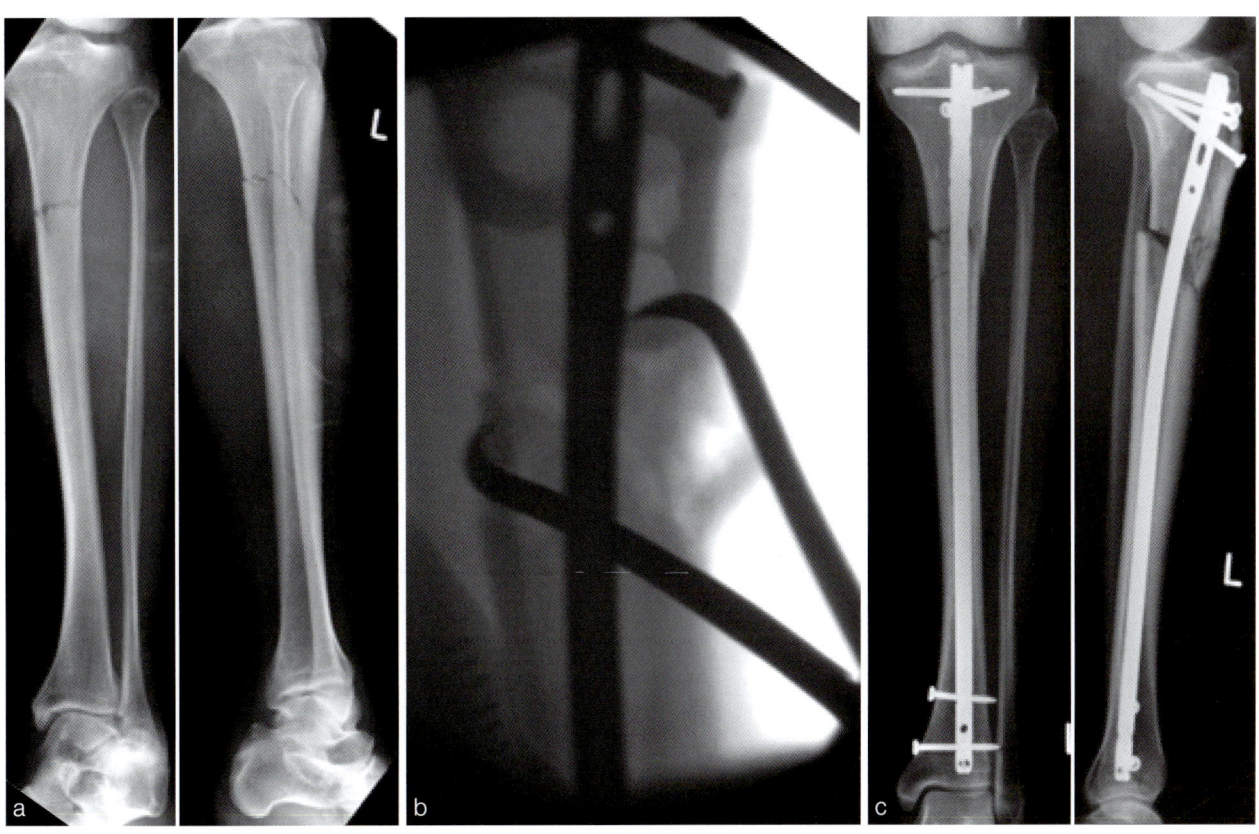

[1] ポイント整復鉗子を用いた経皮的整復位と髄内釘挿入

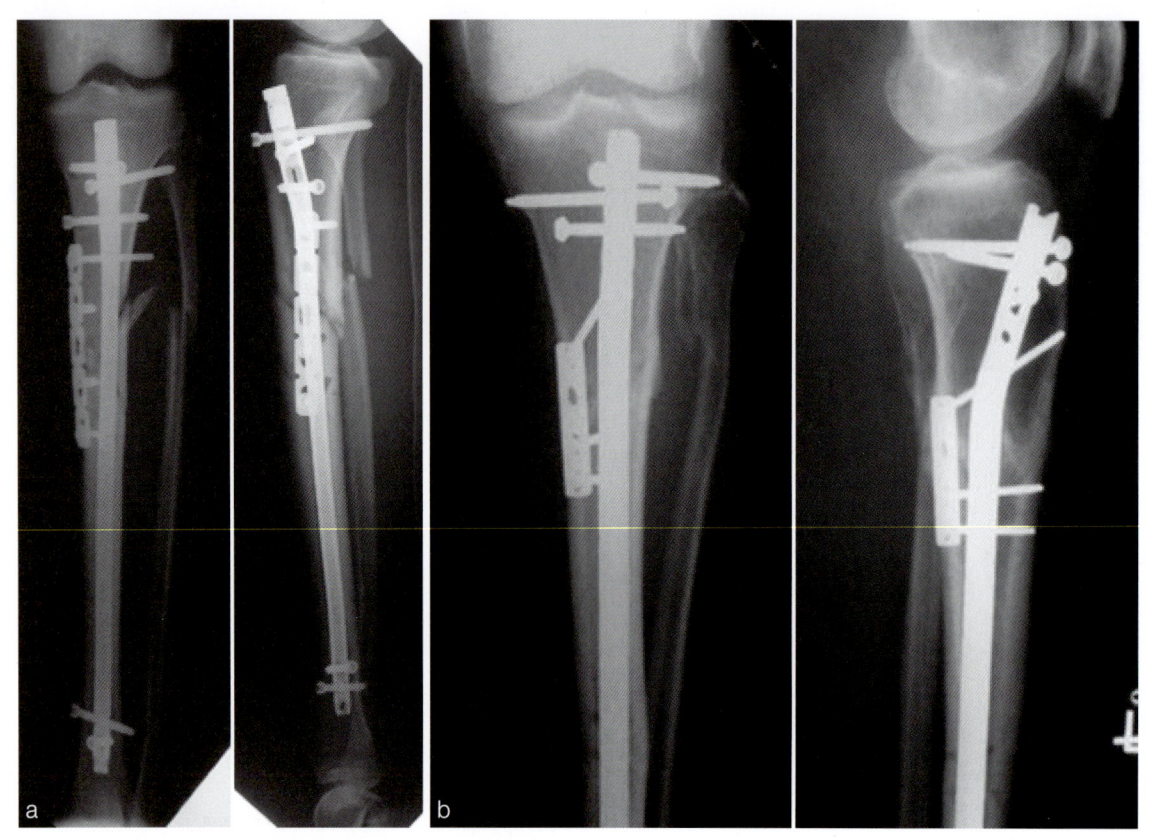

[2] プレートを用いて整復位を保持してネイル挿入する
a：ロッキングプレートはどこにでも設置自由（スクリューは one cortex のみ）.
b：スタンダードプレート＋コンベンショナルスクリューを後方に設置し，スクリューはネイルを避ける.

- 転位をきたした症例では以下の方法が用いられる.

プレートで整復位を保持してネイルを挿入する方法

- プレートは内側後方に設置する. スクリューは必ずしも対側皮質骨を貫通する必要はない. スクリューはネイル挿入に邪魔にならない方向に向けて，さらに長さを選択する. 一手間必要であるが，正確な整復位を獲得することが容易である **[2]**.
- ポイントコンタクト整復鉗子を用いるより固定力が大きいので，最初に経皮的に整復鉗子を用いた方法をトライして，整復位保持に失敗すれば本法に切り替える.

整復位が不完全なときの blocking screw 法

- ネイル挿入後に変形を残した場合のわずかな変形矯正を目的に，blocking screw を使用することが原則である. 典型的変形は前方凸，外反変形である[3].
- ポイントは挿入したネイルの進路を塞ぐようにスクリューもしくは 3〜4 mm 径の Kirschner 鋼線（Steinmann ピン）を打つことである. すなわち，前方凸変形を残した場合，内側から外側に向けて blocking screw を挿入し，ネイルの挿入路を前方にずらす **[3a]**. 外反変形に対しては，前方から後方に向けて blocking screw を挿入して挿入路を内側にずらす **[3b]**.
- これらの手技によってアライメントを微調整することは可能であるが[1, 2]，正確な矯正角度を規定することは困難である. したがって，決して第一選択とし

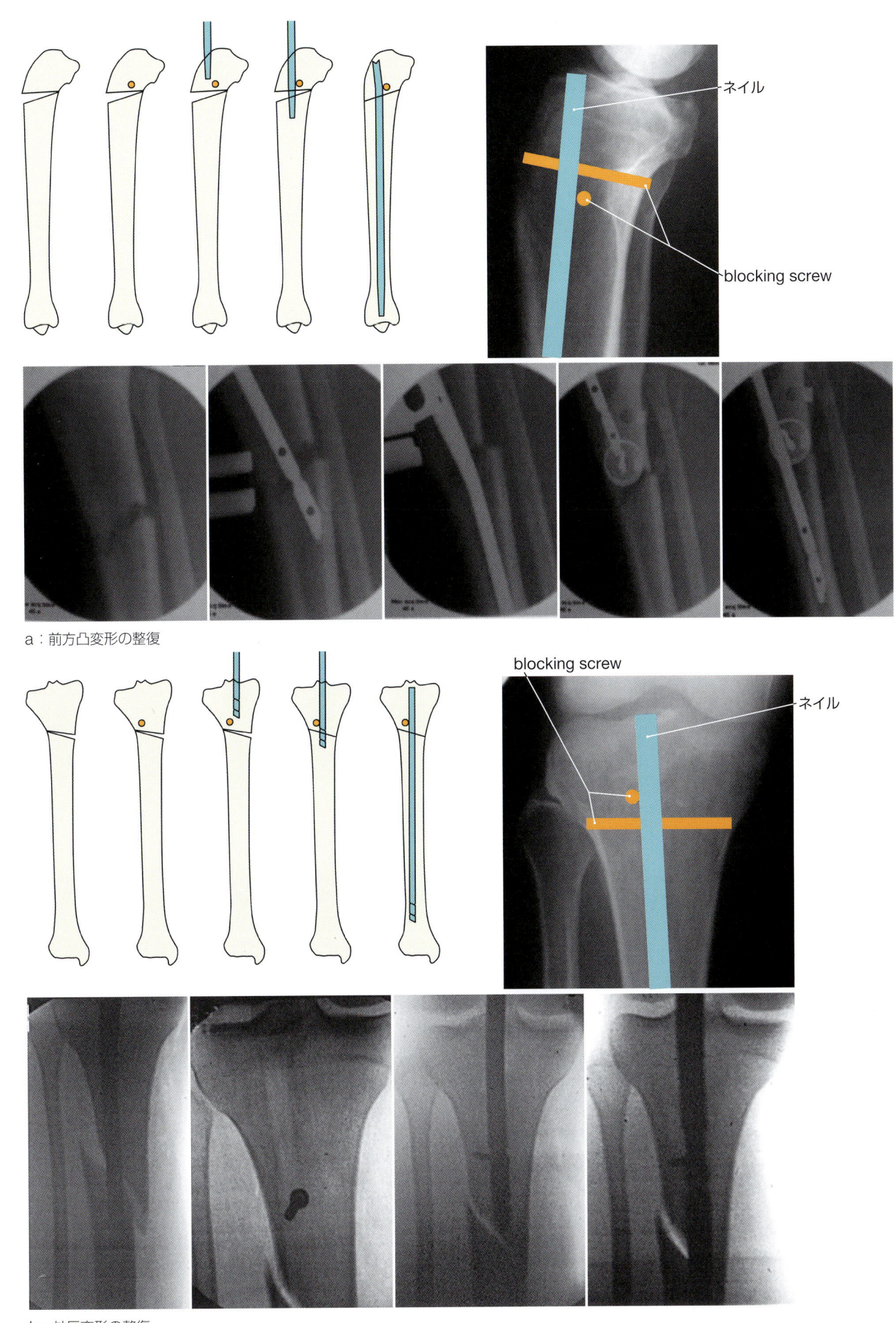

a：前方凸変形の整復

b：外反変形の整復

[3] blocking screw を用いて整復する方法

て用いるべき方法ではないことを銘記する必要がある.

▶骨幹部遠位 1/3

- 骨幹部遠位 1/3 の骨折に対する整復・内固定では，整復操作は徒手的に行うことを原則とする．整復後，ガイドワイヤーが骨折部レベルで遠位骨片髄腔中点を通り，ガイド先端が遠位骨片の脛骨天蓋部の中点に位置することが必須となる.
- 脛骨骨幹部遠位 1/3 は脛骨周囲の軟部組織の被覆が少ないために，インターロッキングネイル法を第一選択として使用すべきであるが，そのためには横止めスクリューを最低 2 本，理想的には 3 本挿入することが必須となる.
- 足関節周囲の malalignment（アライメント不良）は膝関節に比べて許容されないので，より正確な整復を必要とする[2]．したがって，ネイル挿入後に角状変形を認めた場合，アライメントの矯正を目的に blocking screw を使用することは有効である.
- また，腓骨骨折合併症例で足関節部に損傷が及んでいる症例では，腓骨の整復・内固定が必要となることが多い.

▶後療法

- 術後荷重は，15〜20 kg までならば早期に可能である．荷重時に骨折部だけでなく，横止めスクリュー挿入部の疼痛を患者が訴えた場合，注意する必要がある．さらなる荷重負荷の増加は骨折部の仮骨形成に依存する.
- 粉砕のない横骨折や短斜骨折例では術後早期の全荷重負荷が可能となることが多い.

プレート固定法

- 骨折線が関節面に及んでいる症例，骨折線が関節近傍の骨幹端部に近い症例では，髄内釘挿入による骨折転位の危険性や髄内釘の固定性不足の可能性が高く，このような場合，プレート固定が選択される.
- 脛骨骨幹部骨折では，通常，スクリュー径が 4.5 mm のサイズが使用される．現在では比較的長めのプレートが選択される傾向であり，とくに粉砕骨折では骨折部位長の 3 倍程度の長さのものを用いる[1].

▶適応

- 骨折線が関節内に及んでいる症例.
- 骨折線が関節近傍の骨幹端部に近い症例.

▶手術のポイント

①皮切：仰臥位とし，プレート設置予定部の直上は避けて，骨幹部では直線状，遠位では内果の方向にゆるやかにカーブさせる．プレート設置は伸展側，内側を原則とする.

②骨折型によって適切な整復を行い，プレート固定を行う.

手術手技の実際

❶ 手術体位と皮切，プレート設置

- 仰臥位とし，プレート設置予定部の直上への皮切は避けて，骨幹部では直線状，遠位では内果の方向にゆるやかにカーブさせる．
- プレート設置は生理的荷重軸を考慮して伸展側とし，骨への血行障害をきたすことのないよう内側設置を原則とする．しかしながら，軟部組織の状態に問題のある症例や，ロッキングプレートの使用によって圧迫側である外側部にプレートを設置する症例の割合も増加している．

❷ 骨幹部を整復し，プレート固定を行う

- 脛骨骨幹部の骨折型によって固定法を考慮する．単純骨折である AO 分類の type A，type B では解剖学的整復，絶対的安定性を目指す．複雑骨折（type C）では個々の骨片の正確な整復を必要としない[1]．プレートは架橋として機能し，骨折部の長さ，回旋，アライメントの再建を目的として使用する．

▶ ポイント
- いずれの内固定法を選択しても，骨片および骨折部周辺軟部組織の血行を保護することが重要である．

▶ MIPO

- 最小侵襲経皮的プレート固定（minimally invasive plate osteosynthesis：MIPO）は type C の骨折が最も良い適応であるが，プレート固定前に長さやアライメントを再建しておくことが不可欠である．このためには創外固定器や femoral distractor などの間接的整復器具に精通しておく必要がある[1,2]．
- MIPO では脛骨に対して正確にプレートの外形を合わせることが不可能であるが，ロッキングスクリューを使用することによって，整復位の損失を生じることがなくなった [4]．（動画参照）

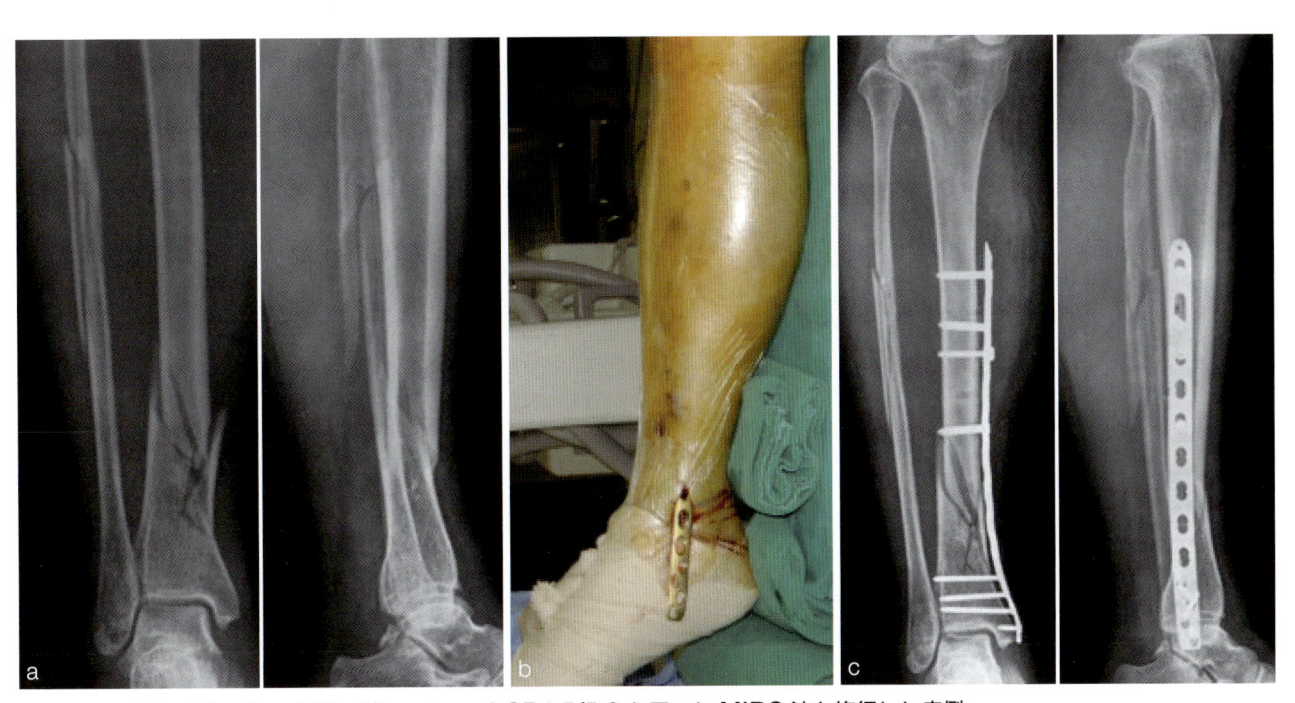

[4] 脛骨骨幹部遠位 1/3 の症例に対し，ナロー LCP4.5/5.0 を用いた MIPO 法を施行した症例
a：受傷時，b：MIPO 法の実際，c：術直後．

▶後療法

- 術直後から足関節自動運動を開始し，症例によっては 10〜15 kg 程度の接地荷重歩行を許可してもよい．
- 術後 6 週目から 1/3〜1/2 の荷重を開始し，全荷重は 10〜12 週目で行う．
- 絶対的安定性を意図して手術を行った場合は，骨折線が消失していくことによって骨癒合を判断するが，外仮骨を認めた場合は骨折部のわずかな動きを意味するので，荷重を制限するなどの後療法に注意する必要がある．
- 一方，相対的安定性を目的に MIPO などが行われた場合，外仮骨の出現は骨癒合が順調に進んでいることを意味する [5].

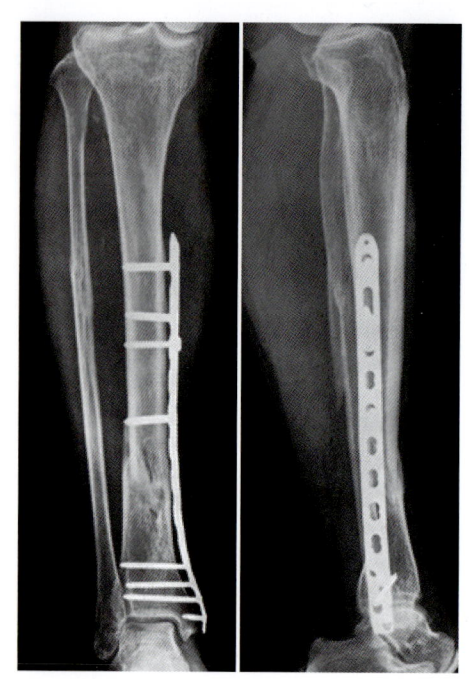

[5] MIPO 法術後 1 年目（[4]と同一症例）
良好な仮骨形成を伴って骨癒合した．

創外固定法

- 脛骨骨幹部骨折に対する創外固定の適応は開放骨折や重篤な軟部組織損傷合併例で，軟部組織修復のための骨折部安定とあらゆる創処置を可能とする環境を獲得することである．
- 脛骨の創外固定器には tube to tube システム，ハイブリッド創外固定器，リングフレーム型創外固定器がある [6].

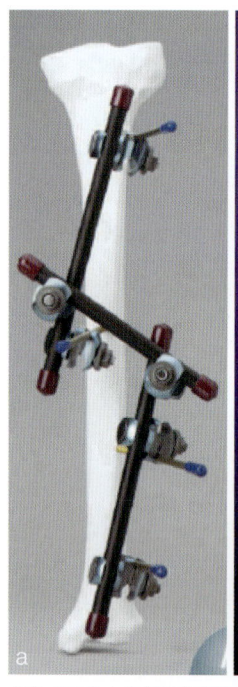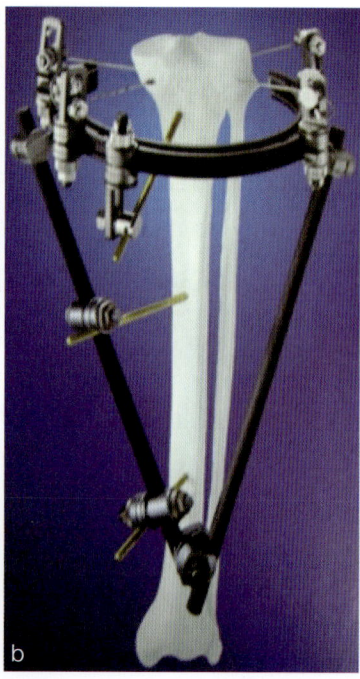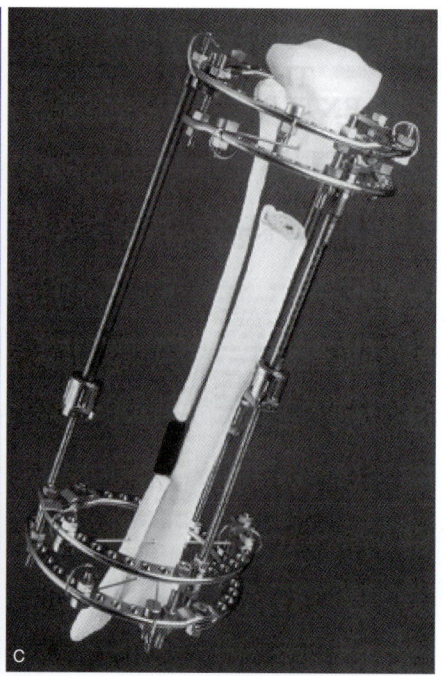

[6] 脛骨の各種創外固定器
a：tube to tube システム，b：ハイブリッド創外固定器，c：リングフレーム型創外固定器.

▶**適応**

- 開放骨折(一期的内固定が困難と判断される症例).
- コンパートメント症候群や水疱形成など軟部組織損傷が著明な症例.

▶**手術のポイント**

①固定性を高めるための生体力学的基本.
②外科的解剖とピンの挿入.
③整復方法.
④術後管理.

── 手術手技の実際

❶ … 固定性を高めるための生体力学的基本

- ハーフピンの外径は 5 mm のものを選択する(4 mm 径は固定力不足).
- ピンの間隔を大きくする.
- 骨とフレーム(バー)の距離を短くする.
- ピンの本数を増やして,V 型あるいはもう一つのフレームを追加する.

❷ … 外科的解剖とピンの挿入

- ハーフピン,貫通ピンやセルドリル,Schanz スクリューを挿入する際,神経,血管,筋腱を巻き込まない安全域を熟知しておく必要がある.ハーフピンを挿入する安全域は近位部で約 220°,骨幹部で 140°,遠位部では 120° の弧の範囲である.
- 固定性を高めるため,遠位骨片に貫通ピンを挿入する場合は,細い径のワイヤーを用いたハイブリッドフレームを用いたほうが安全である[1].
- 二期的内固定(とくにプレート固定)を考慮したピンの位置を設定する.

❸ … 整復方法

- 創外固定器を整復ツールとして用いる tube to tube システムは簡便な整復操作を可能とする.
- 最終的固定法として用いる場合,ハイブリッドフレームやリングフレームの使用は固定性を高め,関節運動を障害することがなく,骨癒合獲得を可能とする[7].

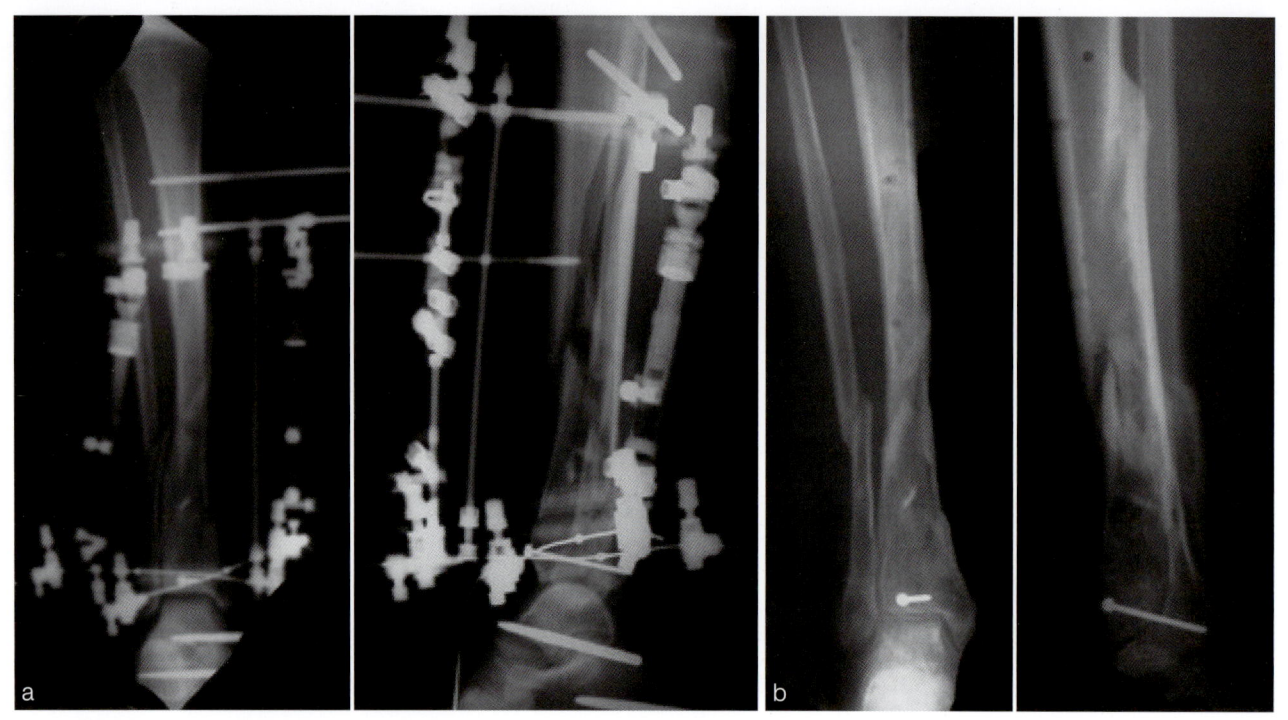

[7] 軟部組織の状態に問題があり，創外固定によって骨癒合を得た症例
a：ハイブリッド創外固定器装着，b：7か月後，骨癒合を得た．

● 二期的内固定を考慮している場合，それまでの間は尖足予防のために，第1中足骨あるいは第5中足骨にピンを挿入してフレームに連結する．

④…術後管理

● ピン挿入路感染とピンの弛みは最も多くみられる合併症である．二期的内固定を考慮する場合，そのタイミングが重要であり，2週間を過ぎてピン周辺に細菌感染の疑いがある場合，ピン周囲のデブリドマン後，ギプスシーネに変更して1〜2週間待機する．

（佐藤　徹）

■文献
1. White RR, et al. 脛骨：骨幹部. AO法 骨折治療. 第2版. 東京：医学書院；2010. p. 608-22.
2. Boulton C, et al. Tibia and fibula shaft fractures. In：Rockwood and Green's fractures in adults. 8th ed. Philadelphia：Lippincott Williams & Wilkins；2015. p. 2431-72.
3. 佐藤　徹. 脛骨・腓骨骨折—下腿の疾患. 27 今日の整形外科治療指針. 第7版. 東京：医学書院；2016. p. 804-6.

骨・関節外傷の手術

足関節天蓋骨折

手術の概要

- 足関節天蓋骨折は転倒やスポーツでも発生するが，高所からの墜落や交通事故など高エネルギー外傷で引き起こされることが多い．足関節周囲は軟部組織の余裕がないため，皮下骨折であっても，皮膚壊死，手術創哆開，およびそれに引き続く感染が問題となる．そこで，術中操作だけでなく，手術時期や皮切部位の選択など軟部組織へ配慮した治療が必要となる．
- 固定方法として，プレート固定，髄内釘固定，（最終固定としての）創外固定などがある．プレート固定は他の方法に比べて軟部組織への侵襲は大きいが，さまざまな骨折型に対応可能であり，staged operation や minimally invasive plate osteosynthesis（MIPO）により，合併症を減らすことが可能になった．
- 骨折型や軟部組織の状態によって手術方法は一様ではないが，本項では基本事項を述べる．初療からの管理が必要なので，その部分も含めて解説する．

▶適応

- 脛骨遠位部の部分関節内骨折と完全関節内骨折（AO/OTA 分類の 43B および 43C）．

▶手術のポイント

① 初療時には創外固定して軟部組織の回復を待つ．
② 術前計画：骨折型と軟部組織の状態を考慮してプレート設置位置とアプローチを選択する．
③ 腓骨の長さと回旋を整復して固定し，その後の脛骨整復の基とする．
④ 天蓋関節面を解剖学的に整復し固定する．
⑤ 関節面を含む天蓋部と骨幹端部のアライメントを整えて固定する．

●── 手術手技の実際

❶…初療時の一時的な創外固定

- 高エネルギー外傷などで軟部組織への侵襲が大きかったと考えられる場合には，皮下骨折であってもアライメントを整えて創外固定を用いて安定化させ，軟部組織の回復を待つ．ここでは入手の容易なモジュラー型の創外固定器について示す．
- 最終固定手術のプレート設置や皮切に支障のない位置にハーフピンを挿入する．すなわち近位は足関節から十分に離れた脛骨前～内側面，遠位は踵骨隆起に挿入する．踵骨隆起には貫通ピンを使用すると安定した固定となる [1].

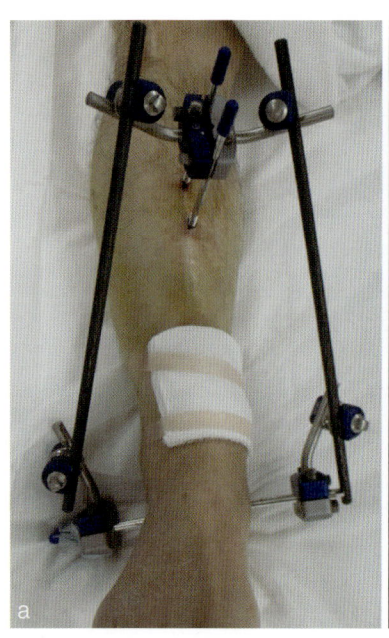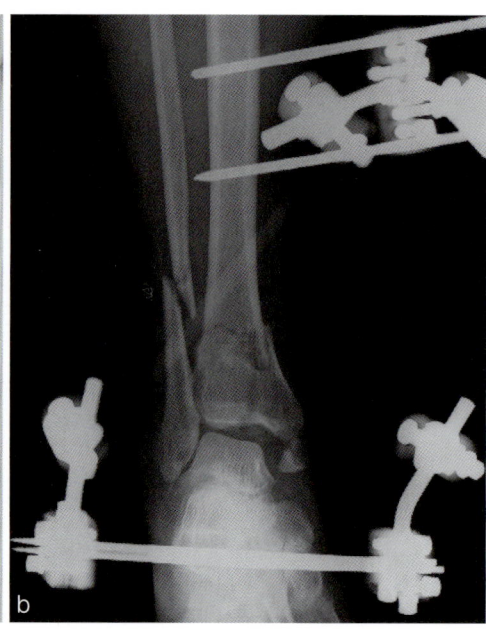

[1] 初療時の一時的創外固定
a：外観，b：X線正面像.

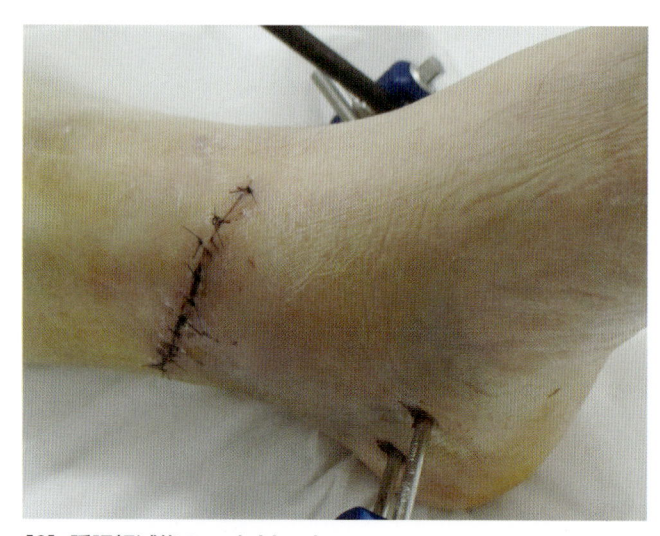

- 最終固定手術は，腫脹が軽減し皮膚の皺が見える（wrinkle sign）まで待機する [2]. 10〜14日程度のことが多い．

[2] 腫脹軽減後の wrinkle sign

❷…術前計画

▶プレートの設置位置の選択

- 脛骨固定のプレートは前外側または内側に設置することが多い．この部位に特化したアナトミカルロッキングプレートが使用できる．最遠位の天蓋近くのスクリューホールから挿入されるロッキングスクリューは，プレートを遠位骨片に固定する機能と同時に，陥没した天蓋骨片を支える機能を意図したものである．
- 前外側設置では天蓋中央の陥没した骨片や前外側の骨片にスクリューを挿入しやすい，内側より軟部組織が厚い，などの利点がある．

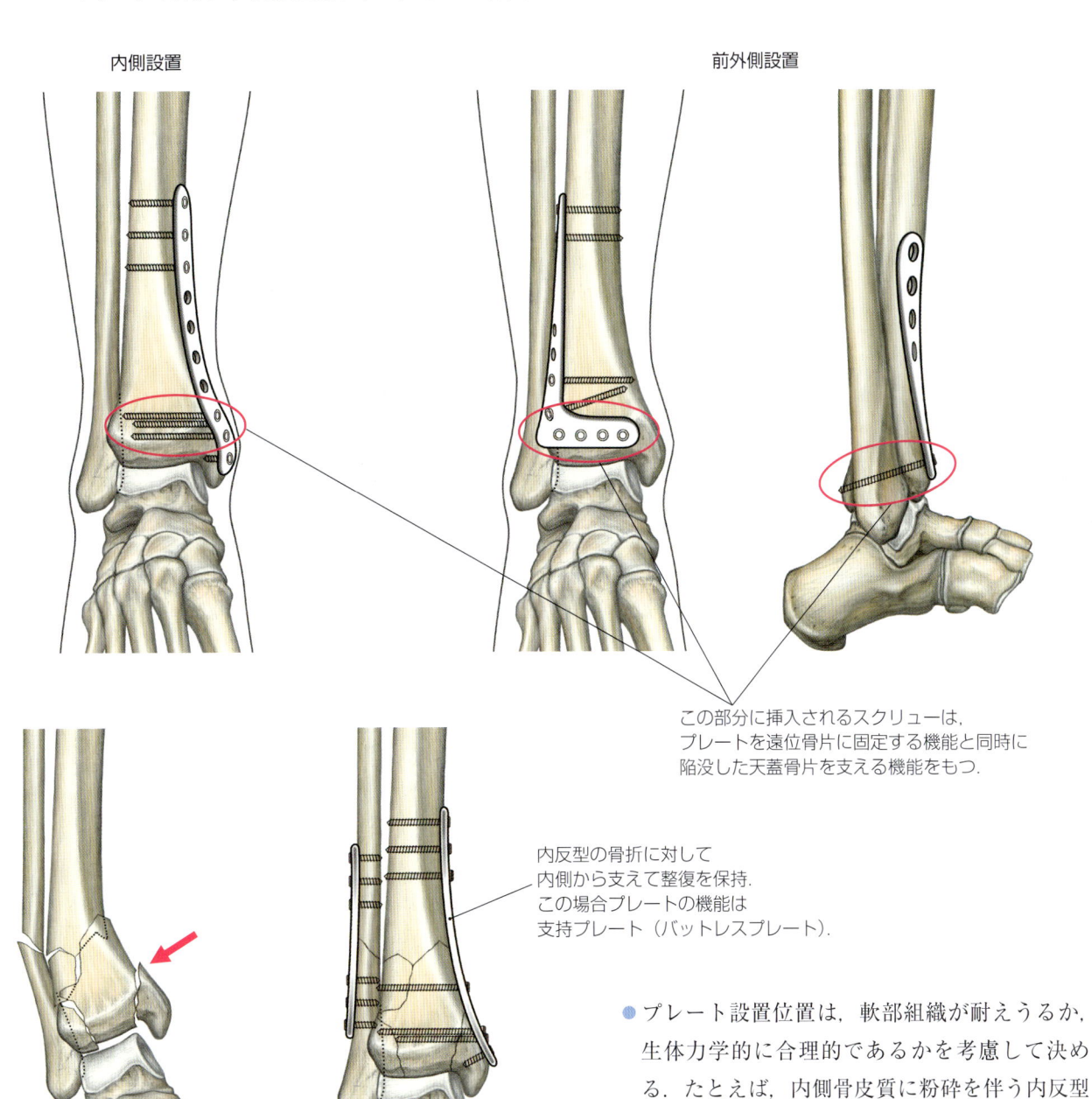

内側設置

前外側設置

この部分に挿入されるスクリューは，
プレートを遠位骨片に固定する機能と同時に
陥没した天蓋骨片を支える機能をもつ．

内反型の骨折に対して
内側から支えて整復を保持．
この場合プレートの機能は
支持プレート（バットレスプレート）．

- プレート設置位置は，軟部組織が耐えうるか，生体力学的に合理的であるかを考慮して決める．たとえば，内側骨皮質に粉砕を伴う内反型の骨折では，内側にプレートを設置して支持プレートとして機能させると力学的に有利である．
- プレートをどのように機能させるかを考慮して設置位置を計画する．

▶ アプローチの選択

前内側アプローチ   前方アプローチ   前外側アプローチ

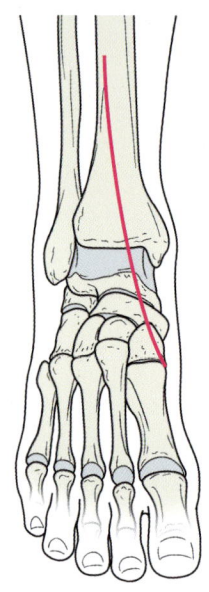 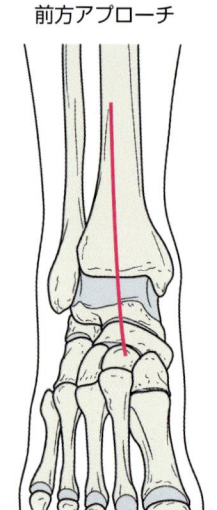 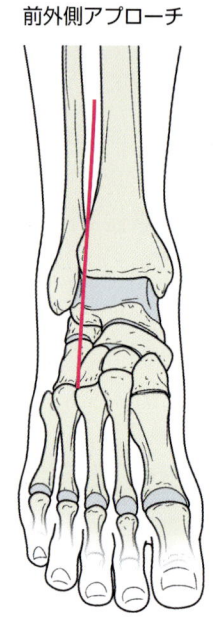

前脛骨筋を外側へよける.

前脛骨筋を内側へ，
前脛骨動静脈，深腓骨神経と
長母趾伸筋を外側へよける.

第三腓骨筋，長趾伸筋，
前脛骨動静脈，深腓骨神経を
内側へよける.

▶ ポイント

● 伸筋支帯の深層にプレートが設置され
ると，閉創時に伸筋支帯の断端を合わ
せることが困難になる．伸筋支帯を切
開する際には，Z状に切開しておくと，
閉創が容易になる.

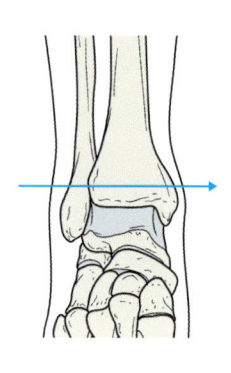

[水平断 前方]

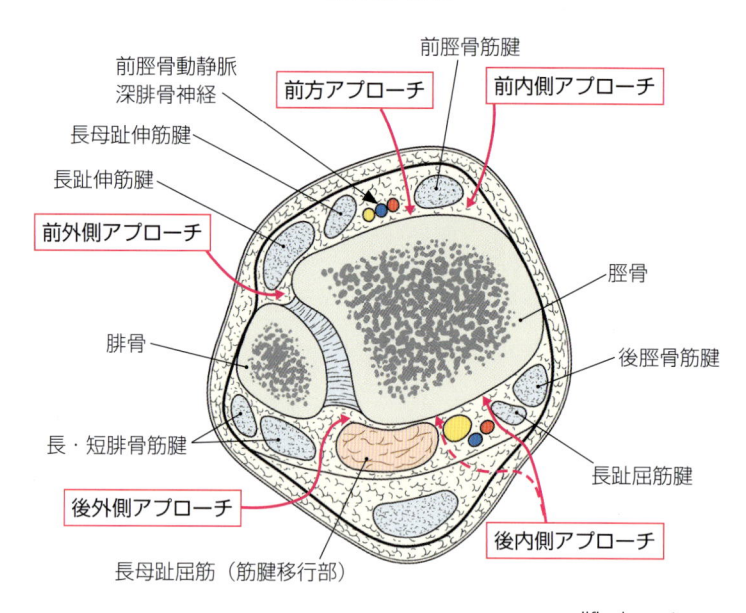

前脛骨動静脈
深腓骨神経

前脛骨筋腱

前方アプローチ
前内側アプローチ

長母趾伸筋腱

長趾伸筋腱

前外側アプローチ

脛骨

腓骨

後脛骨筋腱

長・短腓骨筋腱

長趾屈筋腱

後外側アプローチ

後内側アプローチ

長母趾屈筋（筋腱移行部）

- - - → modified postero-
medial approach

● 脛骨天蓋関節面を整復するために前内側アプローチ，前方アプローチ，前外側
アプローチのいずれかを選択する.

● 天蓋後方の骨片が大きく，その骨片が整復の要となる場合や，前方の軟部組織
の状態が著しく不良の場合には，後外側または後内側アプローチを選択するこ
とがある.

● 関節内骨折のとくにどの部分を直視下で操作する必要があるのか，どこにプレ
ートを置くのか，軟部組織が手術操作に耐えうるか，の3つを考慮してアプロ
ーチを決定する.

③…腓骨骨折を整復固定する

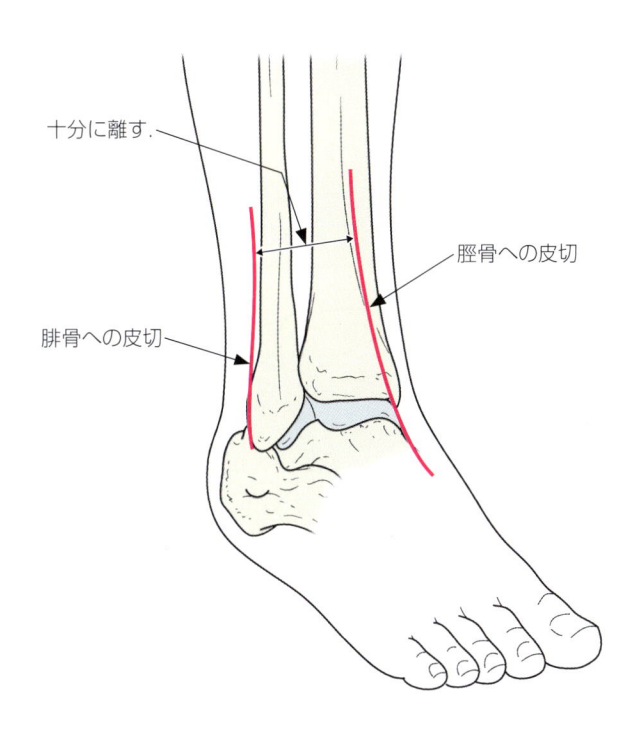

- 仰臥位で,患側の殿部に枕を置くと下肢の外旋が軽減され手術が しやすくなる.
- 腓骨への皮切と脛骨への皮切が十分に離れるようにマークする.

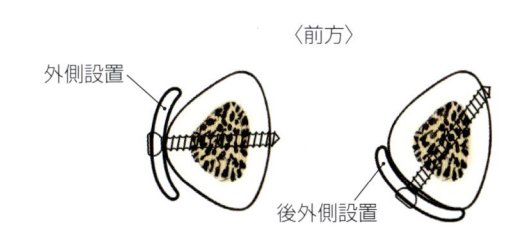

- 軟部組織の状態が不良の場合には鋼線による髄内釘固定も選択肢となりうる. しかし,腓骨の長さと回旋の回復を意識して解剖学的に整復し,プレートにより固定することが原則である.
- プレートの設置位置は外側でも後外側でもよい.

❹…天蓋関節面を整復固定する

- 前脛腓靱帯や関節包などの軟部組織をできるだけ温存しながら，天蓋前方の骨片を観音開きにして，天蓋部の髄内に至る．
- 後脛腓靱帯が損傷されていなければ，この靱帯が付着している後外側の骨片（後果の外側の部分）と腓骨の位置関係は正常である．この後外側の骨片を基準に天蓋を整復する．

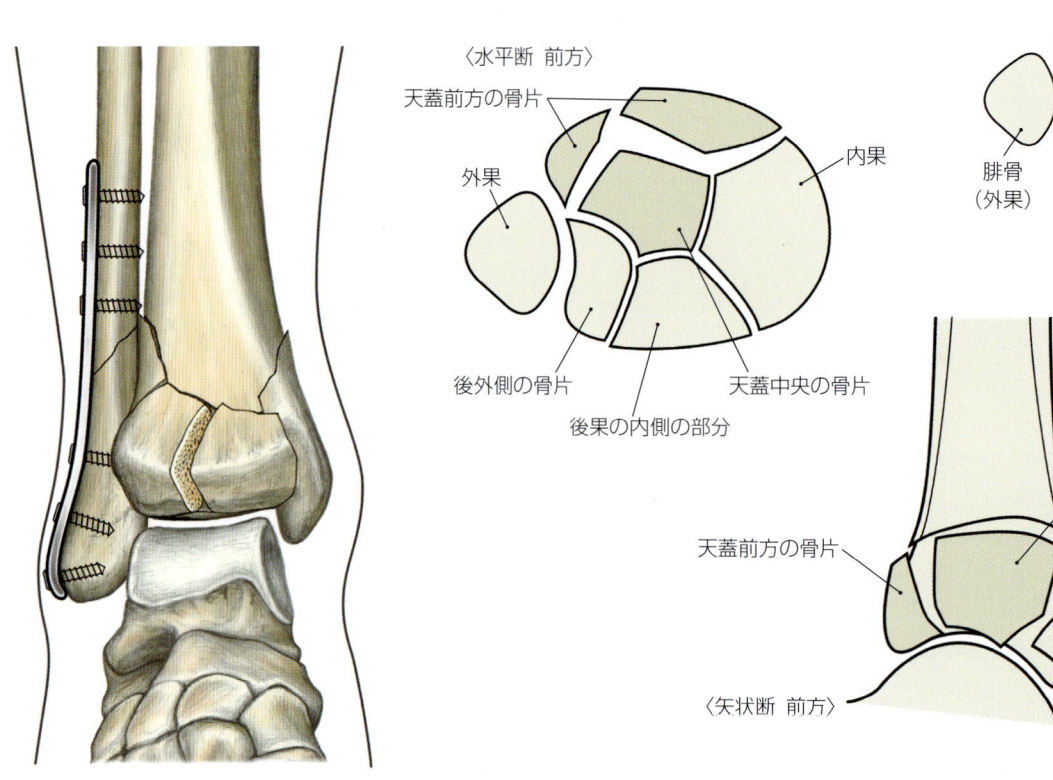

〈骨折前〉

〈水平断　前方〉

天蓋前方の骨片
外果
後外側の骨片
後果の内側の部分
天蓋中央の骨片
内果
脛骨
内果
後果
腓骨（外果）

天蓋中央の骨片
天蓋前方の骨片
後果の内側の部分
後外側の骨片
〈矢状断　前方〉

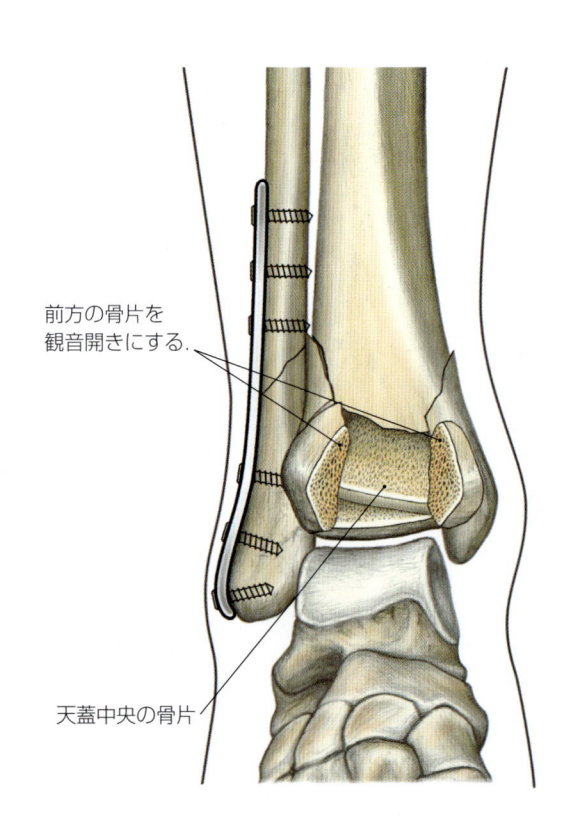

前方の骨片を観音開きにする．
天蓋中央の骨片

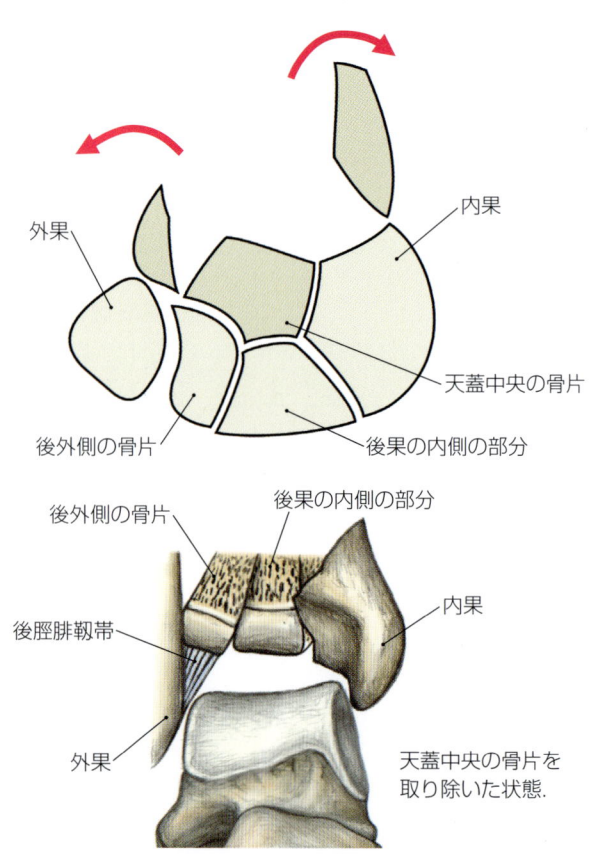

外果
内果
後外側の骨片
天蓋中央の骨片
後果の内側の部分

後外側の骨片
後果の内側の部分
後脛腓靱帯
外果
内果
天蓋中央の骨片を取り除いた状態．

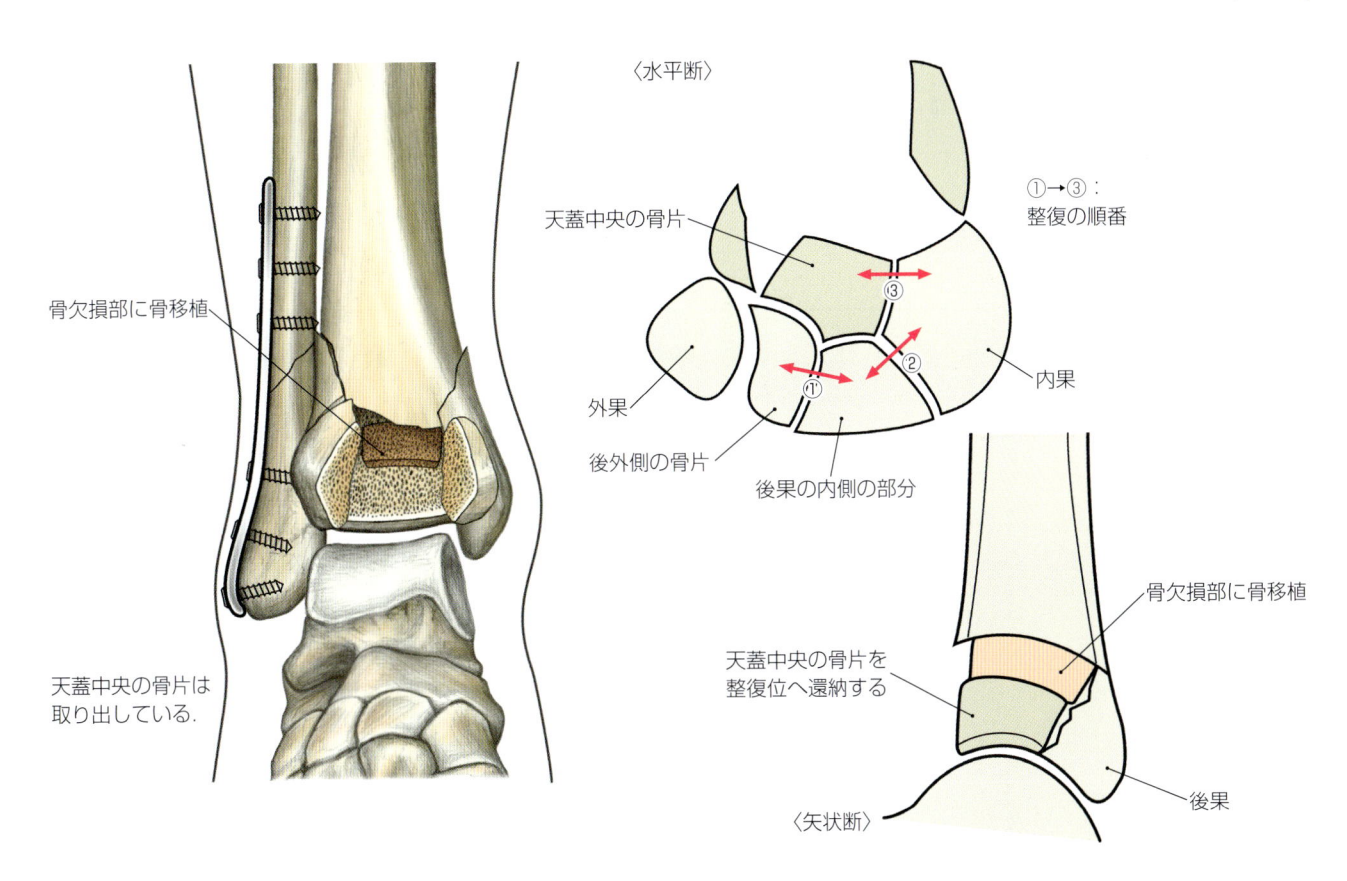

〈水平断〉

天蓋中央の骨片

①→③：
整復の順番

外果

後外側の骨片

後果の内側の部分

内果

骨欠損部に骨移植

天蓋中央の骨片を
整復位へ還納する

骨欠損部に骨移植

後果

〈矢状断〉

天蓋中央の骨片は
取り出している.

● 陥没している天蓋中央の骨片が周囲の海綿骨から遊離し，可動性がある場合に
は，この骨片をいったん取り出すと後方の整復が容易となる．後果の内側の部
分の骨片を後外側骨片に対して整復する（①）．後果骨片に対して内側の関節
面を整復する（②）．天蓋中央の骨片を整復位に還納する（③）．

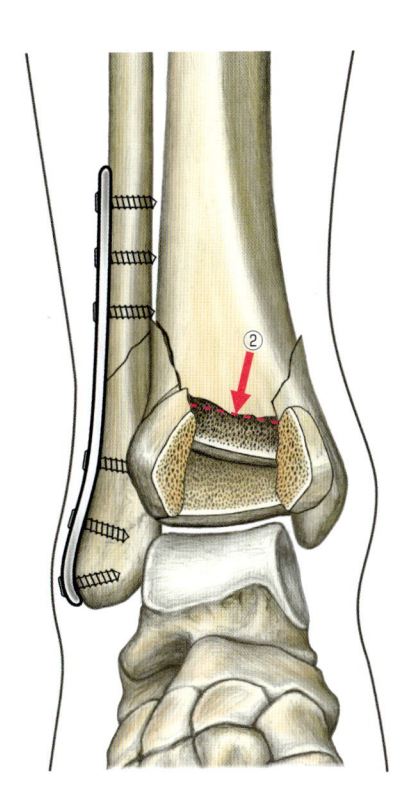

● 天蓋中央の骨片が頭側の海綿骨に食い込んでいる場合には，関節面
から1cm以上離して海綿骨にノミを入れ，十分な量の海綿骨と一
緒に骨片を引き下げて整復する．

● 天蓋中央の骨片の整復により生じた骨欠損部（fracture void）に，
人工骨または自家骨を移植する．

● 天蓋前方の骨片をもどし，鋼線で仮固定する．関節面の整復状態を
直視，X線透視で評価する．

①海綿骨にノミを入れる．
②一塊として引き下げる．

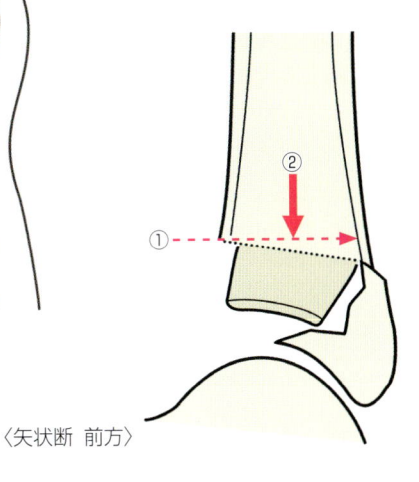

〈矢状断 前方〉

▶ポイント

創外固定の利用

● 最終固定手術時に初期固定に使用した
創外固定のハーフピンを残しておき，
術中も創外固定を使用する．距腿関節
を開大させて観察と整復操作が容易に
なり，かつ天蓋部骨片と骨幹端部の整
復の仮固定に役立つ．

❺…天蓋部と骨幹端部を整復固定する

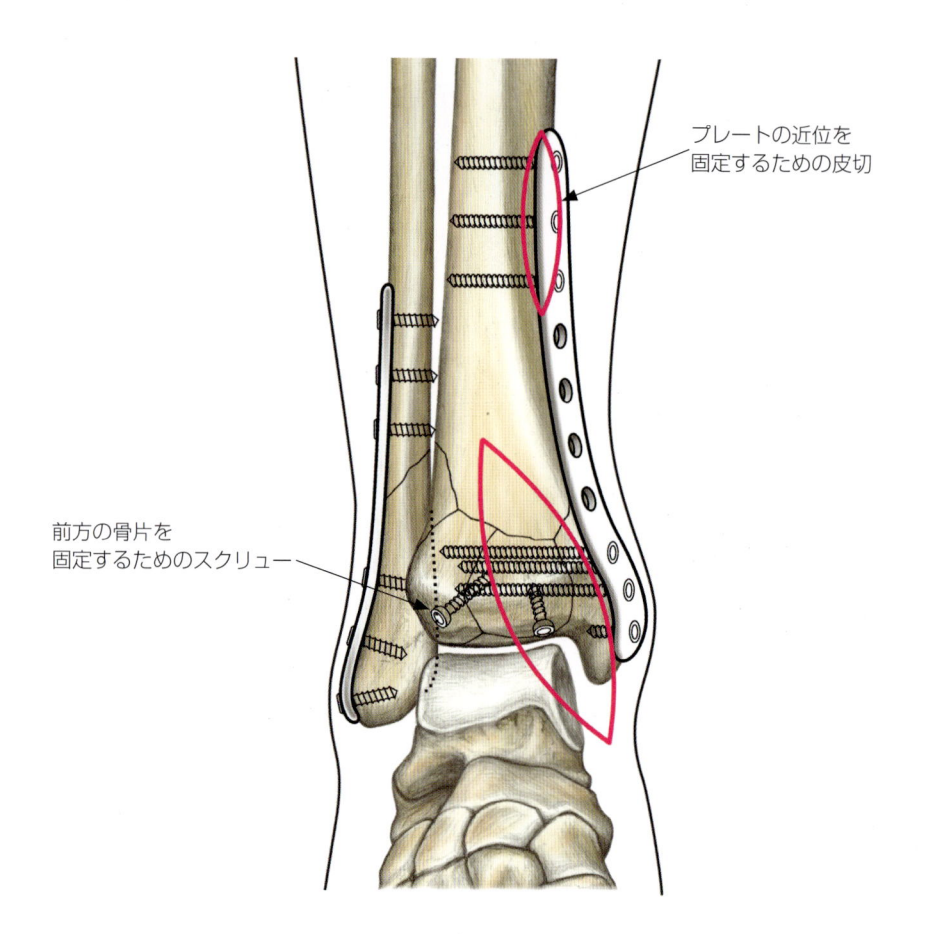

プレートの近位を
固定するための皮切

前方の骨片を
固定するためのスクリュー

- ●関節面の整復が確認できたら，天蓋部骨片と骨幹端部のアライメントを整えて，計画した位置にプレートを設置して固定する．
- ●プレートを内側に設置する場合には，天蓋前方の骨片を固定するために，プレートから独立したスクリューを前方から挿入する必要がある．
- ●プレートの近位端への固定のために，関節内操作用とは別に近位に皮切をおくことも可能である（MIPO 法）．

▶後療法

- ●軟部組織の安静保持の目的で，術後1〜2週間シーネ固定する．
- ●術後 6〜8 週間で部分荷重を開始する．

（伊勢福修司）

■参考文献

1. Rüedi TP, Allgöwer M. The operative treatment of intra-articular fractures of the lower end of the tibia. Clin Orthop Relat Res 1979；138：105-10.
2. Sirkin M, et al. A staged protocol for soft tissue management in the treatment of complex pilon fractures. J Orthop Trauma 1999；13：78-84.
3. Patterson MJ, et al. Two-staged delayed open reduction and internal fixation of severe pilon fractures. J Orthop Trauma 1999；13：85-91.
4. Hazarika S, et al. Minimally invasive locking plate osteosynthesis for fractures of the distal tibia — Results in 20 patients. Injury 2006；37：877-87.

足関節果部骨折

MOVIE

手術の概要

- Danis-Weber 分類 Type C の骨折は脛腓靱帯結合よりも近位の腓骨骨折である．内側には内果骨折あるいは三角靱帯断裂があり，しばしば後果骨折を伴う．脛腓靱帯は断裂し，骨間膜は，通常，骨折部まで断裂している．腓骨骨折の足関節からの高さはさまざまであるが，脛腓靱帯結合の固定の要否は術前のX線写真で判断できる．
- 脛腓靱帯結合の固定にはいくつかの新しい固定材料が出てきているが，その固定が必要であると判断されるほどの非常に不安定な骨折では，スクリューを用いた固定が現在もスタンダードである．

▶適応

- 手術適応：Danis-Weber 分類 Type C の骨折はすべて手術適応である．
- 脛腓靱帯結合のスクリュー固定の適応：内側が三角靱帯断裂あるいは内果骨片が anterior colliculus 骨折の型の場合（この場合，三角靱帯深層は断裂している）は，腓骨の骨折が足関節面から約 4 cm より近位にある場合にのみ，脛腓靱帯結合をスクリューで固定する[1-3]．Danis-Weber 分類の Type B では脛腓靱帯結合の固定は原則として不要である[4]．

> **▶ポイント**
> - スクリュー固定の適応基準で脛腓靱帯結合のスクリュー固定が不要と判断されるにもかかわらず，ストレスをかけない状態での術中のX線写真や透視画像で脛腓靱帯結合の離開が疑われる場合は，腓骨骨折の整復不良が原因であることも多いため，その整復状態を再確認する．

- 内側の固定の適応：内果骨折があればスクリューあるいは引き寄せ締結法で固定する．三角靱帯断裂は縫合しない．
- 後果骨折の固定の適応：腓骨と内果を整復した後，術中の透視画像で転位がみられれば整復して前方からスクリュー固定を行う．

▶手術のポイント

①体位は半側臥位で，内側・外側ともに無理なくアプローチできるようにする．
②皮切は腓骨骨折部直上の縦切開とする．
③腓骨骨折を整復し，プレート固定を行う．
④脛腓靱帯結合を整復し，スクリュー固定を行う．

━ 手術手技の実際

Danis-Weber 分類 Type C の手術

❶ 手術体位と皮切

- 体位は半側臥位とし，内側・外側ともに無理なくアプローチできるようにする．
- 皮切は腓骨骨折部直上の縦切開とする．

❷ 腓骨骨折を整復する

- 高位の腓骨骨折ではわずかな転位も許容されない．この部位の骨は細く，また第三骨片を伴うことが多いため完璧な整復は意外と難しい [1].

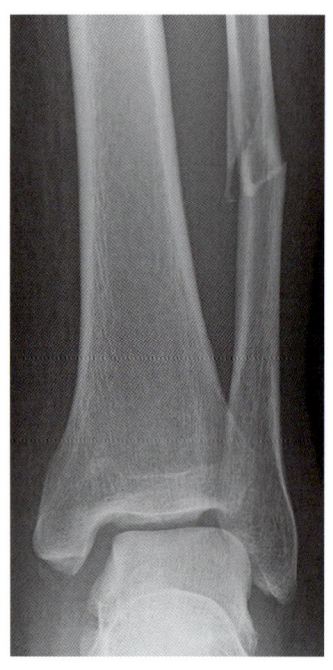

[1] 術前 X 線写真：正面像

▶ ポイント
- 整復位の保持のために安易に骨把持鉗子で強くかみ込むと術中骨折を起こし，その結果，整復の目安が失われて解剖学的整復が困難になる．愛護的に慎重に整復する．

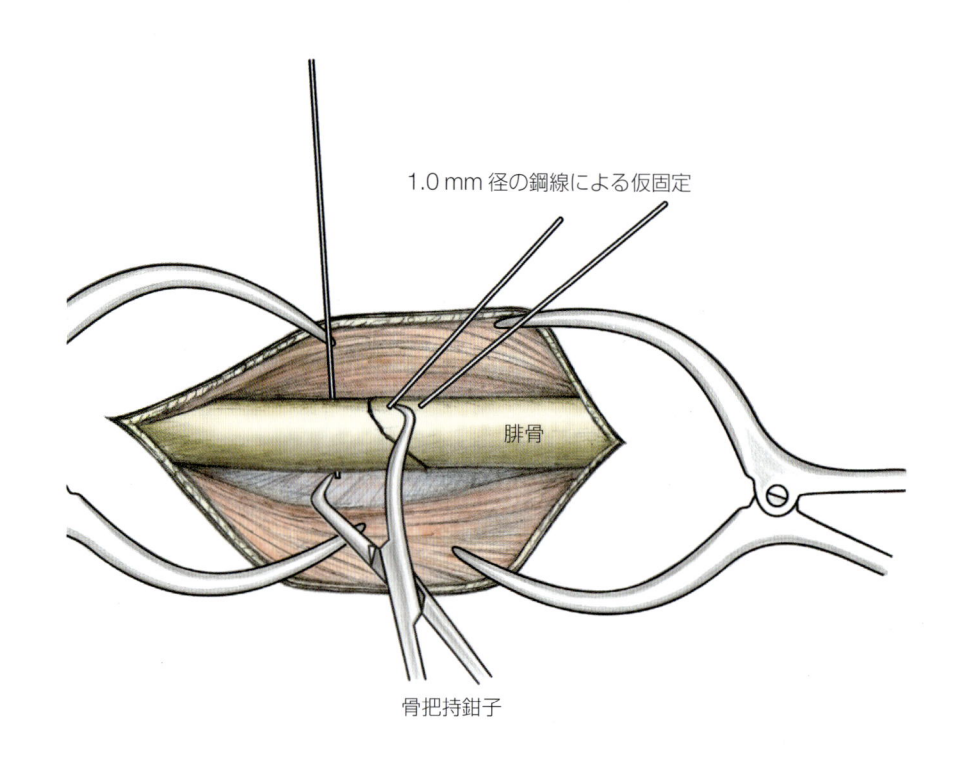

1.0 mm 径の鋼線による仮固定

腓骨

骨把持鉗子

- 骨折を整復して愛護的に単鉤型骨把持鉗子でこれを固定する．その後，1.0 mm 径の鋼線で骨折部を仮固定すると安心して次の操作に移れ，またプレートの設置に骨把持鉗子が邪魔することもなくなる．

❸…プレート固定を行う

- 腓骨高位骨折であれば，直線状のプレートをベンディングすることなく使用する．

❹…脛腓靱帯結合を整復し，スクリュー固定を行う

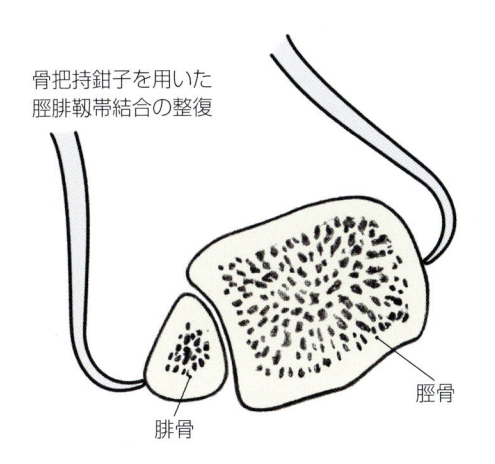

骨把持鉗子を用いた
脛腓靱帯結合の整復

腓骨

脛骨

▶ **ポイント**

- 鉗子を置く位置は脛骨内側面中央と腓骨の骨稜上であり，これを結んだ線が果間軸に一致するようにする．これにより鉗子でかみ込んでいくときの腓骨の前後への偏位を防止する[5]．

- 脛腓靱帯結合の整復を行う．足関節中間位で骨把持鉗子を使って軽度の圧迫をかける．透視画像を参照し，過度の圧迫にならないように注意する．
- プレート遠位のスクリューホールを使って，あるいはプレート遠位端より遠位の骨からドリリングを行う．ドリリングを行う高さは，脛腓靱帯結合のやや近位の高さである．第2趾が天井を向いている肢位では床平面に対して約30°打ち上げの方向である．

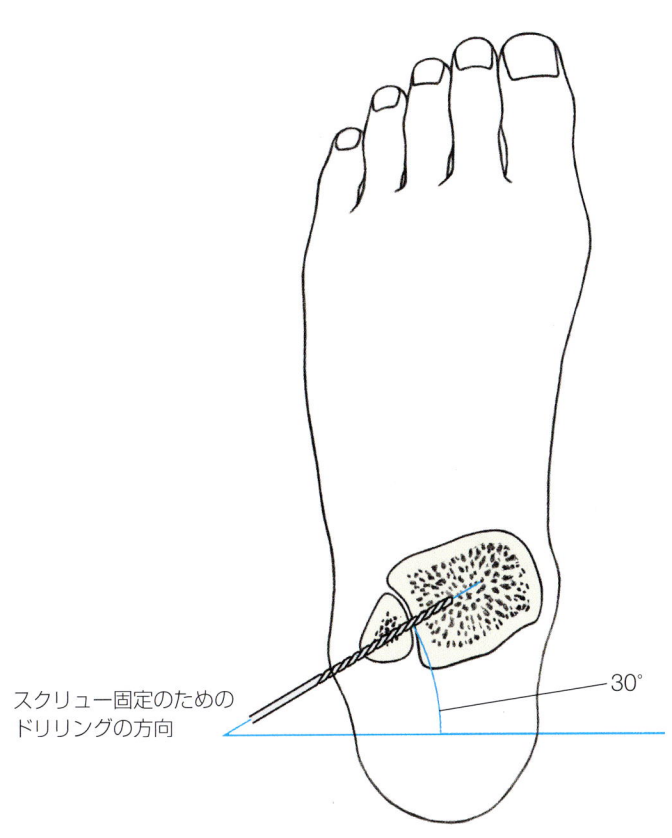

スクリュー固定のための
ドリリングの方向

30°

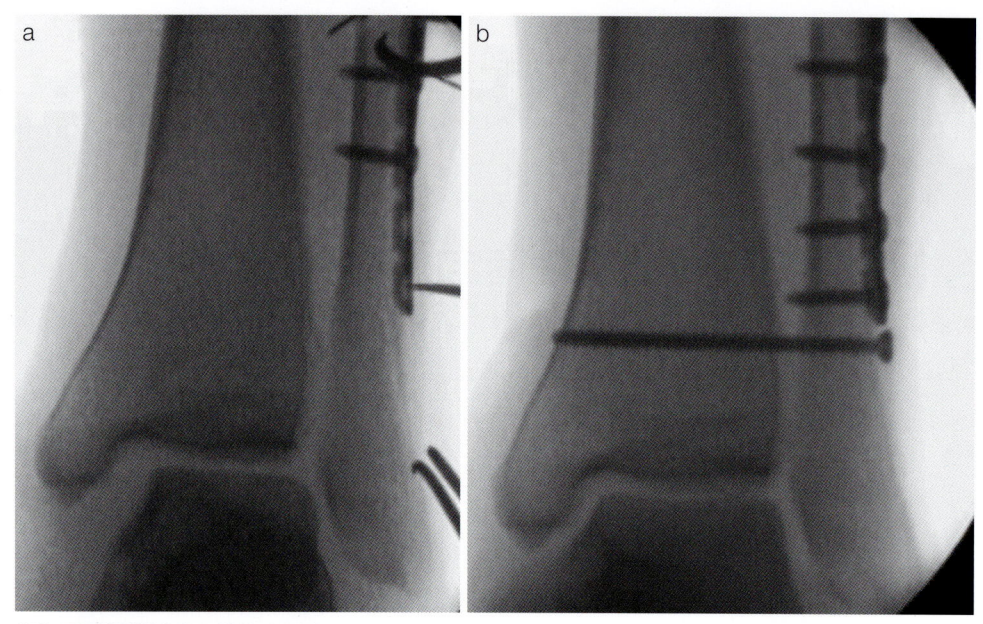

[2] 脛腓靱帯結合の整復・固定
a：整復前，b：スクリュー固定後.

- 皮質骨用スクリューを用いて脛腓靱帯結合を固定する．裸足での全荷重前にこのスクリューを抜去することを前提にすれば，スクリューは脛骨内側の皮質骨を貫いて固定する [2]．スクリュー固定時は，足関節は中間位に保持する．

▶ 後療法

- 術後はシーネ固定を行う．
- 抜糸後はギプスシャーレにして，リハビリテーションとして可動域訓練（脛腓靱帯結合スクリューを抜去するまでは，中間位から底屈の訓練のみで，背屈はできない）および筋力強化訓練を開始する．
- 術後3週で部分荷重開始，8週で全荷重を許可する．術後8〜10週で局所麻酔下に脛腓靱帯結合スクリューを抜去するまでは，ヒール付きのギプスシャーレを装着して荷重させる．

（原口直樹）

■文献

1. Boden SD, et al. Mechanical considerations for the syndesmosis screw. A cadaver study. J Bone Joint Surg Am 1989；71：1548–55.
2. Yamaguchi K, et al. Operative treatment of syndesmotic disruptions without use of a syndesmotic screw：A prospective clinical study. Foot Ankle Int 1994；15：407–14.
3. Chissell HR, et al. The influence of a diastasis screw on the outcome of Weber type-C ankle fractures. J Bone Joint Surg Br 1995；77：435–8.
4. Kortekangas TH, et al. Syndesmotic fixation in supination-external rotation ankle fractures：A prospective randomized study. Foot Ankle Int 2014；35：988–95.
5. Phisitkul P, et al. Forceps reduction of the syndesmosis in rotational ankle fractures：A cadaveric study. J Bone Joint Surg Am 2012；94：2256–61.

距骨脱臼骨折

● 手術の概要

- 距骨への血流は関節包や靱帯付着部に大きく依存しているため，脱臼骨折により血流が阻害されると骨壊死を生じる危険性が高くなる．
- このため，距骨骨折で脱臼を認める場合には緊急に整復する必要がある．頚部骨折では Hawkins 分類の Type 2，Type 3 が脱臼骨折となるが[1]，徒手整復は困難なことが多く，通常は解剖学的整復を目的として観血的整復固定術が選択される．また，単純 X 線像で転位が認められなくても，距骨下関節の不適合が残存すると前足部の内転や踵骨の内旋などのアライメント不良に加えて距骨下関節の可動域の減少をきたすため，CT 画像により確認することが望ましい [1][2]．
- 進入路としては内側進入と外側進入があるが，外側進入は内側進入との併用で用いられることが多い．とくに粉砕骨折に対しては外側にプレートを使用して固定する必要があるため，内・外側進入でアプローチする．

▶ 適応

- 距骨頚部骨折（Hawkins 分類 Type 2，3）．
- 距骨体部脱臼骨折．

▶ 手術のポイント

①徒手整復を試みる．
②関節切開して内側進入と外側進入で骨折部にアプローチする．
③骨折を整復・固定する．

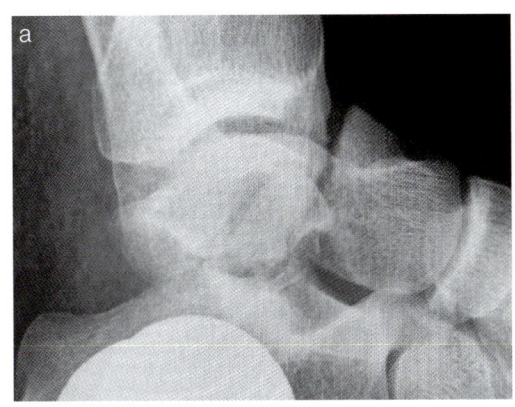
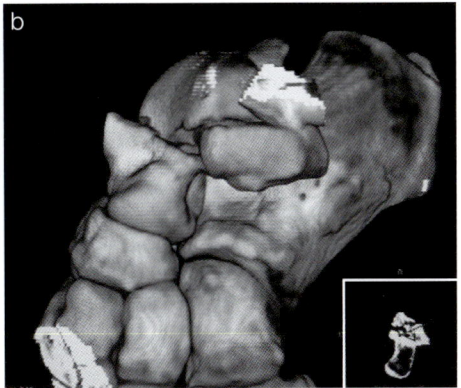

[1] 術前の足関節側面（a）および 3D-CT 画像（b）
骨折線が外側突起後方にあり，距骨体部骨折と判断した．距骨下関節で距骨は後方に脱臼していた．骨折は粉砕状ではないが，外側突起は第 3 骨片となり転位していた．

●── 手術手技の実際

❶…徒手整復を試みる

[足の肢位]

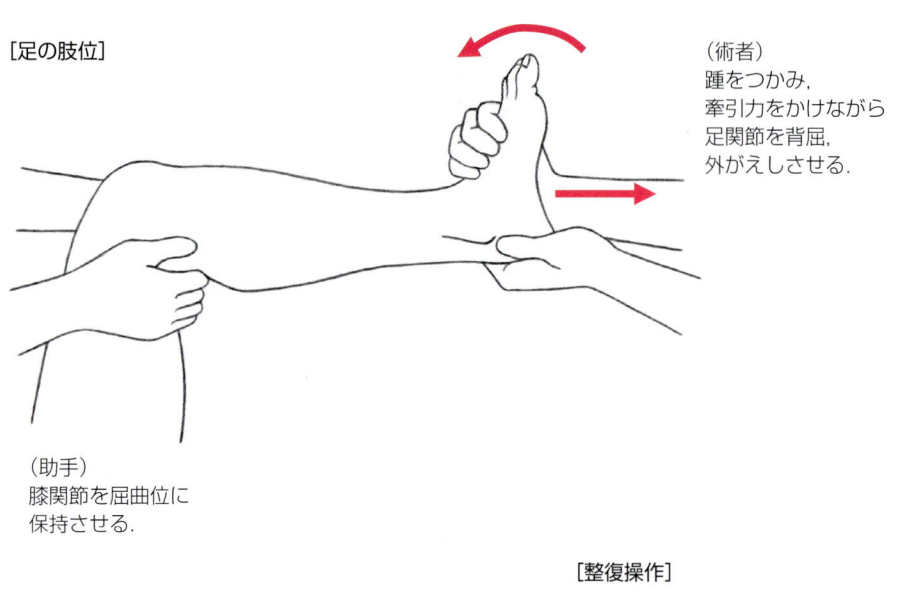

（術者）
踵をつかみ,
牽引力をかけながら
足関節を背屈,
外がえしさせる.

（助手）
膝関節を屈曲位に
保持させる.

[整復操作]

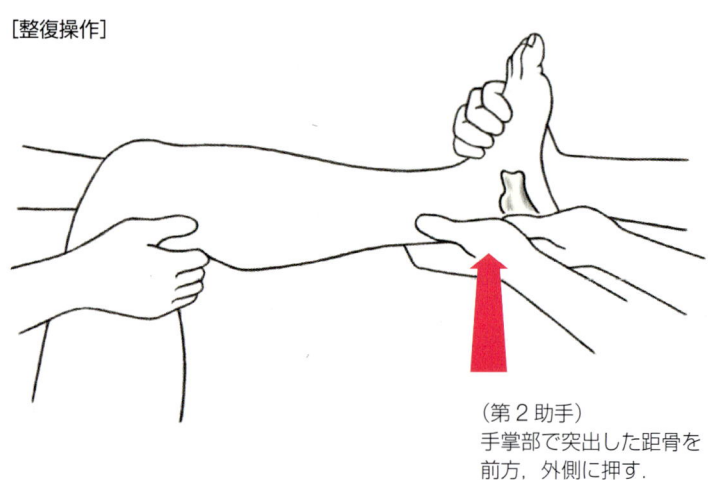

（第2助手）
手掌部で突出した距骨を
前方, 外側に押す.

▶ポイント

● Hawkins 分類 Type 3 では骨片の転位により
皮膚に過度の緊張が生じ急速に皮膚壊死を起こ
す. 適切な麻酔と鎮静をかけたうえで徒手整復
を試みてもよいが, 暴力的に整復操作を繰り返
すことは避けなければならない.

● 助手に膝関節を屈曲位に保持させて腓腹筋の緊張を緩め, 大腿部にカウンター
力をかけたうえで, 術者は踵をつかみ牽引力をかけながら足関節を背屈, 外が
えしさせる.

● 第2助手は手掌部で突出した距骨を前方, 外側に押して整復操作を行う[3].

❷⋯関節切開してアプローチする

▶内側進入

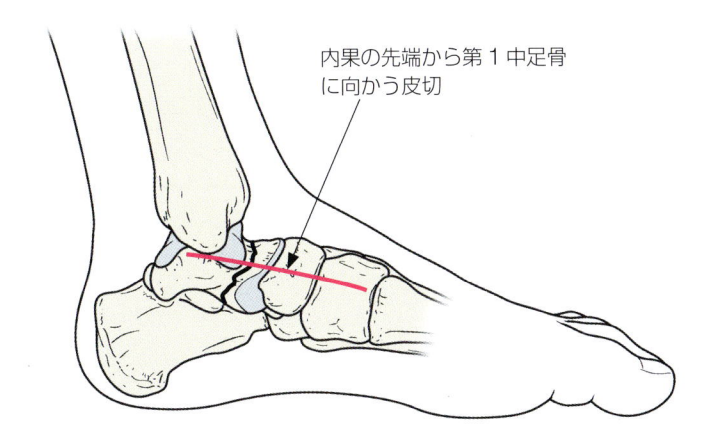

内果の先端から第1中足骨に向かう皮切

● 内果の先端から第1中足骨に向かう皮切を加える．近位側は脛骨の後方まで皮切を延長することが可能である．

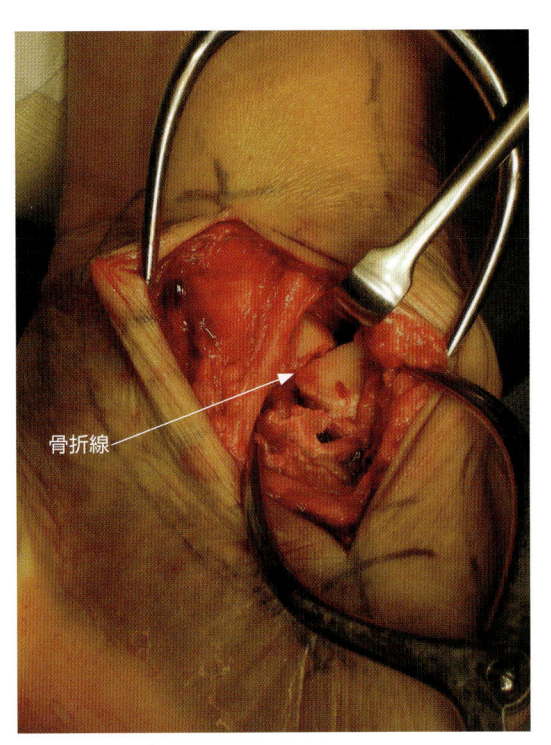

骨折線

[2] 骨折部の展開

> ▶ポイント
>
> **靱帯付着部の剥離**
> ● 骨折の整復のためには良好な視野を得る必要があるが，靱帯付着部の剥離は最低限にとどめることが大切である．

● 前脛骨筋腱の内側で皮下組織を分け，足関節の前方を同定し，距骨頚部から舟状骨に向かい関節包を切開して骨折部を展開する [2][4]．

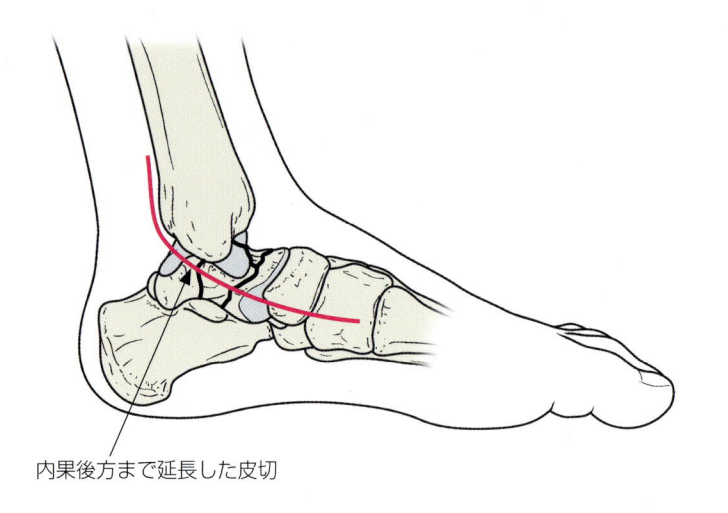

内果後方まで延長した皮切

● 脱臼が整復できない場合や骨折が体部後方に
まで及んでいる場合には，皮切を内果後方ま
で延長して内果の骨切りを行う．これにより
距骨体部への血流を温存することができる．

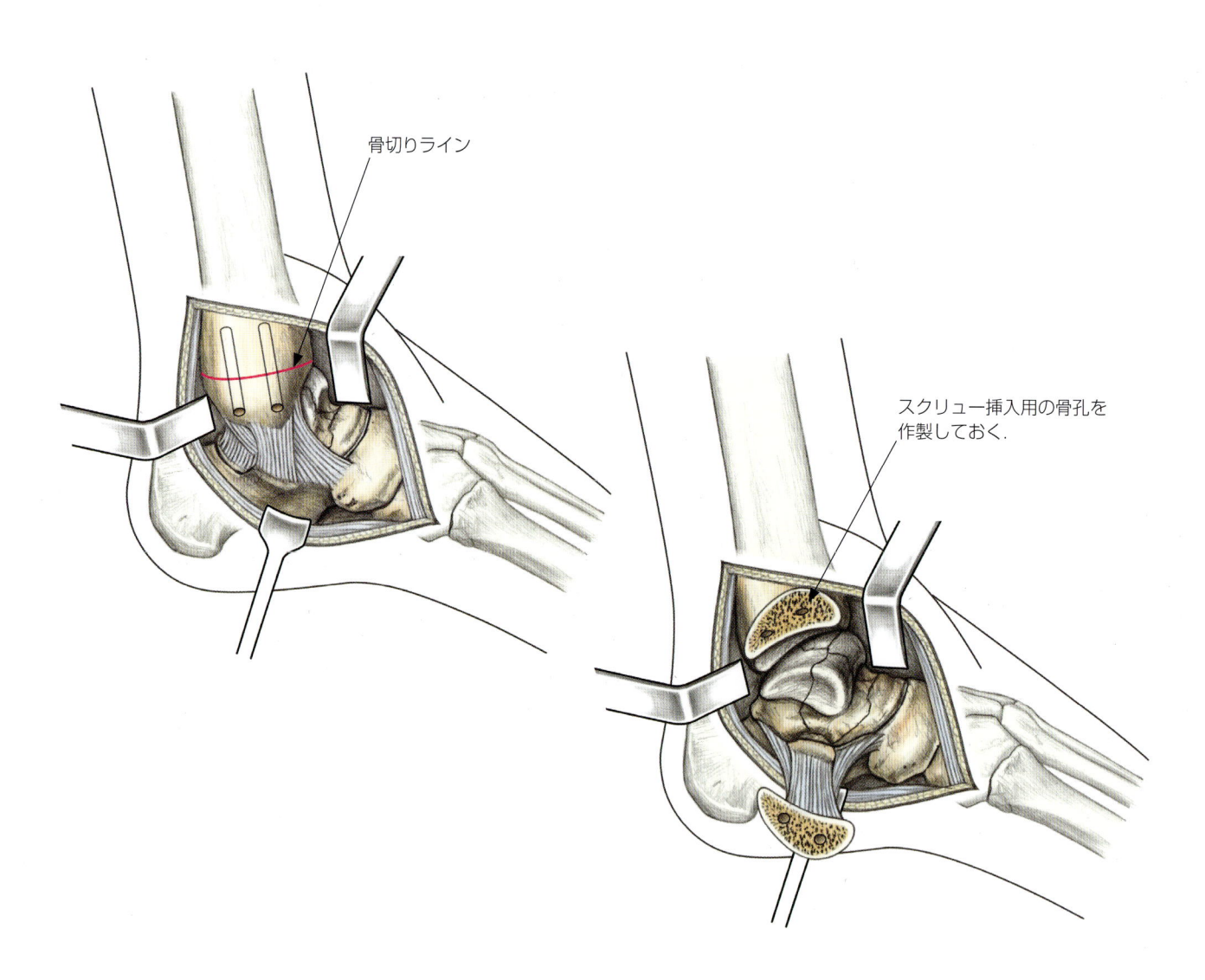

骨切りライン

スクリュー挿入用の骨孔を
作製しておく．

● 内果骨切りを行う場合，のちに骨切り部分の整復固定をより正確かつ容易にで
きるように，前もってスクリュー挿入用の骨孔を作製しておくとよい．
● 骨切り方法としては単なる斜め骨切りやV字骨切りなどがあるが，いずれに
しても骨切り部から脱臼した骨片の整復ができるように，内果を十分に大きな
骨塊とすることが大切である[4]．

▶外側進入

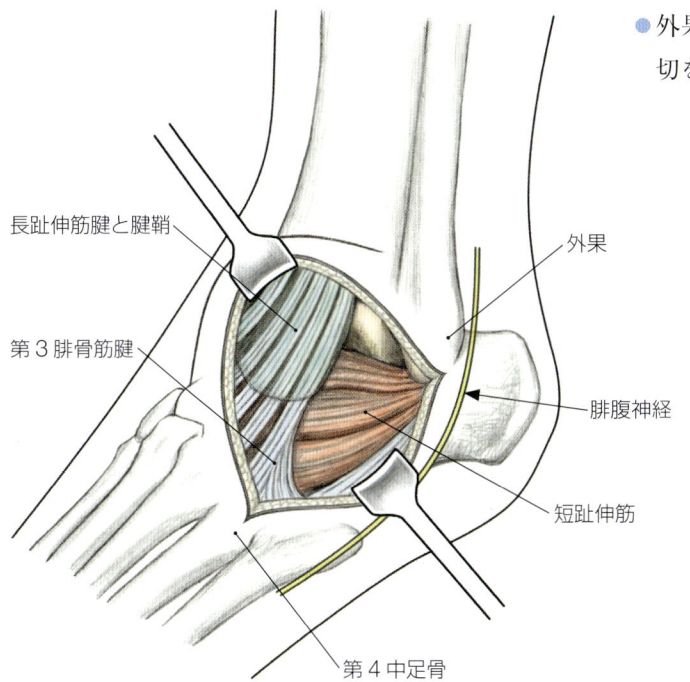

長趾伸筋腱と腱鞘

第3腓骨筋腱

第4中足骨

外果

腓腹神経

短趾伸筋

● 外果の先端から第4中足骨の基部に向かう皮切を加え，長趾伸筋腱の外側から進入する．

▶ポイント

距骨頚部背側の血管の温存
● 距骨頚部底側の展開は距骨下関節の視野を得るために必要であるが，背側の血管は可能な限り温存する．

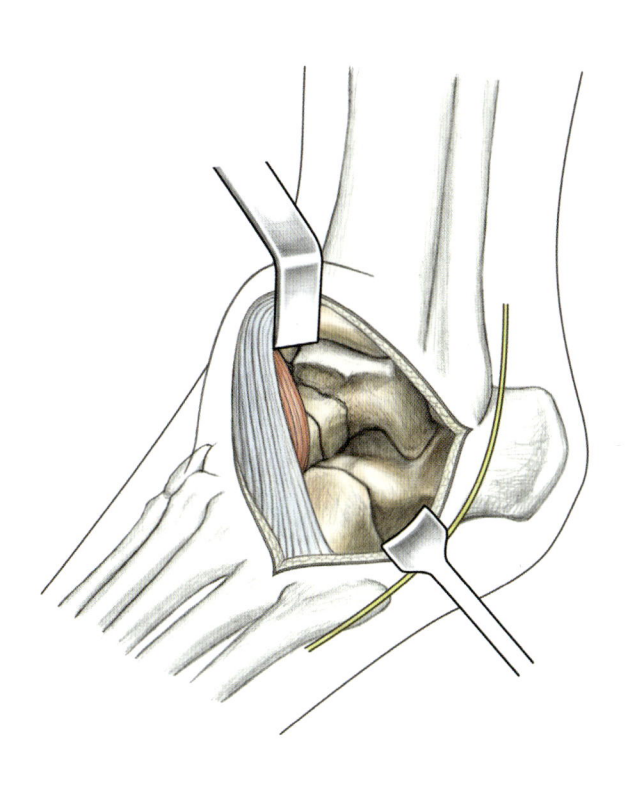

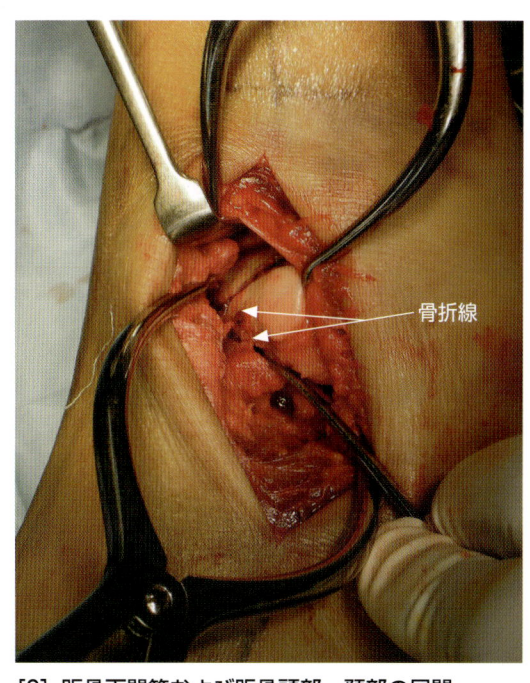

骨折線

[3] 距骨下関節および距骨頭部・頚部の展開

● 腓腹神経を確認して保護しつつ，長趾伸筋腱と第3腓骨筋腱，短趾伸筋を内側に避け，距骨下関節および距骨頭部，頚部の外側を展開する [3][4]．

❸…骨折を整復・固定する

● 内・外側から骨折部分を確認し，整復操作を行う．解剖学的な整復が得られた
ら Kirschner 鋼線による仮固定を行う [4]．

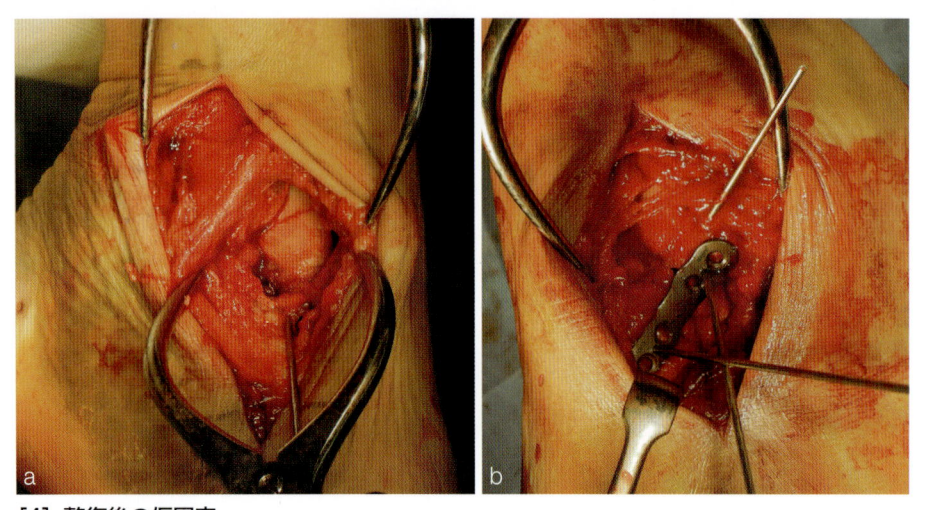

[4] 整復後の仮固定
a：内側，b：外側．外側は，スモールプレートを当て Kirschner 鋼線で仮固定を行った．

● X 線透視下に足関節正面，側面および
Canale view[5] で確認する．
● X 線透視下に良好な整復位が確認できた
ら [5]，距骨頭の前内側もしくは前外側か
ら骨折線にできるだけ垂直になるようにス
クリューを入れて固定する．

> ▶ポイント
>
> **スクリューヘッドの埋め込み**
> ● スクリュー固定に際しては，ヘッドが
> 関節内に突出しないようにカウンター
> シンクで骨表面を削り，ヘッドを骨内
> に埋め込むこと．

Canale view．足部を 15° 内旋し
た状態で中心 X 線は 75° の傾斜
をつけて上前方から撮影する．

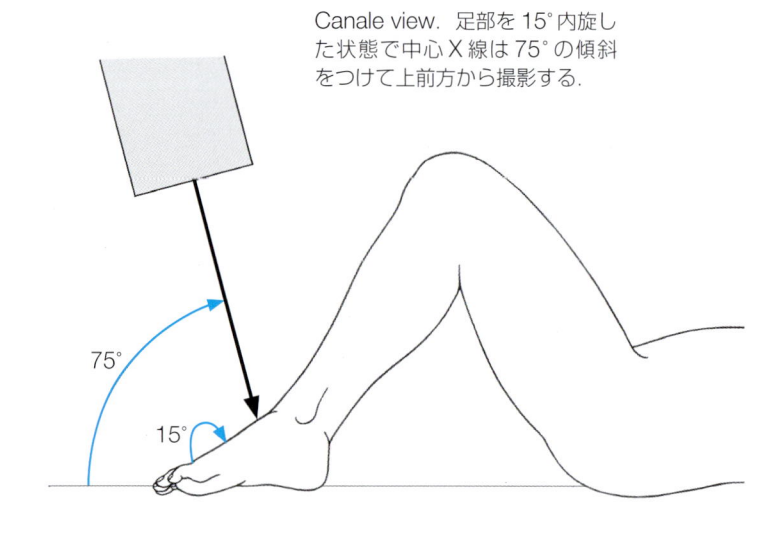

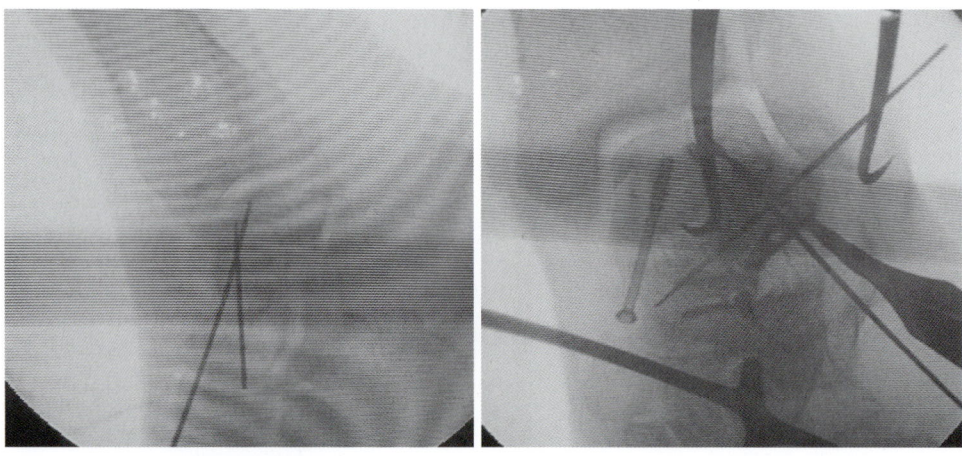

[5] X 線透視下に整復位を確認

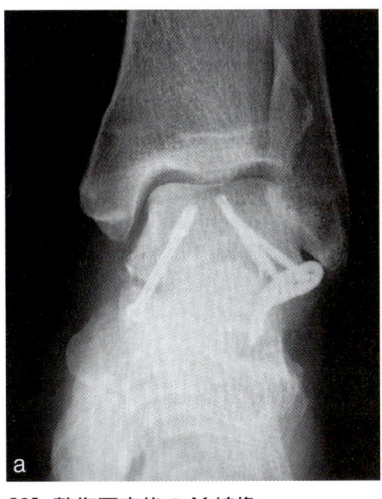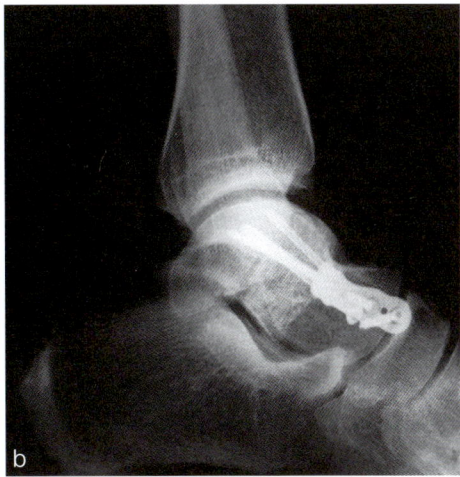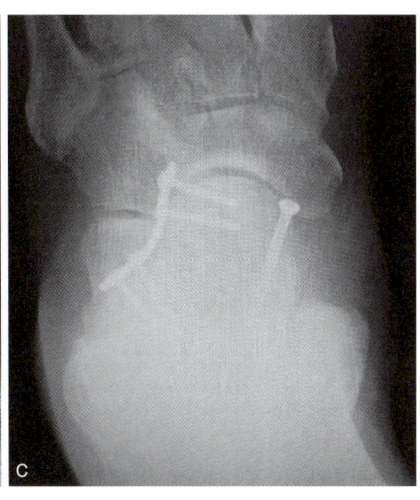

[6] 整復固定後のX線像
a：足関節正面，b：側面，c：Canale view 像.
内側は粉砕していなかったためラグスクリューで，外側は外側突起が第3骨片となっていたためミニプレートで固定した.

● 骨折が粉砕状の場合には，圧着のかけすぎによる変形を防止するため，ラグスクリューではなく全ネジをポジショニングスクリューとして使用する．一方，距骨頚部の内側は粉砕していることが多いのに対し，外側は比較的保たれているため，頚部外側にはラグスクリューを使用しても変形を引き起こすことはない．また，粉砕骨折に対しては，変形治癒（とくに内反）を防ぐために，距骨頭部外側から外側突起前方へ至る下方の非関節部分におけるプレート固定が有効である **[6]**[6].

▶ **ポイント**
内固定材料の材質
● 術後に骨壊死判定の目的でMRI検査をする必要があるので，固定材料はチタンを使用することが望ましい.

▶ **後療法**

● 術後1〜2週間，シーネ固定を行い，可動域訓練はできるだけ早期から開始する．

● 少なくとも6〜8週間は免荷としてX線で骨癒合を確認しつつ，徐々に荷重をアップさせ12週間までに全荷重にもっていくことを目標とする．

● 骨壊死などにより変形性変化を生じた場合には，最終的には関節固定が必要となることを念頭においてロッカーボトムソールなどによる保存的治療を行う．

（早稲田明生）

■文献
1. Hawkins LG. Fractures of the neck of the talus. J Bone Joint Surg Am 1970；52：991-1002.
2. Sangeorzan BJ. Contact characteristics of the subtalar joint. J Orthop Res 1992；10：544-51.
3. White T. McRae's Orthopaedic Trauma and Emergency Fracture Management. 3rd ed. Elsevier；2015.
4. Smith PN. Fractures of the talus. Operative Techniques in Orthopaedics 1999；9：229-38.
5. Canale ST, Kelly FB Jr. Fractures of the neck of the talus. Long-term evaluation of 71 cases. J Bone Joint Surg Am 1978；60：143-56.
6. Ebraheim NA, et al. Talar neck fractures：Anatomic considerations for posterior screw application. Foot Ankle Int 1996；17：541-7.

骨・関節外傷の手術

踵骨骨折

● 手術の概要

- 踵骨骨折は治療に難渋することが多い骨折の一つであり，診断から手術，後療法に至るまできめ細かい戦略を必要とする．そもそも受傷機転が交通事故などの高エネルギー外傷や労働災害での高所からの転落であり，他の部位の骨折を合併していることも多く，社会復帰や職場復帰に時間を要することも多い．
- 手術療法は他の骨折治療と同じく，正確な整復が求められるが，距踵関節と踵立方関節が3次元的に非常に複雑な構造であるために困難なことが多い．かつては徒手整復やピンニング治療などが多く報告されたが，最近ではプレート固定が主流となり，さらにロッキングプレートが広く普及した．手術進入路，整復の方法，固定方法なども治療に影響を与える．
- いずれにしても正確な整復によって，術後の良好な可動域と除痛，早期の社会復帰を目指すことが肝要である．

▶ 診断

- 腫脹は著明であり，しばしば水疱形成を伴う．アキレス腱付着部を含む踵骨隆起骨折では上方へ転位した骨片によって，皮膚壊死を合併することがあるため準緊急的な手術となる．
- 単純X線写真では側面像，踵骨軸写像およびアントンセン像が一般的である[1, 2]．さらにCT画像で詳細な診断が可能であり，とくに矢状断像，冠状断像に加えて，3D画像は骨折の形態をとらえるのに有用である．

▶ 適応

骨折型分類

- AO分類，Essex-Lopresti分類（EL分類）[3]やCTを用いたSanders分類[4]などがある．いずれにしても手術適応となる場合は，EL分類で示される舌状型か陥没型に大別される [1]．またSanders分類で骨折の状態を把握して，治療方針を決定することとなる [2]．

保存治療

- 転位がほとんど認められず，免荷歩行に対するコンプライアンスが確立されるのであれば，保存治療の適応となる．腫脹が強い2週間程度は外固定が望ましい．その後は内がえし・外がえし運動を励行するが，これは腓骨筋腱の滑走によって外側壁の膨隆予防となる[5]．免荷期間は6〜8週間程度とし，荷重開始時にはやや硬性の足底挿板を装着させる．
- 高齢者や重度の骨粗鬆症による踵骨脆弱性骨折では保存治療が第一選択である．

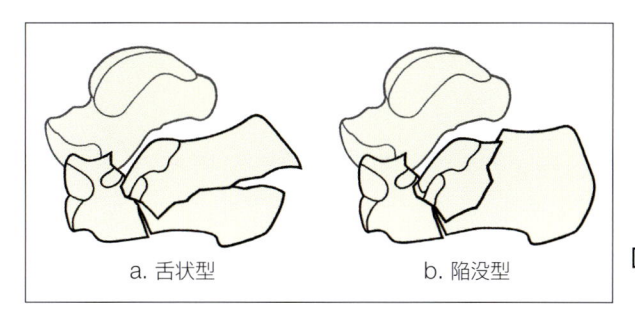

a. 舌状型　　　　　　　b. 陥没型

[1] 踵骨骨折の骨折型分類：Essex-Lopresti 分類

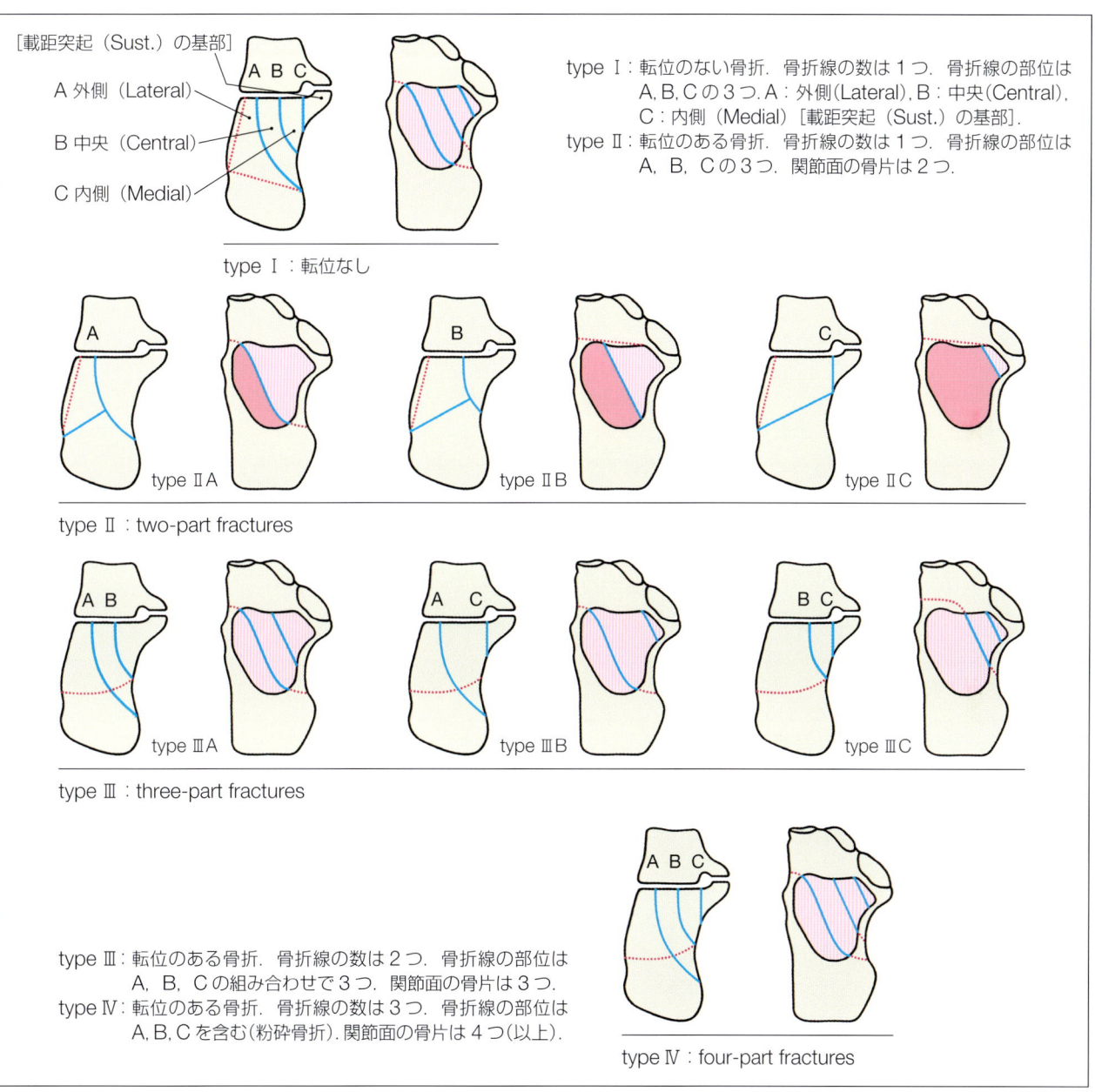

type Ⅰ：転位のない骨折. 骨折線の数は1つ. 骨折線の部位は A, B, C の3つ. A：外側（Lateral）, B：中央（Central）, C：内側（Medial）[載距突起（Sust.）の基部].
type Ⅱ：転位のある骨折. 骨折線の数は1つ. 骨折線の部位は A, B, C の3つ. 関節面の骨片は2つ.

type Ⅰ：転位なし

type ⅡA　　　　type ⅡB　　　　type ⅡC

type Ⅱ：two-part fractures

type ⅢA　　　　type ⅢB　　　　type ⅢC

type Ⅲ：three-part fractures

type Ⅲ：転位のある骨折. 骨折線の数は2つ. 骨折線の部位は A, B, C の組み合わせで3つ. 関節面の骨片は3つ.
type Ⅳ：転位のある骨折. 骨折線の数は3つ. 骨折線の部位は A, B, C を含む（粉砕骨折）. 関節面の骨片は4つ（以上）.

type Ⅳ：four-part fractures

[2] 踵骨骨折の CT を用いた骨折型分類：Sanders 分類

手術方法

● 舌状型では経皮的ピンニングや Westhues 法などが汎用されてきたが，実際には外側壁の膨隆が残存することが多く，技術的にも経験を要する．そのため外側からのプレート固定のほうが安定した結果が得られる．

● 陥没型では外側プレートに加え，内側進入で載距突起を含めた内側壁も整復することが推奨されている．正確な整復と侵襲をできる限り小さくすることが重要である．

▶ 手術のポイント

①術前計画：軟部組織の状態をチェックしてから術前計画を立てる.

舌状型骨折，陥没型骨折の手術

②徒手整復操作と経皮的ピンニング.

③皮切：外側L字切開か外側横切開で踵骨外側壁を展開する.

④外側壁を愛護的に外側に開き，陥没した後距踵関節面を整復する.

⑤X線透視下に整復位を確認し，プレート固定を行う.

踵骨隆起骨折，アキレス腱付着部裂離骨折の手術

骨粗鬆症の評価をしておく.

● 手術手技の実際

❶…術前計画

- ●骨関節外傷の一般的なプライマリーケアとしてギプスシャーレやシーネなどの固定，アイシング，患肢の挙上を行う.
- ●手術加療を要する場合には受診後すぐに入院させることが望ましい. 隆起骨折の場合には皮膚の観察を十分に行い，足関節底屈位での固定で同部位を除圧しておくことが重要である.
- ●手術はできる限り早期に行われるべきであるが，諸々の事情により遅れるとしても，自験例から整復操作が比較的容易である5日前後以内で行うべきと考えている.

舌状型骨折，陥没型骨折の手術

❷…徒手整復と経皮的ピンニング

- ●従来の経皮的ピンニングや小皮切による整復手術では，大本法[5]などによる徒手整復法を汎用していた. 前述のように，これらの徒手整復は数日以内でしか整復効果は得られず，実際には緊急で行うことが多い.
- ●まず初診時に坐骨神経ブロックやアンクルブロックで徒手整復を行ってから，後日の観血的整復を行うと整復が容易であるため，このような二段階手技も有用である.
- ●経皮的ピンニング法を選択する場合には，外側壁の膨隆を圧迫する操作が必要となる. クランプをかけるときには，徒手的に圧迫操作を行ったうえで，接触面の大きな万力を愛護的に使用する.
- ●いわゆる舌状型の骨折，とくに小児例などでは，その整復やピンニングの手技には経験を要する[6] [3]. 比較的骨質が保たれている場合でかつ典型的な舌状型骨折では，ピンニングや数本のキャニュレイテッドスクリュー固定による手技で成人例でも可能である. ただし，合併損傷や早期荷重が求められる症例では，プレート固定も選択されるべきである.

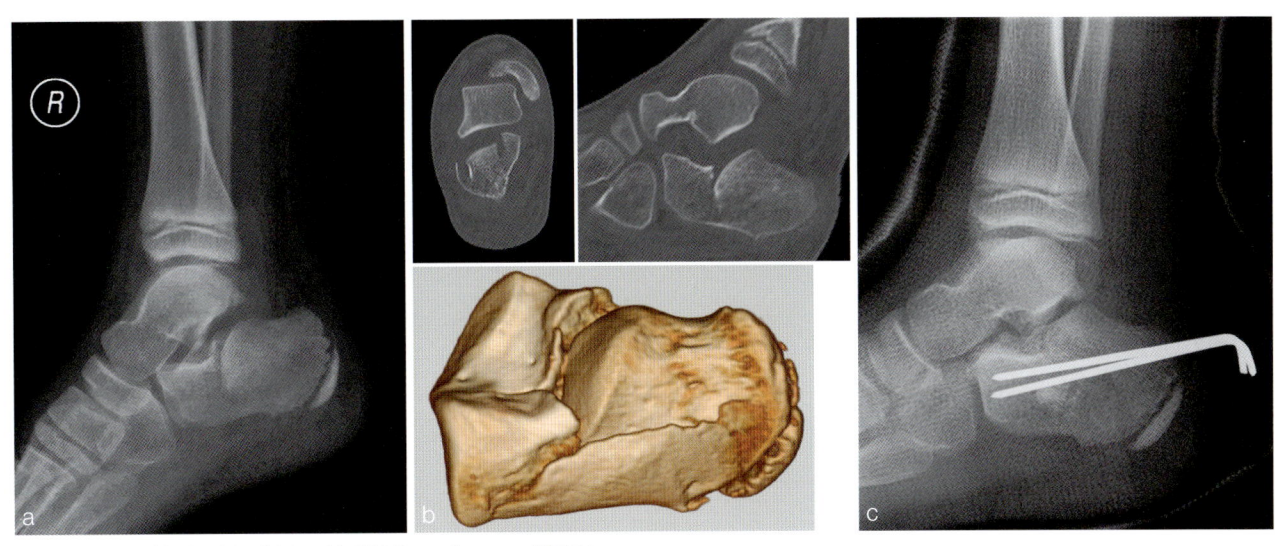

[3] 小児の舌状型骨折に対する徒手整復・ピンニング固定
12歳，男児．徒手整復およびピン刺入による整復後，経皮的ピンニング固定．
a：初診時側面X線像，b：術前CT画像，c：術後側面X線像．

❸…皮切

- 外側L字切開または外側横切開を用いる．
- 内側壁の粉砕や転位が強い場合には，内側にも皮切を加えて，整復やスクリュー固定などを行う．その際には三角靱帯に対する切開と剥離操作は最小限とし，神経血管束および腱を損傷しないように注意する．

> **▶ポイント**
> - 欧米では20年以上前から外側L字切開にて，踵骨外側を大きく展開し，後距踵関節も同時に十分に観察して整復・固定を行っていた．わが国でも，欧米に続いてこの方法が汎用されてきた．ただし，やや侵襲が大きいとの見解もあり，足根洞を展開する皮切（外側横切開）も用いられている．外側横切開でも十分な整復とプレート固定が得られるとされている．
> - いずれの展開方法も注意すべき点は，腓腹神経損傷と腓骨筋腱損傷を回避することである．とくに足根洞を展開する皮切ではこれらを直接損傷することは少なく，損傷は整復操作の折に筋鉤などの圧迫によることが多い．どちらの展開方法であっても整復には愛護的な操作が求められる．

❹…展開下で整復操作を行う

- まず腓腹神経や腓骨筋腱に注意しながら踵骨外側壁を展開する．外側L字切開では腓腹神経を直視することはない．外側横切開では腓腹神経と腓骨筋腱を底側にレトラクトするが，その際には筋鉤による圧迫障害を防ぐために間欠的に，かつ愛護的に行う．

> **▶ポイント**
> - 切開前に後足部内反を強制する徒手整復操作は行っておくことが望ましい．大本法では腹臥位での操作であるため煩雑であり，側臥位にした状態で外反し，陥没した後距踵関節面を整復するイメージで，内反位に矯正することで十分である．ただし，前述のように受傷後3～5日以内が整復操作可能の限界であり，それ以降の場合には展開下での整復となる．

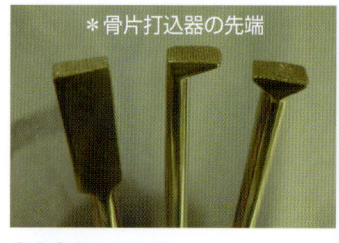

*骨片打込器の先端

①②③骨片打込器
④筋鉤
⑤単鈍鉤＆エレバトリウム
⑥エレバ・ラスパトリウム
⑦Kirschner 鋼線
⑧Steinmann ピン
＊骨片打込器の先端は，やや屈曲しているが矯正操作には有用である.

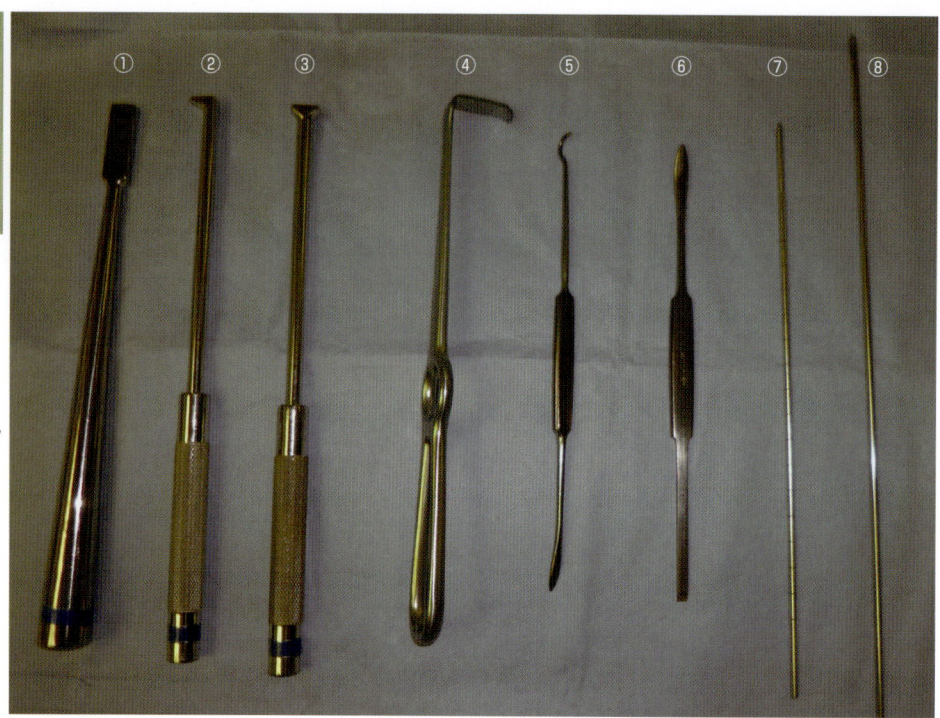

[4] 整復に用いられる器具

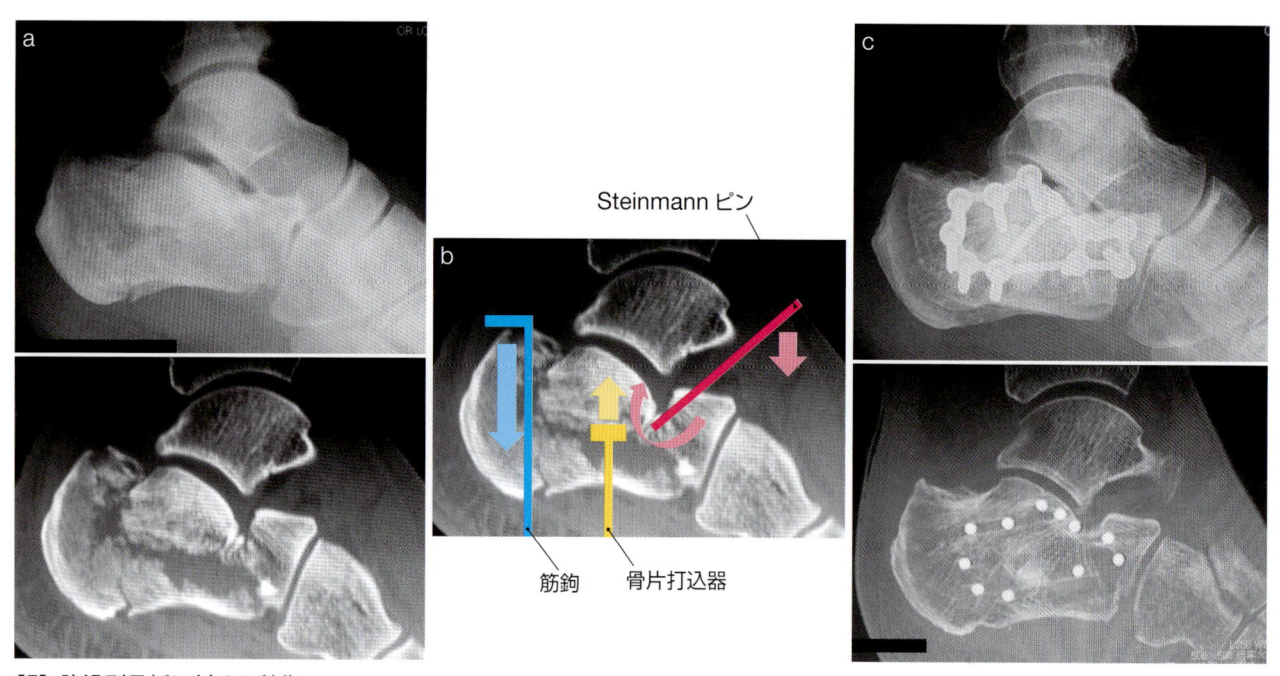

[5] 陥没型骨折に対する整復
55歳，男性. 当科に紹介されたのは受傷後 11 日目で，手術は 15 日目となった. 整復は困難であったが，筋鉤や単鈍鉤，さらに Steinmann ピンなどで可及的に，愛護的に整復. 骨内には β-TCP を充填した.
a：術前単純 X 線写真と CT 画像，b：術中整復操作，c：術後単純 X 線写真と CT 画像.

● 基本的には，後距踵関節を含む骨片は底側方向に陥没し，外側壁は外側へと亀裂を生じながら転位している. 展開するとその外側壁が見えて，距骨外側縁から陥没した後距踵関節を近位側から見ることになる.

● 整復では，この外側壁をさらに粉砕させないように愛護的に外側へ開き，陥没した後距踵関節面を底側もしくは遠位からエレバトリウム，骨片打込器，Steinmann ピンなどで持ち上げて整復する [4] [5]. その際には，過度の操作により踵骨骨内の空洞化を助長する可能性があるため，数か所の部位・方向に限定して行うべきである.

- 陥没することにより圧潰された踵骨海綿骨部分をさらに圧潰させないように，できる限り愛護的に関節面を挙上させる．整復の目安としては，距骨側に押し付けて関節裂隙が正常化したことを確認する．第3骨片が後距踵関節に存在する場合には，その骨片を先に整復したのちに上記の操作を行う．

> ▶ポイント
> - Sanders らは，後距踵関節面の骨片をいったん取り出し，小スクリューなどで内固定してから全体を整復する手技も報告している．この手技に対しては賛否分かれるところである．

❺…プレートによる内固定を行う

- 踵骨隆起から Kirschner 鋼線などを用いて，後距踵関節と踵立方関節の仮固定を行う．この際には X 線透視下で整復位を確認しながら行う．側面像でまず確認して，軸写像で内側壁も含めて確認する．
- 舌状型骨折でのプレート固定による整復は比較的容易である [6] [7]．ピンニングの操作と同様でさらに直視下で整復を観察できる．踵骨隆起からピンなどで持ち上げれば関節面とともに整復することが可能である．

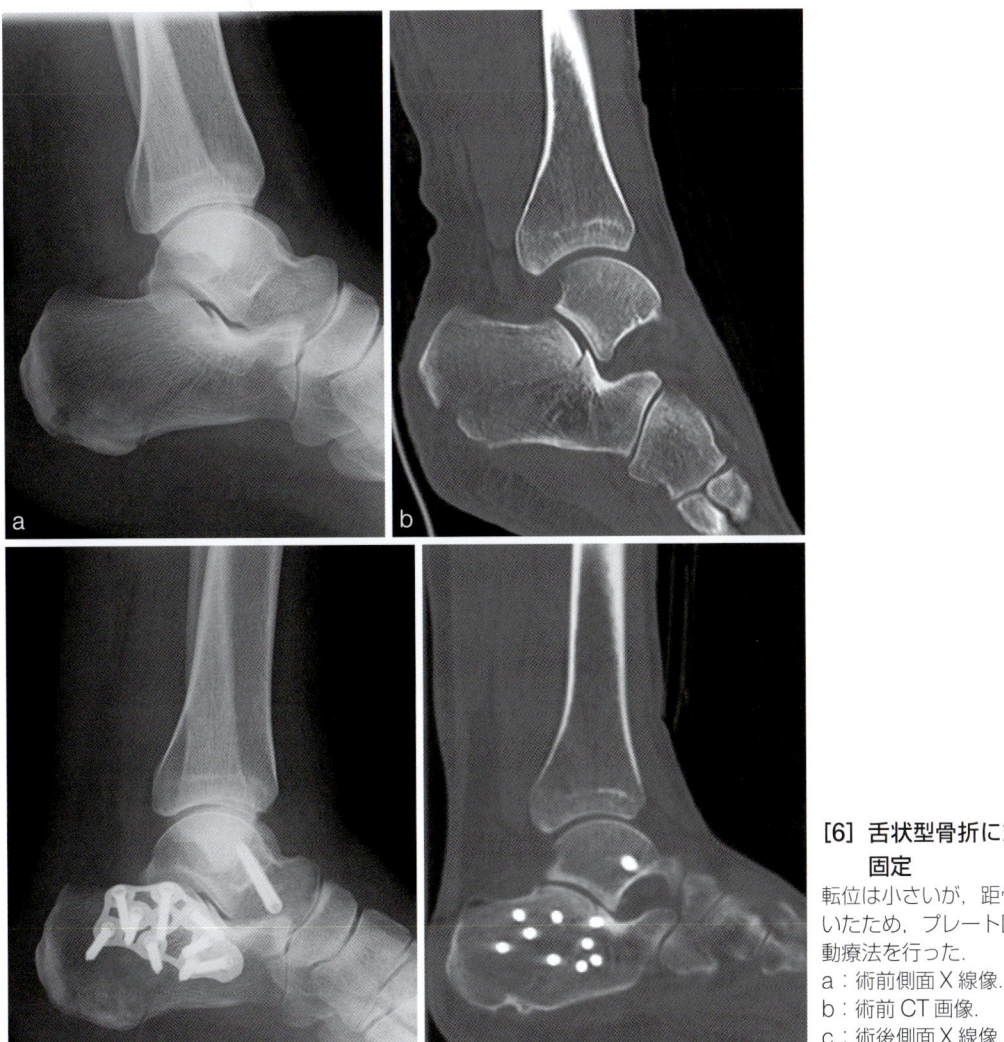

[6] 舌状型骨折に対するプレート固定
転位は小さいが，距骨骨折を合併していたため，プレート固定で早期から運動療法を行った．
a：術前側面 X 線像．
b：術前 CT 画像．
c：術後側面 X 線像．
d：術後 CT 画像．

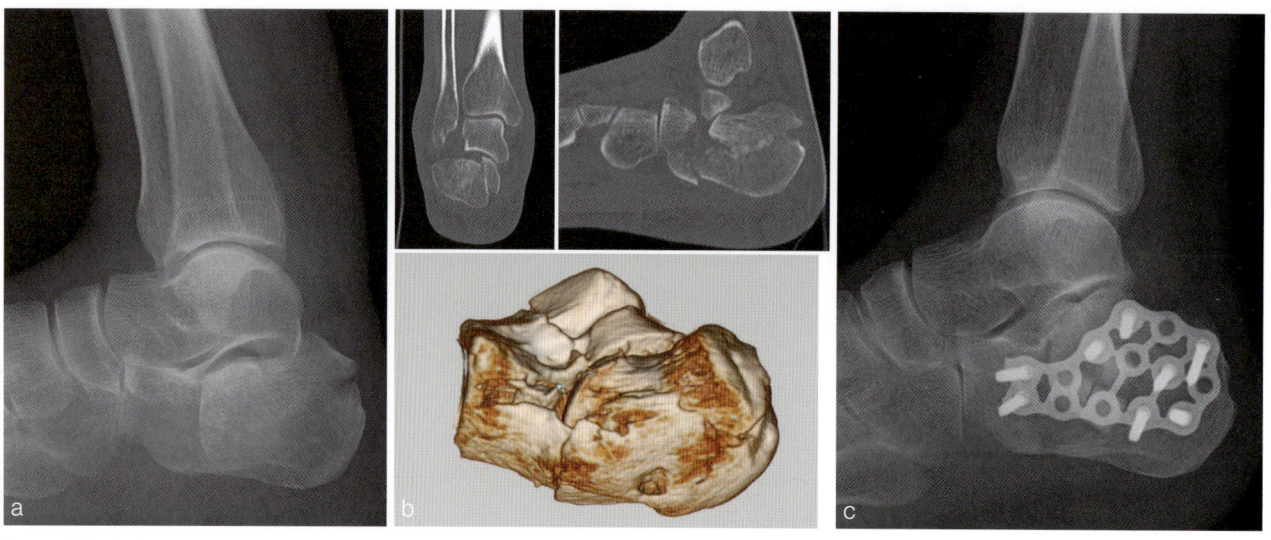

[7] 舌状型骨折に対するプレート固定

転位が大きく，ピンニングでは整復は可能でも早期からの運動療法は困難と考え，プレート固定を行った．

a：術前側面X線像．

b：術前CT画像．

c：術後側面X線像．

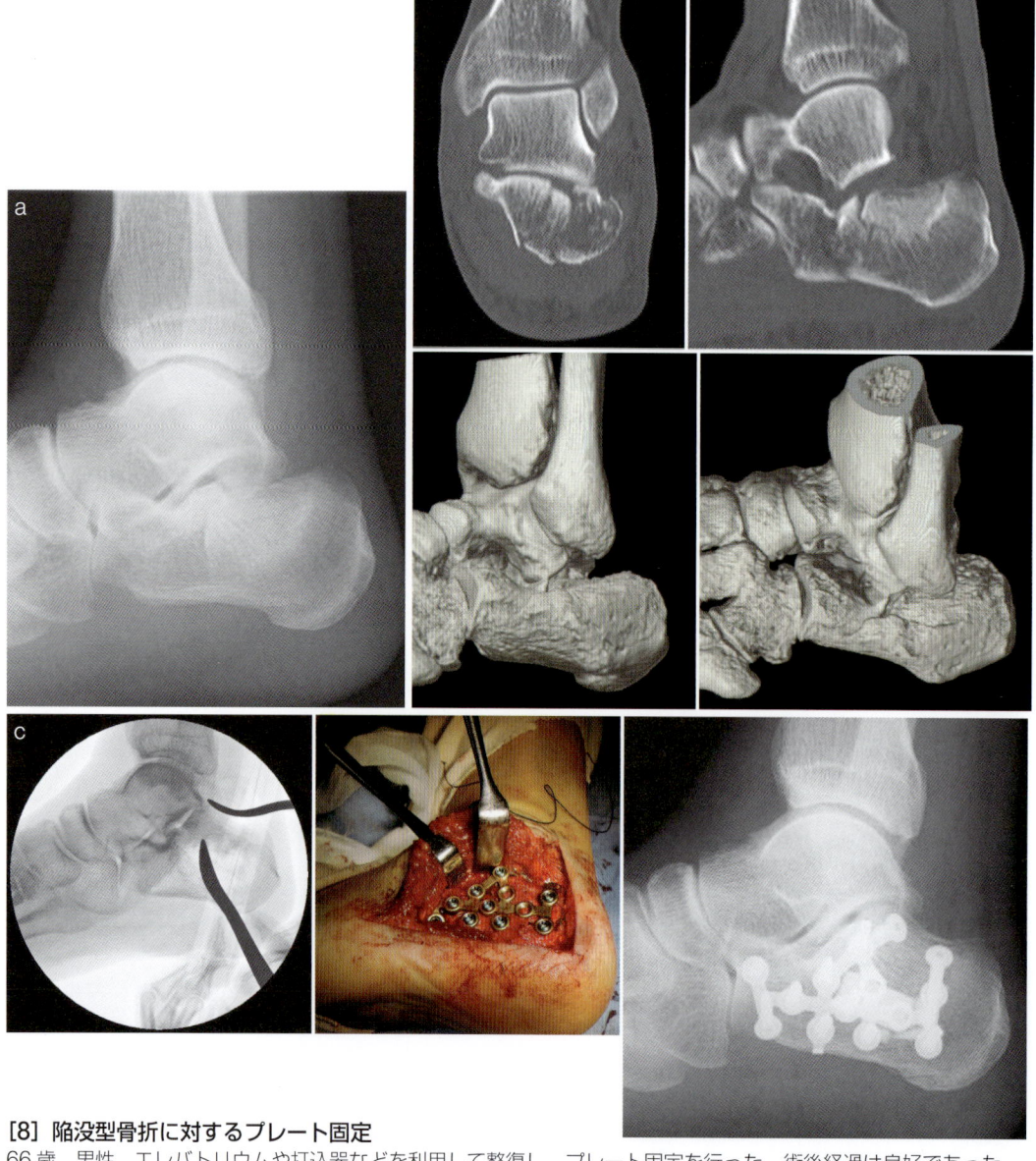

[8] 陥没型骨折に対するプレート固定

66歳，男性．エレバトリウムや打込器などを利用して整復し，プレート固定を行った．術後経過は良好であった．

a：術前単純X線写真，b：術前CT画像，c：術中整復操作とプレート固定および術後側面X線像．

- 陥没型骨折では，その整復および固定は容易ではない．整復位を保つことがまず困難であり，陥没していた後距踵関節の下方に大きな空洞が生じるため，人工骨などを充填する [5c]．ただし，これは骨片を支えるためではなく，単にスペーサーとしての効果しかない．

- 踵骨に対するプレートはさまざまで，その選択はそれぞれの医師が最も使いやすく，慣れたものを使用すればよいと考える．ただプレート選択で最も重要なことは，陥没した後距踵関節を整復して，その骨片を確実に把持できるようなスクリューホールを有するプレートが望ましい[7] [8]．できれば2本のスクリューを挿入したいところであるが，困難な場合にはプレートとは関係なく，挿入することも考慮する．その際には吸収ピンやワイヤーなどを利用することも有用である．

踵骨隆起骨折，アキレス腱付着部裂離骨折の手術

- 本骨折はさまざまな合併症があるため，治療に難渋することが多い．重大な合併症は，骨折による骨片の転位による皮膚壊死などの血行障害，内固定術後の再転位である．この2つを念頭に治療にあたる必要がある．骨折は治癒しても皮膚障害が残存し，感染を合併するとより治療に難渋することとなる [9]．

- そもそも本骨折は高齢者に起こりやすいため，足部の循環障害と骨粗鬆症に起因する合併症である．可能であれば準緊急的な手術が望ましい．アンクルブロックで整復してKirschner鋼線で仮固定を行い，内固定まで待機すれば前者の血行障害に起因する合併症は回避可能である．

- 後者の内固定方法は諸家によりさまざまな方法が報告されている．いずれにしても，単純に後方からスクリュー固定するだけでは，アキレス腱からの牽引と骨脆弱性から転位することが多い．そのためアンカーを用いた方法，テンションバンドワイヤリングの追加など，何らかの補強的内固定を必要とする [10]．

▶ 後療法

- 踵骨隆起骨折，アキレス腱付着部剥離骨折の後療法は通常の踵骨骨折とは異なり，アキレス腱断裂に準じて底屈位での外固定を2〜3週間行い，荷重はさらにX線検査を行いながら慎重に進めていくべきである．

- いずれにしても強固な固定は困難であり，転位ありきという考えのもとに術後も観察していくことが重要である．そのため，術後は2〜3週間，底屈位での外固定が必要な場合もある．

- 拘縮を予防するために早期のリハビリテーションを施行したいところではあるが，まずは骨癒合と創治癒が重要であることを認識すべき骨折である．

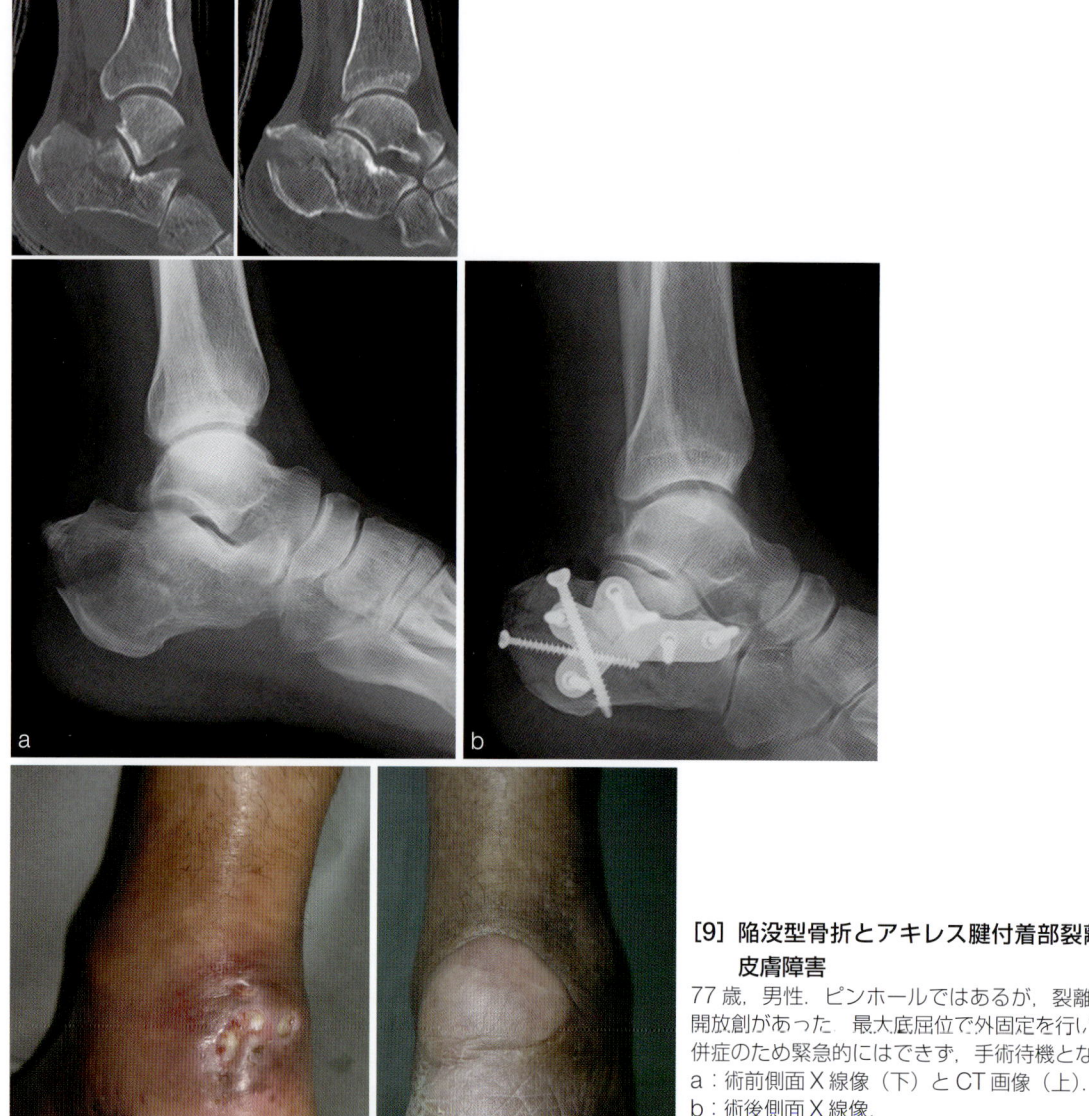

[9] 陥没型骨折とアキレス腱付着部裂離骨折での皮膚障害

77歳，男性．ピンホールではあるが，裂離骨折先端に開放創があった．最大底屈位で外固定を行い，内科的合併症のため緊急的にはできず，手術待機となった．

a：術前側面X線像（下）とCT画像（上）．
b：術後側面X線像．
c：術前から軽度の皮膚障害があったが，術後，踵骨隆起部の感染性皮膚壊死をきたした．
d：medial plantar flap にて被覆し，感染も沈静化した．

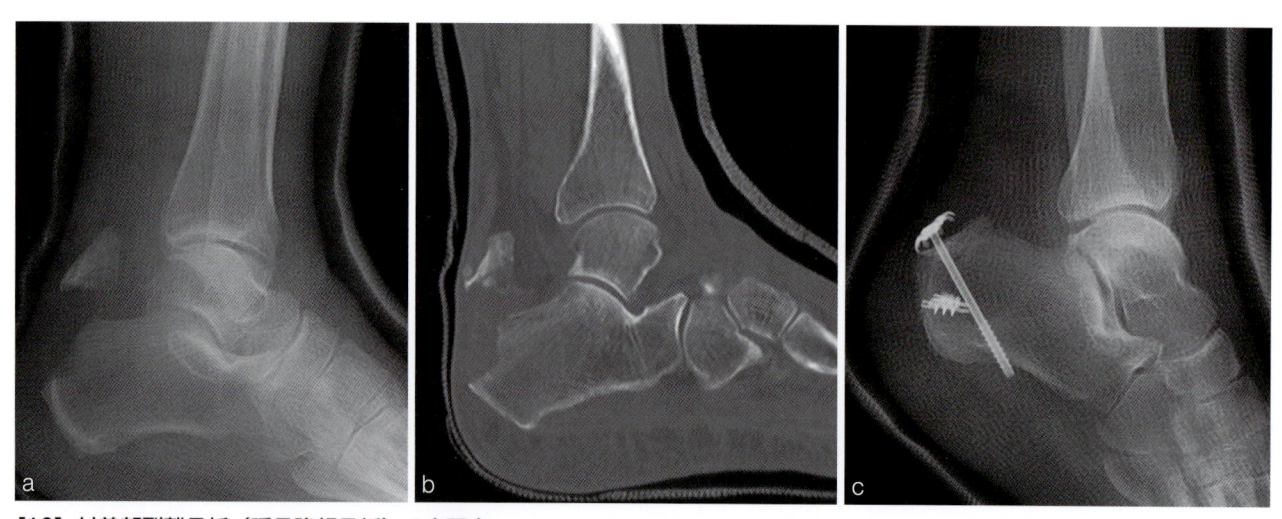

[10] 付着部裂離骨折（踵骨隆起骨折）の内固定

73歳，女性．底屈位で外固定し，創部を観察．2日後に手術を施行した．スクリューとアンカーを用いて強固に内固定を行った．アキレス腱断裂に準じて，最大底屈位で外固定を行った．創部の問題もなく，良好な経過であった．
a：術前側面X線像，b：術前CT画像，c：術後側面X線像．

▶まとめ

- 踵骨骨折の手術療法は，整復と術後成績とが乖離することもある非常に治療に難渋する骨折の一つである．少なくとも可及的に正確な整復が必要であり，後療法によって矯正損失の生じないようにすることも重要である．
- 整復操作はあくまで愛護的に，ロッキングプレートやその他の固定材料は術者が慣れたものを使用し，踵骨内の空洞には人工骨の充塡などを行い，早期から可動域訓練を行うことが必要となる．
- 本骨折の治療には今後もさらなる発展が期待され，筆者も含めて諸家による研鑽と新しい治療法の報告などが期待される．

（佐本憲宏）

■文献
1. Coughlin MJ, et al. Mann's Surgery of the Foot and Ankle. 8th ed. St. Louis：Mosby；2014. p. 2041-100.
2. 田中康仁．踵骨骨折．高倉義典監，田中康仁ほか編．図説 足の臨床．東京：メジカルビュー社；2010. p. 246-57.
3. Essex-Lopresti P. The mechanism, reduction technique, and results in fracture of the os calcis. Br J Surg 1952；39：395-419.
4. Sanders R, et al. Operative treatment of intraarticular calcaneal fracture, results using prognostic computed tomography scan classification. Clin Orthop 1993；290：87-95.
5. 杉本和也．踵骨関節内骨折に対する新しい方法について．奈良医学雑誌 1989；30：267-92.
6. 佐本憲宏ほか．小児に発生した踵骨完全脱臼骨折の1例．整形外科 1991；42：1775-8.
7. 笹島功一．＜すべてわかる 足・足関節外科で用いられる最新デバイスカタログ＞踵骨骨折用プレートの徹底比較．関節外科 2018；37：79-89.

骨・関節外傷の手術

足根中足関節脱臼骨折

手術の概要

- Lisfranc 関節脱臼骨折や Chopart 関節脱臼骨折は中足部の構造破綻をきたし, 足部の安定性を失わせ, 疼痛や変形の原因となる.
- これらの脱臼骨折は, 足部外傷のなかでは比較的高エネルギー損傷で起こることが多いが, 近年では軽微な外傷による Lisfranc 靱帯の subtle injury も認識されるようになった.
- 本項では, Lisfranc 関節損傷（脱臼骨折と subtle injury）と Chopart 関節損傷の概要と術式について述べる.

Lisfranc 関節損傷の分類

- Lisfranc 関節脱臼骨折の分類は Myerson らの分類[1] を用いることが多く, ① total incongruity, ② partial incongruity, ③ divergent に分けられる. タイプにより損傷部位が比較的明確になるため, 手術方法の選択に役に立つ.
- subtle injury of Lisfranc joint は, 単純 X 線像での第 1-第 2 中足骨間の離開の程度で分類されている[2]. 離開がないものが Stage 1, 離開が 2〜5 mm のものが Stage 2, 離開が 2〜5 mm 以上で不安定性やアーチ高の低下を認めるものが Stage 3 とされる [1].

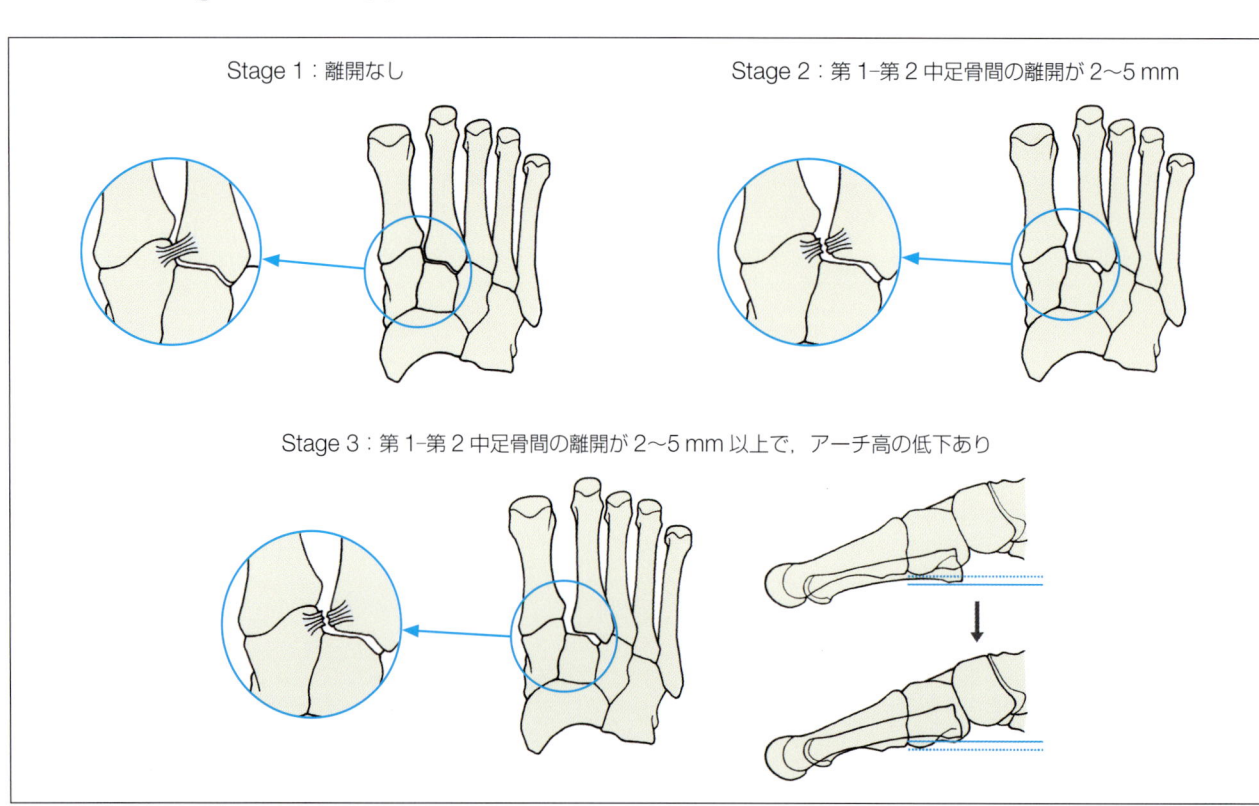

Stage 1：離開なし

Stage 2：第 1-第 2 中足骨間の離開が 2〜5 mm

Stage 3：第 1-第 2 中足骨間の離開が 2〜5 mm 以上で, アーチ高の低下あり

[1] subtle injury 分類
(Nunley JA, et al. Am J Sports Med 2002；30：871-8[2] より)

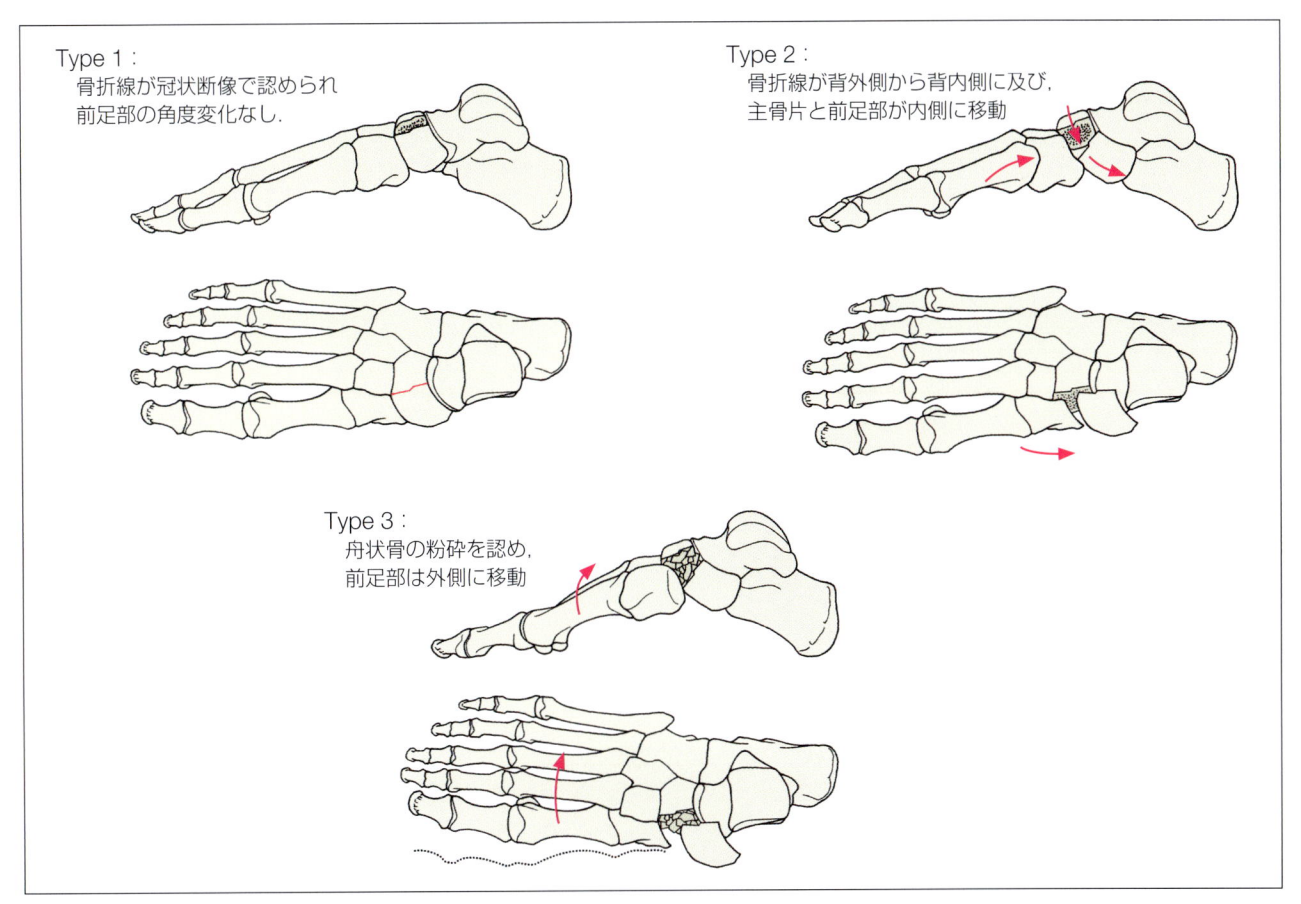

Type 1：
骨折線が冠状断像で認められ
前足部の角度変化なし.

Type 2：
骨折線が背外側から背内側に及び，
主骨片と前足部が内側に移動

Type 3：
舟状骨の粉砕を認め，
前足部は外側に移動

[2] 舟状骨体部骨折の程度による Chopart 関節損傷の分類
(Sangeorzan BJ, et al. J Bone Joint Surg Am 1989 ; 71 : 1504–10[3] より)

Chopart 関節損傷の分類

- Chopart 関節損傷は舟状骨体部骨折を伴うことが多く，その程度で分類される[3] **[2]**.

▶適応

- 高エネルギー損傷で，中足骨や足根骨の骨折がある場合は Lisfranc 関節あるいは Chopart 関節損傷を合併している場合が多いので注意が必要である.
- 骨折もなく比較的軽度な外傷でも，足背に腫脹が強く第1–第2中足骨基部に圧痛がある場合は Lisfranc 靱帯損傷を疑うべきである. 内側楔状骨–第2中足骨基部の離開は subtle injury of Lisfranc joint と呼ばれる.
- 単純 X 線足部正面像および斜位像（足部回内位）で Lisfranc 関節の適合性を観察する[4]. 必ず健側と比較する. 単純 X 線像のみで離開の判断が困難な場合は CT スキャンが有用である. 高解像度 MRI は靱帯の描出も可能で **[3a]**，靱帯損傷の診断に有用である **[3b]**.
- 足根中足関節のどの部位が損傷されているかを診断し，解剖学的に正確な位置へ整復することが重要である.

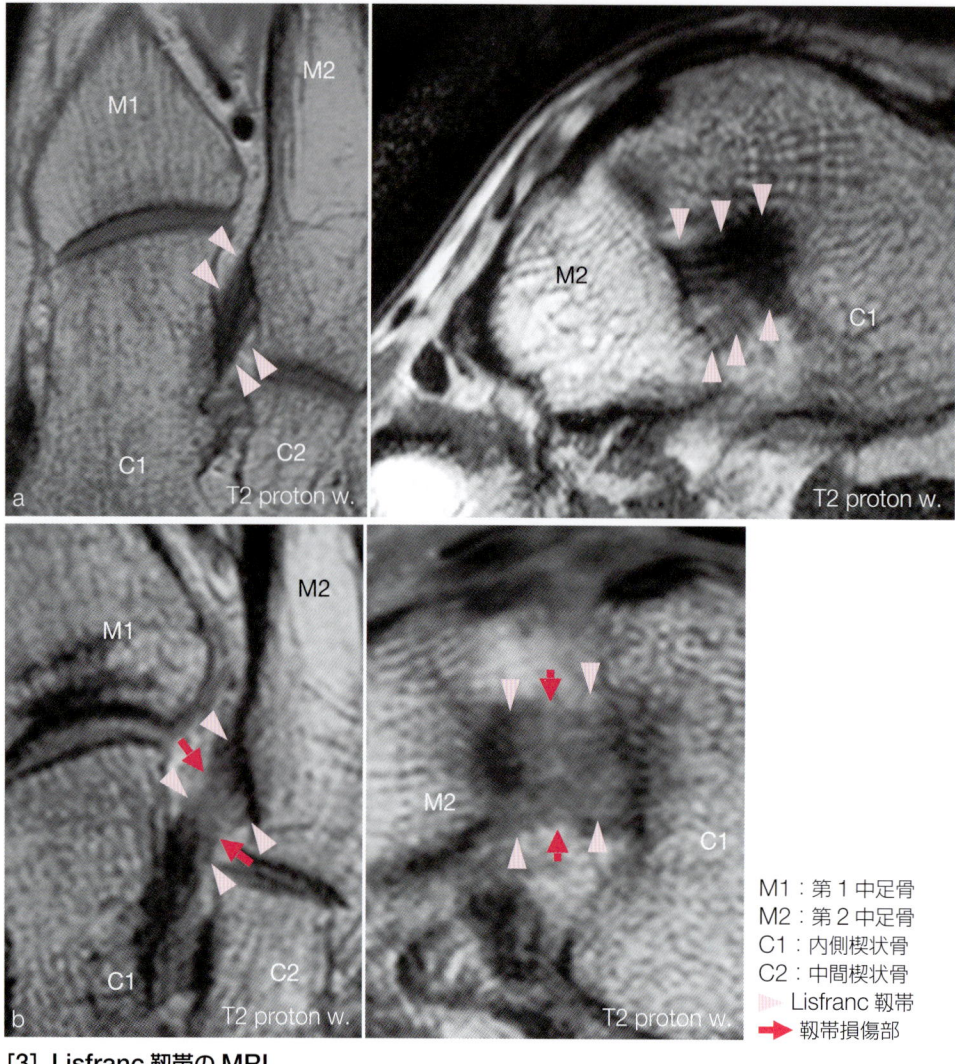

[3] Lisfranc 靱帯の MRI
a：正常例，b：損傷例．a，bとも，左：冠状断像，右：矢状断像．

M1：第1中足骨
M2：第2中足骨
C1：内側楔状骨
C2：中間楔状骨
▷ Lisfranc 靱帯
➡ 靱帯損傷部

▶ **手術のポイント**

Lisfranc 関節損傷

解剖学的整復が推奨されている．

Chopart 関節損傷

粉砕骨折の場合は創外固定が有用である．

手術手技の実際

Lisfranc 関節損傷

- Lisfranc 関節の内側を占める第2〜第3中足骨部は可動性が少ないためスクリュー固定が推奨されてきた．筆者らも 3.0〜3.5 mm 径のキャニュレイテッドスクリューを使用してきた．近年では，ロッキングプレートを用いた整復位の保持の報告も散見される．

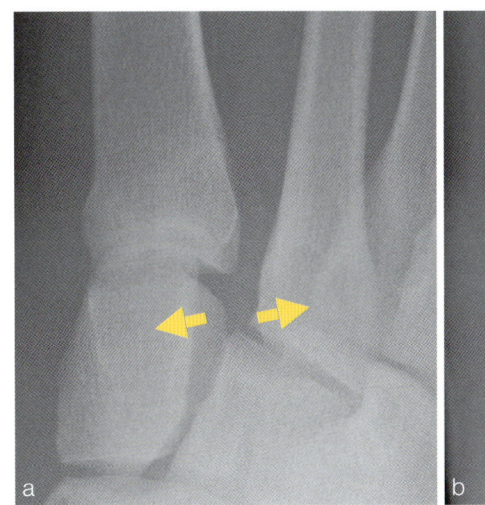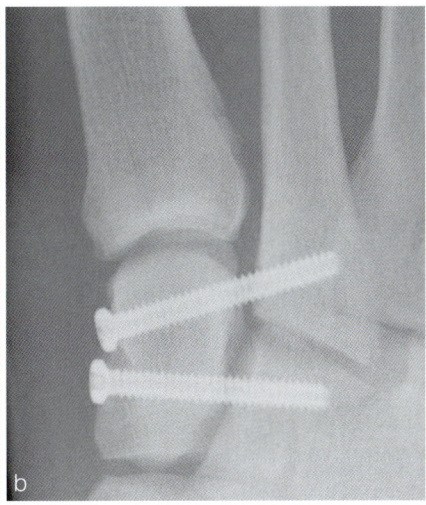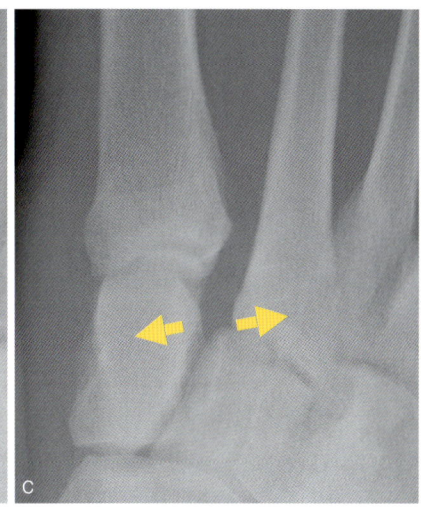

[4] スクリュー抜去後の再離開例（瘢痕治癒による靱帯の弛緩）
症例：15歳，男性．柔道にて受傷．
術後約3か月でスクリュー抜去，柔道再開後に再離開あり．
a：術前，b：術後，c：最終調査時．⬅ ➡ は離開を示す．

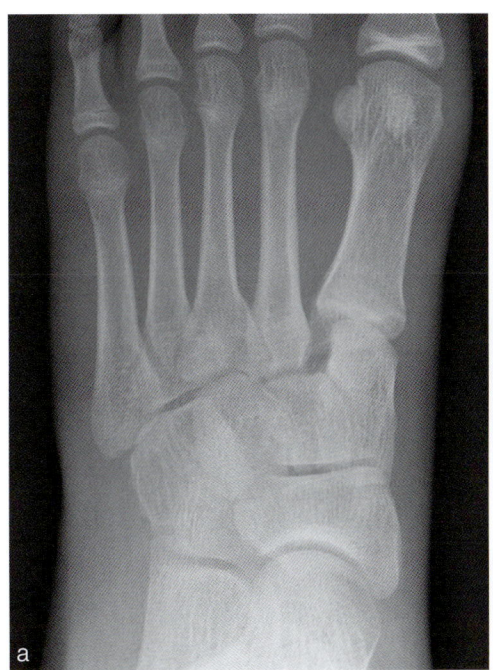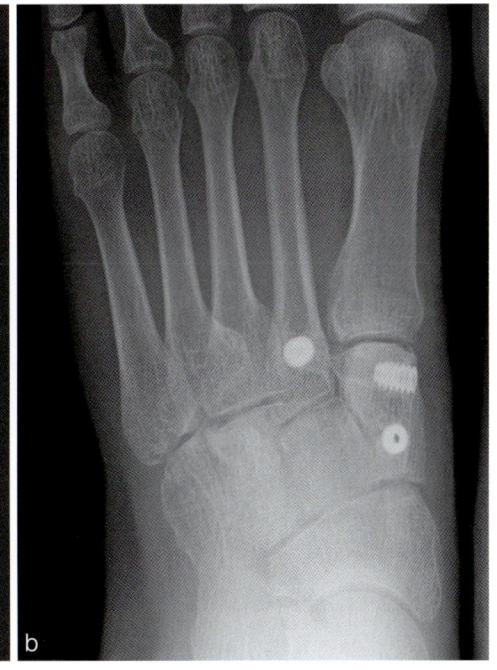

[5] 靱帯再建術
15歳，男性．左足部痛．
Lisfranc 関節脱臼骨折 Myerson Classification Type B2，Transverse instability（Kaar classification）.
手術後：JSSF midfoot score 100，スポーツ活動にも復帰している．
a：術前，b：術後．

● Lisfranc 関節は動きのある関節であり，瘢痕治癒を期待してのスクリュー固定では術後に緩みを生じることがある．このほかスクリューを入れる部位が限られていることや術後に抜去する必要があることなど，留意すべきことが少なくない [4].

● またスクリュー固定中は生理的な運動が不可能で内固定材折損の可能性や，後療法期間の長期化などの問題点があるため，薄筋腱などを用いた靱帯再建術も行われる[5, 6] [5].

● 基本的な整復手技はスクリュー固定，靱帯再建術など，どの手術方法でも同一であり，整復には整復鉗子を用いる．

第2中足骨，中間楔状骨内側面 　　　　　　　　　　内側楔状骨外側面

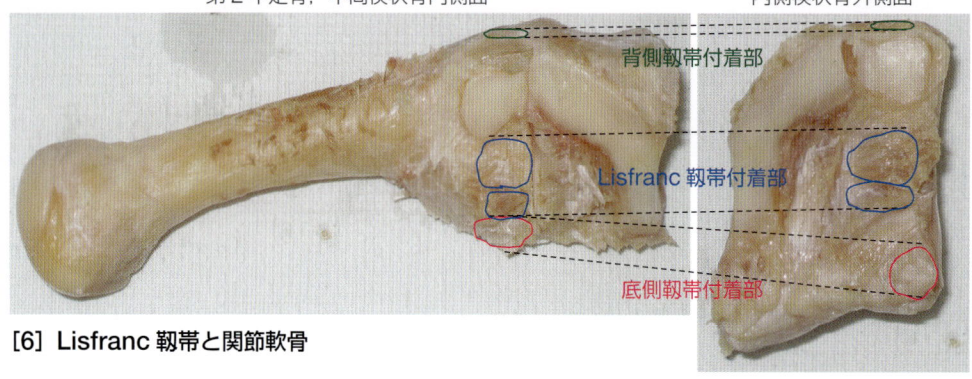

背側靱帯付着部

Lisfranc 靱帯付着部

底側靱帯付着部

[6] Lisfranc 靱帯と関節軟骨

- この部位の解剖学的特徴として，内側楔状骨と第2中足骨および中間楔状骨の相対する関節軟骨は，**[6]** に示すように Lisfranc 靱帯を囲むように背側凸の弧状を呈している．これらの特徴から，Lisfranc 靱帯は内側楔状骨−第2中足骨間の安定性をつかさどるだけでなく，形態的に Lisfranc 靱帯複合体の動きの中心となる役割も担うと考えられる．
- したがって，スクリュー刺入や再建靱帯を通す場合は関節軟骨を損傷しない位置に走行させることが望ましい．内側楔状骨のおおよそ中心から第2中足骨基部の下 1/2 をねらう．

Chopart 関節損傷

- 舟状骨に高度の粉砕骨折を認める場合は，解剖学的整復位の獲得と保持は困難である．その場合は創外固定器を用いた整復と固定が有用である[7] **[7]**.

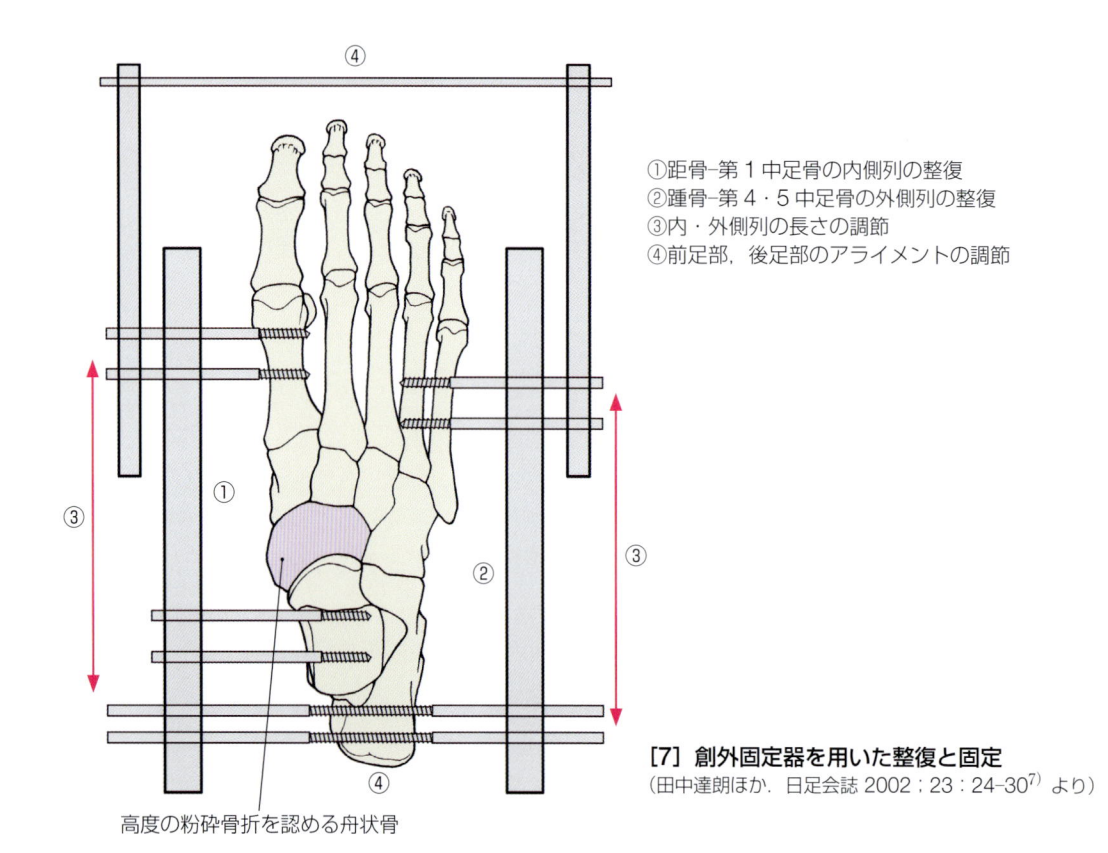

①距骨−第1中足骨の内側列の整復
②踵骨−第4・5中足骨の外側列の整復
③内・外側列の長さの調節
④前足部，後足部のアライメントの調節

[7] 創外固定器を用いた整復と固定
（田中達朗ほか．日足会誌 2002；23：24−30[7] より）

高度の粉砕骨折を認める舟状骨

- まず距骨−第1中足骨の内側列のアライメントを整え，さらに踵骨−第4・5中足骨間の外側列アライメントを整える．次に内側列と外側列の長さをX線透視下に調節する．最後に前足部と後足部の内・外反に留意し，それぞれの内・外側列間を固定する．
- 創外固定器の使用は，関節への負荷の軽減と良好なアライメントの保持を可能にする．

後療法

Lisfranc 関節脱臼骨折

- 靱帯再建を行ったものでは，術後4週から部分荷重を開始する．
- 内固定材使用例では，術後4か月後に内固定材を抜去後，全荷重を許可する．

Chopart 関節脱臼骨折

- 後療法では，術後6週で創外固定器を抜去，8週で部分荷重を開始し，徐々に全荷重を許可する．アーチサポートは最低3か月間装用する．
- 長期的には変形性関節症，扁平足や凹足あるいは足趾の変形をきたすことがあるため慎重な経過観察を要する．

まとめ

- Lisfranc 関節，Chopart 関節ともに解剖学的整復位の獲得とその保持が重要である．
- 足根中足関節脱臼骨折の場合は観血的治療が必要であることが多い．
- キャストなどの保存療法のみでは解剖学的整復位の保持は困難なことが多い．

（平野貴章）

■文献

1. Myerson MS, et al. Fracture dislocations of the tarsometatarsal joints：End results correlated with pathology and treatment. Foot Ankle 1986；6：225–42.
2. Nunley JA, Vertullo CJ. Classification, investigation, and management of midfoot sprains：Lisfranc injuries in the athlete. Am J Sports Med 2002；30：871–8.
3. Sangeorzan BJ, et al. Displaced intra-articular fractures of the tarsal navicular. J Bone Joint Surg Am 1989；71：1504–10.
4. Stein RE. Radiological aspects of the tarsometatarsal joints. Foot Ankle 1983；3：286–9.
5. Hirano T, et al. Newly developed anatomical and functional ligament reconstruction for the Lisfranc joint fracture dislocations. A case report. Foot Ankle Surgery 2014；20：221–3. doi：10. 1016/j. fas. 2014. 04. 005
6. Hirano T, et al. Anatomical considerations for reconstruction of Lisfranc ligament. J Orthop Sci 2013；18：720–6. doi：10. 1007/s00776-013-0416-z
7. 田中達朗ほか．創外固定を用いたショパール関節脱臼骨折の治療経験．日足会誌 2002；23：24–30.

骨・関節外傷の手術

舟状骨疲労骨折

手術の概要

- 足舟状骨疲労骨折は，MRI などの画像診断の進歩で早期発見例も増えてきている [1] [2].
- 早期例や不全骨折例では保存療法が基本となるが，運動休止だけで初期の免荷が厳密に行われなければ治癒は難しい[1]．陳旧例などでは手術が選択される場合もあり，経皮的なスクリュー固定が一般的である．
- CT は，骨折部の状態，硬化像，転位などの所見が描出されるので，治療方針の決定や手術および骨癒合の評価の際に有用である[2]．

▶適応

- 骨吸収や骨硬化が進行している陳旧例，保存療法で治癒しなかった例，競技レベルが高く長期の安静を保つことが難しい場合，完全骨折でとくに転位を伴う例や粉砕骨折，偽関節，再発例などが手術適応となる．

▶手術のポイント

スクリュー固定
①画像による術前計画．

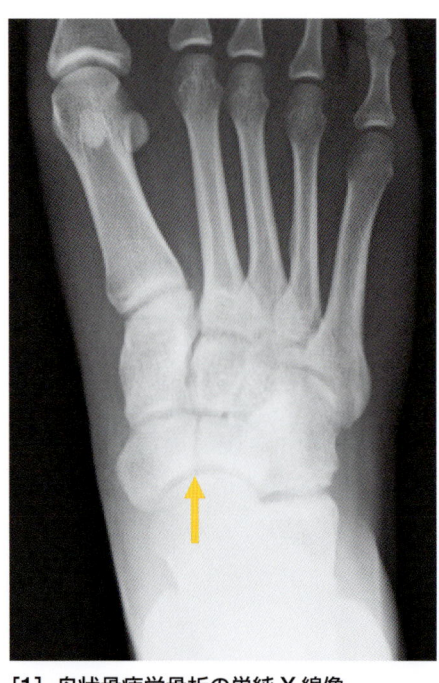

[1] 舟状骨疲労骨折の単純 X 線像
この症例では骨折部が確認できるが，早期例などでは明らかでないことも多い．

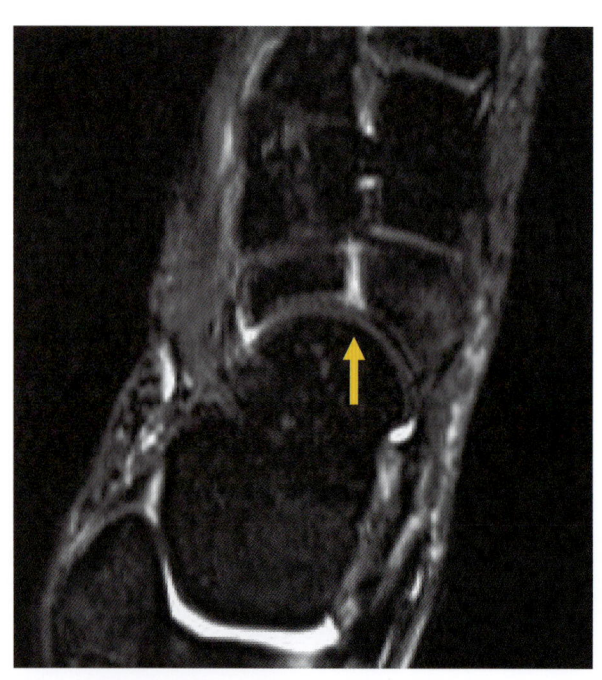

[2] 舟状骨疲労骨折の MRI
骨折部は完全に離開して関節液の流入を認める．

②体位：仰臥位で，膝屈曲位とする．ターニケットを使用する．

③X線透視で皮切，ガイドワイヤー刺入部位・方向などを確認する．

④舟状骨外側の短趾伸筋直上を縦切開し，展開する．

⑤X線透視下にガイドワイヤーを刺入する．骨折線にできるだけ直交するような刺入方向を目指す．

⑥適切なスクリューを挿入する．

プレート固定，あるいは骨移植併用

手術手技の実際

スクリュー固定

❶…術前計画

● 術前，X線やCT撮影時に皮切予定部位や骨折部にマーキングをして，スクリューの刺入部位を決定し，舟状骨の立体的形状や骨折線の方向などを把握して手術時の参考とする [3]．

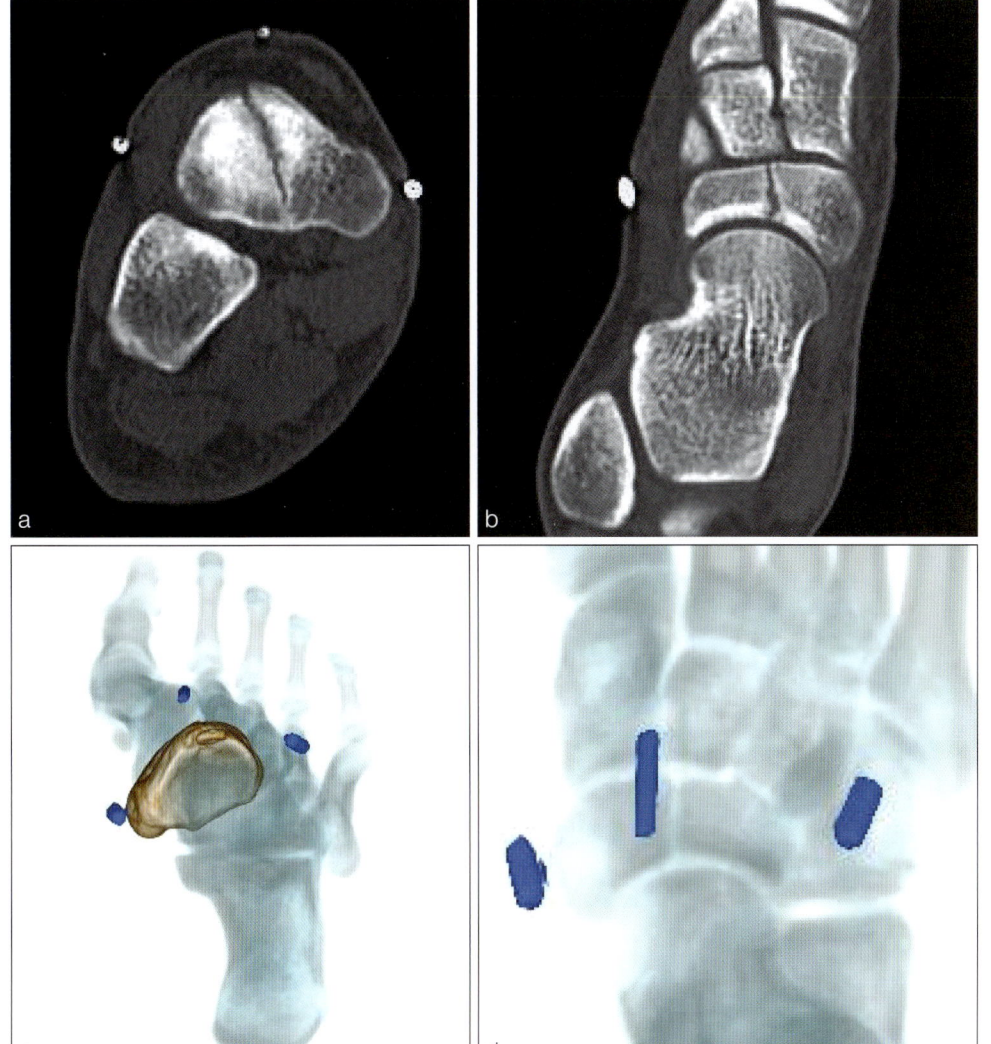

[3] 術前のマーキング
血管造影用カテーテルワイヤーを切って，骨折部，皮切，ワイヤーの挿入方向のマーキングに使用している．
a, b：CT，c, d：3D-CT.

❷⋯手術体位

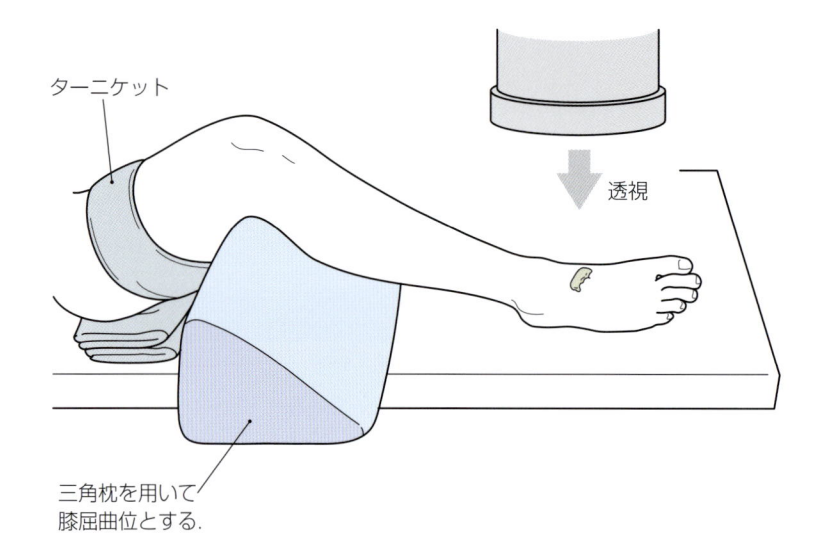

ターニケット

透視

三角枕を用いて
膝屈曲位とする.

- ターニケットを使用し，仰臥位で行う．膝屈曲位として舟状骨の関節面が透視でよく確認できるように準備する.
- 患側上の側臥位でも可能である.

❸⋯X 線透視で確認する

- X 線透視像では骨折線がはっきりと確認できない場合もあるので，術前マーキングを参考にする．皮切，ガイドワイヤー刺入部位と方向，スクリューの長さなどを確認する.

❹⋯皮切〜ガイドワイヤー刺入部位を展開する

- 骨折線に近い舟状骨の外側からスクリューを挿入することが多い.
- X 線透視下で確認後，マーキングした舟状骨の外側の短趾伸筋直上を 7 mm 程度縦切開する.
- 皮神経などを鈍的によけ，短趾伸筋を縦切して舟状骨の外側に到達する.

❺⋯X 線透視下にガイドワイヤーを刺入する

- 術前計画に従って X 線透視下にガイドワイヤーを刺入する．hole-in-one guide などの器具を使用してもよい．骨折線にできるだけ直交するような刺入方向を目指す.
- 前後方向で骨折部を貫通する部位は，やや距舟関節に近い位置を目指すが，距舟関節面では舟状骨側が凹となっているのでスクリューを挿入しても関節面に突出しないような注意が必要である.
- 2 本のスクリューを挿入する場合は，1 本目のやや遠位底側にほぼ平行に入れる.

⑥⋯適切なスクリューを挿入する

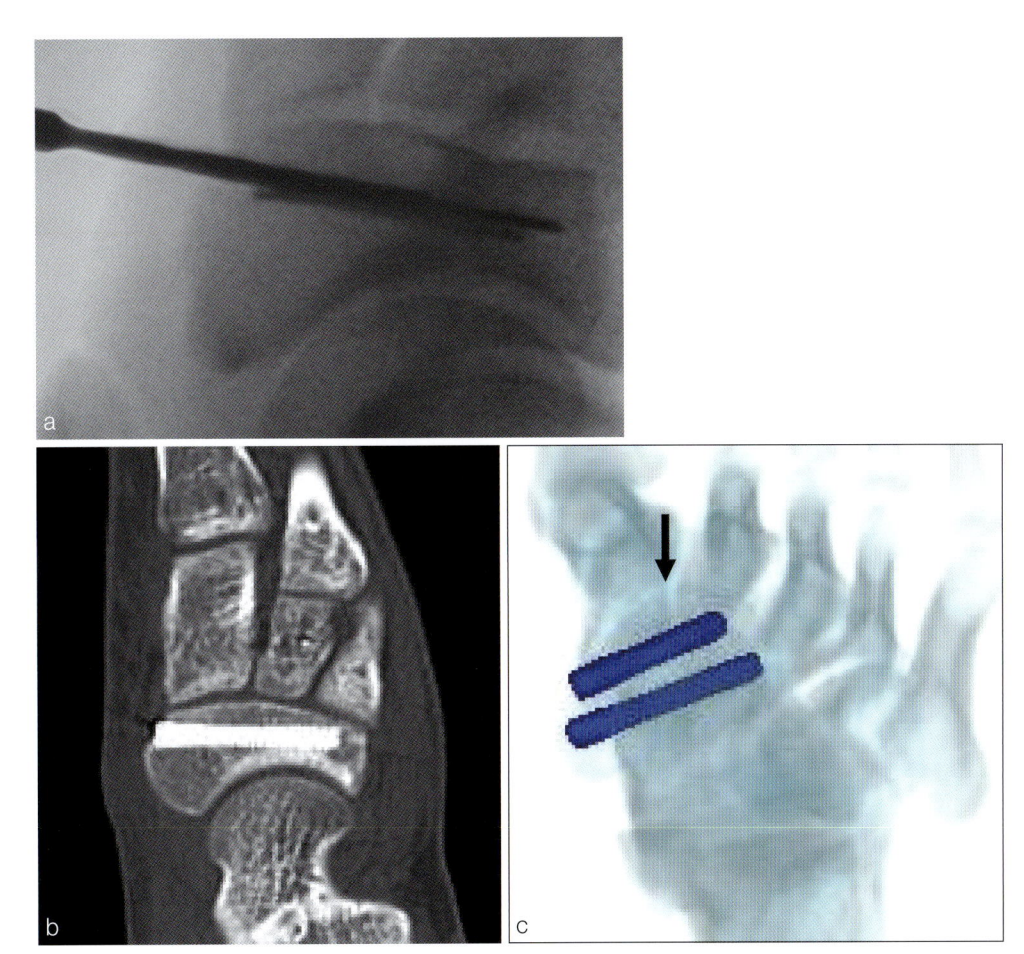

[4] 舟状骨へのスクリュー挿入（内側挿入例）
a：術中透視，b：術後 CT，c：術後 3D-CT.

- ガイドワイヤーに沿ってドリリングを行う．硬化部の通過時は摩擦熱が発生するため，thermal necrosis が生じないように十分注意をする．
- 中空のヘッドレス圧迫スクリューなどを使用し，骨折部に圧迫力がかかるようにする．
- スクリューは舟状骨の外側から挿入することが多いが，骨折線の位置によっては，内側からの挿入を選択することもある（**[4]** は内側挿入例）．

▬プレート固定，あるいは骨移植併用

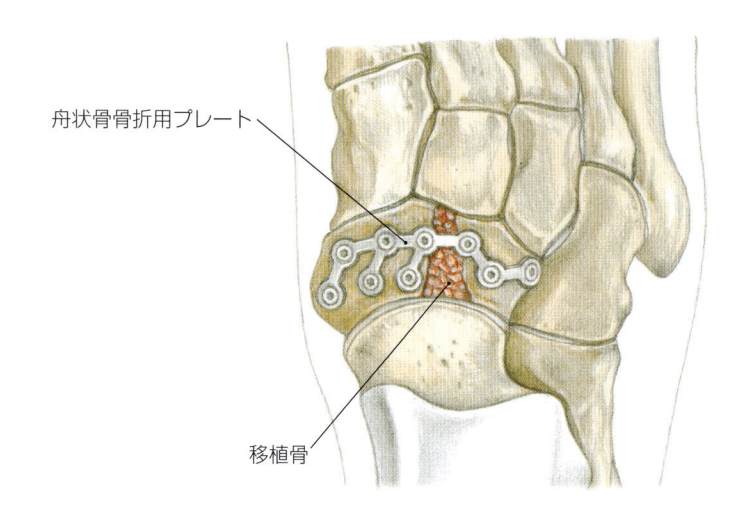

舟状骨骨折用プレート

移植骨

- 背側に第三骨片を認めるなど複雑な骨折線の例や粉砕骨折例では，舟状骨用のロッキングプレートを使用する．
- 骨硬化の強い例や，骨折部の離開が大きい例では腸骨などからの骨移植も併用する．硬化部にドリリングを行うことも有効である．

▶後療法

- 術後初期の免荷が重要である．2週間程度のシーネ固定を行うこともあるが，足関節の運動は許可する．
- 術後4週程度で部分荷重を開始し，8週でインソールをつけて全荷重歩行を許可する．
- 骨折部の圧痛が消失し，CTで骨癒合を確認した後に競技復帰させる．可能であればlow intensity pulsed ultrasound（LIPUS；低出力超音波パルス）を使用する．

（荻内隆司）

■文献

1. Torg JS, et al. Management of tarsal navicular stress fractures：Conservative versus surgical treatment：A meta-analysis. Am J Sports Med 2010：38：1048–53.
2. Pedowitz DI, et al. Midfoot injuries. Chou LB, editor. Orthopaedic Knowledge Update：Foot and Ankle 5. Rosemont：American Academy of Orthopaedic Surgeons；2014. p. 335.

中足骨疲労骨折

手術の概要

- 中足骨疲労骨折では，最も手術治療が行われる第5中足骨基部の疲労骨折を中心に解説する．通常は，「Jones 骨折」と「近位骨幹部（疲労）骨折」をまとめて広義のいわゆる "Jones 骨折" とされている [1][1,2]．第5中足骨基部の疲労骨折は，競技レベルの高いアスリートでは手術治療が行われることが多いハイリスクの骨折である．難治性であり，手術をしても偽関節・遷延治癒・再骨折が多く治療に難渋する．

- 手術術式は髄内スクリュー固定が一般的で有効である[3]．使用するスクリューは，主に cannulated Herbert screw のような dynamic compression screw 系，cancellous bone screw（海綿骨スクリュー），Acutrak® screw などが用いられている．どのスクリューでも，ピットフォールに注意して適切な位置に固定されていれば，スクリューの種類による差は大きくない．陳旧例や再発例では骨移植も考慮する[4]．髄内スクリュー固定以外では，プレート固定や tension band wiring が行われることもある．

- ランニング障害で多い第2〜第4中足骨疲労骨折は，保存療法が基本で手術になることはほとんどない．バレリーナに多い第2中足骨基部の疲労骨折では，保存療法が基本であるが，陳旧例・難治例・再発例ではスクリュー固定やプレート固定と骨移植などの手術が必要になることもある．

▶適応

- 外底側の疲労骨折部分から内側の皮質までの完全骨折が生じて競技継続が困難となったタイミングで，早期の治癒と再骨折の予防を目的に手術となることが多い．

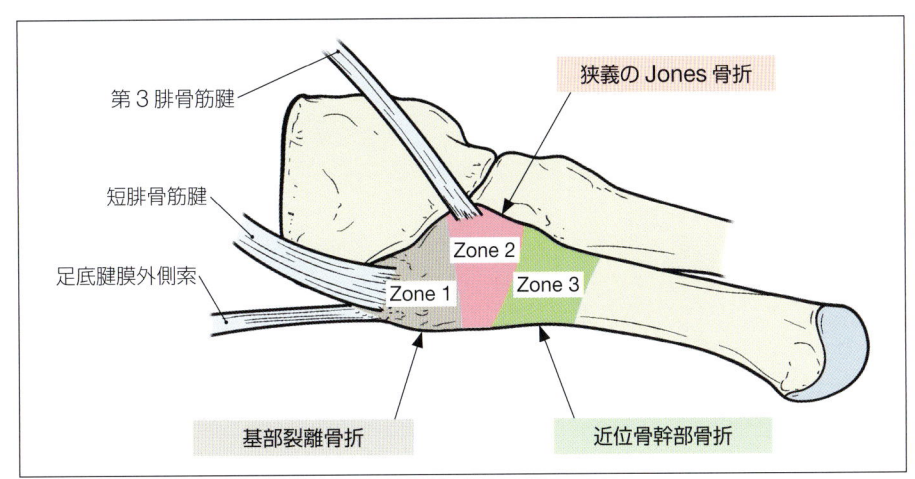

第3腓骨筋腱
短腓骨筋腱
足底腱膜外側索
狭義の Jones 骨折
Zone 2
Zone 1
Zone 3
基部裂離骨折
近位骨幹部骨折

[1] 第5中足骨近位部骨折の部位による定義
(Den Hartog BD. Fracture of the proximal fifth metatarsal. J Am Acad Orthop Surg 2009 ; 17 : 458–64 を参考に作成)

●完全骨折に至る前に発見された場合には，競技可能であれば保存療法を試みるが，疼痛などでプレイに支障がある場合は，競技レベル，キャリアとタイミングを考慮して不全骨折でも手術が行われる場合もある．

▶ 手術のポイント

第5中足骨髄内スクリュー固定

①画像による術前計画を行う．

②体位：仰臥位あるいは患側上の側臥位とする．ターニケットを使用する．

③透視による皮膚のマーキングと皮切．

④ガイドワイヤーを刺入し，スクリュー長を決定する．

⑤髄腔のドリリングとタッピングを行う．

⑥スクリューを髄内に挿入する．

⑦症例によっては骨移植を行う．

● 手術手技の実際

第5中足骨髄内スクリュー固定

❶ ⋯ 術前計画

●術前のCTなどの画像で，骨折線の部位と形状，髄腔硬化や狭小化の程度を確認し，至適なスクリューの挿入点・先端の位置・径（種類）などをシミュレーションしておく [2]．

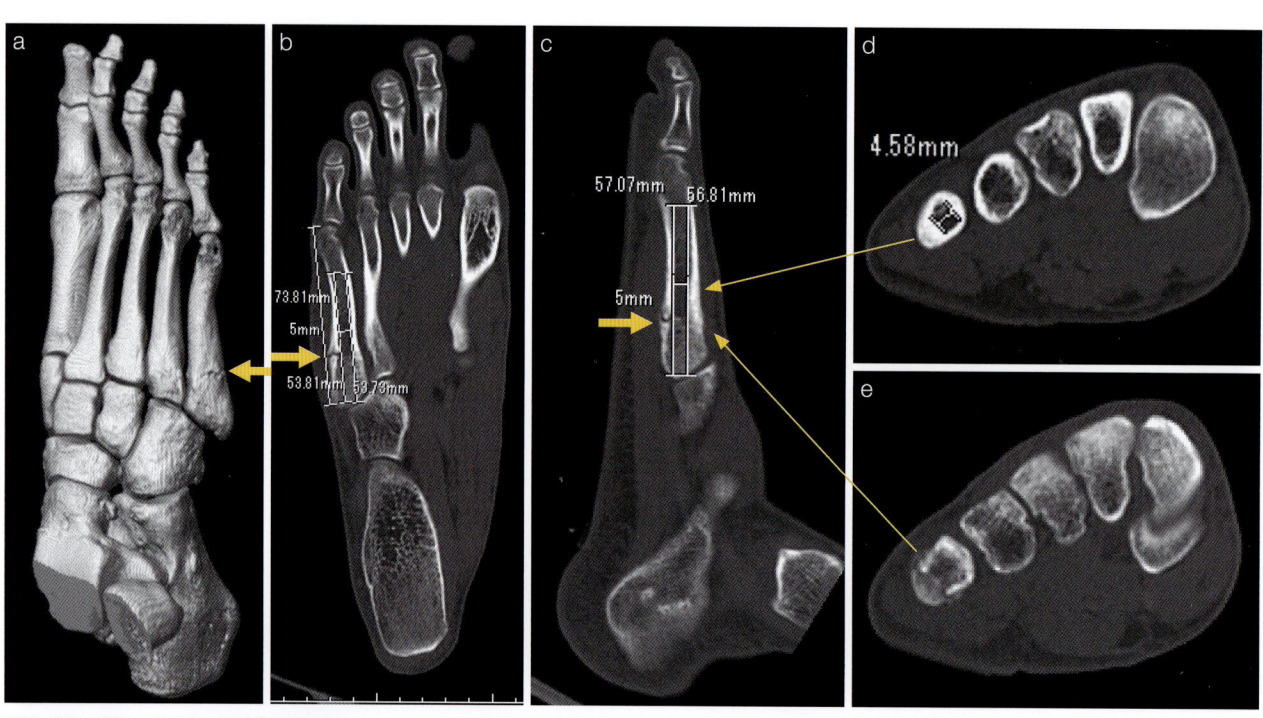

[2] 3D-CT，CT による術前計画
第5中足骨の形状，骨折部の状態，最適な刺入点，至適なスクリューの太さや長さなどを計測しておく．
⬅ 骨折線

❷…手術体位

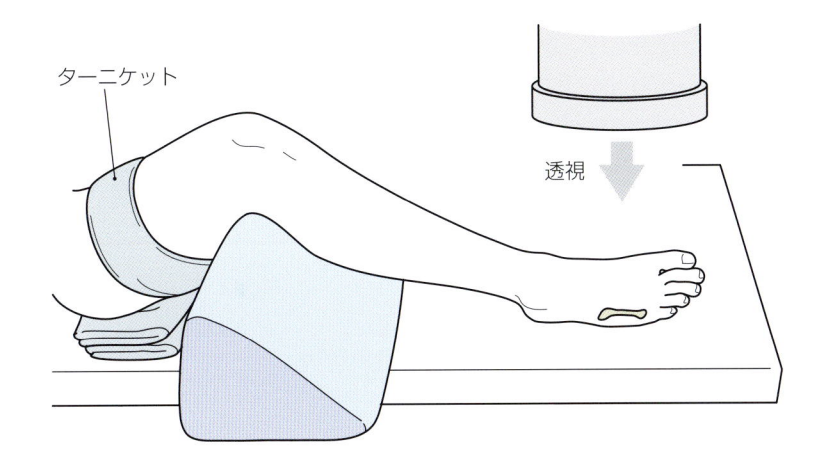

ターニケット

透視

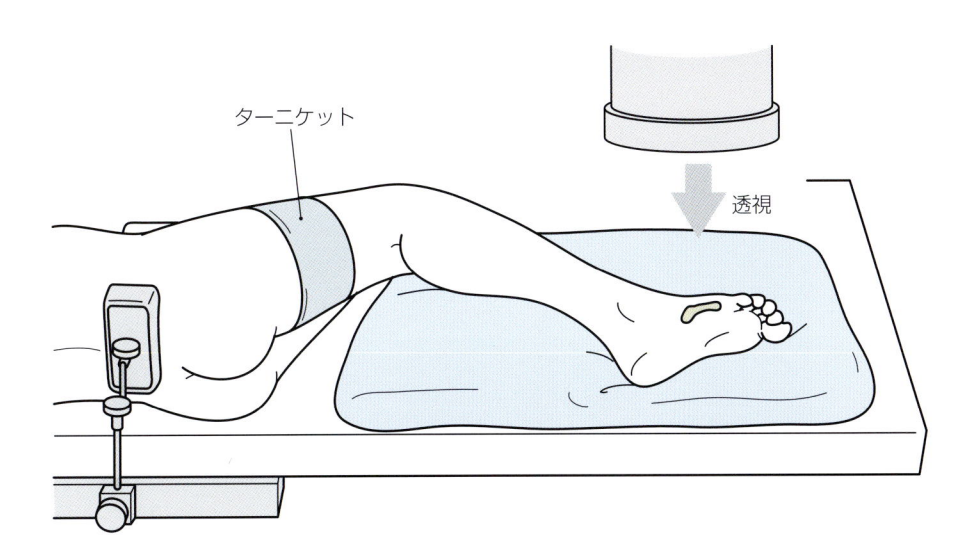

ターニケット

透視

- 仰臥位あるいは患側上の側臥位で，軸位も含めた全方向からの透視が可能なように準備する．術者の経験や，骨移植する場合の採骨部，手術台などの制約でX線透視が容易なほうを選択すればよい．
- 仰臥位の場合は，患側の腰に枕を入れて，舟状骨疲労骨折と同様の体位で正面像を観察し，股関節内転内旋位で側面像を得る．
- 側臥位の場合は，膝屈曲位でX線透視により側面像を観察し，股関節を開排位で正面像を得る．

❸…X線透視による皮膚のマーキングと皮切

- 少なくとも4方向以上からX線透視を行い，第5中足骨の骨軸と至適な挿入位置を確認し，Kirschner鋼線（K-wire）などを皮膚上に置いて骨軸，皮切などのマーキングをしておく．
- 第5足根中足関節より1横指（2 cm 程度）近位に，1〜2 cm 程度の皮切を足底に平行におく．

❹⋯ガイドワイヤーを刺入する

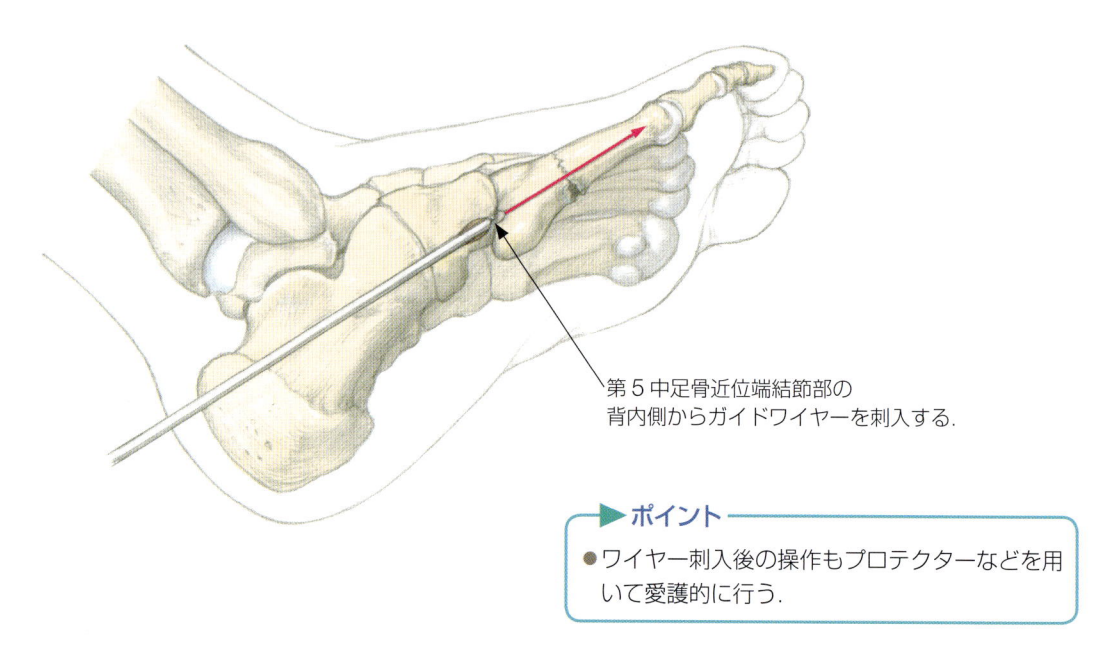

第5中足骨近位端結節部の
背内側からガイドワイヤーを刺入する.

▶ **ポイント**
- ワイヤー刺入後の操作もプロテクターなどを用いて愛護的に行う.

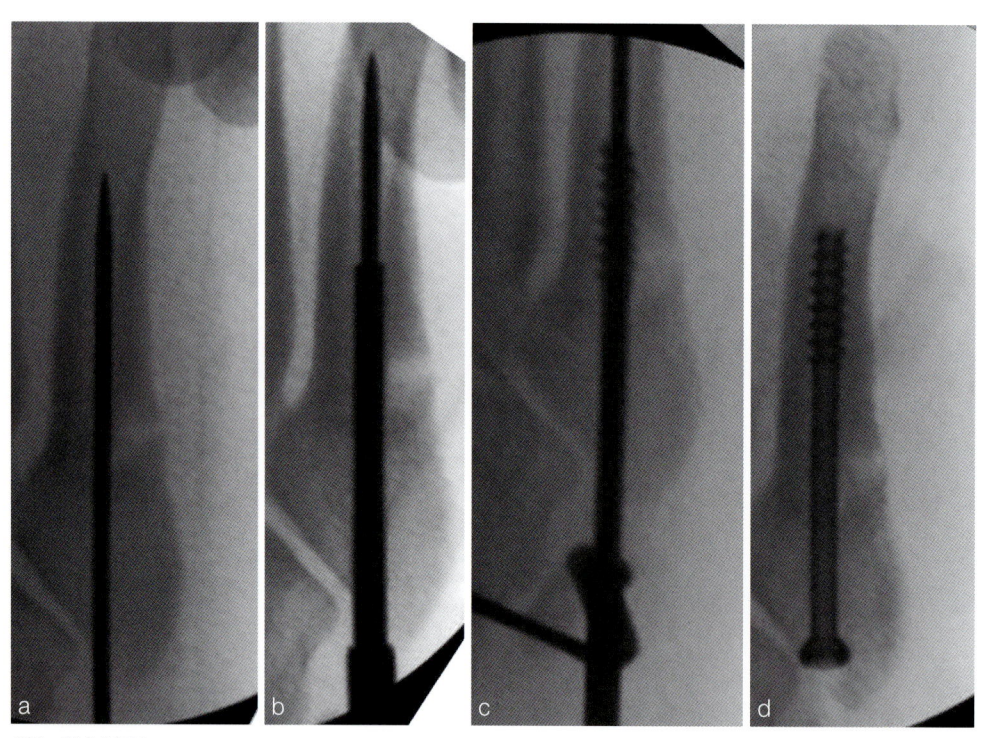

[3] 術中透視
a：ガイドワイヤー刺入，b：オーバードリリング，c：タッピング後スクリュー挿入，d：スクリュー挿入.

- 腓腹神経の枝と短腓骨筋腱を保護しながら鈍的に刺入部を展開し，ガイドワイヤーまたは K-wire を刺入する．至適な刺入点は第5中足骨近位端結節部の背内側である.
- 遠位は底側・外側に弯曲しているため，十分に長いスクリューを挿入可能な点はピンポイントであり，弯曲の強い例ではガイドワイヤーは遠位で背側・内側に抜けがちである．X線透視下に骨折による硬化部を抜けて十分遠位の髄腔内までワイヤーを進め，少なくとも4方向および軸位のX線透視で位置を確認する **[3a]**.

❺…髄腔のドリリングとタッピングを行う

● 髄腔のドリリングとタッピングを行う [3b]. ドリリングは, ドリルの目詰まりを掃除して発熱を減らし, 冷水による冷却やターニケットの解除などをして, ゆっくり間欠的に時間をかけて行う. thermal necrosis を生じると, 骨癒合の遷延, 皮膚・皮下組織の壊死から感染に至ることになり, さらに治療に難渋することになる.

> ▶ ポイント
>
> **熱傷性壊死を起こさないように注意**
> ● ドリリングの際は「熱傷性壊死 (thermal necrosis, heat necrosis)」に注意する. 髄腔の狭小が著しい場合や, 刺入方向が適切でなく皮質を削りながらドリリングを行うと抵抗が強く, 摩擦熱の発生も危惧される.

❻…スクリューの髄内挿入

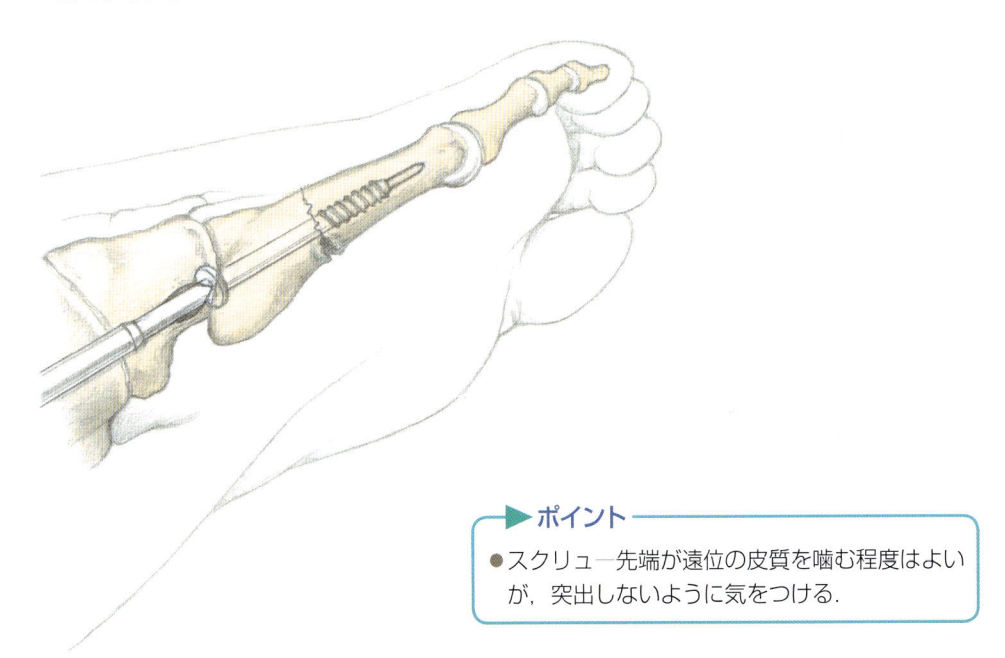

> ▶ ポイント
>
> ● スクリュー先端が遠位の皮質を噛む程度はよいが, 突出しないように気をつける.

● タッピング後, スクリューを髄内に挿入する [3c].
● スクリューの長さは, 先端のスレッドが骨折部を十分に越えていて, 骨幹部の最狭部を越えて曲がり始める位置あたりまでで, 第5中足骨全長の2/3程度が適切である. 日本人では, 通常, 径5 mm で長さ50〜55 mm 程度が適切である. 細すぎる径のスクリューでは再骨折の危険性がある.
● 立方骨との衝突を避けるために, 近位の挿入部に突出がないことを確認する.
● 最後に X 線透視あるいは術中 X 線写真による確認を行う [3d].

❼…骨移植を行う

● 骨移植を行う場合は, 脛骨近位, 腸骨などから海綿骨を採取し, 骨折部直上の皮膚切開で骨折部の新鮮化を行っておく.
● 移植骨は, 通常, スクリューの挿入後に骨折部に置く [4].

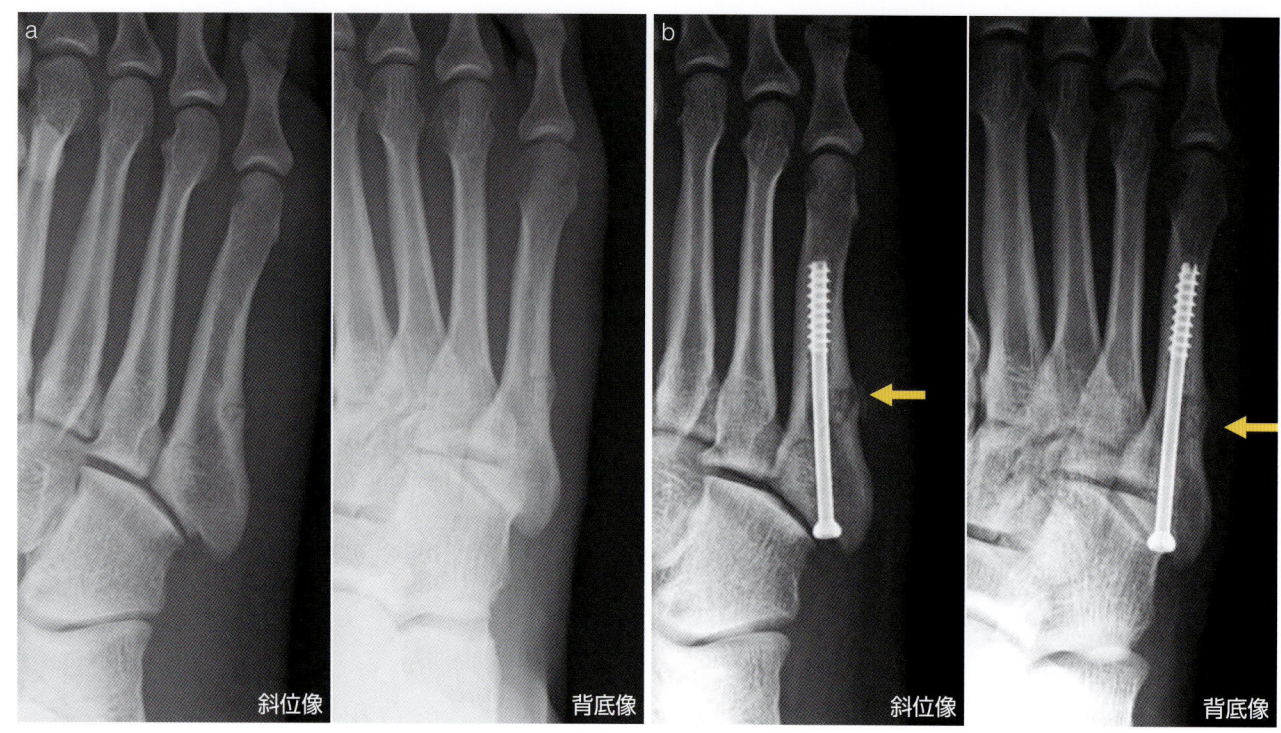

[4] 髄内スクリュー（cannulated cancellous screw：CCS）固定による手術例（骨移植あり ➡）
a：術前，b：術後.

▶後療法

- 術後に，低出力超音波（low intensity pulsed ultrasound：LIPUS）を併用する.

- 2週間は免荷とするが，症例により外固定をすることもある. 3～4週で部分荷重から全荷重歩行を開始する. X線で骨癒合傾向を確認しながら，おおむね8～12週で局所の圧痛が消失してから軽いジョギングを許可する.

- 臨床症状と単純X線写真での骨癒合完成には時間差があるが，骨癒合を確認しない早すぎる完全復帰では，再骨折の可能性を高めるので注意が必要である.

- 復帰後のアスリートには足底挿板を作製して再骨折を予防する.

- 再骨折の危険性が大きくなるので，通常は何らかのトラブルがある場合以外は，競技継続中には抜釘しない[5].

（荻内隆司）

■文献

1. Lawrence SJ, et al. Jones' fractures and related fractures of the proximal fifth metatarsal. Foot Ankle Int 1993；14：358–65.
2. Jones R. Fracture of the base of the fifth metatarsal bone by indirect violence. Ann Surg 1902；35：697–700.
3. Tsukada S, et al. Intramedullary screw fixation with bone autografting to treat proximal fifth metatarsal metaphyseal-diaphyseal fracture in athletes：A case series. Sports Med Arthrosc Rehabil Ther Technol 2012；4：25.
4. Lee KT, et al. Radiographic evaluation of foot structure following fifth metatarsal stress fracture. Foot Ankle Int 2011；32：796–801.
5. Josefsson PO, et al. Jones Fracture. Surgical versus nonsurgical treatment. Clin Orthop Relat Res 1994；（299）：252–5.

軟部組織の手術

アキレス腱断裂・障害

新鮮アキレス腱断裂

● 手術の概要

- アキレス腱断裂の治療は，断裂した腱の連続性を獲得することはもちろんであるが，アキレス腱本来の機能である下腿三頭筋筋力の伝達機能を十分回復させることが重要である．そのため機能の回復には正常な腱の長さと，可動域を阻害しない滑らかな腱の滑走が必要となる．筆者はこれらの条件を達成するため，腱の長さを調節し，強固な固定ができる Half-Mini-Bunnell 法（HMB）を行ってきた．
- HMB の利点は，①早期荷重および早期 ROM 訓練が可能である，②早期にヒールレイズ（Heel-Raise）が達成できる（ヒールレイズの状態を評価しリハビリテーションの計画を立てることが可能），③平均 5 か月で元のスポーツレベルに復帰可能である，などである．

▶ 適応

- 適応は年齢，活動性を問わない．皮膚に瘢痕を残したくない人や汚染された皮膚状態でなければ，すべてに適応がある．

▶ 手術のポイント

①麻酔：麻酔方法は問わない．局所麻酔でも十分可能である．
②体位：腹臥位とし，止血帯（ターニケット）を装着する．
③皮切：アキレス腱内側で，腱の断裂部を中心に 4〜5 cm の縦皮膚切開で行う．
④健側の膝を 90° に屈曲し，腹臥位自然下垂底屈角度を測定する．
⑤アキレス腱を展開して，断裂線維が直線状となるように HMB 縫合を行う．
⑥津下縫合で腱の長さを調節する．測定した健側の腹臥位自然下垂底屈角度を参考に患側の角度をそれよりも +5° とする．
⑦各線維束，パラテノンを縫合する．

● 手術手技の実際

❶ 麻酔と手術体位，皮切

- 麻酔方法は問わず，局所麻酔でも十分可能である．リドカイン塩酸塩・アドレナリン注射剤（1％ キシロカイン E® 入り）を使用し，皮下脂肪層の止血を十分行えば止血帯も不要である．局所麻酔の手術は，合併症の多い高齢者や即日手術に適している．
- 腹臥位とし，止血帯（ターニケット）を装着する．足関節は枕にのせると腱操作が容易となる．

● 皮切は，アキレス腱内側で，腱の断裂部を中心に 4〜5 cm の縦皮膚切開とする．必要に応じて延長する．

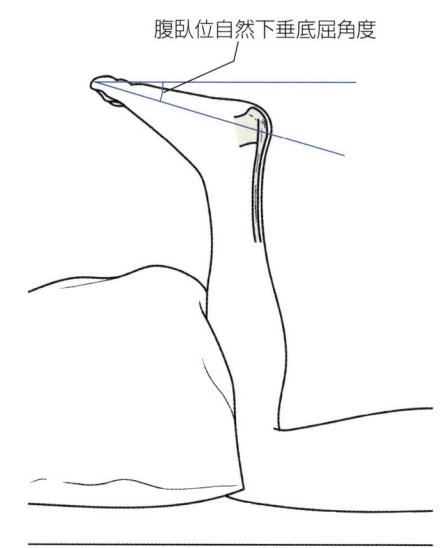

腹臥位自然下垂底屈角度

❷…腹臥位自然下垂底屈角度を測定する

● 健側の膝を 90°に屈曲し，腹臥位自然下垂底屈角度を測定する．

❸…アキレス腱を展開する

● 皮切に沿って筋膜（fascia）を切開し，パラテノン（アキレス腱周囲組織）も腱露出に必要な程度の切開を行う．
● アキレス腱を露出させる．

❹…Half-Mini-Bunnell（HMB）縫合を行う

● アキレス腱断端を腱鉗子で引き出し，スリットを入れ，近位 3 束，遠位 2 束にまとめる．それぞれの一端をポリエステル縫合糸（2-0 ワヨラックス糸®，アキレス腱縫合専用糸）で HMB 縫合する [1]．

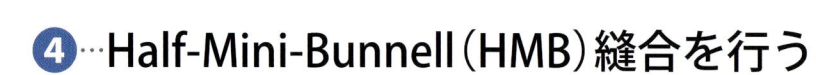

▶ ポイント
● 感染予防のため 0.5 ％ ポビドンヨード希釈液で，術中，創部を数回洗浄する．

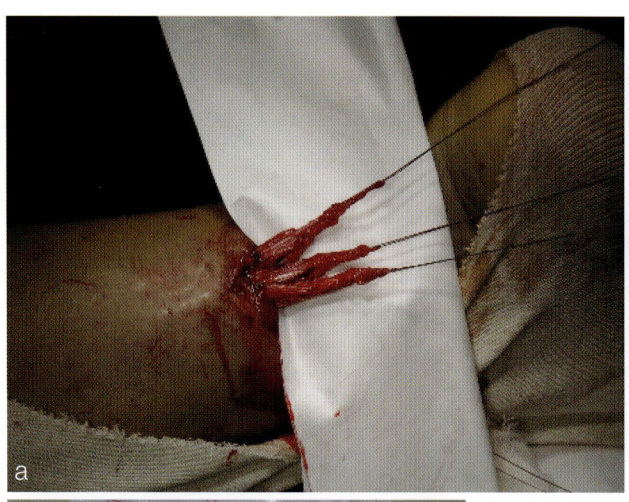
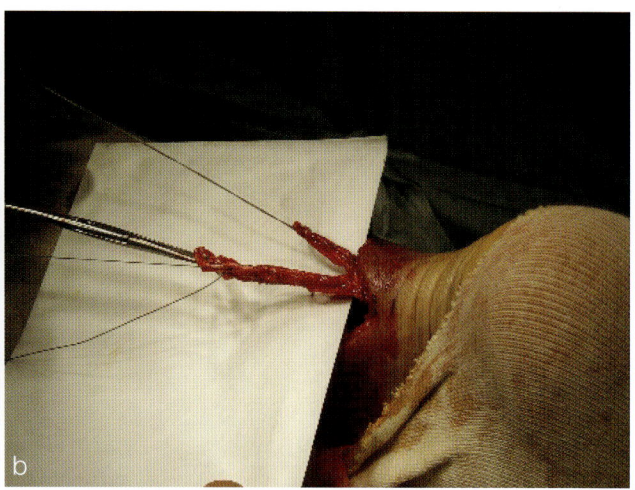
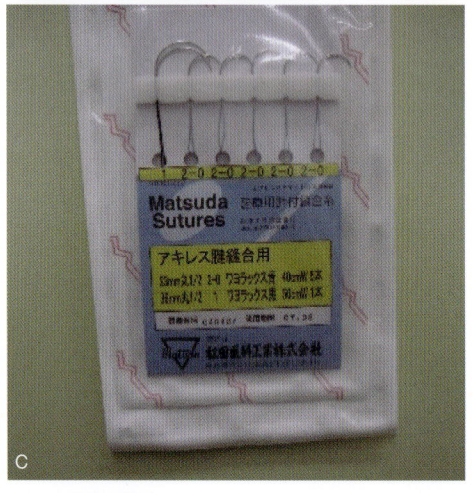
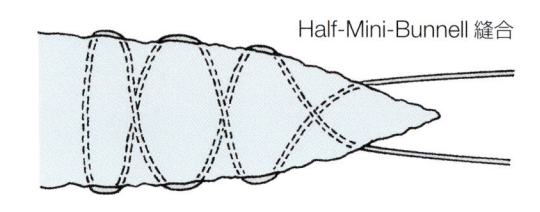

Half-Mini-Bunnell 縫合

▶ ポイント
● 足関節を枕にのせ，足関節の角度を変えると，遠位は展開しやすい．近位の断端は引き込まれていることがある．
● パラテノンを丁寧に剥離し，線維を掻き出し，緩みを残さずにまとめる．専用糸の使用で手術時間の短縮が図れる．

[1] HMB 縫合
a：近位 3 束の HMB 縫合，b：遠位 2 束の HMB 縫合，c：アキレス腱縫合専用糸.

❺…腱の長さを調節する（津下縫合）

近位は津下縫合

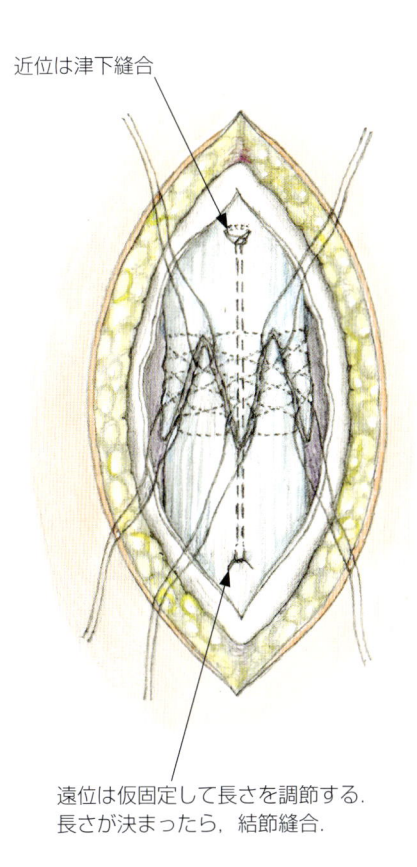

遠位は仮固定して長さを調節する．
長さが決まったら，結節縫合.

▶ポイント

● 津下縫合を近位に掛けるときには，HMB 縫合の３束を十分遠位へ引き寄せると，引き込まれているアキレス腱の近位を展開できる．仮固定を行い，角度計で測定する．

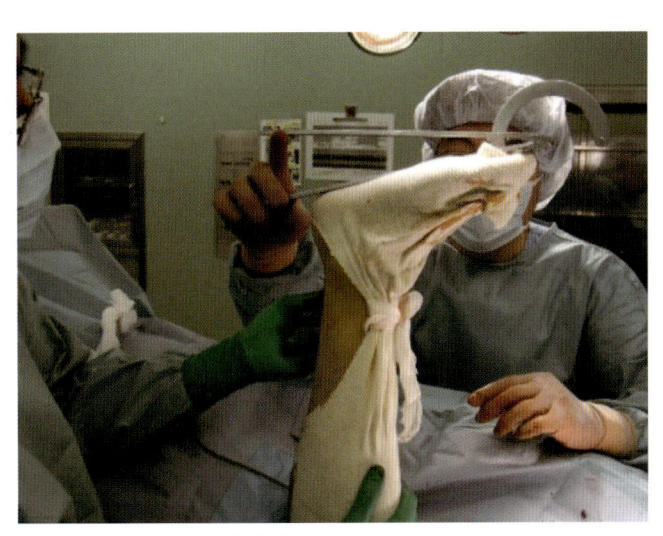

[2] 健側＋5°の底屈角度測定

● 近位に2号糸で津下縫合をかけ，遠位は仮固定とする．
● 健側との長さ調節のため，膝屈曲位での足関節底屈角度を健側より＋5°程度の底屈位とする [2].
● 腱の長さが決まったら，遠位断端に結節縫合する．

❻…縫合を行う

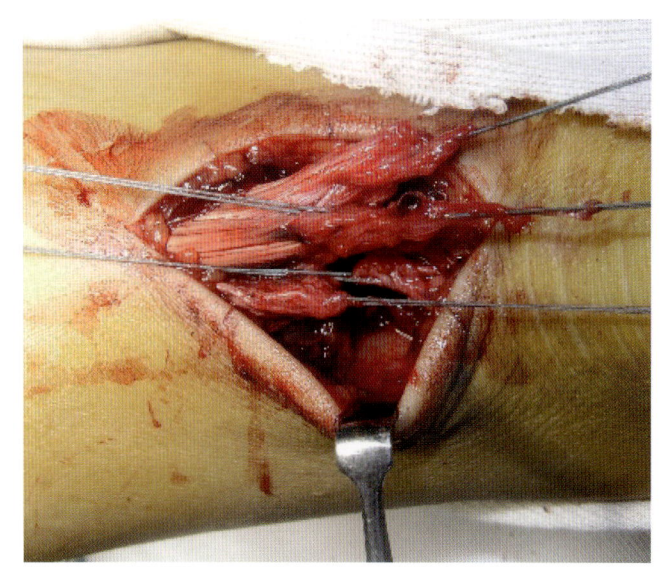

[3] アキレス腱線維束の結節縫合
HMB 縫合したアキレス腱線維束はそれぞれ遠位，近位に結節縫合する．

● 各線維束を挟み込むようにして [3]，それぞれを遠位，近位に結節縫合する．この際，各縫合の緊張を同程度にし，弛んだ線維束がないように注意する．

近位 3 束，遠位 2 束の
線維束を挟み込むようにする．

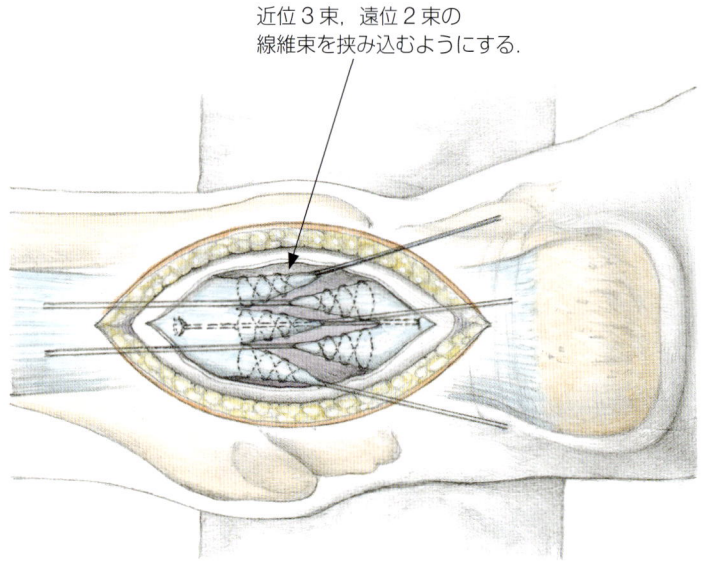

▶ **ポイント**

● 各線維束の緊張が等しくなるように，指腹で押して緊張を確認する．

それぞれの線維束を
遠位，近位に結節縫合する．

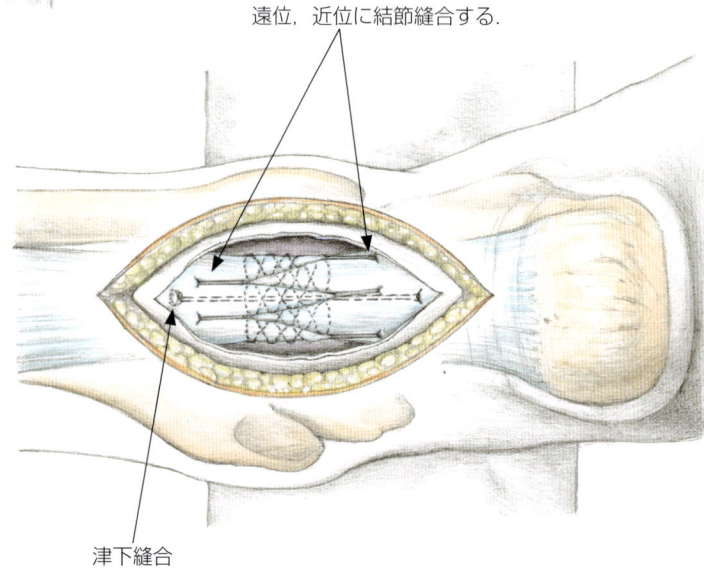

津下縫合

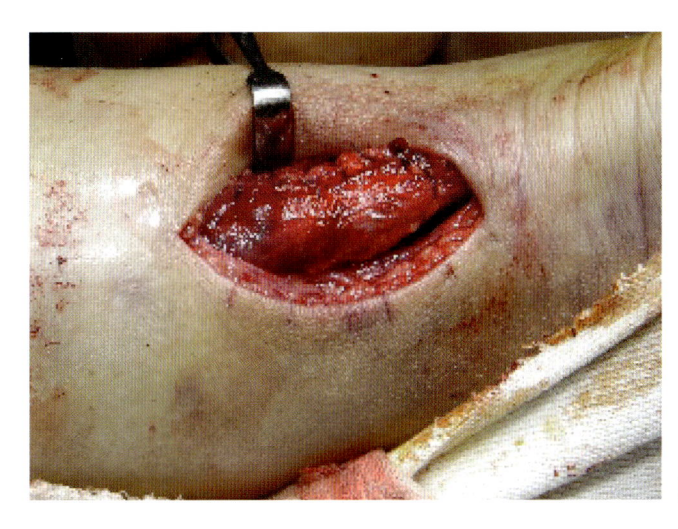

● 結節状にならないため，パラテノンで被覆可能である [4].

[4] パラテノンの縫合後

▶ 後療法

● リハビリスケジュール [5] は単なる時間経過に頼って決めるのではなく，6週以降はヒールレイズの達成程度に応じて指示することが重要である．とくに疼痛の遷延は腱の成熟の遅延が想定できるので，痛みには慎重に対応する必要がある．

[5] リハビリスケジュール

手術当日	足関節軽度底屈位ギプス固定
術後 4 日〜	ヒール付ギプスでの全荷重歩行（即日全荷重可能）[6]
術後 11 日〜	背屈制限付き歩行装具（内山式装具）で歩行 [7] 足関節可動域訓練開始
術後 3 週間〜	座位でのヒールレイズ開始，就眠時装具除去 装具装着下でのフィットネスバイク（エアロバイク®）
術後 5 週間〜	監視下裸足での歩行練習，上半身の負荷を加えた座位ヒールレイズ開始
術後 6 週	立位両脚ヒールレイズ開始 ヒールレイズ 50 % 可能 → 装具除去 片脚ヒールレイズ可能 → 走行練習開始 片脚ヒールレイズ連続 20 回 → 多方向性運動開始（平均 3 か月）
術後 4 か月	合同練習参加
術後 5 か月	ゲーム復帰

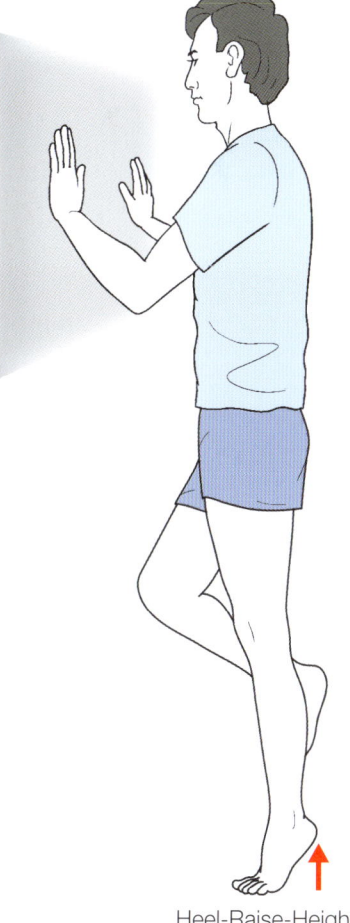

Heel-Raise-Height

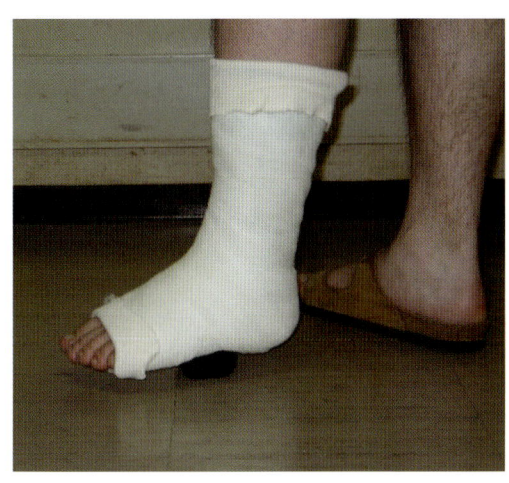

[6] ヒール付き歩行ギプス

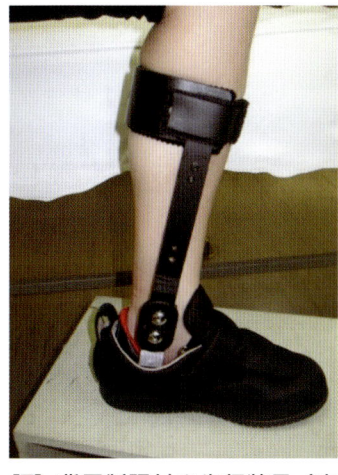

[7] 背屈制限付き歩行装具（内山式装具）

▶評価

- 従来，アキレス腱断裂後の治療評価基準がない．術後の評価は，①片脚ヒールレイズ達成時期，②最終治療時期の Heel-Raise-Height の左右差が重要である．

（内山英司，山口　玲）

■参考文献
1. 内山英司．アキレス腱断裂の手術療法．清水克時編．新 OS NOW No.21 スポーツ整形外科の手術．東京：メジカルビュー社；2004．p. 223-7.
2. Uchiyama E, et al. A Modified Operation for Achilles Tendon Ruptures. Am J Sports Med 2007；35：1739-43.
3. 内山英司．アキレス腱断裂の治療．神奈川：運動と医学の出版社；2016.
4. Hislop HJ．新・徒手検査法．津山直一ほか訳．東京：協同医書出版社；2014.
5. 田原圭太郎，内山英司ほか．当科の膝前十字靱帯再建術における術後化膿性膝関節炎の調査と感染予防に対する工夫．JOSKAS 2017；42：584-9.

■参考動画
1. 内山英司．新鮮および陳旧性アキレス腱断裂の手術治療．日本整形外科学会　卒後教育研修用 DVD（シリーズⅣ）．2016.

軟部組織の手術

アキレス腱断裂・障害

陳旧性アキレス腱断裂

MOVIE

手術の概要

- 陳旧性アキレス腱断裂とは，一般に受傷後 4 週間以上経過したアキレス腱断裂例をさす[1,2]．陳旧性アキレス腱断裂の治療目標は，延長した腱に対し腱長を調整すること，腱を組織学的かつ力学的に修復させ，下腿三頭筋の機能を回復させることである．従来の陳旧性アキレス腱断裂の術式は，腱断端間の瘢痕組織を切除して，下腿腱膜や自家腱を移植して腱を再建する術式が多かった．

- 筆者らは動物実験から，断裂したアキレス腱の腱断端間はまず瘢痕組織により連続し，その瘢痕組織に適度な張力がかかると徐々に腱組織に置換されることを報告した[3]．また陳旧性アキレス腱断裂例の手術時に切除した瘢痕組織は，組織学的には腱に置換されうる組織像であった[4]．これらの結果から，腱断端間の瘢痕組織を用いた修復術を行ってきた．

- 本項では筆者らが行っている direct repair method の詳細を紹介する．本法の特長として，①腱断端間の組織を短縮して縫合するため，延長した腱に対し腱長を調整できる，②線維新生により修復腱は肥厚する，③早期運動療法により修復腱の力学強度が獲得できる，④手技が簡便であり手術合併症率が低い，ことが挙げられる[5]．

▶ 適応

- 受傷後 4 週間以上経過した陳旧性アキレス腱断裂例のうち，跛行を呈し，階段昇降に障害があり，片足爪先立ちが不能な例が適応となる．

- 筆者らはステロイドの治療歴のある例は腱が重度の変性をきたしている可能性があるため，適応外としている．そのような例には自家腱を用いた腱移植術を行っている．

▶ 手術のポイント

①体位：腹臥位で行う．
②皮切：アキレス腱内側に縦切開をおく．
③アキレス腱断端に介在する瘢痕組織を露出させる．
④瘢痕組織の正中に縦切開を入れ，腱断端と瘢痕組織の境界を同定する．
⑤瘢痕組織の中央部を切除し，腱長を短縮する．
⑥腱断端を Krackow 法にて直接縫合する．
⑦閉創する．

手術手技の実際

direct repair method

❶…手術体位と皮切

- 腹臥位とする.
- アキレス腱内側に縦切開をおく.

アキレス腱内縁に沿う
縦切開を入れる.

❷…アキレス腱断端に介在する 瘢痕組織を露出させる

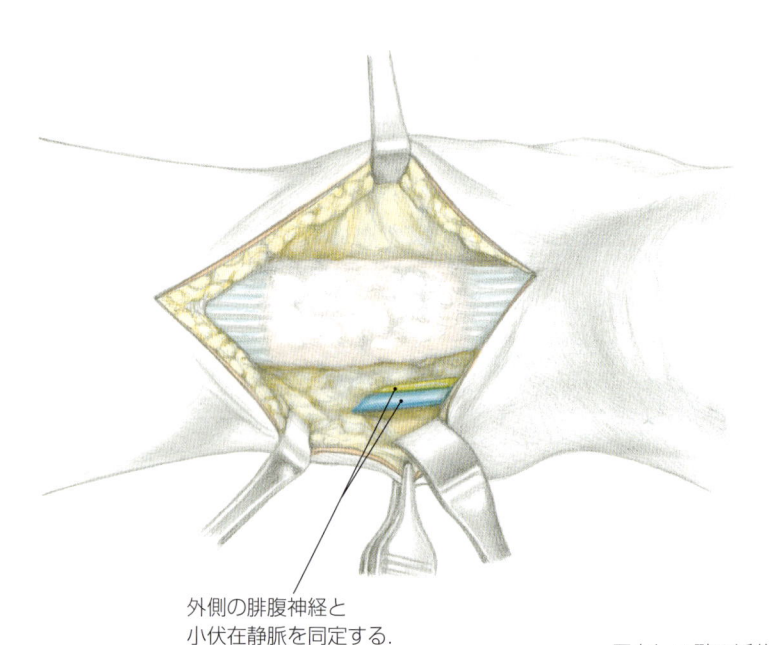

外側の腓腹神経と
小伏在静脈を同定する.

- アキレス腱内側に沿って縦切開を入れ，外側の腓腹神経と小伏在静脈を同定する.
- 腓腹神経と小伏在静脈をよけ，アキレス腱および断端間の瘢痕組織を露出させる.
- 腱断端間の瘢痕組織と皮下組織は癒着が強いため，展開時に鈍的な剥離は困難である. 外側の神経血管束に注意して，できるだけ鋭的に瘢痕組織と皮下組織を剥離する. 術前のMRIで瘢痕組織の形状をチェックしておくと剥離の際に役立つ.
- また近位断端の良好な滑走のために，アキレス腱の近位断端から下腿三頭筋前方を周囲組織から指で鈍的に剥離しておく.

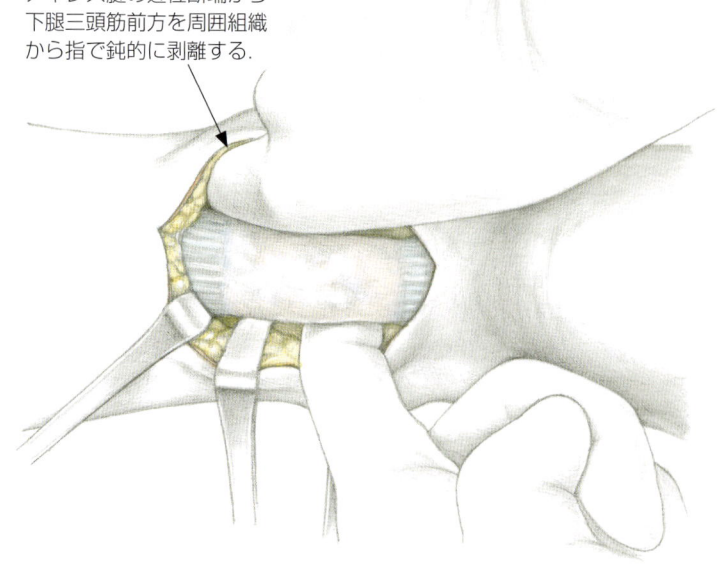

アキレス腱の近位断端から
下腿三頭筋前方を周囲組織
から指で鈍的に剥離する.

▶ピットフォール

- 瘢痕組織と皮下組織を鈍的に剥離すると，瘢痕組織が皮下側に癒着した状態で展開される. 瘢痕組織のボリュームが少なくなるため注意を要する.

❸…瘢痕組織の正中に縦切開を入れ，腱断端と瘢痕組織の境界を同定する

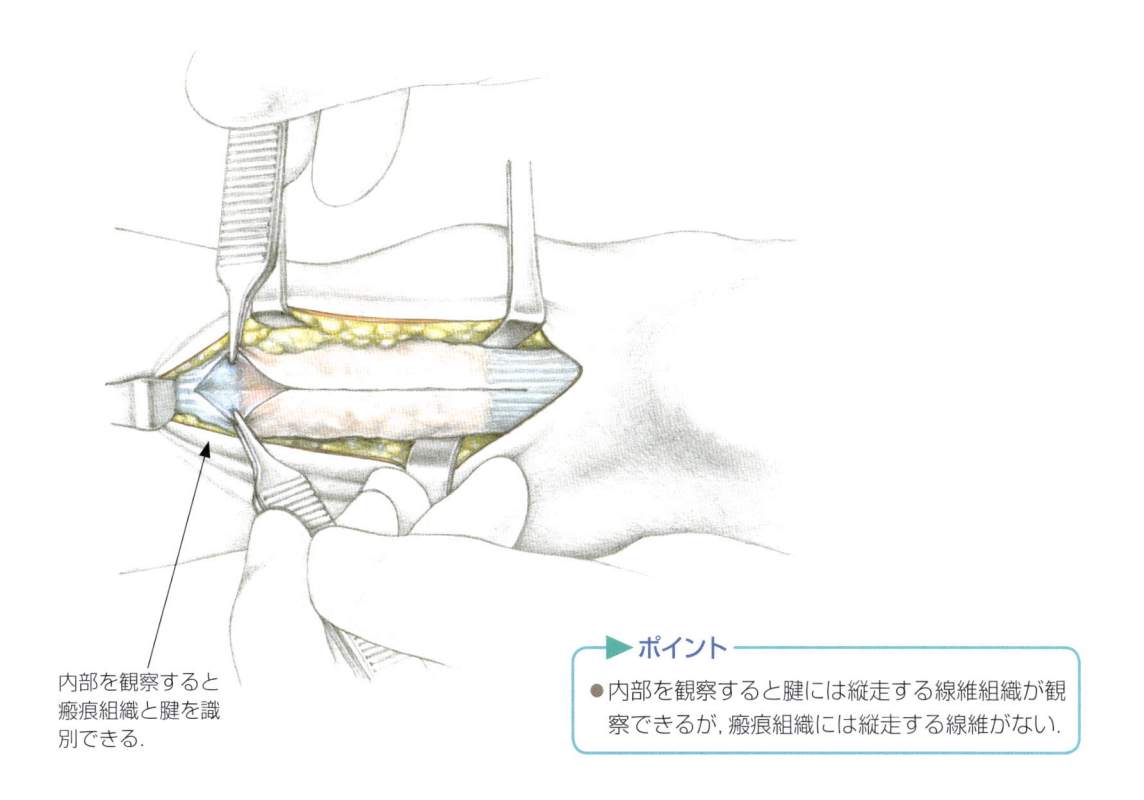

内部を観察すると
瘢痕組織と腱を識
別できる.

▶ポイント
- 内部を観察すると腱には縦走する線維組織が観察できるが，瘢痕組織には縦走する線維がない.

- 受傷後数か月経過した例では，しばしば肉眼的に瘢痕組織と腱断端の境界部を同定することは困難である．メス（尖刃刀）を用いて腱断端および瘢痕組織の中央部に2〜3mmの深さで縦切開を入れ，内部を観察すると瘢痕組織と腱を識別できる.

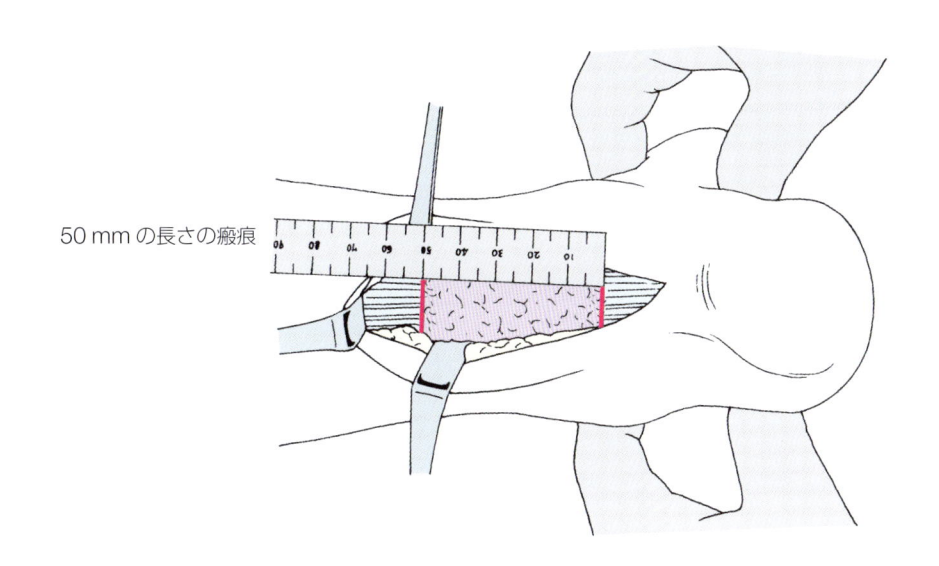

50mmの長さの瘢痕

- 境界部に印をつけて，足関節中間位で瘢痕組織の長さを計測する.

❹…瘢痕組織の中央部を切除し，腱長を短縮する

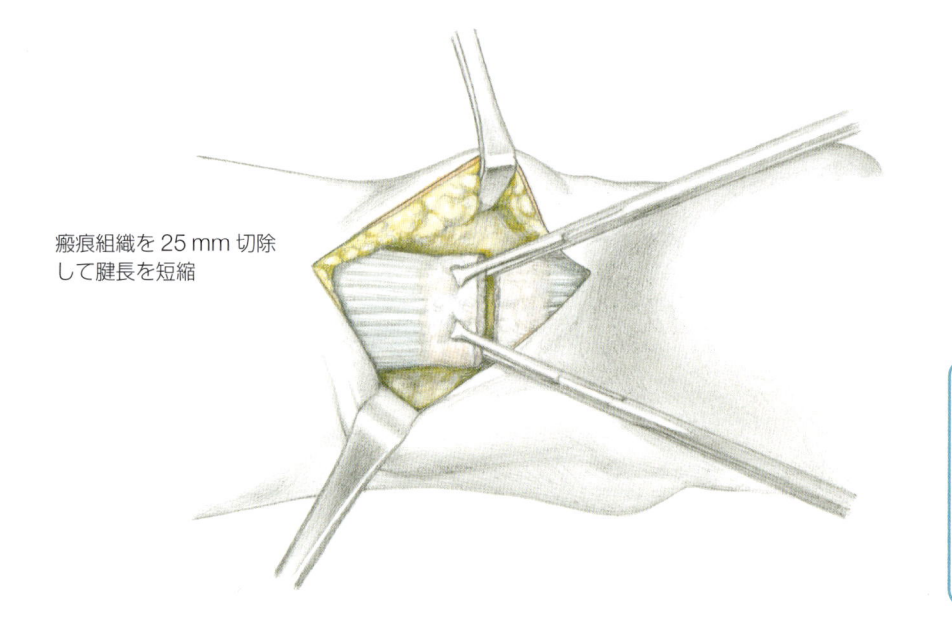

瘢痕組織を 25 mm 切除
して腱長を短縮

▶ **手技のコツ**
- 切除しすぎないように注意する．まず瘢痕組織の中央 1/3 程度を切除して足関節 20〜30°底屈位にて腱がオーバーラップするようなら切除量を増やしていくようにすればよい．

- 瘢痕組織の中央部を切除して，腱長を短縮する．切除する瘢痕組織の長さの目安は，切除後に両断端が足関節 20〜30°底屈位にて接触する長さとする．
- 筆者らが本術式にて手術を行った 30 例では，瘢痕組織の長さは 25〜80 mm（平均 43.3 mm），切除量は 15〜50 mm（平均 26.1 mm）であった[5]．

❺…腱断端を Krackow 法にて直接縫合する

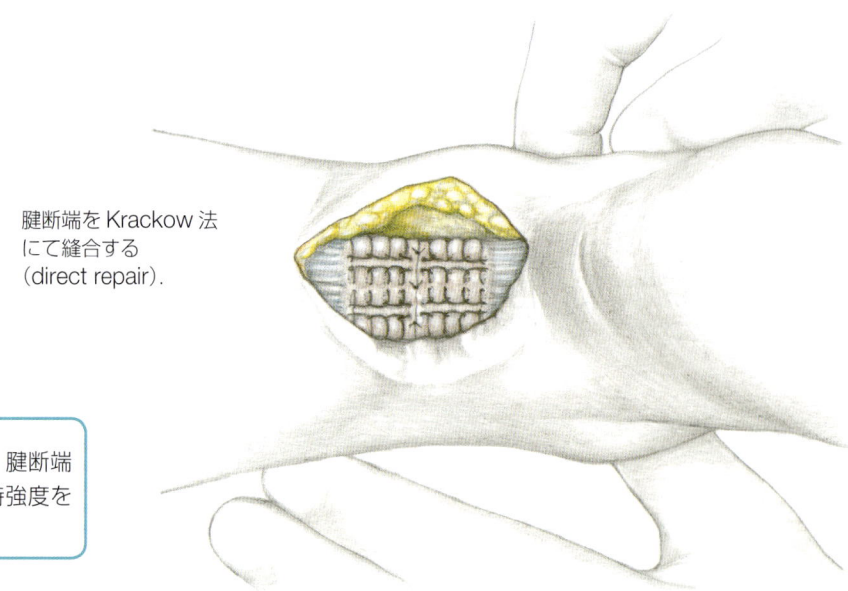

腱断端を Krackow 法
にて縫合する
（direct repair）．

▶ **ポイント**
- 糸は瘢痕部だけでなく，腱断端部にも掛けて，腱の把持強度を保つ．

- 4 本の 2 号非吸収性ポリエステル縫合糸を用いて，腱の近位断端，遠位断端をそれぞれ Krackow 法 2 組で把持し，足関節 30°底屈位の状態で腱を縫合する．具体的には各腱断端には 2〜3 cm の長さにわたり 3〜4 回の stitch をかけ，腱の把持強度を保つようにする．
- 各 4 本の糸を縫合し，膝関節 90°屈曲位の状態で足関節が約 30°底屈位となっていることを確認する．2-0 の縫合糸にて断端に結節縫合を 2〜3 か所追加し，腱断端部の形状を整える．

⑥…閉創する

- 筋膜，皮下，皮膚を縫合する．

▶後療法

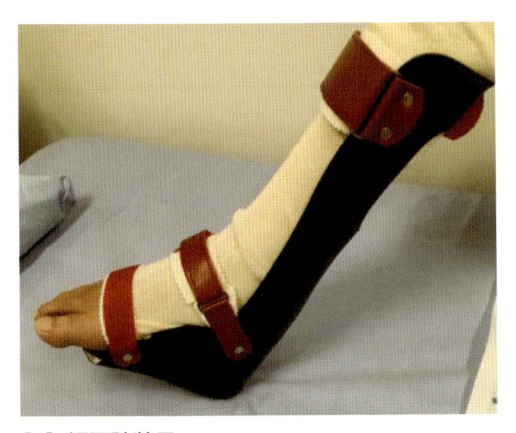

[1] 短下肢装具
パッドを数段重ねて装着し，足関節を底屈位に保持する．

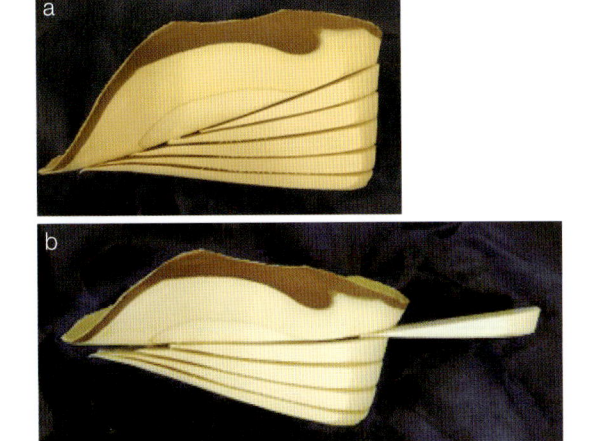

[2] 装具につけるパッド
a：パッド，b：パッドの除去．

- 足関節20°底屈位にて膝下ギプス固定を2週間行い完全免荷とする．
- 術後3週目から短下肢装具 **[1]** を装着して部分荷重を開始し，可動域訓練も開始する．装具には数段重ねのパッドをつけ，足関節が底屈位の状態で荷重がかかるようにし，1週間に1段ずつパッドを除去する **[2]**．短下肢装具は6〜8週で除去する．
- 7週目から両足爪先立ち訓練を開始し，術後4〜5か月の時点で，身体所見やMRIを参考にして，スポーツ復帰を許可する．

（安田稔人）

■文献

1. Gabel S, et al. Neglected rupture of the Achilles tendon. Foot Ankle Int 1994；15：512–7.
2. Maffulli N, et al. Management of chronic ruptures of the Achilles tendon. J Bone Joint Surg Am 2008；90：1348–60.
3. Yasuda T, et al. Unfavorable effect of knee immobilization on Achilles tendon healing in rabbits. Acta Orthop Scand 2000；71：69–73.
4. Yasuda T, et al. Reconstruction of chronic Achilles tendon rupture with the use of interposed tissue between the stumps. Am J Sports Med 2007；35：582–8.
5. Yasuda T, et al. Direct repair of chronic Achilles tendon rupture using scar tissue located between the tendon stumps. J Bone Joint Surg Am 2016；98：1168–75.

軟部組織の手術

アキレス腱断裂・障害

アキレス腱付着部症

手術の概要

- アキレス腱の踵骨付着部における障害には，腱の骨移行部そのものの障害（狭義のアキレス腱付着部症）と，腱周囲の滑液包炎による障害がある．ここでは前者について述べることとし，後者の踵骨後部滑液包炎，踵骨皮下滑液包炎とは区別する．
- アキレス腱付着部症は保存療法が第一選択であり，運動療法，装具療法，体外衝撃波などによる治療を行う．保存療法に抵抗する症例に対して，手術療法が行われる．
- 手術療法には，腱変性部切除および踵骨後上隆起切除術，内視鏡による切除術，長母趾屈筋（flexor hallucis longus：FHL）腱による補強術，腓腹筋退縮術などがある．
- 筆者は正中進入による変性部切除および踵骨後上隆起切除術を行っている．アキレス腱の腱-骨移行部の再建には，ノットレスである fiber tape と suture anchor のシステム（Achilles SpeedBridge™ Implant System，Arthrex 社）を用いた suture bridge 法を行っている．その概要と術式について述べる．
- 本術式の利点は，①十分な視野が得られる，②ノットレスアンカーを用いるため突起物がない，③引っ張り強度が強い，ことである．欠点は，皮膚障害が生じやすいことである．

▶適応

- 3～6か月間の保存療法に抵抗性がある症例．
- 靴による皮膚障害を生じている症例．

▶手術のポイント

①正中進入によりアキレス腱を展開する．
②アキレス腱の変性部を切除し，付着部を剥離する．
③踵骨後上隆起を切除する．
④suture bridge 法により腱-骨移行部を再建する．

手術手技の実際

❶…手術体位

- 腹臥位で行う．

❷ … 正中進入によりアキレス腱を展開する

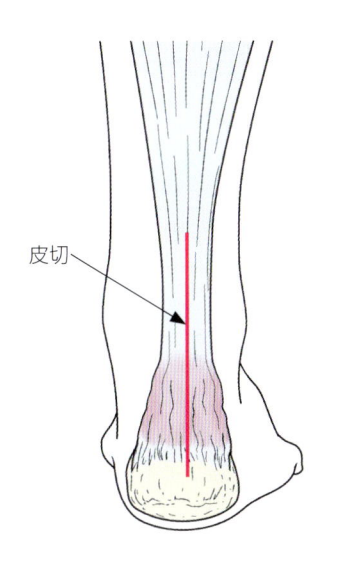

皮切

- 皮切はアキレス腱正中直上の縦切開とする.
- 皮切の長さはアキレス腱変性部の長さによる. 変性部を切除するために, 近位側は 1 cm 程度 変性部より長くする. 遠位は踵骨付着部よりや や遠位までとする.
- 周囲の炎症滑膜組織を切除し, 踵骨後上隆起と 付着部の骨棘を確認する.
- アキレス腱は後方から前方へ正中で縦割する.

❸ … アキレス腱変性部切除と付着部を剥離する

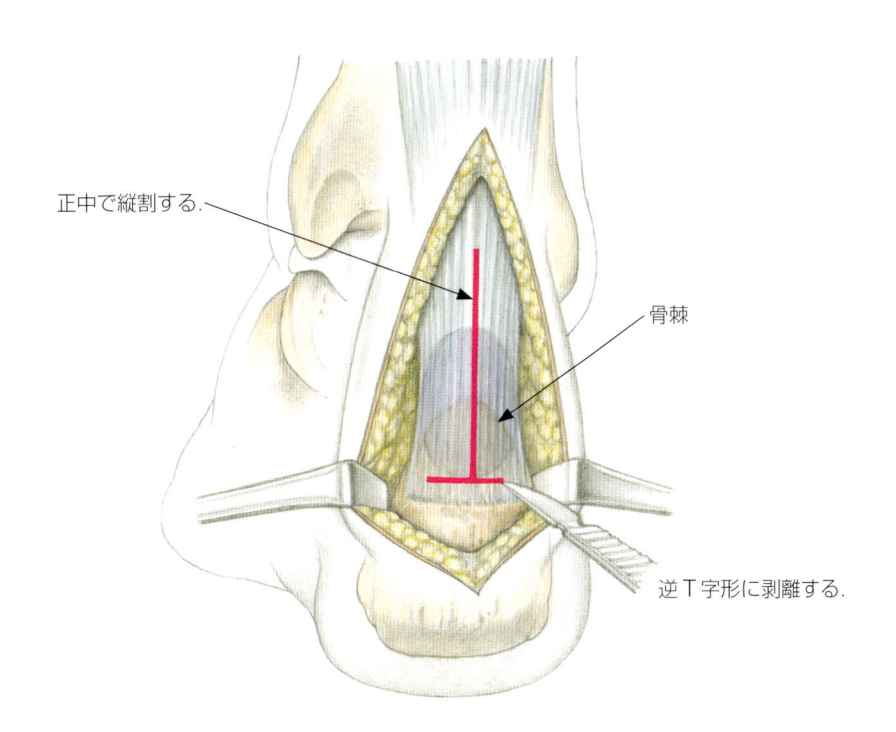

正中で縦割する.

骨棘

逆 T 字形に剥離する.

- アキレス腱変性部は石灰化部, 骨棘を含めすべて切除する.
- 腱–骨移行部でアキレス腱を踵骨から逆 T 字形に剥離する.
- 正中から外側に向かって剥離を進める.
- 再建時にアキレス腱の長さを正確に戻すための目安として, 内・外側両端付着 部は完全に剥離せずに一部残しておく.

❹…踵骨後上隆起を切除する

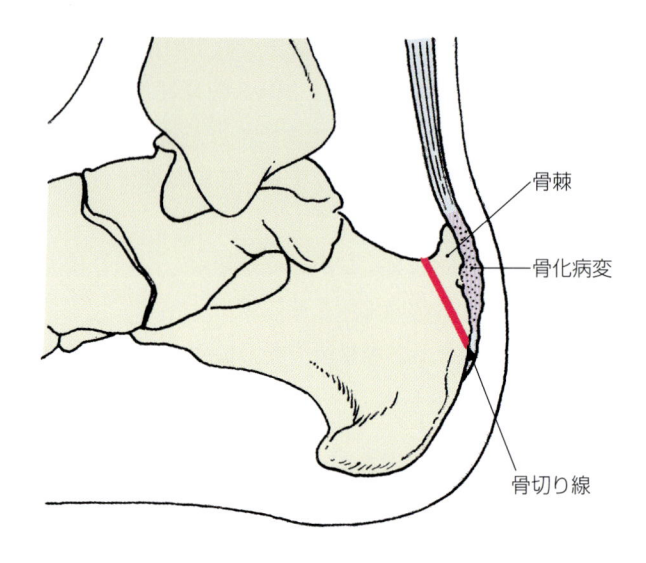

骨棘

骨化病変

骨切り線

- マイクロボーンソーと平ノミを用いて踵骨後上隆起を内・外側の両端まで完全に切除する.
- 皮膚を戻し，皮膚の上から骨性の隆起が触らないかを確認する．隆起が残存すると靴を履く際に疼痛の原因となる.

▶ ポイント
- 慣れないうちはイメージで確認しながら行うほうがよい.

❺…suture bridge 法により腱−骨移行部を再建する

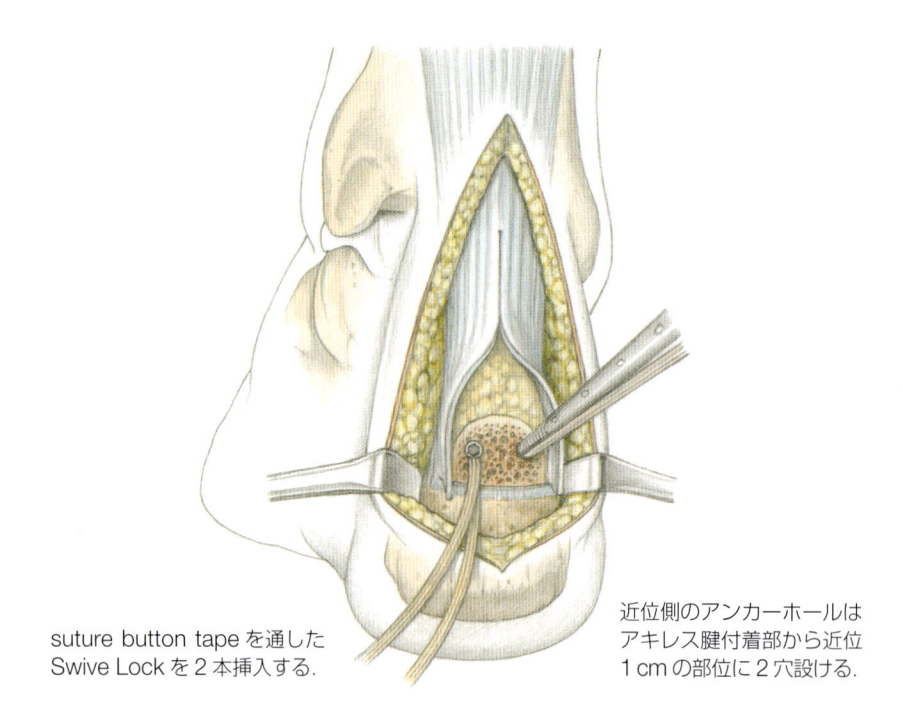

suture button tape を通した
Swive Lock を 2 本挿入する.

近位側のアンカーホールは
アキレス腱付着部から近位
1 cm の部位に 2 穴設ける.

- suture button tape（Arthrex 社）を通した SwiveLock®（Arthrex 社）を 2 本用意する.
- 近位側のアンカーホールは踵骨のアキレス腱付着部から近位 1 cm の部位で内・外側に 2 穴設ける.
- suture button tape（Arthrex 社）を通した SwiveLock®（Arthrex 社）を内・外側に 2 本挿入する.
- 剥離したアキレス腱の付着部端から近位 1 cm の部位で，縦割された腱の内側および外側のそれぞれの中央部に，suture button tape を針を用いて通す.
- 内・外側の suture button tape の，各 1 本はまっすぐ，もう 1 本ずつは互いにクロスさせてアキレス腱の表面を遠位方向にブリッジさせる.

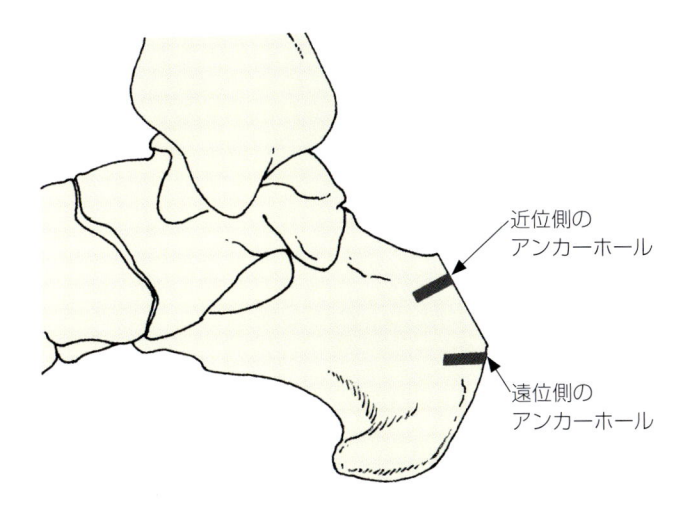

近位側の
アンカーホール

遠位側の
アンカーホール

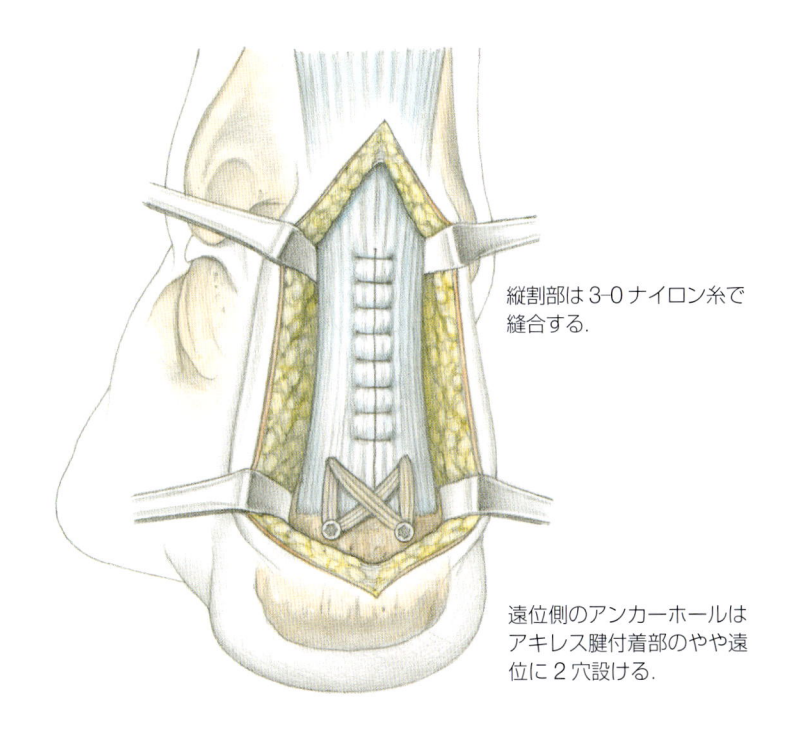

縦割部は 3-0 ナイロン糸で
縫合する．

遠位側のアンカーホールは
アキレス腱付着部のやや遠
位に 2 穴設ける．

● 遠位側のアンカーホールは，腱付着部のやや遠位の内・外側に 2 穴設ける．
● SwiveLock®（Arthrex 社）を用いて踵骨に固定する．
● 余った suture button tape は切除しノットレスでの再建を行う．
● アキレス腱の縦割部は 3-0 ナイロン糸で縫合する．

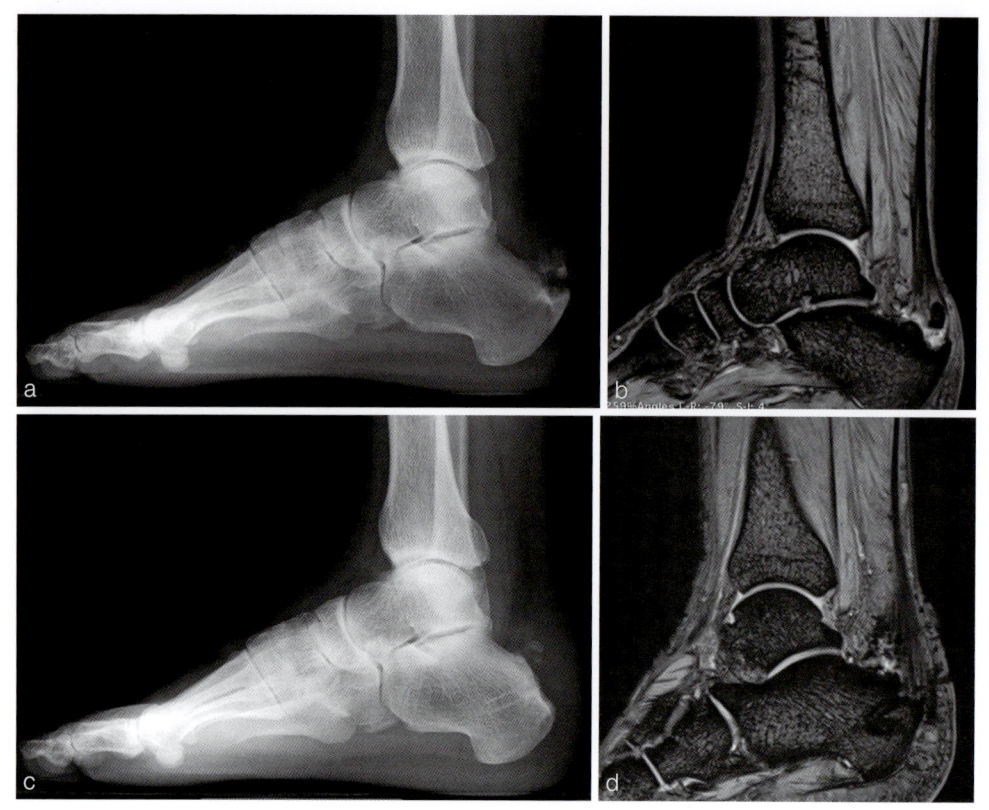

[1] suture bridge 法によるアキレス腱の腱-骨移行部の再建
a：術前 X 線像，b：術前 MRI，c：術後 X 線像，d：術後 MRI.

● アキレス腱再建術後の X 線像と MRI を **[1]** に示す.

▶ 後療法

● 術後 3 週間ギプス固定を行い，その後，アキレス腱断裂用装具を用いて荷重する.

● 4 cm のヒールアップから開始し，約 4 週間でヒールアップを解除し，装具を除去する.

● 3 か月後からランニングを開始し，5 か月でのスポーツ復帰を目指す.

（生駒和也）

■参考文献
1. van Dijk CN, et al. Terminology for Achilles tendon related disorders. Knee Surg Sports Traumatol Arthrosc 2011；19：835-41.
2. 松井智祐，熊井　司. アキレス腱付着部症に対する suture bridge 法によるアキレス腱付着部再建術. MB Orthop 2016；29：13-9.
3. Kolodziej P, et al. Risk of the Achilles tendon after partial excision for treatment of insertional tendinitis and Haglund's deformity: A Biomechanical Study. Foot Ankle Int 1999；20：433-7.
4. Maffulli N, et al. Calcific insertional Achilles tendinopathy: Reattachment with bone anchors. Am J Sports Med 2004；32：174-82.
5. 松井智祐，熊井　司. アキレス腱付着部症の診断と治療. 関節外科 2017；36：44-51.

軟部組織の手術
腓骨筋腱の手術

腓骨筋腱脱臼

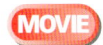

手術の概要

- 腓骨筋腱脱臼に対する手術法には，軟部組織だけを対象とする支帯の縫合術（解剖学的修復術）[1]，アキレス腱や踵腓靱帯，腓骨骨膜などを用いた支帯再建術と，骨片や骨溝を作製する骨性制動術がある.
- 手術は基本的に新鮮例，陳旧例とも仮性囊壁が確認され，腓骨筋腱溝の低形成がなければ，仮性囊閉鎖術（上腓骨筋支帯修復術）を第一選択として行っている.

▶適応

- 腓骨筋腱脱臼の新鮮例では，足関節捻挫・外側靱帯損傷と鑑別がつきにくく，腫脹が改善し脱臼を繰り返すようになってから来院することが多い.
- 初回脱臼例では，まず保存的治療として免荷でギプス固定を3〜5週間行うことが推奨されているが，再脱臼率も高く，スポーツ選手には積極的に勧められていない.
- 腓骨筋腱脱臼は，徒手的に腓骨筋腱を外果後方から圧迫し前方に脱臼させることで確認でき，自ら背屈・外がえしにて脱臼させることができる例もある.

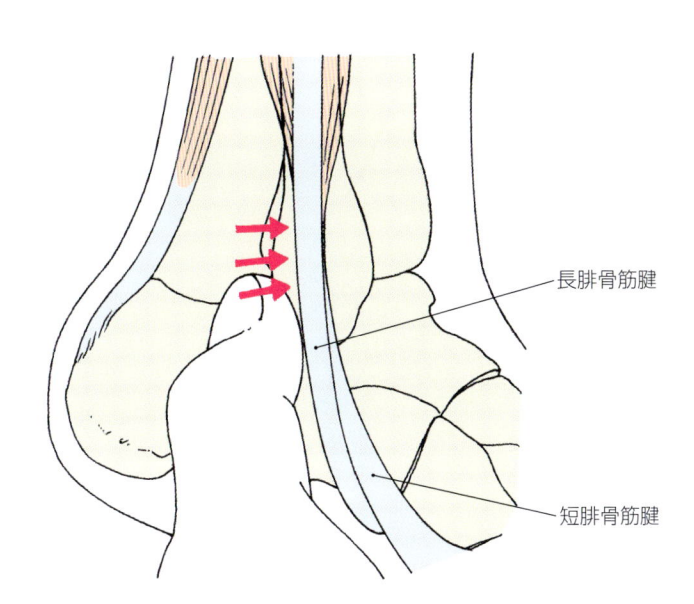

長腓骨筋腱

短腓骨筋腱

徒手的に腓骨筋腱の脱臼を確認する.

- 新鮮例では早期スポーツ復帰を希望する例，陳旧例では脱臼により疼痛や脱臼不安感で支障をきたしている症例が手術適応である．
- 仮性嚢壁が損傷され修復不能な症例には骨膜反転法や骨性制動術（DuVries法）もあるが，適応されることは少ない．
- 腓骨筋腱溝や腓骨筋支帯の先天的な低形成では，骨溝の作製を行うこともあるが，外傷後に支障のある例への適応は少ない[2]．

▶手術のポイント

①体位：患側殿部に枕を挿入して，半側臥位とする．
②皮切：外果後縁に約4 cmの弧状の縦皮切とする．
③仮性嚢内での腓骨筋腱の脱臼を確認し，仮性嚢を切開する．
④筋・腱・骨・軟部組織の状態を確認する．
⑤損傷や形成不全の筋・腱・骨・軟部組織を処置する．
⑥腓骨外側面母床を新鮮化する．
⑦骨孔を作製し，アンカーを挿入する．
⑧上腓骨筋支帯を縫合する．

── 手術手技の実際

仮性嚢閉鎖術（上腓骨筋支帯修復術）

❶…手術体位と皮切

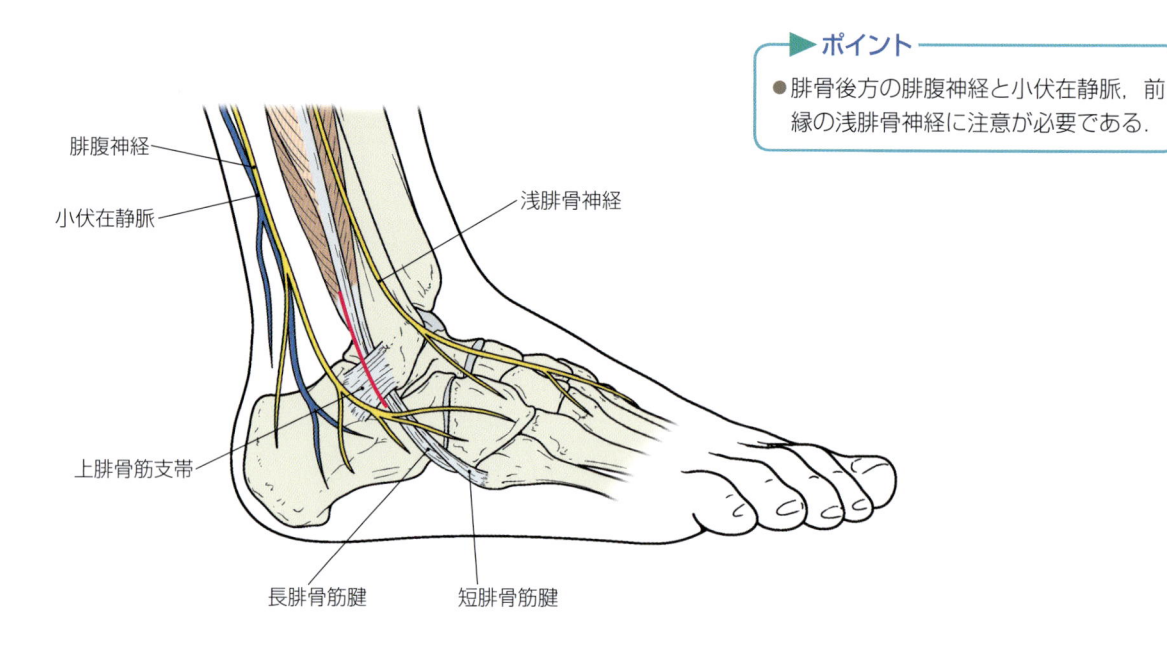

▶ポイント
- 腓骨後方の腓腹神経と小伏在静脈，前縁の浅腓骨神経に注意が必要である．

腓腹神経
小伏在静脈
浅腓骨神経
上腓骨筋支帯
長腓骨筋腱
短腓骨筋腱

- 体位は患側殿部に枕を挿入して，半側臥位で手術を行う．
- 皮切は外果後縁に約4 cm弧状の縦切開で皮下を展開する．

❷…仮性嚢内での腓骨筋腱の脱臼を確認し，仮性嚢を切開する

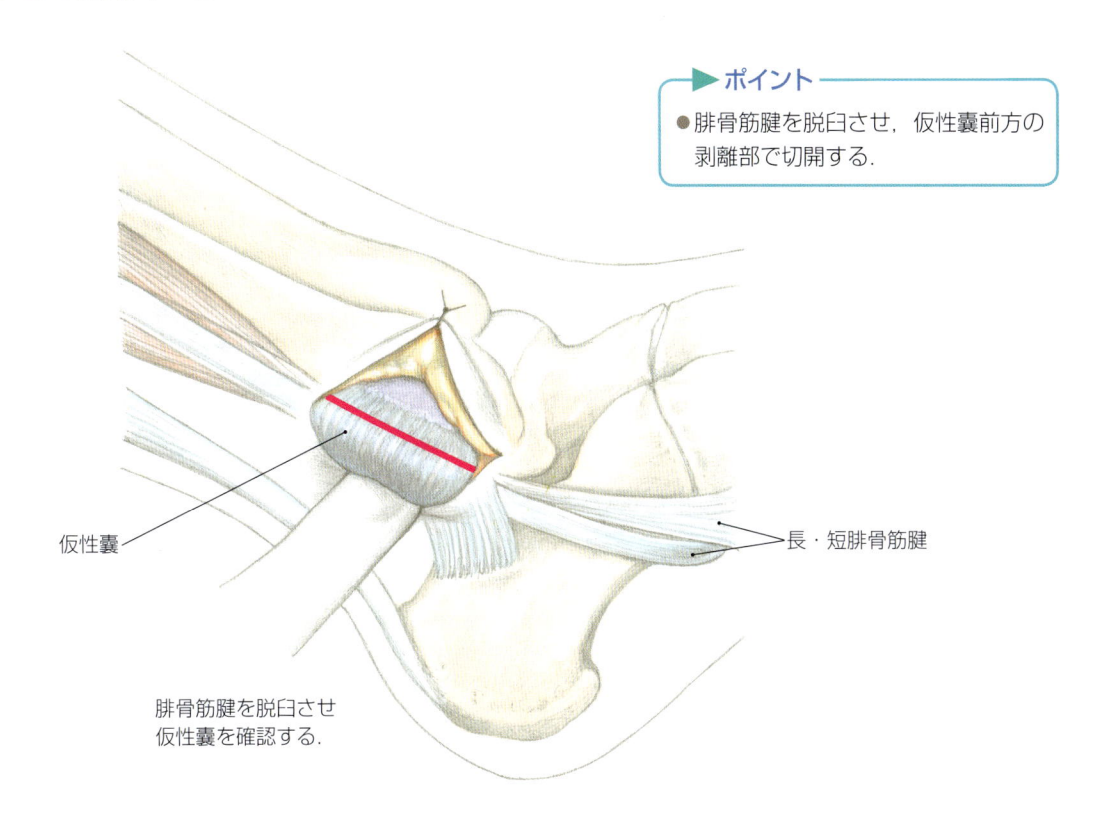

> ▶ポイント
> ●腓骨筋腱を脱臼させ，仮性嚢前方の剥離部で切開する.

仮性嚢

長・短腓骨筋腱

腓骨筋腱を脱臼させ仮性嚢を確認する.

- 上腓骨筋支帯を皮下に確認し，支帯の損傷，性状，仮性嚢を，腱の脱臼を再現させながら観察する.
- ほとんどの症例において上腓骨筋支帯の断裂はなく，骨膜とともに腓骨外果の中央まで剥離して仮性嚢を形成し，腓骨筋腱がこの中に脱臼する[3].
- Das De 原法[1] や変法では仮性嚢の後方で切開するが，上腓骨筋支帯や骨膜に損傷や菲薄化が認められなければ，仮性嚢を前方の剥離部前縁で切開して，腓骨への縫着と仮性嚢の閉鎖を 1 か所で行っている[4].

❸…筋・腱・骨・軟部組織を確認する

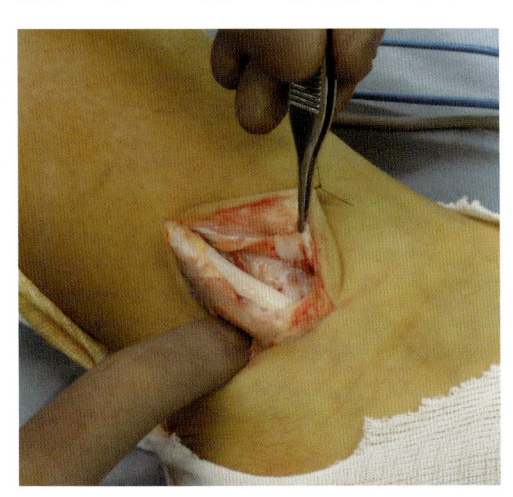

- 仮性嚢を切開した後，外果後縁の fibrocartilaginous ridge（線維軟骨稜）の損傷，腓骨筋腱溝の形成不全，短腓骨筋筋腹下降の有無，長・短腓骨筋腱の腓骨後縁での縦断裂の有無などを観察する [1].

[1] 仮性嚢を切開後，長・短腓骨筋腱など筋・腱・骨・軟部組織を観察

❹…損傷や形成不全の筋・腱・骨・軟部組織を処置する

- fibrocartilaginous ridge の損傷があれば，ソフトアンカーを挿入して支帯とともに縫合する.
- 短腓骨筋の筋腹が腓骨先端まである例を認めれば，筋腹を切除して上腓骨筋支帯内の軟部組織の容量を減少させる.
- 長・短腓骨筋腱の縦断裂を認めれば，新鮮化して腱内から縫合糸をかけ，結び目が表層に出てこないよう縫合する.

❺…腓骨外側面母床を新鮮化し，必要に応じ骨溝を形成する

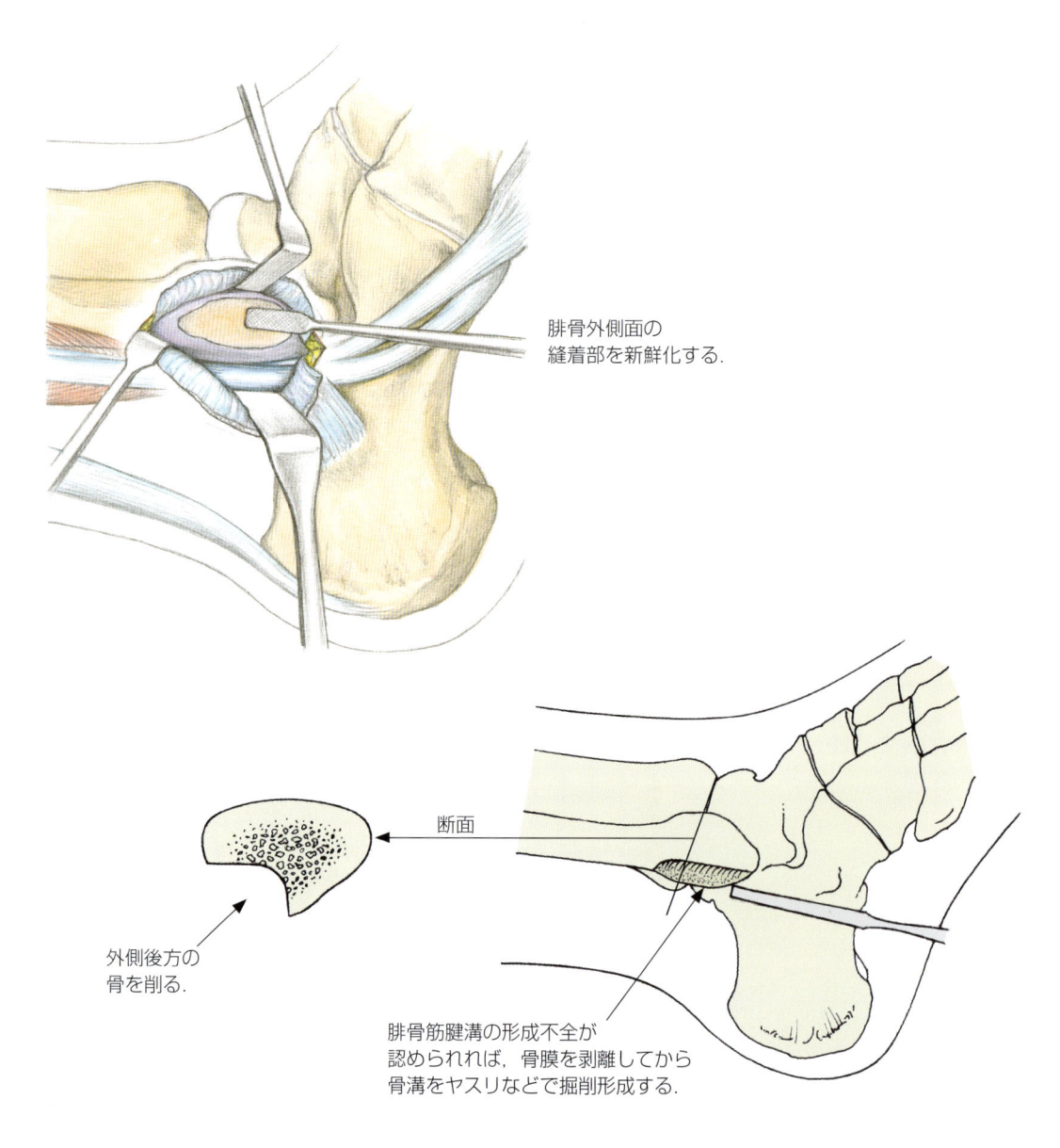

腓骨外側面の
縫着部を新鮮化する.

断面

外側後方の
骨を削る.

腓骨筋腱溝の形成不全が
認められれば，骨膜を剥離してから
骨溝をヤスリなどで掘削形成する.

- 仮性嚢底部の腓骨の外側面の縫着部をヤスリなどでしっかり新鮮化する.
- 腓骨筋腱溝の形成不全が認められれば（スポーツ外傷例では少ないが），骨膜を剥離して骨溝をヤスリやスチールバーなどで掘削して腱溝を形成した後，剥離した骨膜を修復する.

⑥…骨孔を作製し，アンカーを挿入する

Kirschner 鋼線で外果に骨孔を作製する．

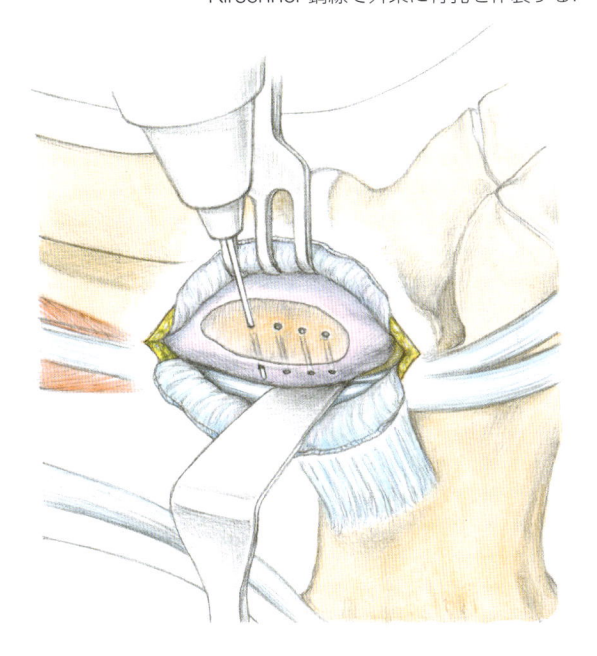

- 1.0 mm 径の Kirschner 鋼線で外果後方の遠位から 4 か所，仮性嚢が外果の外側から後方にしっかり固定される位置に骨孔をあける．
- 近位の腓骨に角度的に骨孔が開けられない場合は，1.4 mm の JuggerKnot™ ソフトアンカー（BIOMET 社）を 1〜2 本挿入する．

⑦…上腓骨筋支帯を縫合する

骨孔と支帯に糸を通し，上腓骨筋支帯を縫合する．

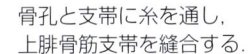
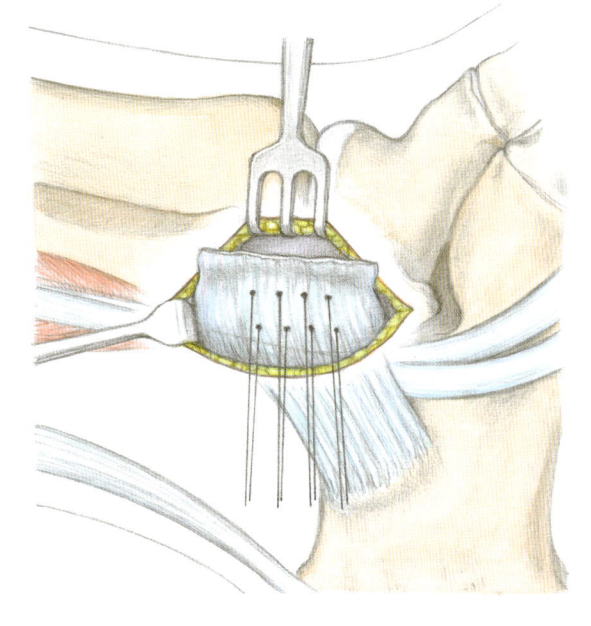

- 縫合部が突出しないように，細くて強い 3–0 のストロングスーチャー（Fiber Wire®，Arthrex 社）を骨孔に通す．

余った支帯は骨膜と重層縫着する.

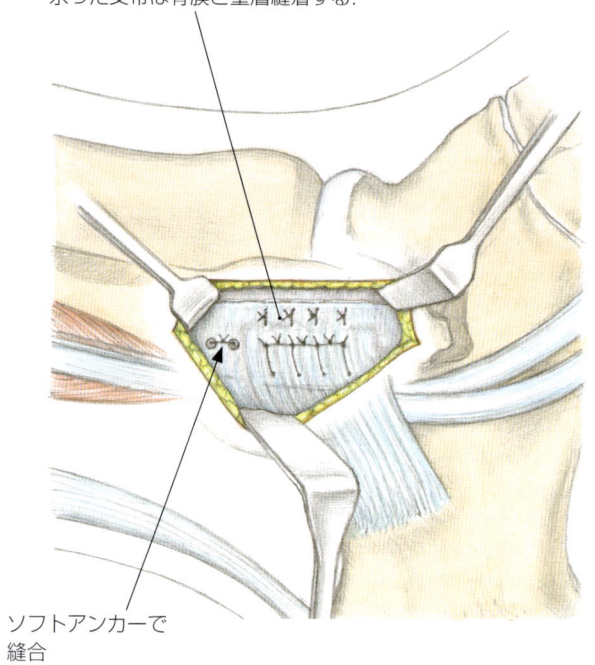

ソフトアンカーで
縫合

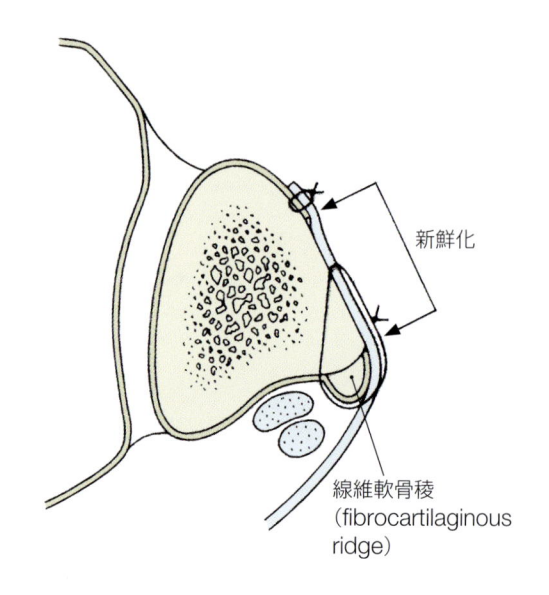

新鮮化

線維軟骨稜
（fibrocartilaginous
ridge）

▶ **ポイント**

● 骨孔を通して結紮後，隣の糸とさらに結んで
線状に骨に縫着させる.

● 腱の滑走を妨げないよう適切な部位で，後方の支帯に糸を通し，仮性嚢と骨を
強く密着させて縫合，余った支帯は骨膜と重ね合わせて重層縫着する.

▶ 後療法

● 術後2〜3週間のギプス固定後，腓骨筋腱再脱臼予防用に外果後方を圧迫する
サポーターなどを装着して，荷重と可動域訓練を開始し，6〜8週でジョギン
グ開始，徐々にスポーツ復帰としている.

（亀山　泰，井戸田 仁）

■文献

1. Das De S, Balasubramaniam P. A repair operation for recurrent dislocation of peroneal tendons. J Bone Joint Surg Br 1985；67：585-7.
2. Cho J, et al. Comparison of outcome after retinaculum repair with and without fibular groove deepening for recurrent dislocation of the peroneal tendons. Foot Ankle Int 2014；35：683-9.
3. Eckert WR, Davis EA Jr. Acute rupture of the peroneal retinaculum. J Bone Joint Surg Am 1976；58：670-2.
4. 荻内隆司. 腓骨筋腱脱臼・断裂. 松田秀一編. 別冊整形外科 No.69 足関節・足部疾患の最新治療. 東京：南江堂；2016. p. 225-8.

軟部組織の手術
腓骨筋腱の手術

腓骨筋腱断裂

手術の概要

- 腓骨筋腱の損傷は，腓骨筋腱脱臼や亜脱臼を伴うことなく起こることはまれである．腓骨筋の筋腹が末梢まで下がっている，もしくは第4腓骨筋など破格筋の存在により上腓骨筋支帯内の容量が増大し，これに帰因する狭窄性腱鞘炎からも起こりうる[1-3]．
- 腫骨腓骨筋滑車は，下腓骨筋支帯下で長・短腓骨筋腱の間に存在するが，骨隆起が大きい場合は狭窄性腱鞘炎を生じて，腱に損傷を与えうる[4]．
- 腱の損傷は（変性）縦断裂が主体であり，その修復・縫合を行うが，その原因となっている障害因子の除去操作が必須と考える．

適応

- 保存的治療に抵抗し，症状が遷延化した場合，もしくは腓骨筋腱脱臼を伴った場合に適応となる．

手術のポイント

上腓骨筋支帯部での手術
①体位：腹臥位または側臥位で行う．
②皮切：外果後方で上腓骨筋支帯上，腓骨筋腱に沿った数cmの切開を加える．
③上腓骨筋支帯を切開する．
④腱の状態を確認し，腱の縦断裂が大きい場合は腱を修復する．
⑤障害因子を除去する．
⑥閉創する．

下腓骨筋支帯部（腓骨筋滑車障害）での手術
①体位：仰臥位または側臥位で行う．
②皮切：腓骨筋滑車を中心として腓骨筋腱に沿った3～4cmの切開を加える．
③下腓骨筋支帯を切開し，腓骨筋腱の状態を確認する．
④障害因子を除去する．
⑤閉創する．

手術手技の実際

上腓骨筋支帯の手術

❶…手術体位と皮切

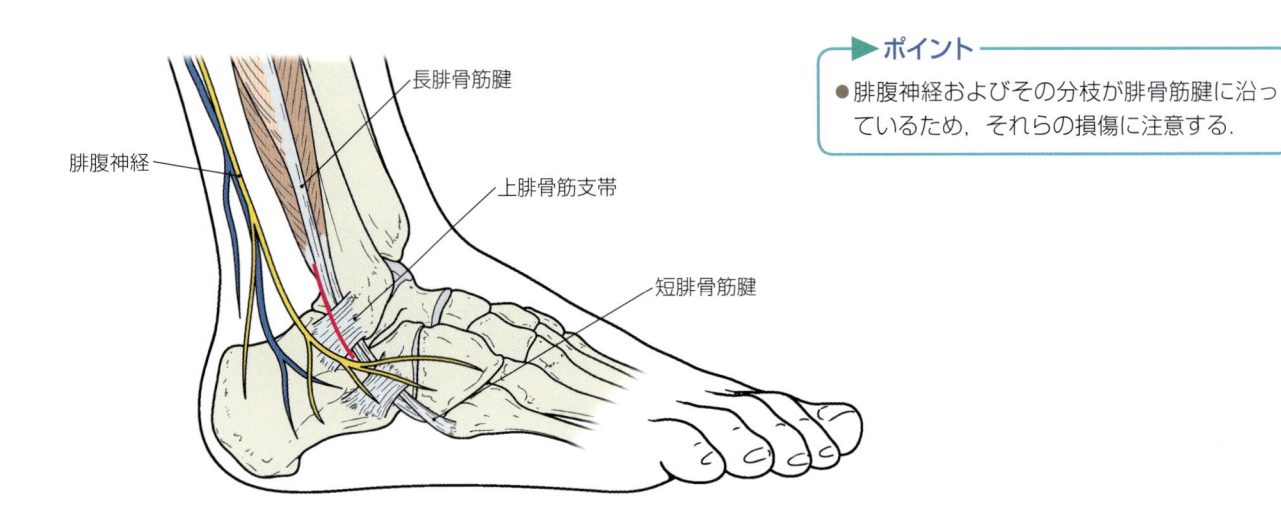

長腓骨筋腱

腓腹神経

上腓骨筋支帯

短腓骨筋腱

● 腹臥位もしくは側臥位で行う．
● 皮切は外果後方で上腓骨筋支帯上，腓骨筋腱に沿った数 cm の切開を加える．

❷…上腓骨筋支帯を切開する

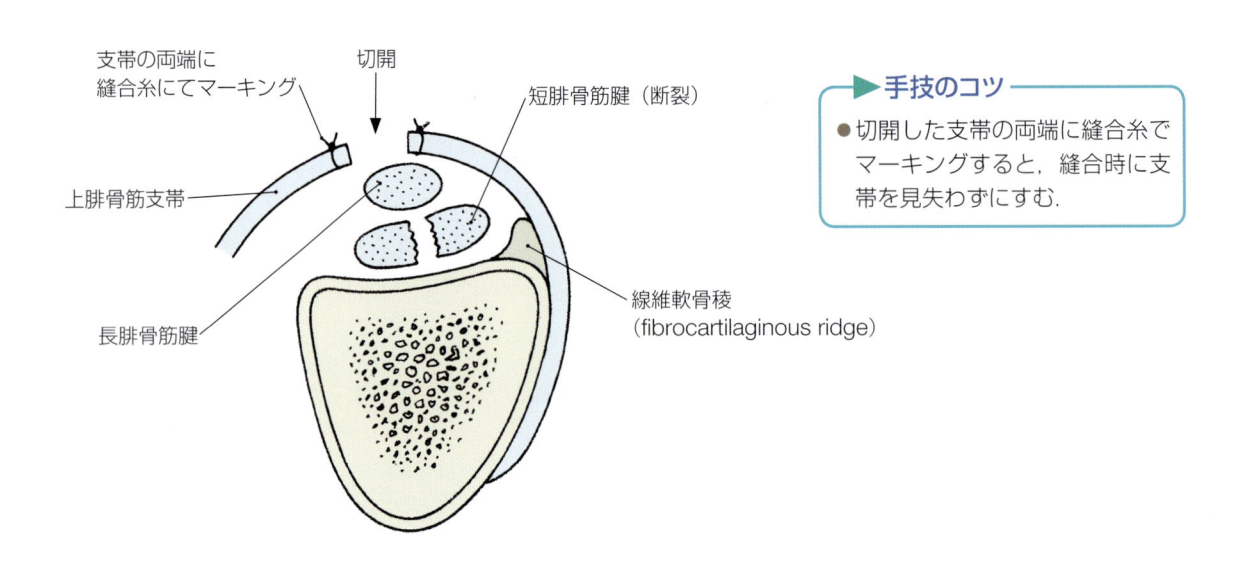

支帯の両端に縫合糸にてマーキング

切開

短腓骨筋腱（断裂）

上腓骨筋支帯

長腓骨筋腱

線維軟骨稜
（fibrocartilaginous ridge）

● 上腓骨筋支帯を縦切し，長・短腓骨筋腱を同定する．滑膜炎の所見が強い場合は滑膜切除術を追加する．

❸…腱の状態を確認・修復する

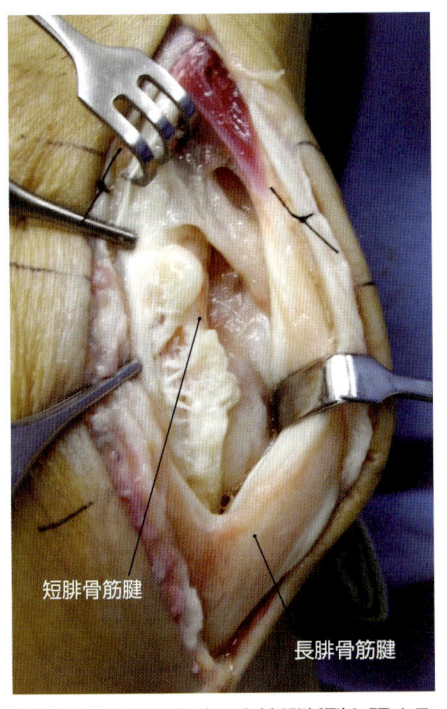
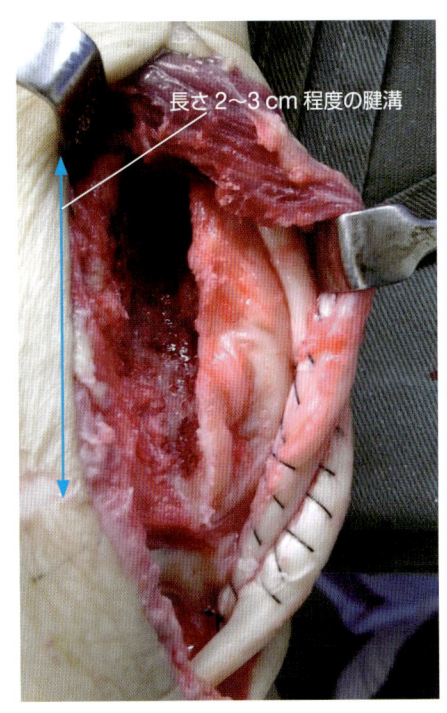

長さ2～3cm程度の腱溝

短腓骨筋腱

長腓骨筋腱

[1] 長・短腓骨筋腱の変性縦断裂を認める　　[2] 両腱の修復および腱溝形成術を施行

● 腱の損傷や筋腹の下降の程度，破格筋（第4腓骨筋）の有無を確認する [1].
● 腱の縦断裂が大きい場合は変性した腱成分を切除し，非吸収糸にて管状となる
　ように腱を修復・縫合する [2].

❹…障害（圧迫）因子を除去する

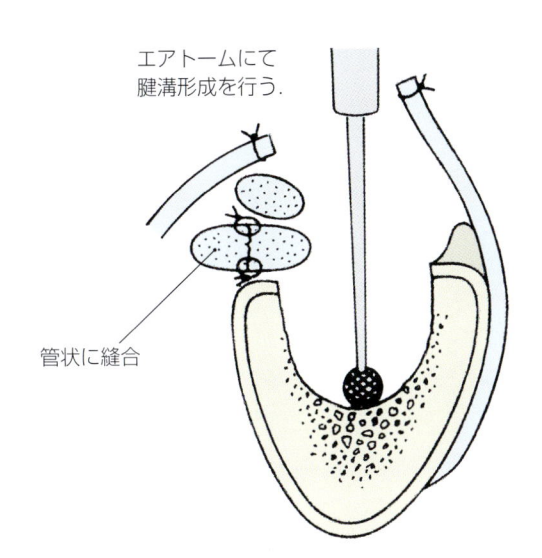

エアトームにて
腱溝形成を行う.

管状に縫合

▶ ポイント

● 容量性の圧迫を除くために，下降した
筋腹を切除することは，術後に強い癒
着性の腱鞘炎を起こすことがあり勧め
られない．腱溝形成術は同一視野で行
え，かつ容易に滑動床を広くできる方
法と考える.

● 外果後面を骨膜下に露出させ，エアトームにて深さ数mm，長さ2～3cm程
　度で骨を削っていき，腱溝形成を行う [2].

❺…閉創する

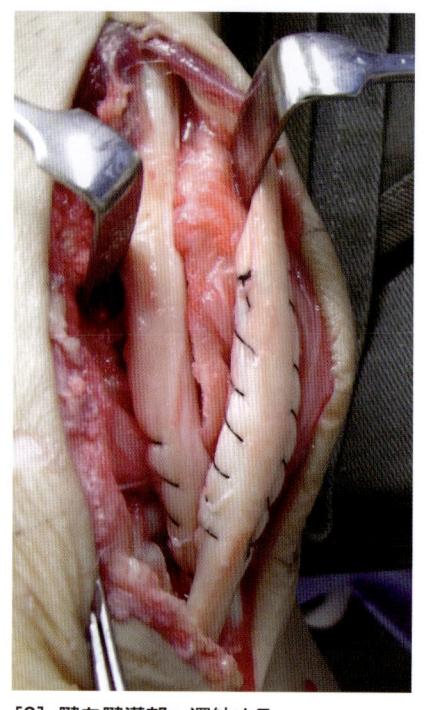

上腓骨筋支帯を縫合

[3] 腱を腱溝部へ還納する

- 腱を腱溝内に入れて容量性の圧迫がないことを確認する [3].
- 上腓骨筋支帯を縫合して終了とする.

下腓骨筋支帯（腓骨筋滑車障害）の手術

❶…手術体位と皮切

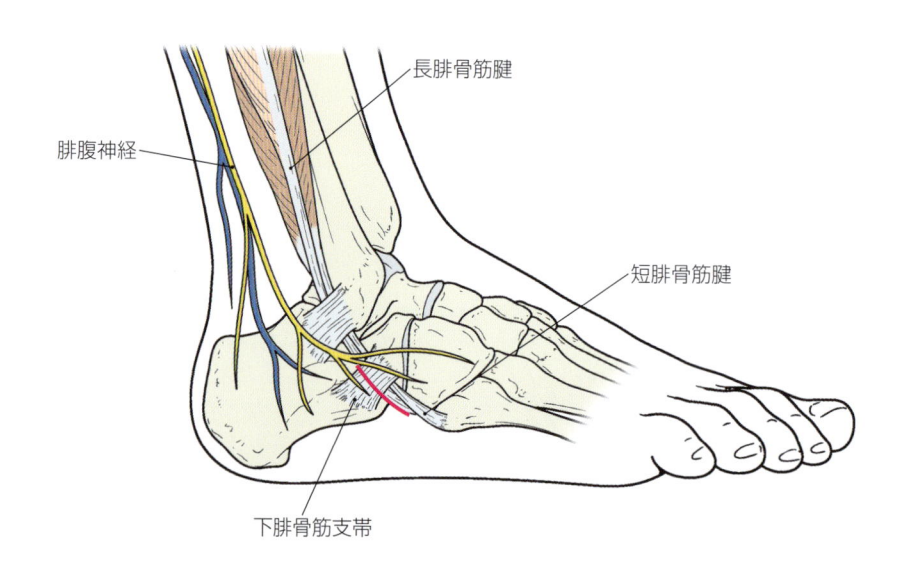

長腓骨筋腱

腓腹神経

短腓骨筋腱

下腓骨筋支帯

- 仰臥位，もしくは側臥位で行う.
- 皮切は腓骨筋滑車を中心とし，腓骨筋腱に沿った 3〜4 cm の切開を加える.

❷⋯下腓骨筋支帯を切開し，腱の状態を確認する

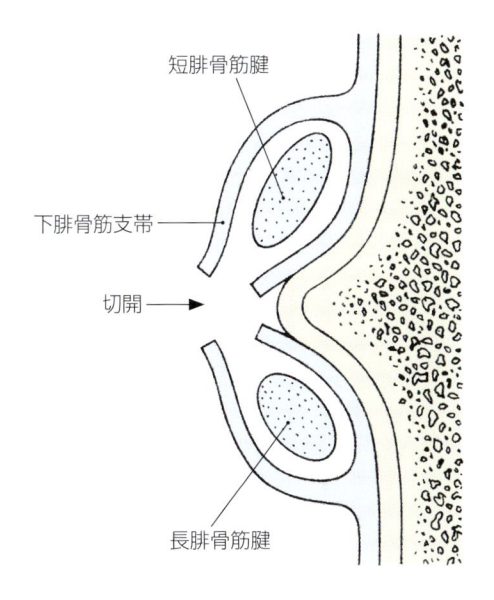

- 下腓骨筋支帯を縦切し，長・短腓骨筋腱を同定する．
- 腱の損傷は長腓骨筋腱の扁平化が多く，縦断裂は軽微で縫合することが少ない．

❸⋯障害（圧迫）因子を除去する

- 骨膜下に骨隆起部を露出させ，切除・平坦化する [4] [5]．

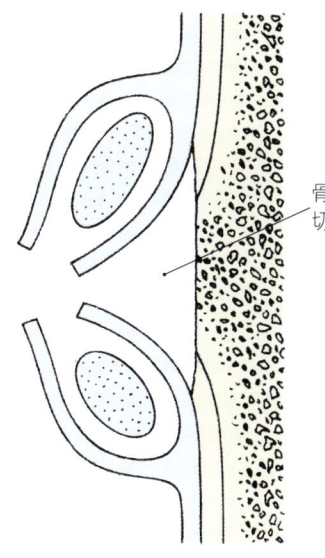

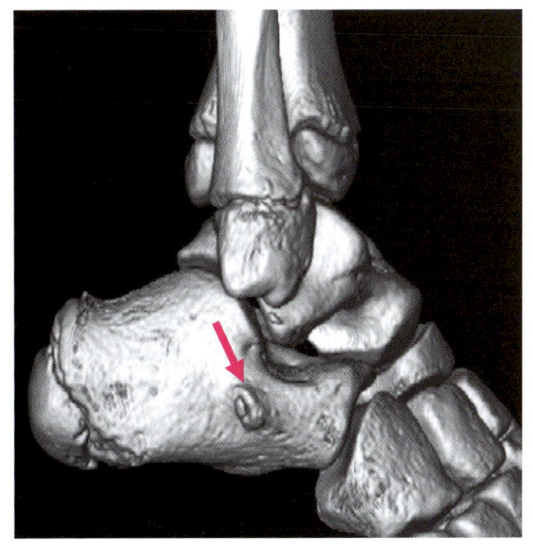

[4] 骨隆起部の 3D-CT 像
大きな腓骨筋滑車を認める（➡）．

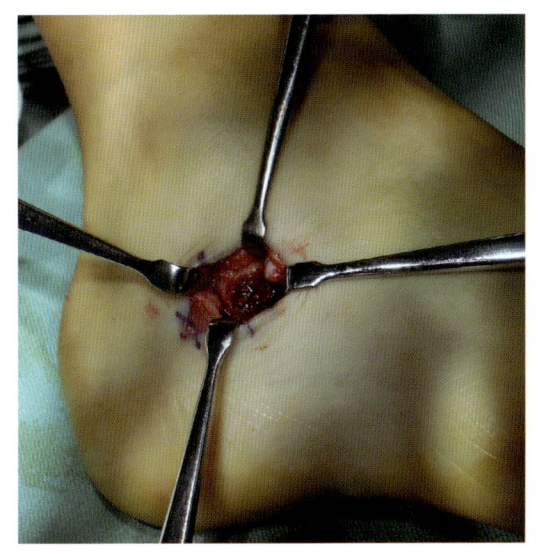

[5] 骨隆起部を切除・平坦化する

❹…閉創する

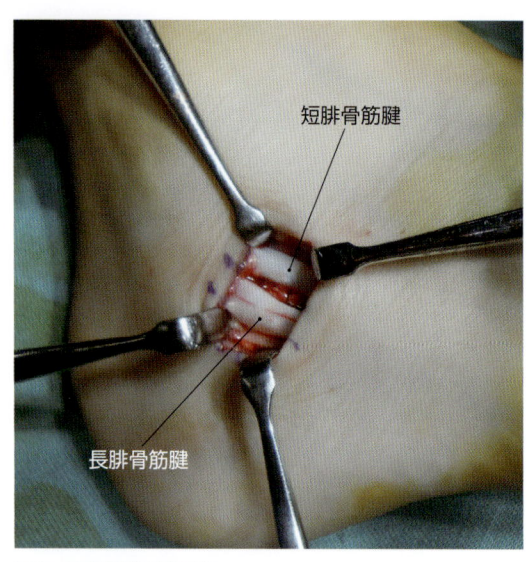
短腓骨筋腱

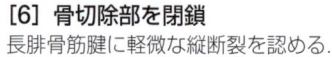
長腓骨筋腱

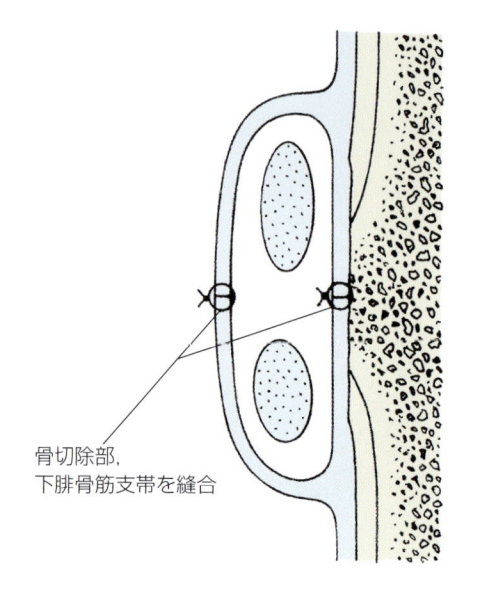
骨切除部,
下腓骨筋支帯を縫合

[6] 骨切除部を閉鎖
長腓骨筋腱に軽微な縦断裂を認める.

● 骨切除部を閉鎖し，下腓骨筋支帯を縫合して終了とする [6].

▶後療法

● 術後1週間は短下肢ギプス免荷固定とし，その後4週間程度，サポーター固定
とする.

（門田　聡）

■文献
1. 窪田　誠. 腓骨筋腱損傷・障害の診断と治療. 関節外科 2017；36：66-71.
2. 村上友彦ほか. 第4腓骨筋腱を伴った陳旧性腓骨筋腱断裂の1例. 整形外科 2016；67：42-5.
3. 滝　正徳ほか. 腓骨筋腱脱臼に関与する解剖学的特徴の検討. 日足外会誌 2014；35：116-8.
4. 平本貴義. 巨大腓骨筋腱滑車による腓骨筋腱障害の2例. 日足外会誌 2016；37：346-8.

軟部組織の手術

母趾ガングリオン

- ガングリオンは手足に好発する囊腫性病変である．内部はゼリー状の液が充満している．自然消失することもあるため，無症状なら経過観察することが多い．しかし母趾ガングリオンの場合は，腫瘤が大きくなり皮膚も菲薄化することが多いのが特徴である [1] [2][1]．

- 囊腫と腱鞘の連絡路がバルブ構造を有しているため一方向的に液が囊腫に貯留することで巨大化すると推測される．石井が図示した母趾ガングリオンの発症メカニズムを示す [3][2]．そのため穿刺してもすぐに再発することが多い．

- 荷重部でもあり，痛みが強く日常生活に支障をきたす場合が多い．ピシバニール®を用いた硬化療法も報告されている[3]．

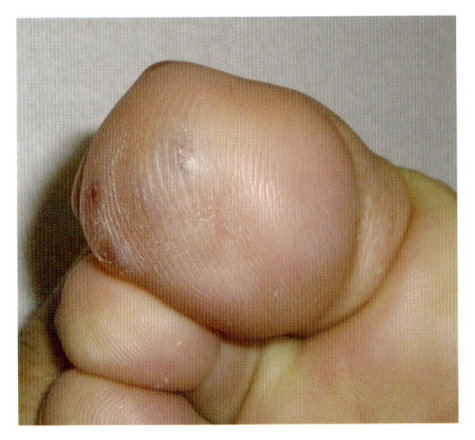

[1] 母趾ガングリオン
母趾足底が異常に腫脹しているのがわかる．

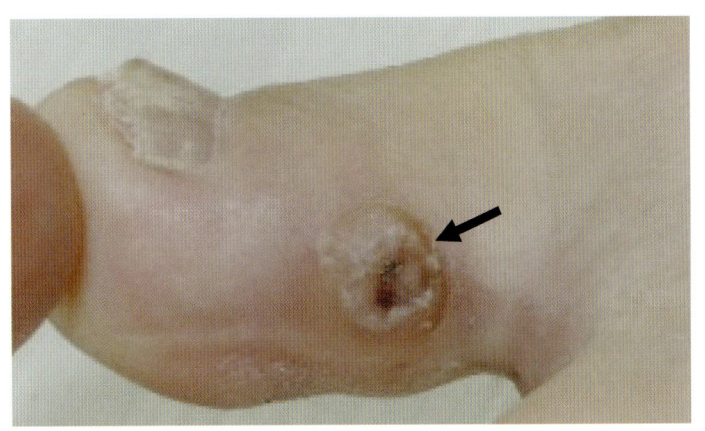

[2] 母趾側面のガングリオン
母趾ガングリオンは足底にだけ広がると思ってはいけない．母趾の側面（➡），背側などに腫瘤を形成する場合もある．その場合，皮膚病変があることから皮膚ガングリオンを疑い同部を皮膚ごと切除しても再発することがある．通常，側面や背側に出ている場合でも深部は屈筋腱鞘あるいは関節包と連続している．

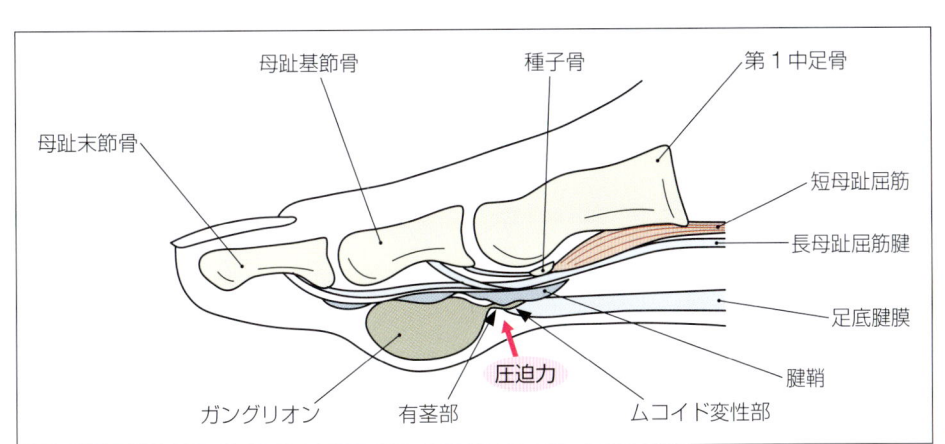

母趾末節骨　母趾基節骨　種子骨　第1中足骨　短母趾屈筋　長母趾屈筋腱　足底腱膜　腱鞘　ムコイド変性部　有茎部　ガングリオン　圧迫力

[3] 母趾ガングリオンの発症メカニズム
（石井朝夫．母趾ガングリオン．中村耕三ほか編．足の痛みクリニカルプラクティス．中山書店；2011. p. 104-7[2] より）

▶ 適応

- 穿刺しても再発を繰り返す例.
- サイズが大きく日常生活に支障をきたしている例.

▶ 手術のポイント

①術前画像診断でガングリオンの存在部位を確認しておく.
②皮切：ガングリオンが母趾末節部の屈側にある例では，皮線との位置関係をみながらジグザグ皮切で入る場合が多い.
③ガングリオンを周囲組織から剥離する.
④ガングリオンをそれと連結する腱鞘も含め切除する.

● 手術手技の実際

❶ … MRI による術前画像診断

- 術前画像診断でガングリオンの存在部位をよく確認しておく [4] [5].
- 母趾発生例では実際の腫瘤を形成するガングリオンとは別に母趾屈筋腱鞘内に高信号域が広がっているのがみられる [6]. MTP（中足趾節）関節よりさらに近位までみられる場合が多い.

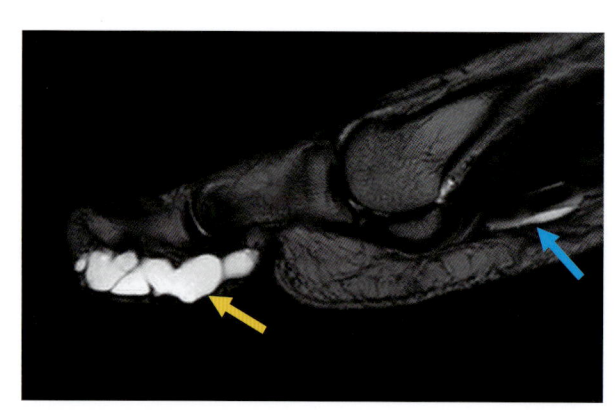

[4] 母趾の MRI 像
母趾末節部の多房性病変（➡）に目を奪われがちだが，屈筋腱鞘にも続いている病変（➡）の存在を見逃してはいけない.

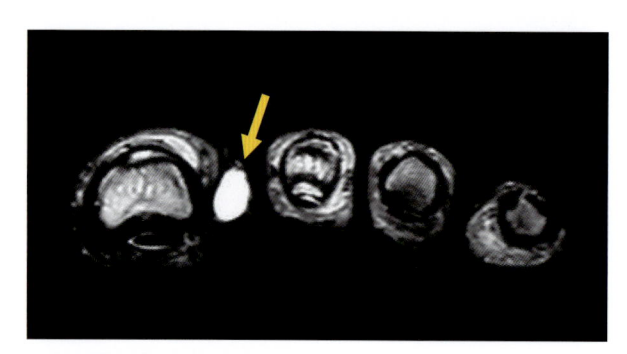

[5] MRI T2 強調冠状断像
母趾側面のガングリオン（➡）.

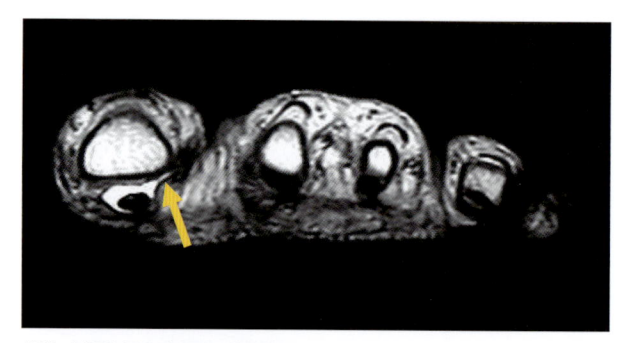

[6] MRI T2 強調冠状断像
[5] よりやや近位のスライスで長母趾屈筋の腱鞘内に高信号がみられる. 外側に存在するガングリオンとの連結部分（➡）もみられる. 外側部分の病変を取っても，容易に再発することが理解できる.

❷ ジグザグ皮切で術野を展開し，ガングリオンを剥離する

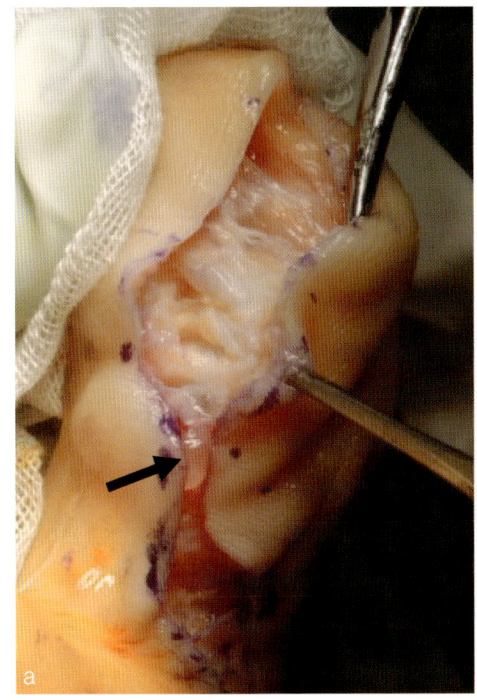

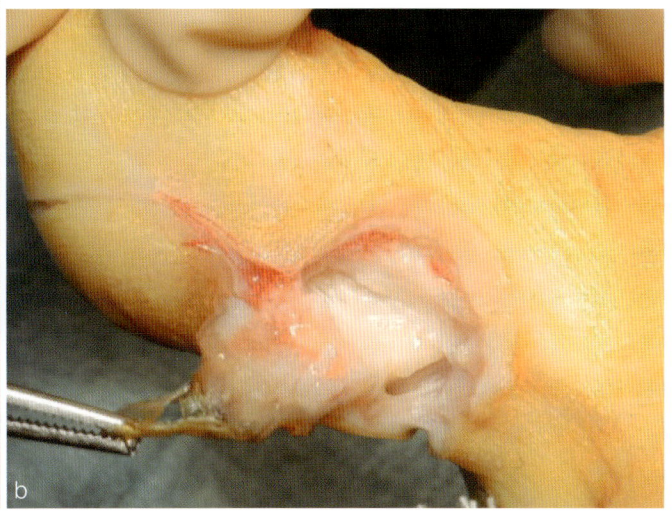

[7] ガングリオンの剥離

a：母趾足底の皮線にかからないような大きなジグザグ皮切で病変（━━▶）に達する．ガングリオンと
　　健常の組織との境界は不明瞭で完全な剥離は困難な場合が多い．趾神経と皮膚を損傷しないよう注意
　　しながらガングリオンを周囲組織から剥離していく．

b：皮膚に隆起した部位がある場合はその切除から始め，深部まで剥離を進めていく．

▶ **ポイント**

● ガングリオンは周囲組織と癒着しており剥離は
容易ではない．嚢腫は皮膚とも癒着している場
合が多い．嚢腫壁を破らないように取ろうとし
ても無理な場合が多く，嚢腫壁を破らない状態
で摘出することは困難である．周囲組織を損傷
する可能性もあるため，嚢腫壁を破らないこと
にこだわらない．

● 母趾末節部の足底にある例では，皮線との位置関係をみながら，術野が大きく
展開できるジグザグ皮切で入る場合が多い．

● 皮膚との癒着の強い部分は，縫合時，皮膚に余裕があると判断される場合は，
ガングリオンとともに切除することもある．

● ガングリオンを周囲組織，とくに神経，血管を損傷しないよう注意しながら剥
離していく [7]．

❸…ガングリオンを切除する

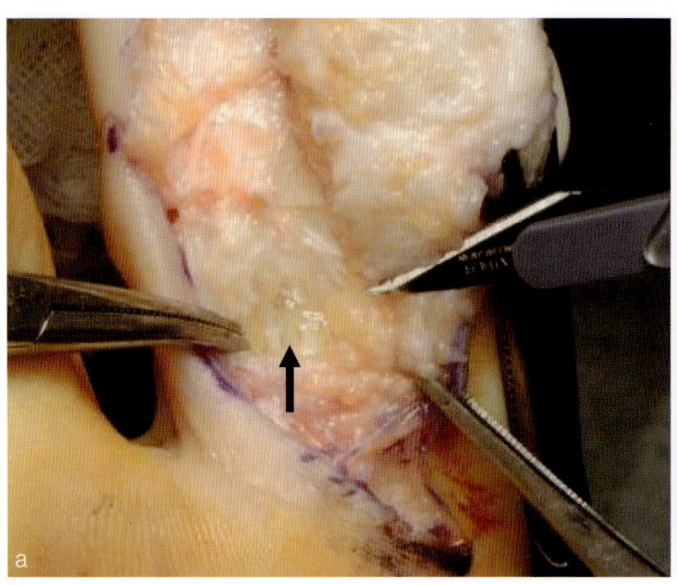
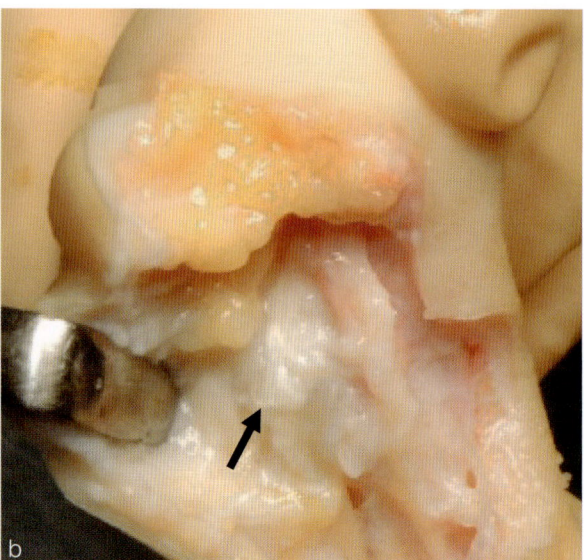

[8] ガングリオンの切除

a：重要な点はガングリオンと連続している腱鞘部分をガングリオンとともに切除することである. ➡️は腱鞘を切除した部位で, 腱鞘内にもゼリー状の液が貯留しているのがよくわかる. 同部を切除しないと再発につながる.

b：ガングリオンと連続する屈筋腱鞘も合わせて切除する. ➡️は長母趾屈筋腱.

> **▶ポイント**
>
> ●ガングリオンの切除, さらに重要なのは, 腱鞘との連続部を切除することである. それを残した場合, 高率に再発する.
> ●実際の症例ではガングリオンと腱鞘との連結部分を術中に確認することは困難な場合が多い. ガングリオンとともにそれに接する屈筋腱鞘も摘出する.

●ガングリオンを剥離していくと深部に屈筋腱の腱鞘が見えてくる. ガングリオンと接している部分をガングリオンとともに切除する. 関節鏡を用いたストーク（腱鞘との連結部）の切除も報告されている[4-6].

●腱鞘上のガングリオンだけとっても腱鞘内部にもゼリー状の液体が詰まっており, 再発の原因となる. 腱自体を損傷しないよう注意しながら腱鞘も可能な範囲で切除していく [8].

▶後療法

●痛みの状況に応じて部分荷重, 全荷重と進めていく. 抜糸は創の状態をみながら術後3週目に行う.

（羽鳥正仁）

■文献

1. Goto M, et al. A ganglion occurring in the big toe of a child. Foot 2005；15：50-3.
2. 石井朝夫. 母趾ガングリオン. 中村耕三ほか編. 足の痛みクリニカルプラクティス. 東京：中山書店；2011. p. 104-7.
3. Tanaka Y, et al. Sclerotherapy for intractable ganglion cyst of the hallux. Foot Ankle Int 2009；30：128-32.
4. Endo J, et al. Tendoscopic Excision of an Intratendinous Ganglion in the Flexor Hallucis Longus Tendon: A Case Report. J Foot Ankle Surg 2016；55：345-7.
5. Ogawa T, et al. Endoscopic Stalk Resection of a Toe Ganglion With Color-aided Visualization. Arthrosc Tech 2017；6：673-8.
6. Lui TH. Interphalangeal arthroscopy of the toes. Foot 2014；24：42-6.

軟部組織の手術

足底腱膜炎

手術の概要

- 足底腱膜炎は，踵部痛の原因としてよくみられる疾患である．ほとんどの症例で保存的治療が有効であり，手術に至る例は少ない．
- 手術的治療は直視下で足底腱膜の切離術を行うが，一部の施設では鏡視下手術 [1] が行われており，手術瘢痕などのトラブルがより少ないのが利点である[1]．

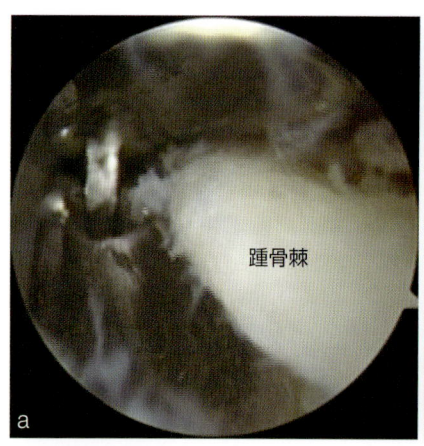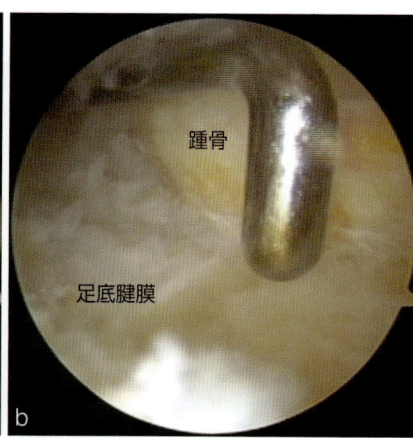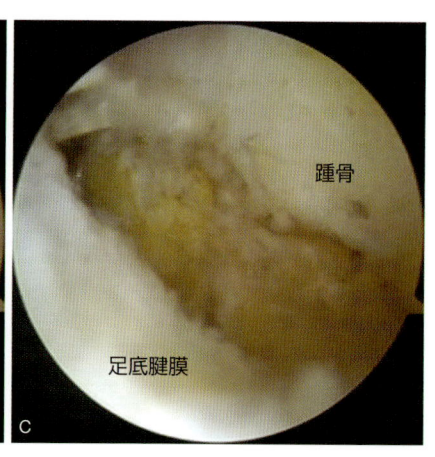

[1] 鏡視下手術
a：踵骨棘を切除，b：踵骨棘切除後，c：足底腱膜の切離．

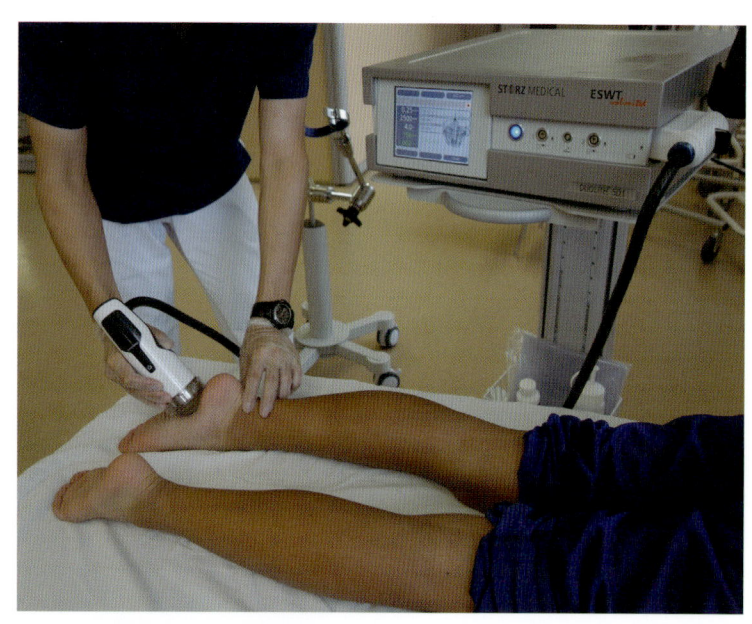

[2] 体外衝撃波治療（ESWT）

- 近年，体外衝撃波治療（extracorporeal shock wave therapy：ESWT）が本疾患に保険適用され，難治例に対して良好な結果が得られている[2] [2]．今後はさらに手術症例が少なくなっていくと考えられる．

▶適応

● アキレス腱や足底腱膜のストレッチング, 装具療法（足底挿板）, 薬物療法などのあらゆる保存的治療に抵抗した, 6か月以上経過した難治例が適応となる.

▶手術のポイント

①体位：仰臥位で行う.
②皮切：踵骨隆起の内側突起を中心に, 足底面に平行な3〜5cmの縦切開を加える.
③足底腱膜を露出させる.
④足底腱膜を切離し, 踵骨棘を切除する.
⑤閉創する.

●── 手術手技の実際

❶…手術体位と皮切

● 仰臥位で行う.
● 踵骨隆起の内側突起を中心とし, 足底面に平行な3〜5cmの縦切開を加える.

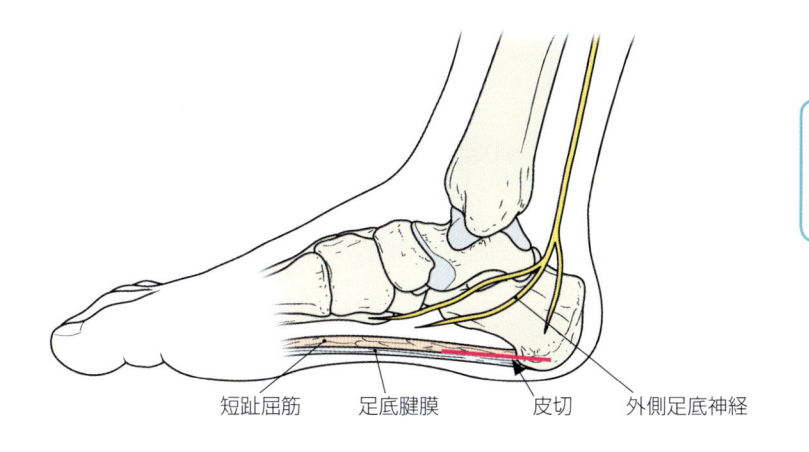

短趾屈筋　足底腱膜　皮切　外側足底神経

▶ポイント
● 皮切は足底の接地部にかからないようにする. 患者が術後, 接地時に強い違和感を訴えるのを防ぐためである.

❷…足底腱膜を露出させる

● 母趾外転筋の下縁を持ち上げ, 足底腱膜を露出させる. その際, 近傍を走行する外側足底神経の分枝を損傷しないように注意する.

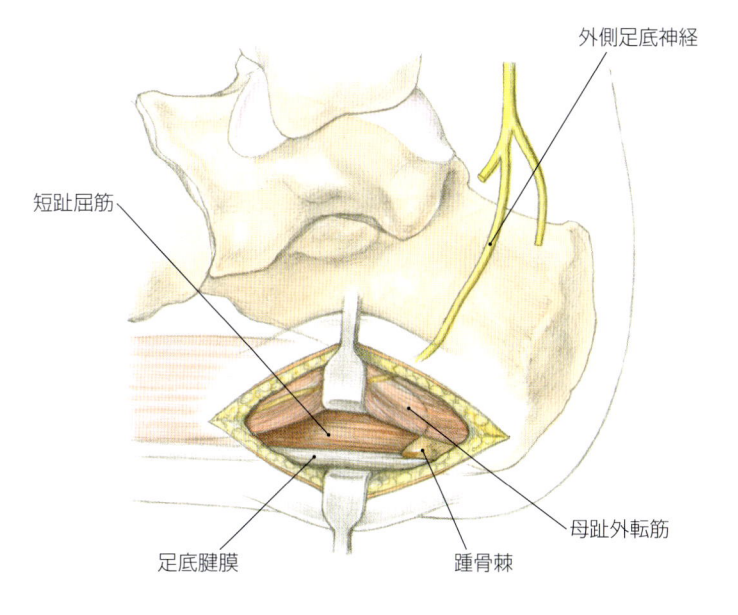

外側足底神経

短趾屈筋

母趾外転筋

足底腱膜　踵骨棘

❸…足底腱膜を切離し，踵骨棘を切除する

- 足底腱膜内側部を切離する．踵骨棘がある場合は短趾屈筋を剥離し，骨棘を切除する．

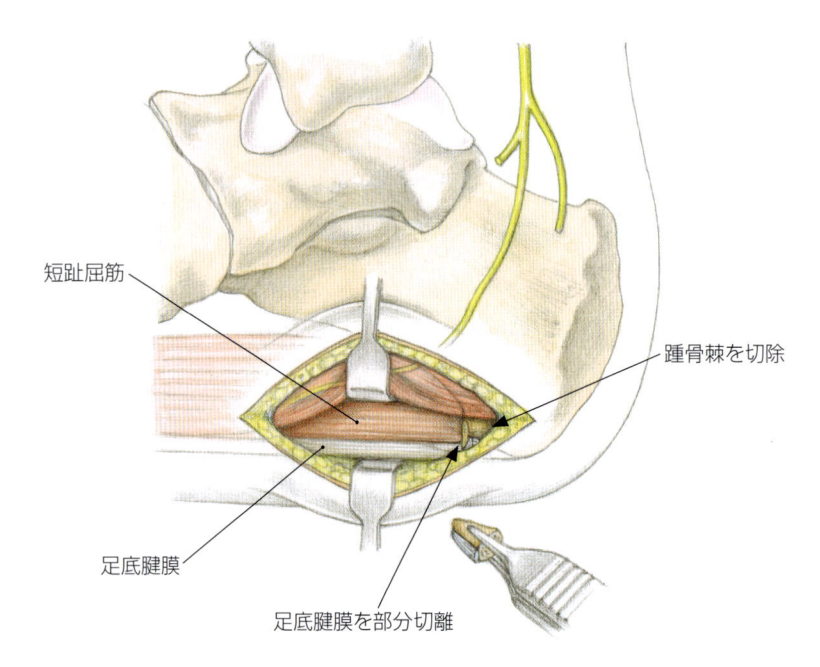

短趾屈筋

踵骨棘を切除

足底腱膜

足底腱膜を部分切離

▶ポイント

- 病変部は足底腱膜内側半分にあり，肥厚・硬化していることが多い．それを中心に数 mm 幅で切除する．
- また踵骨棘は足底腱膜炎の痛みと関連がないとの報告があるが，踵骨棘は荷重時の直接的な圧迫力によって生じた，周囲が血管・神経組織に富む反応性骨増殖変化であることが組織学的に示唆された[3]．そのため，踵骨棘も踵部痛の一因であることが否定できないため，切除するようにしている．

❹…閉創する

- 再び切離部を観察し，緊張した索状物がないことを確認して終了とする．

▶後療法

- 術後 1 週間は短下肢ギプス免荷固定とし，その後，足底挿板を装着させて部分歩行を開始する．
- 術後 3〜4 週で全荷重歩行とする．

（門田　聡）

■文献
1. 小松　史. 足底腱膜炎に対する内視鏡視下手術. 整・災外 2015；58：1155-9.
2. 高橋謙二ほか. 下肢スポーツ腱付着部障害に対する体外衝撃波治療. 整・災外 2016；59：651-9.
3. Kumai T, et al. Heel spur formation and the subchondral enthesis of the plantar fascia. J Rheumatol 2002；29：1957-64.

絞扼性神経障害の手術

足根管症候群

●──手術の概要

- 足根管（tarsal tunnel）は fibro-osseous space で足関節内果後下方に存在し，距骨内側，踵骨内側，屈筋支帯により形成され，脛骨神経，後脛骨動静脈，後脛骨筋腱，長母趾屈筋腱，長趾屈筋腱が走行している [1].
- 脛骨神経は長趾屈筋腱と長母趾屈筋腱の間に存在し，脛骨神経内側踵骨枝，内側足底神経，外側足底神経の3つに分岐する [1].
- 内側足底神経と外側足底神経は足根管内で分岐することが多いが，より近位で分岐することもある.

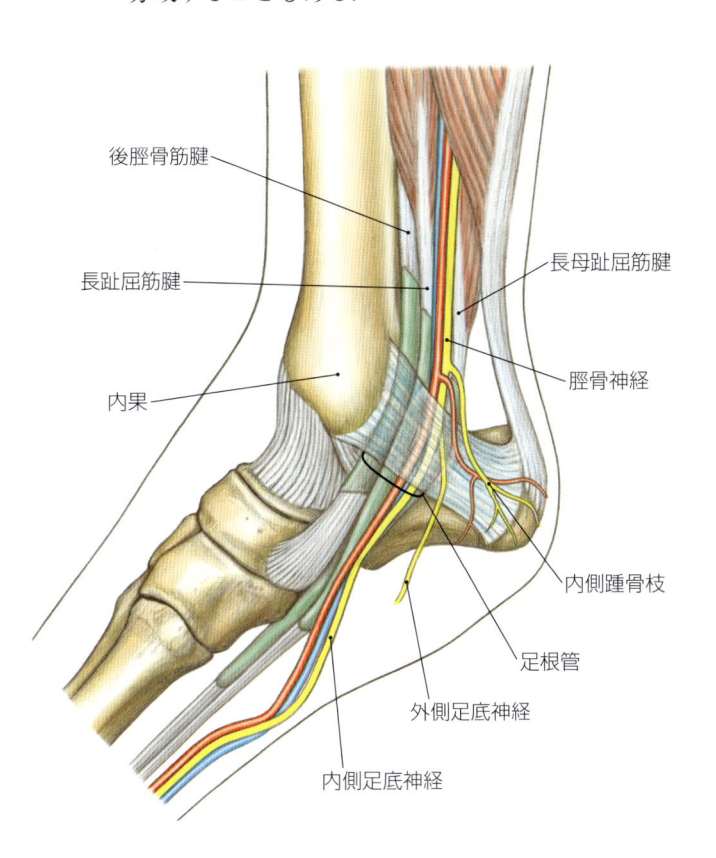

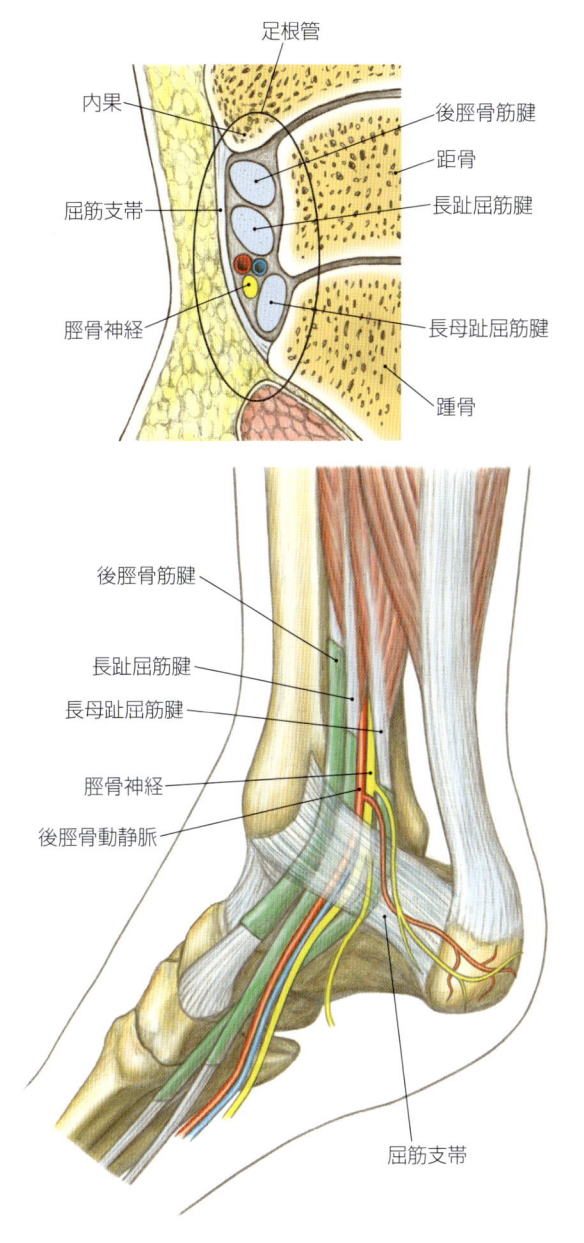

[1] 足根管の解剖

- 手術の目的は脛骨神経を圧迫している原因を除去し神経を除圧することである.
- 原因としては idiopathic（特発性），traumatic（外傷性：骨折，足関節捻挫，打撲），space occupying lesion（以下 SOL：ガングリオン，距踵関節癒合症，静脈瘤，静脈奇形，脂肪腫，腱鞘滑膜炎など），脛骨神経の腫瘍性変化（神経腫，神経鞘腫），足部変形（脛骨神経は踵外反により緊張がかかり，踵内反により圧迫される）があり，特発性が約 20 ％とされている[1,2].
- わが国ではガングリオンや距踵関節癒合症による骨性隆起などの SOL によるものが 2/3 を占め，海外では特発性や外傷性が多い[1,2].
- 手術は屈筋支帯を切離して足根管を開放し，動静脈・神経あるいは神経血管束を同定し，占拠病変の切除，足根骨癒合部の切除，静脈の剥離，腱鞘切開などを行い神経剥離する.

▶ 適応

- 足根管部の Tinel like sign や dorsiflexion-eversion テスト[3] が陽性で，足根管部や足部の疼痛，障害神経支配領域の感覚障害のために日常生活動作，スポーツ活動が著しく制限され，保存療法が無効の場合.

▶ 手術のポイント

① 体位と皮切：仰臥位で，膝を軽度屈曲し下腿を外旋位とする．内果の後上方から後脛骨筋腱の走行を参考に弧状の皮切を母趾外転筋腱の筋腹近位まで加える.
② 脛骨神経内側踵骨枝を損傷しないように同定し，屈筋支帯を切離する.
③ 脛骨動静脈・神経と分岐する内側および外側足底神経を同定する.
④ 神経圧迫の原因を除去する.
⑤ 洗浄後，屈筋支帯を開放したままで，皮下および皮膚を縫合する.

●── 手術手技の実際

❶…手術体位と皮切

- 仰臥位で，膝を軽度屈曲し下腿を外旋位とする.
- Tinel like sign がある部位に皮膚ペンでマークしておく.
- ターニケットを装着し駆血する.
- 内果の後上方から後脛骨筋腱の走行を参考に弧状の皮切を母趾外転筋腱の筋腹近位まで加える.

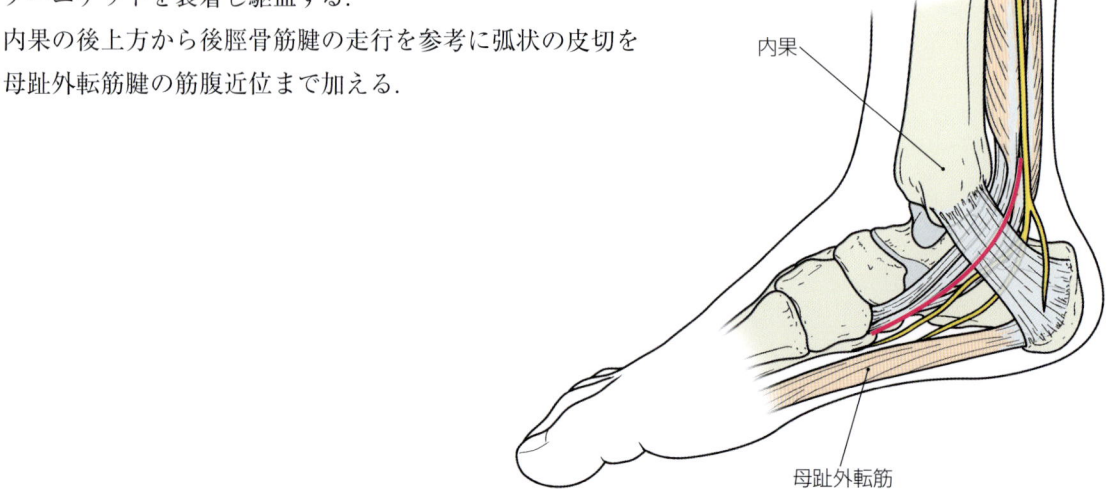

内果

母趾外転筋

❷⋯屈筋支帯を切開する

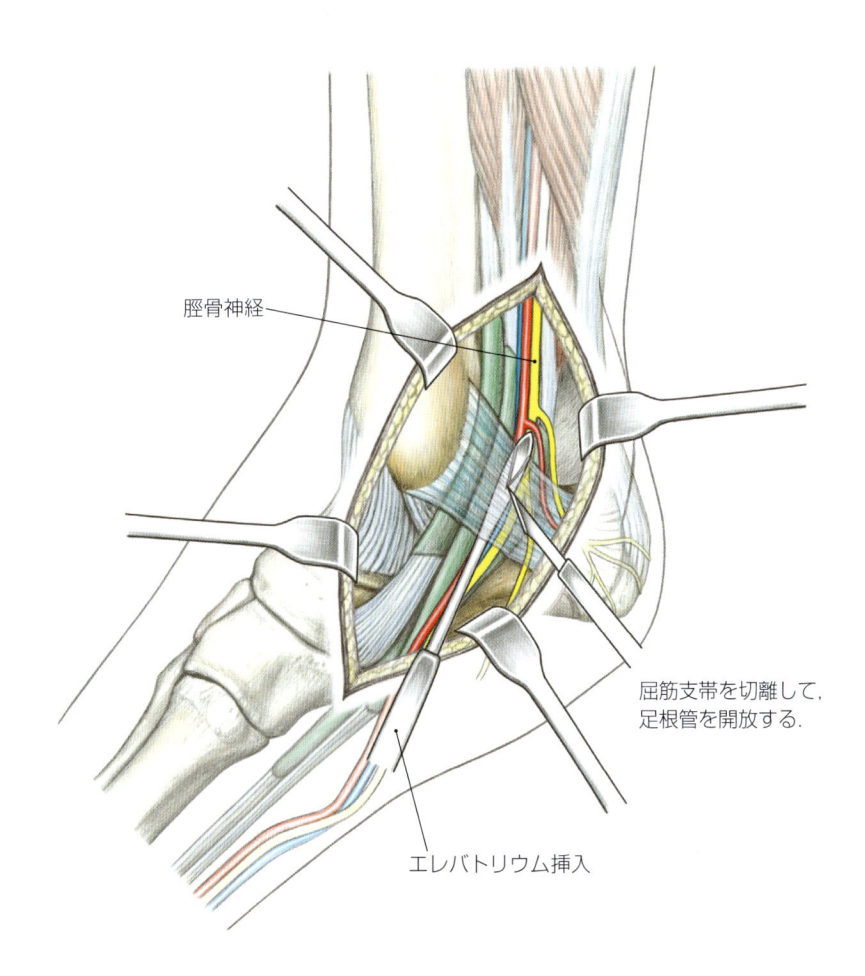

脛骨神経

屈筋支帯を切離して,
足根管を開放する.

エレバトリウム挿入

- バイポーラーなどで適宜止血しつつ,皮下を剥離し屈筋支帯を露出する.
- 屈筋支帯より近位から切開する.脛骨神経内側踵骨枝を同定しつつ分岐がない場合は屈筋支帯を切開して内側踵骨枝を同定する.
- 屈筋支帯の直下にエレバトリウムを挿入し,神経血管束を損傷しないように屈筋支帯をメスで切開して足根管を開放する.

❸⋯後脛骨動静脈と脛骨神経を同定する

- 脛骨神経は長趾屈筋腱と長母趾屈筋腱の間に存在し,内側踵骨枝,内側足底神経,外側足底神経の3つに分岐する.屈筋支帯切開時には足根管の近位部で分岐する踵骨神経内側枝を損傷しないように注意する.
- 癒着が著しいことも多く慎重に後脛骨動静脈と脛骨神経を同定し,動静脈と神経に分けてテープをかける.

❹…神経圧迫の原因を除去する

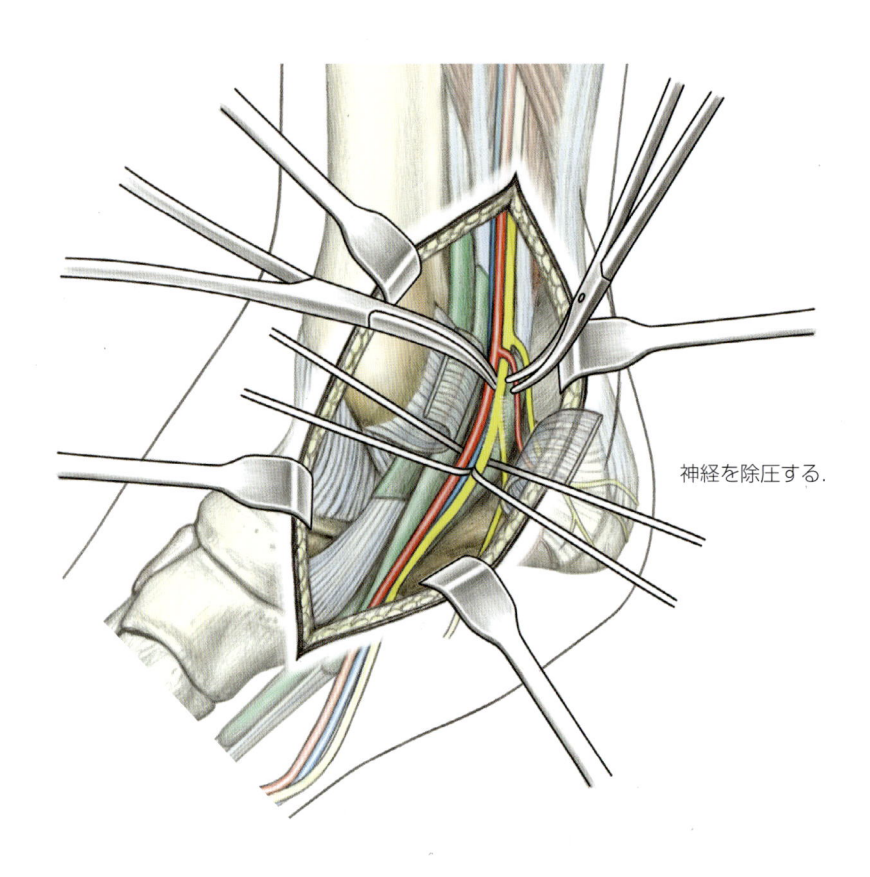

神経を除圧する.

- ガングリオンなどの占拠病変は屈筋支帯を切離した段階で確認できることが多い.
- 足根骨癒合症の場合は皮膚の上から癒合部の突出を触診できることもあるが, 慎重に脛骨神経を同定し癒合部の圧迫から剥離し, 神経をよけて骨癒合部を十分切除する.
- 細い静脈が脛骨神経に巻き付くように絞扼している場合は慎重に神経剥離し, 止血しつつ絞扼から解放して神経を除圧する.
- 腱鞘炎が原因の場合も癒着が強いので慎重に神経剥離を行う.
- 肉眼的に圧迫原因が明確でない場合も神経の色調などを観察しつつ慎重に剥離を行う.
- 足根管内の脛骨神経を除圧後, 遠位足根管入口においても圧迫がないか確認する.
- 外反扁平足が主原因と考えられる場合は変形矯正術が必要となる.

❺…皮下・皮膚を縫合する

- 十分に洗浄し, 屈筋支帯は開放したままで皮下および皮膚を縫合する.

▶後療法

- 局所の安静のため抜糸までシーネ固定し免荷する.

▶予後

- 一般的に SOL が原因である場合は,それを切除することにより良好な結果が得られる.SOL がない場合でも,除圧により 75 % の患者の症状に改善を認める[4].発症 1 年未満の患者のほうが成績が良い[5,6].原因不明のものや特発性の中年女性[4],運動神経伝導速度の潜時が 7.4 msec 以上の場合は成績が比較的良くない[7].

(野口昌彦)

■文献

1. Torres ALG, Ferreira MC. Study of the anatomy of the tibial nerve and its branches in the distal medial leg. Acta Orthop Bras 2012;20:157–64.
2. Cimino WR. Tarsal tunnel syndrome:Review of the literature. Foot Ankle 1990;11:47–52.
3. Kinoshita M, et al. The dorsiflexion-eversion test for diagnosis of tarsal tunnel syndrome. J Bone Joint Surg Am 2001;83:1835–9.
4. Schon LC, Mann RA. Disorders of the nerve. In:Coughlin MJ, et al, editors. Surgery of the Foot and Ankle. 8th ed. Philadelphia, PA;Mosby:2007. p.623–86.
5. Takakura Y, et al. Tarsal tunnel syndrome:Causes and results of operative treatment. J Bone Joint Surg Br 1991;73:125–8.
6. Sammarco GJ, Chang L. Outcome of surgical treatment of tarsal tunnel syndrome. Foot Ankle Int 2003;24:125–31.
7. Gondring WH, et al. Tarsal tunnel syndrome:Assessment of treatment outcome with an anatomic pain intensity scale. Foot Ankle Surg 2009;15:133–8.

絞扼性神経障害の手術

前足根管症候群

手術の概要

- 前足根管症候群は伸筋支帯下での深腓骨神経の絞扼性神経障害の総称であり，足根管における脛骨神経の絞扼性神経障害に相対する名称である．
- 下腿遠位で長母趾伸筋と前脛骨筋の間を走行していた深腓骨神経は，足関節から足背に至ると長母趾伸筋と長趾伸筋の間を足背動静脈を伴い走行する．短趾伸筋への筋枝を分岐後の内側枝（知覚枝）は，長・短母趾伸筋の間を走行し母趾-第 2 趾間の皮膚知覚を支配する．
- 手術目的は深腓骨神経を圧迫している原因を除去し神経を除圧することである．
- 内因性の圧迫原因は占拠病変，骨棘，過剰骨，肥大した短趾伸筋や腱浮腫による圧迫であり，外因性としては靴や靴紐による締め付け，外傷（血腫，浮腫）で，正座による圧迫も原因となりうる．
- 最も一般的な圧迫部位は下伸筋支帯の下縁で知覚障害のみである．
- 手術は，下伸筋支帯を切離して深腓骨神経を同定し，神経剥離をしつつ圧迫原因を精査し除去する．

▶適応

- 前足根管部に Tinel like sign があり，疼痛や痺れのために日常生活動作，スポーツ活動が著しく制限され，保存療法が無効の場合．

▶手術のポイント

①体位と皮切：体位は仰臥位とし，足背の Tinel like sign がある部位を中心に第 1-第 2 趾間に向かう縦皮切をおく．
②下伸筋支帯を切離する．
③足背動静脈・深腓骨神経（内側枝）を同定し，神経圧迫の原因を除去する．
④十分に洗浄し，下伸筋支帯は開放したまま皮下および皮膚を縫合する．

── 手術手技の実際

❶…手術体位と皮切

- 体位は仰臥位で，膝を深く屈曲させ（膝の下に枕を置いて）足底がベッドに接地するようにする．
- Tinel like sign がある部位と拍動を触知して足背動脈に皮膚ペンでマークしておく．
- ターニケット装着下に駆血して手術を行う．
- 足背の Tinel like sign がある部位を中心に第1-第2趾間に向かう縦皮切を加える．

❷…下伸筋支帯を展開し，切離する

- 適宜バイポーラーで止血しつつ皮下を剥離し下伸筋支帯を露出する．
- 下伸筋支帯の遠位から細いエレバトリウムを挿入し，長母趾伸筋腱の直上あたりで支帯をメスで切開する．

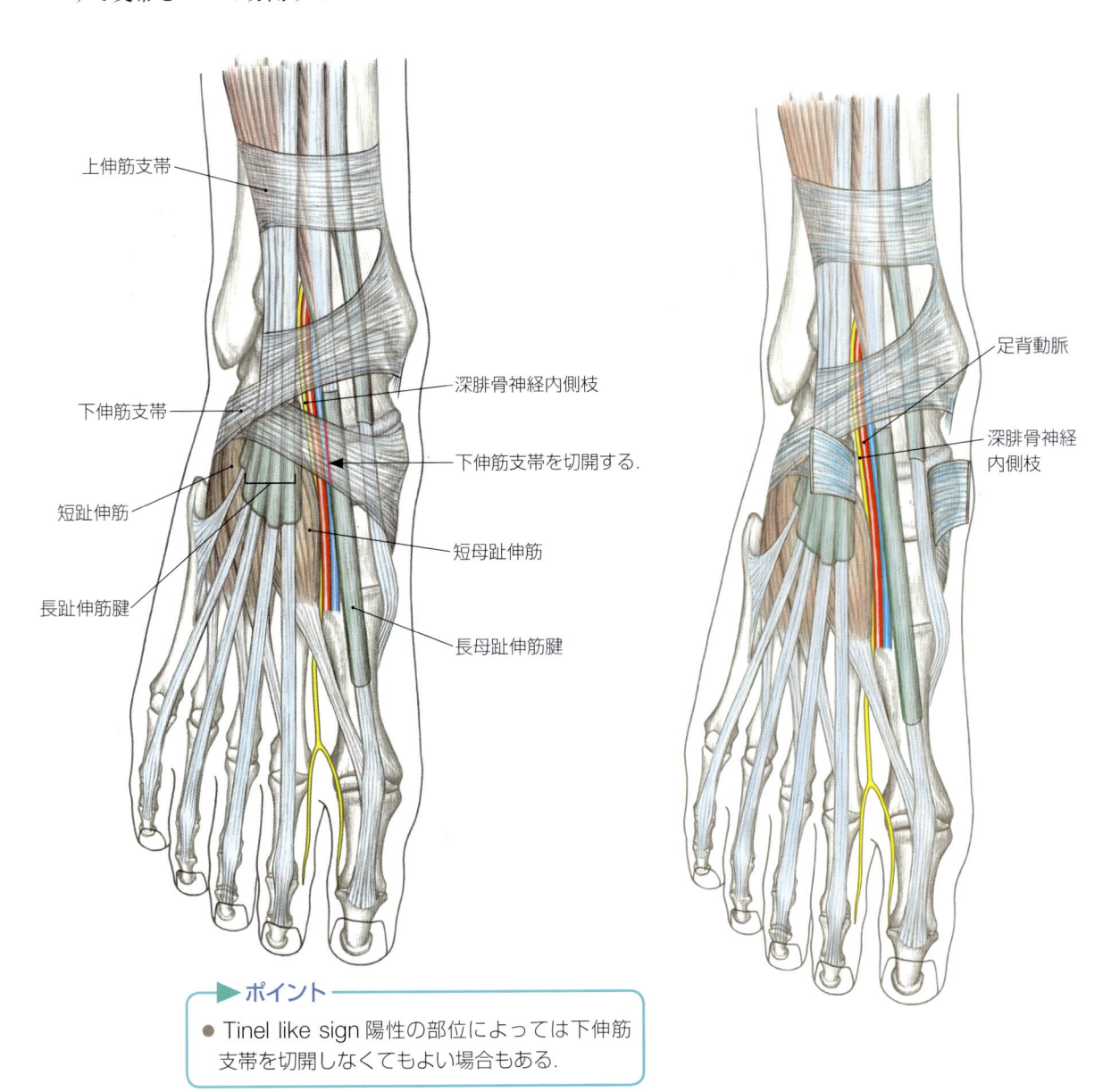

▶ポイント
- Tinel like sign 陽性の部位によっては下伸筋支帯を切開しなくてもよい場合もある．

❸…深腓骨神経を同定して，圧迫原因を除去する

- 長趾伸筋腱と長母趾伸筋腱の間にある深腓骨神経を同定する．
- 圧迫原因を精査して除去しつつ慎重に神経剥離を行う．

❹…皮下・皮膚を縫合する

- 十分に洗浄し，下伸筋支帯は開放したまま皮下および皮膚を縫合する．

▶後療法

- 外固定はせず翌日から疼痛自制内の荷重を許可するが，患肢挙上は励行する．

（野口昌彦）

■参考文献

1. Kopell HP, et al. Peripheral entrapment neuropathies. Baltimore：Williams & Wilkins；1963.
2. Marinacci AA. Neurological syndromes of the tarsal tunnels. Bull Los Angeles Neurol Soc 1968；33：90–100.
3. Gessini L, et al. The anterior tarsal syndrome. Report of four cases. J Bone Joint Surg Am 1984；66：786–7.

絞扼性神経障害の手術

Morton 病

手術の概要

- Morton 病は，足趾に向かう神経が中足骨間を連結する深横中足靱帯の足底部を通過する部位で，この靱帯と地面の間で圧迫されて生じる絞扼性神経障害である．第3–第4趾間に好発する．Morton 神経腫とも呼ばれるが，偽腫瘍である．
- 保存療法として足底挿板，神経ブロックなどによる治療を行う．外科治療としては，深横中足靱帯を切離して除圧する方法，さらに神経剥離を追加する方法，神経ごと神経腫を摘出する方法がある．
- アプローチには背側アプローチと足底アプローチ[1] がある．筆者は，創の治りが良好で足底に瘢痕をつくらず，靱帯切離がやりやすい背側アプローチによる神経腫切除を行っている[2]．
- 神経腫内の神経線維には，著しい線維化がみられる[3] **[1]** ので，除圧あるいは神経剥離だけでは安定した成績は得られない．神経腫摘出術の利点は，①摘出により安定した成績が得られる，②2趾間の場合は，摘出しても著しい神経脱落症状は起こらない，ことである．

▶ 適応

- 保存治療に抵抗性で日常生活に支障がある例．
- 検査で他の疾患が除外されている例．
- 神経ブロックで症状の改善がみられる例．

神経上膜は厚い膠原線維の増生により著しく肥厚

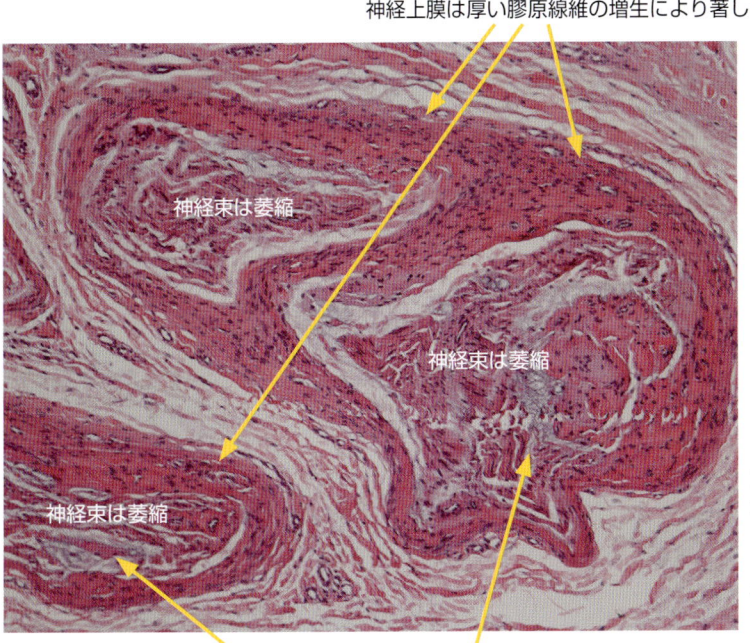

神経束は萎縮

神経束は萎縮

神経束は萎縮

神経束内の粘液腫状変性

[1] Morton 神経腫の組織像（HE 染色）
末梢神経の神経上膜（epineurium）は厚い膠原線維の増生により著しく肥厚している．神経束は萎縮しており，神経束内には粘液腫状の変性が観察される．このような組織像から，進行した Morton 神経腫の場合，深横中足靱帯の切離のみでは症状が遺残することが推測される．

▶ 手術のポイント

①体位：体位は仰臥位とする．ターニケットを用いる．

②皮切：背側中足骨頭間に 2～3 cm の縦皮切をおく．

③背側アプローチで進入し，中足骨頭間を鈍的に剥離し，深横中足靱帯を露出させる．

④深横中足靱帯を尖刃刀で切離する．

⑤神経腫を周囲組織から剥離し，連続する神経とともに切除する．

⑥摘出後，長時間作用性局所麻酔薬を注入し，閉創する．

● ── 手術手技の実際

❶…術前準備

- 圧痛が神経腫の部位に限局し，その他の所見からも Morton 病として矛盾のない例を選ぶ．
- 術後，神経脱落症状が生じることを患者に説明しておく[4]．ただし，多くの例では，その程度は軽度である．

❷…手術体位と皮切

- 体位は仰臥位とする．ターニケットを用いる．
- 背側中足骨頭間に 2～3 cm の縦皮切をおく．

❸…背側アプローチで進入する

- 足背の趾神経を損傷しないよう注意しながら，中足骨頭間を鈍的に剥離し，深横中足靱帯を露出させる [2]．

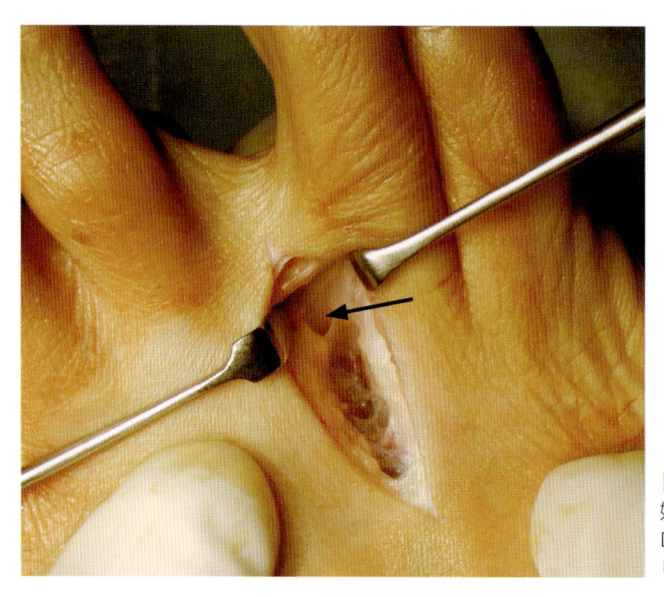

▶ ポイント

- 中足骨間を拡大するにはモスキートの先端，あるいはニューロリトラクターを中足骨頭に当てて開くとよい．

[2] 露出した深横中足靱帯
好発の第 3-第 4 趾間の Morton 病．2～3 cm の皮切から背側アプローチで進入して，足背の趾神経を損傷させないよう鈍的に剥離し，深横中足靱帯（──▶）を露出させる．

④…深横中足靱帯を切離する

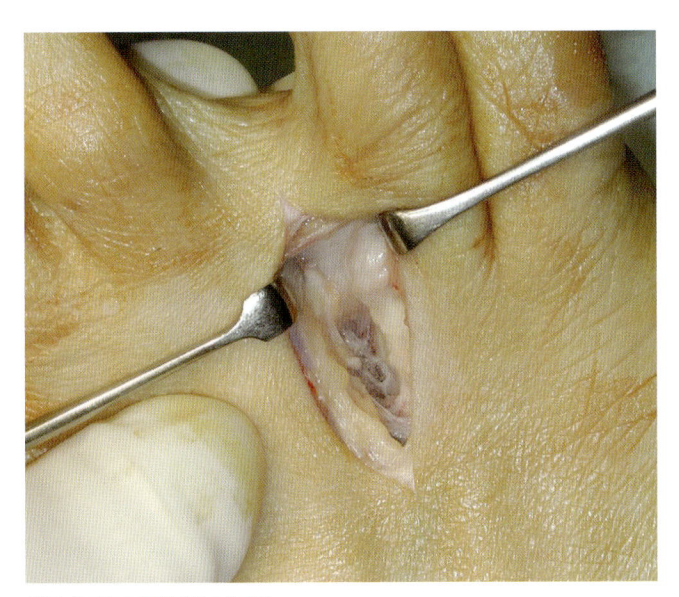

[3] 深横中足靱帯の切離
深横中足靱帯を切離した状態を示す.

● 足底から神経腫の部分を下から突き上げるように押すと深横中足靱帯の遠位に神経腫が突出してくる. モスキートあるいはニューロリトラクターで中足骨頭間を開大させたままで深横中足靱帯を尖刃刀にて切離する [3].

▶ **ポイント**

● 深横中足靱帯を近位まで切離し, 神経の圧迫要因を除く. できるだけ近位で神経から神経腫を切離する.
● 靱帯切離の際は, エレバトリウムを靱帯の下に滑り込ませて入れて, その下を走る神経, 血管の損傷を防ぐ.

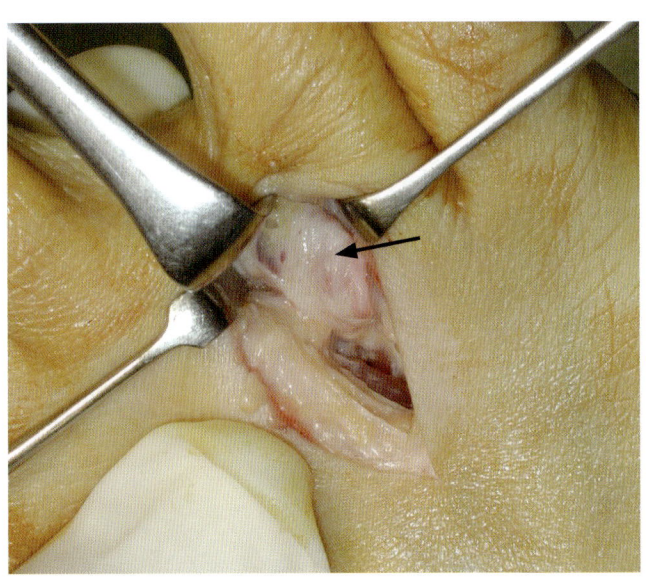

[4] 背側に突出した神経腫
靱帯を切離した後で中足骨間を筋鉤で広げ, 足底から押すと, 典型的な Morton 病の場合は, 神経腫 (➡) が背側に突出してくる.

● さらに靱帯の近位の膜性の連続が遺残する場合は, メッツェン氏剪刀を用いて切離し, 中足骨間の線維性連結を完全に外す.
● 靱帯を切離した後, 足底から圧をかけると神経腫が飛び出してくる操作をここでも行う [4].

❺…神経腫を周囲組織から剥離，切離する

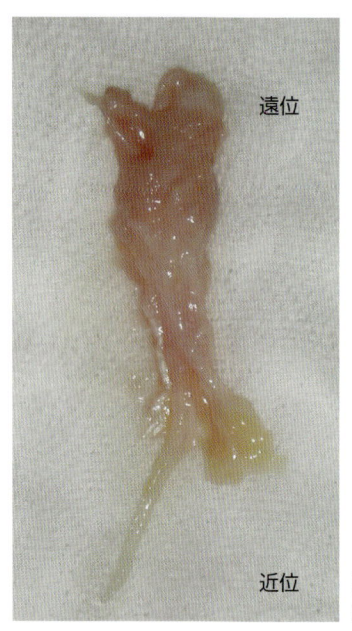

遠位

近位

[5] 摘出した神経腫
通常の腫瘍性病変とは違い，発赤腫脹を伴う偽神経腫が摘出される．

▶ **手技のコツ**

● 神経腫の末梢側でそれぞれの足趾神経を切離し，それをつかんで引きながら神経腫を周囲から剥離していく．通常，ある程度癒着しており，容易には剥離できない．神経を末梢にできるだけ引いて極力近位で神経を切離する．

● 腫瘤部を分枝部まで展開し，神経腫の遠位，近位を露出する．

● それぞれの趾にいっている趾神経を切離し，それを持ち上げながら神経腫を周囲組織から剥離する．周囲が癒着しており，剥離はスムーズにできない場合が多い．

● 断端が，再度，絞扼されないよう十分近位を引き出し，切離する [5]．

❻…局所麻酔薬を注入し，閉創する

● 術後に著しい痛みが生じ複合性局所疼痛症候群を生じる場合がある[5]．その予防のために，筆者は創内に長時間作用性局所麻酔薬（ロピバカイン塩酸塩水和物：アナペイン®）を注入している．

● 閉創する．

▶ **後療法**

● 痛みのあるうちは踵歩行とし，痛みが軽快すれば徐々に全荷重歩行とする．

（羽島正仁）

■**文献**

1. Nery C, et al. Plantar approach for excision of a Morton neuroma: A long-term follow-up study. J Bone Joint Surg Am 2012；94：654-8.
2. 羽島正仁. Morton 病. 山内裕雄ほか編. 今日の整形外科治療指針. 第3版. 東京：医学書院；1995. p. 714-5.
3. Lassmann G, et al. Morton's metatarsalgia. Light and electron microscopic observations and their relation to entrapment neuropathies. Virchows Arch A Pathol Anat Histol 1976；370：307-21.
4. Mann RA, et al. Interdigital neuroma — a critical clinical analysis. Foot Ankle 1983；3：238-43.
5. Anderson DJ, et al. Complex regional pain syndrome of the lower extremity: A retrospective study of 33 patients. J Foot Ankle Surg 1999；38：381-7.

足関節の手術

距骨骨軟骨損傷

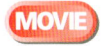

手術の概要

- 距骨骨軟骨損傷（osteochondral lesion of the talus：OLT）は保存療法で治癒に至る例は少なく，手術適応となる例がほとんどである．関節鏡評価やMRI・CT評価により術式が決定される [1] が，再発例やCT像で150 mm^2 を超える重度OLTに対しては，自家骨移植術，自家骨軟骨移植術，他家骨軟骨移植術，培養自家軟骨細胞移植術，幹細胞治療などが行われる[1, 2]．
- 本項では，それらのなかから逆行性自家海綿骨柱移植術[3] について解説する．

▶ 適応

- 病変部の関節鏡評価で関節軟骨の高度の変性 [2] または欠損を認め，かつ術前のMRIまたはCT評価で病巣部の面積が150 mm^2 以上 [3]，または軟骨下骨嚢腫を認めるOLTが本術式の適応となる．

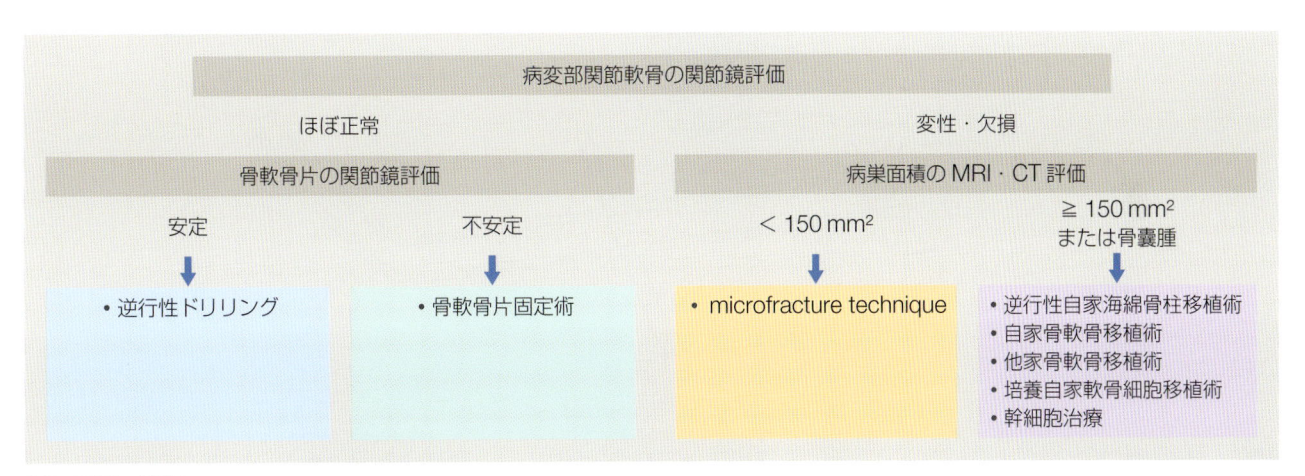

[1] 手術の選択

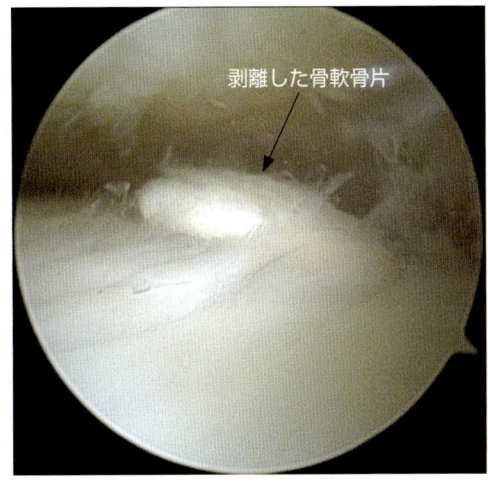

[2] 関節鏡所見

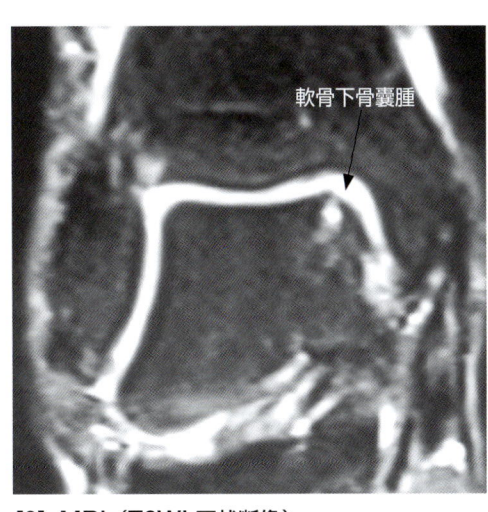

[3] MRI（T2WI 冠状断像）

▶手術のポイント

①体位：仰臥位とし，下腿をアンクルボード上にのせ，足部を牽引する．

②皮切：止血帯を使用する．関節鏡の刺入点（前外側と前内側）および腓骨遠位端高位に約15 mm の皮膚皺線に沿った皮切をおく．

③骨軟骨片を切除する．

④距骨外側から内側の病変部に向けて，逆行性にガイドワイヤーを刺入する．

⑤骨孔を作製する．

⑥病巣を搔爬する．

⑦腸骨翼から採取した自家海綿骨柱を骨孔内に挿入後，関節面高位まで打ち込み，関節面の整容を行う．

──手術手技の実際

❶…手術体位

- ●仰臥位とし，患側の下腿をアンクルボード上にのせ，足部を包帯牽引法にて 6 kg 重で牽引する[4]．

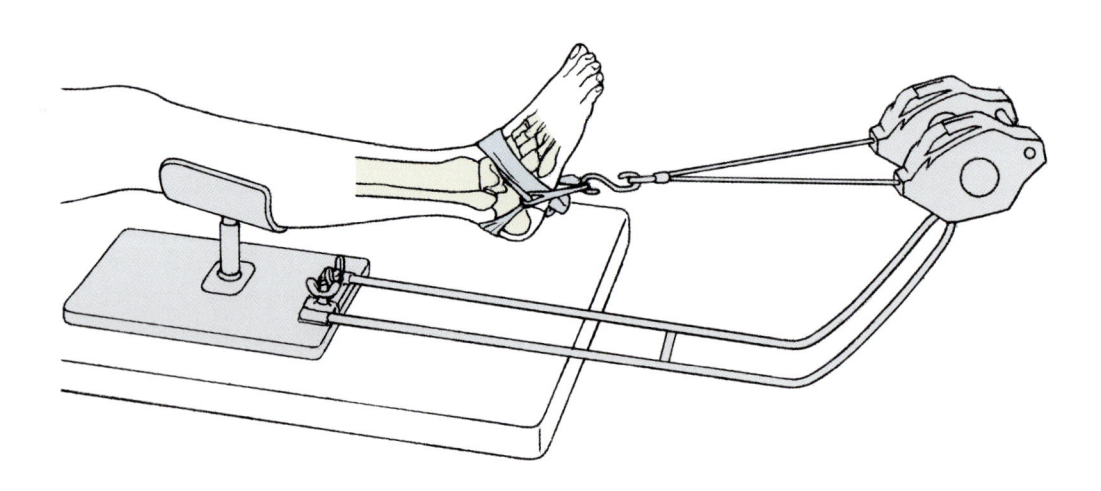

❷…皮切

- ●止血帯使用下に本手術は行う．
- ●関節鏡の刺入点（前外側：鏡視用，前内側：作業用）および腓骨遠位端高位に距骨外側へアプローチするための約15 mm の皮膚皺線に沿った皮切をおく．

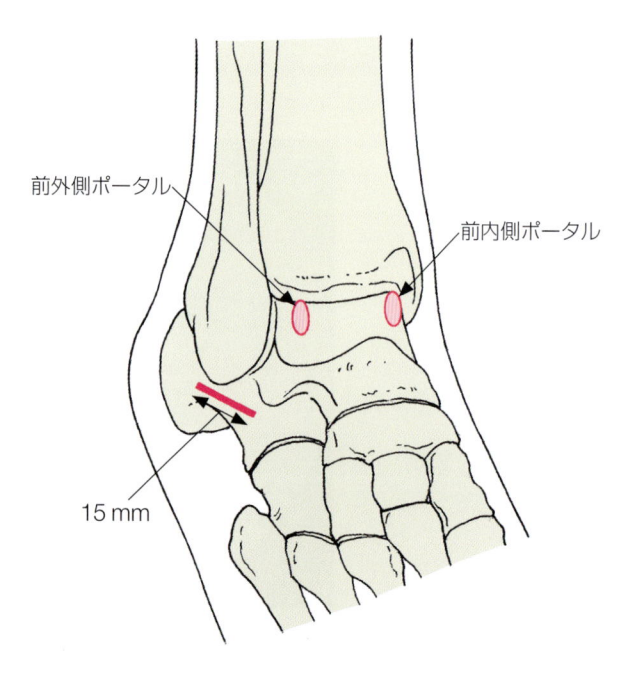

前外側ポータル

前内側ポータル

15 mm

重度例・再発例に対する逆行性自家海綿骨柱移植術

❸…骨軟骨片を切除する

● 前内側ポータルから鉗子を刺入して骨軟骨片を切除する.

❹…ガイドワイヤーを刺入する

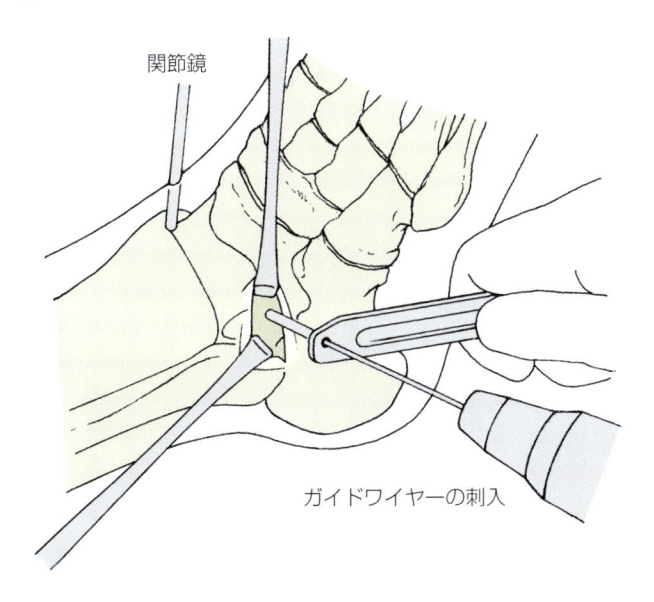

関節鏡

ガイドワイヤーの刺入

● 距骨外側から内側の病変部に向けて, 逆行性にガイドワイヤーを刺入する.

❺…骨孔を作製する

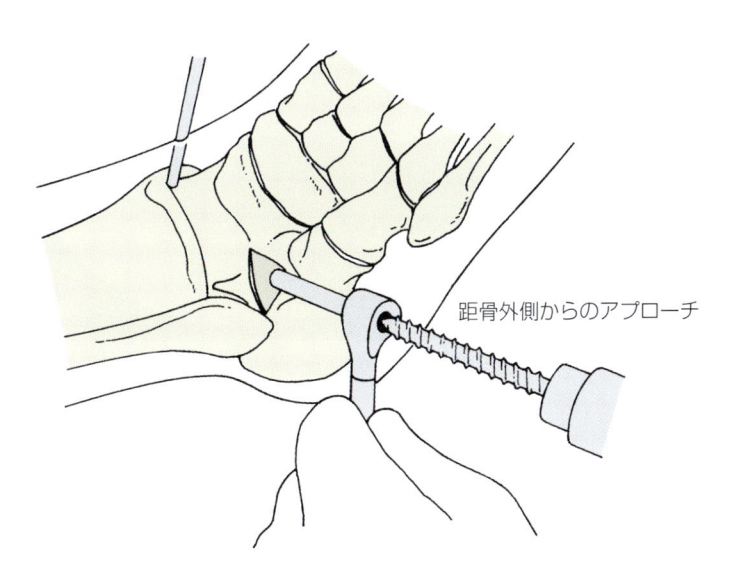

距骨外側からのアプローチ

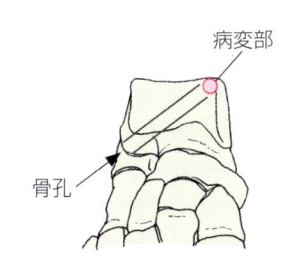

病変部

骨孔

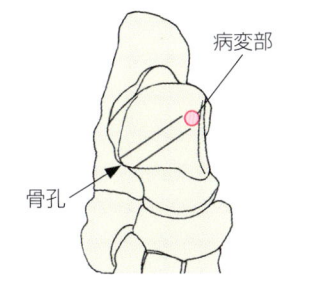

病変部

骨孔

● 径6mmのオーバードリリングにより骨孔を作製する [4].

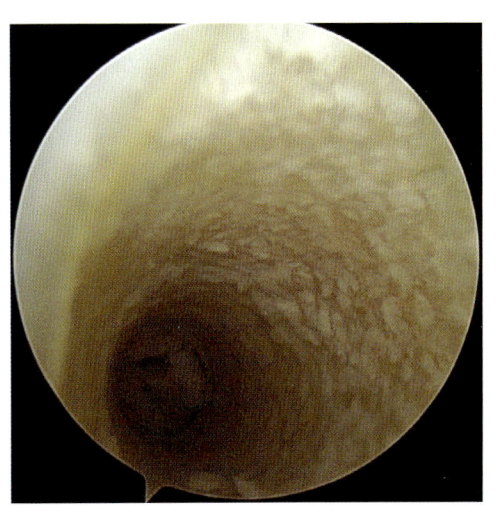

[4] オーバードリリング
関節内からみた骨孔.

⑥…病巣を掻爬する

- 前内側ポータルおよび距骨外側から骨孔を通して鉗子を刺入し，病巣を掻爬する．

⑦…自家海綿骨柱を骨孔に挿入し，整容する

- 同側の腸骨翼から径6mm，長さ20mmの自家海綿骨柱を採取する．
- 採取した自家海綿骨柱を逆行性に骨孔内に挿入後，関節面高位まで打ち込む [5]．
- 打ち込んだ自家海綿骨柱の関節面の整容を行う [6]．

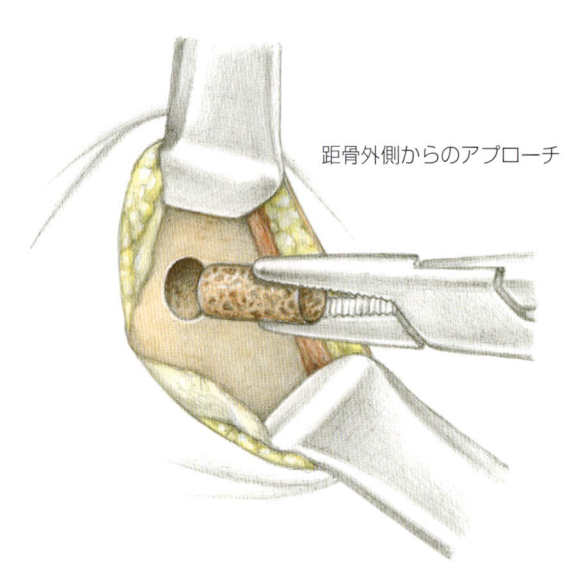

距骨外側からのアプローチ

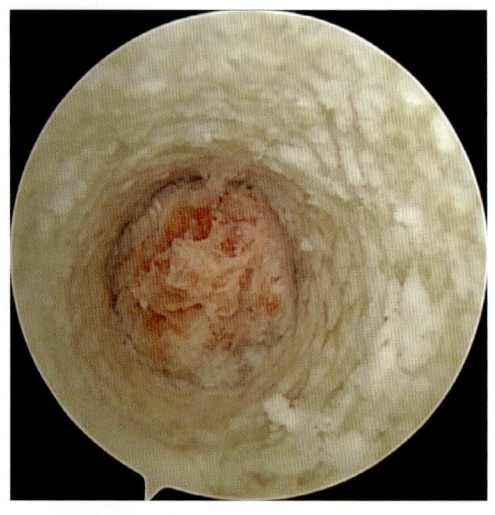

[5] 自家海綿骨柱の挿入
関節内からみた骨孔内の自家海綿骨柱．

▶後療法

- 術後は弾性包帯固定とし，翌日から自動運動を開始，術後2週から他動運動を行う．
- 術後4週から部分荷重歩行を開始し，術後6〜8週で全荷重歩行とする．
- ジョギング開始は術後4か月から，スポーツ復帰は術後6か月を目標とする．

（高尾昌人）

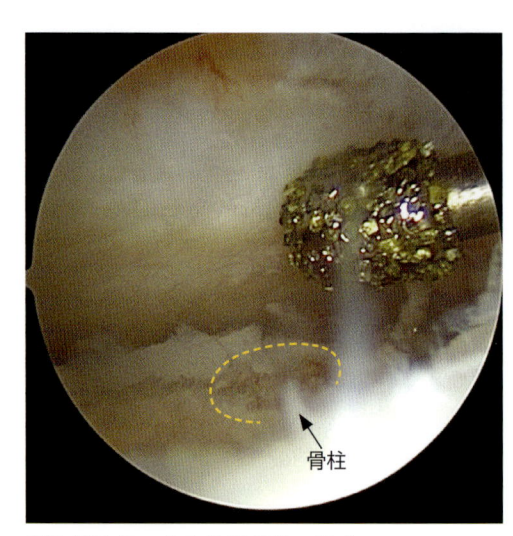

骨柱

[6] 挿入後の自家海綿骨柱の整容

■文献

1. Choi WJ, et al. Osteochondral lesion of the talus: Prognostic factors affecting the clinical outcome after arthroscopic marrow stimulation technique. Foot Ankle Clin 2013；18：67–78.
2. Ramponi L, et al. Lesion Size Is a Predictor of Clinical Outcomes After Bone Marrow Stimulation for Osteochondral Lesions of the Talus: A Systematic Review. Am J Sports Med 2017；45：1698–705.
3. Takao M, et al. Retrograde cancellous bone plug transplantation for the treatment of advanced osteochondral lesions with large subchondral lesions of the ankle. Am J Sports Med 2010；38：1653–60.
4. Takao M, et al. Bandage distraction technique for ankle arthroscopy. Foot Ankle Int 1999；20：389–91.

足関節の手術

足関節不安定症

● 手術の概要

- 足関節不安定症の原因は陳旧性足関節外側靱帯損傷が最も多い．陳旧性足関節外側靱帯損傷に対する手術は靱帯修復術，補強術，再建術に分けられる．残存靱帯が十分に残っている場合は修復術で治療が可能である．残存靱帯の強度が不十分な場合は，修復術に加えて，下伸筋支帯などの局所材料を用いた補強術を施行する．残存靱帯の強度が不十分で，修復術や補強術では十分な安定性が得られないと判断された場合は，移植腱などを用いた再建術を施行する．
- 本項では，一般的に最も多く行われている修復術の概要と術式について述べる．

足関節外側靱帯修復術

▶ 適応

- 自覚症状としては，足関節捻挫を繰り返し，足関節外側に疼痛を有する．長期経過例では，軟骨損傷などによる足関節内側の疼痛もみられる．
- 徒手検査で足関節不安定性を確認できる．
- ストレス X 線像において不安定性がみられる．
- バランス訓練や腓骨筋訓練などの保存的治療により症状が改善されない．

▶ 手術のポイント

① 体位：足関節正面，外側のいずれからもアプローチが可能なように，半側臥位とする．
② 皮切：外果前縁に沿って行う．遠位方向に延長すれば，踵腓靱帯の展開も可能である．
③ 関節包，腓骨骨膜を一塊として L 字形に切開することにより，残存靱帯を温存して展開が可能である．
④ 腓骨骨膜を剥がすと骨片と骨棘が展開されるので，これを切除する．
⑤ スーチャーアンカーを用いて外果に靱帯を縫着する．

——手術手技の実際

❶…手術体位と皮切

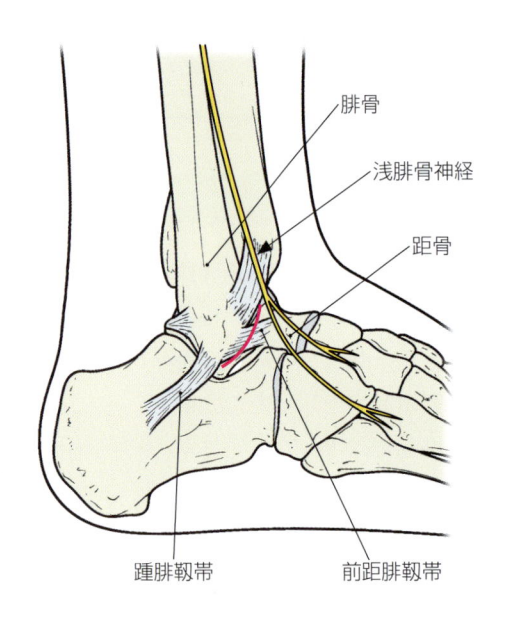

- 背面の側板にもたれかかるような半側臥位とする．下肢を外旋すると足関節正面から前内外側ポータルを用いて足関節鏡を施行できる．内旋すると足関節外側から靱帯修復を施行できる．
- 外果前面に沿って，距骨滑車外側前縁から始まり，腓骨先端に向かう皮切を加える．さらに遠位に皮切を延長すると踵腓靱帯の展開も可能である．
- 近位部の皮下には浅腓骨神経が隣接しているため，展開の際にこれを損傷しないように注意する．

❷…関節包と外果骨膜を切開する

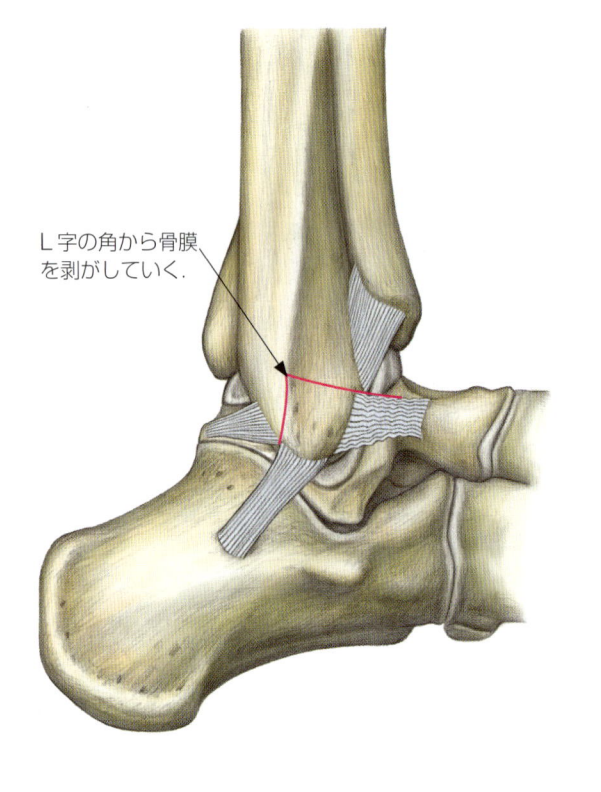
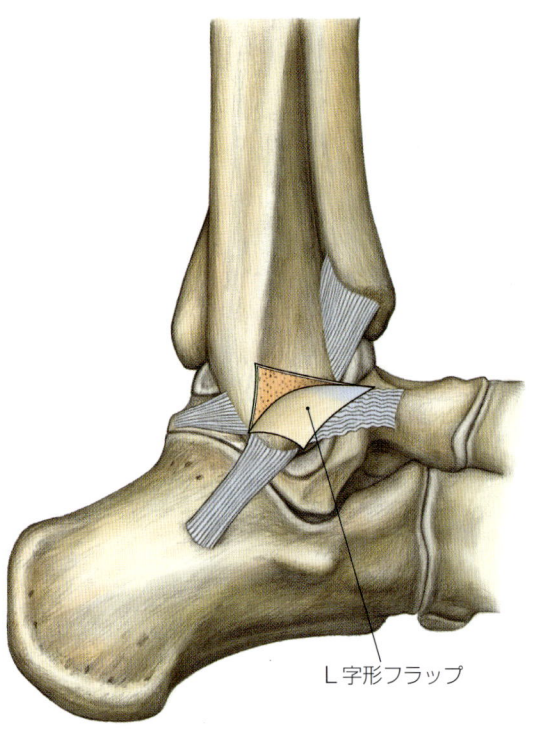

- 関節包，腓骨骨膜を一塊としてL字形に切開する．上縁は距骨滑車前外側の角から足底に対して水平に切開し，縦方向は腓骨先端から腓骨骨軸に沿って切開する．
- メスを使用してL字の角から骨膜を剥がしていき，骨膜と関節包を一塊としてL字形のフラップとして翻転する．これにより残存靱帯を温存して，裏側から前距腓靱帯の観察が可能となる．

❸⋯骨棘，骨片を切除する

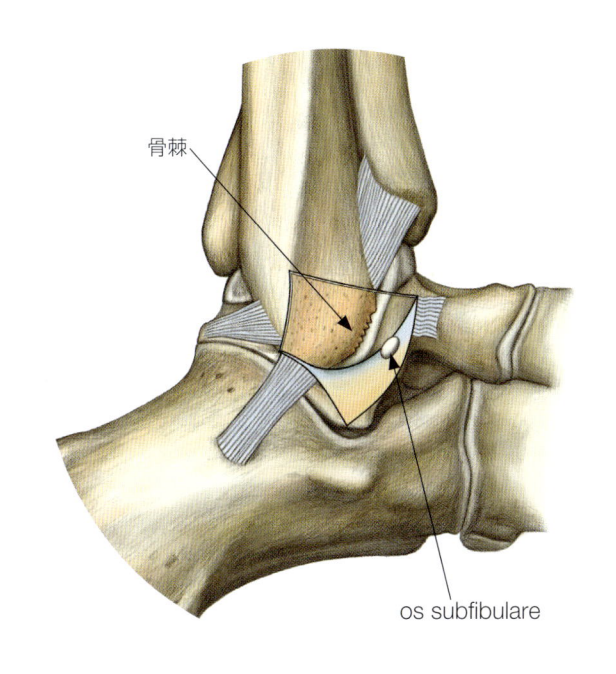

骨棘

os subfibulare

- os subfibulare がある場合，関節包，腓骨骨膜を L 字形フラップとして翻転すると，フラップの裏側に骨片が観察できる．メスを用いて，前距腓靱帯から骨片を鋭的に切除する．このとき，骨片にメスを当てながら切除し，残存する靱帯を傷つけないように注意する．
- 長期経過例では前距腓靱帯付着部付近の腓骨前縁に骨棘がみられるため，これを切除する．

❹⋯靱帯を縫着する

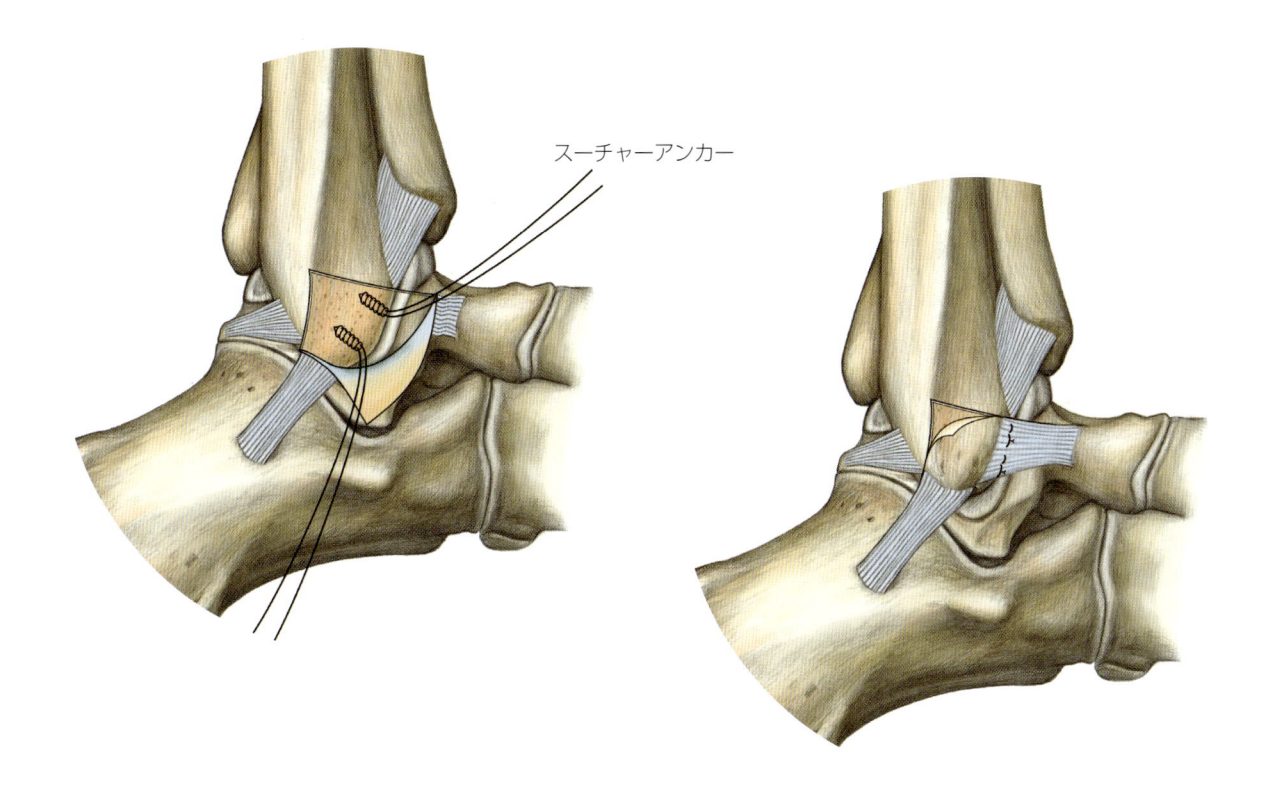

スーチャーアンカー

- 腓骨の前距腓靱帯付着部にスーチャーアンカー 2 本を打ち込む．前距腓靱帯に糸をかける．この際，糸の片方を靱帯に 3 回通すことにより，もう一方をスライドすると靱帯が腓骨に引き寄せられる．踵腓靱帯が緩んでいる場合は，踵腓靱帯に糸をかけて引き上げることも可能である．

❺…閉創する

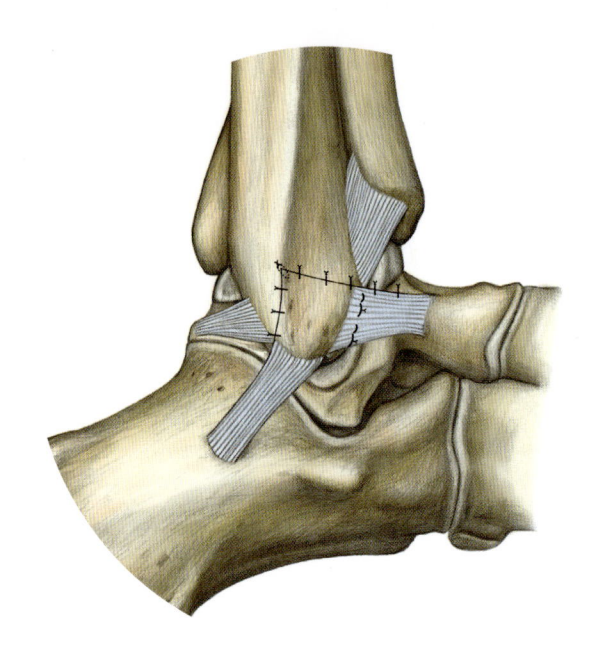

- 余った骨膜を切除し，引き上げて緩まないように縫合する．
- 関節包を縫合して閉じる．

▶後療法

- 術後3週間ギプス固定を行う．術後約7〜10日目にギプスを巻き替えて全荷重を許可する．ギプス除去後は足関節（固定）用の半硬性装具を装着する．
- 初期は内がえしを制限して可動域訓練を行い，内がえし運動は術後約6週から許可する．装具は術後3か月装着する．

（磯本慎二，杉本和也）

■参考文献
1. 杉本和也．足関節靱帯損傷．高倉義典監，田中康仁ほか編．足の臨床．第3版．東京：メジカルビュー社；2010. p. 279-304.
2. Sugimoto K, et al. Recent development in the treatment of ankle and subtalar instability. Open Orthop J 2017；11：687-96.
3. 杉本和也．重症度に応じた足関節外側靱帯再建術．関節外科 2000；19：94-101.

足関節・距骨下関節不安定症

手術の概要

- 足関節外側靱帯のうち，踵腓靱帯は足関節と距骨下関節の両方を制動する．前距腓靱帯に加え，踵腓靱帯機能不全があると，高度な足関節不安定性が生じるとともに，距骨下関節の不安定性も生じる．
- 足関節外側靱帯損傷の手術において，残存靱帯の強度が不十分で，修復術や補強術では十分な安定性が得られないと判断された場合は，移植腱などを用いた再建術を施行する．
- 移植腱の選択肢は多様であるが，骨付き膝蓋腱を用いると腓骨側における enthesis を再構築することができる．
- 近年，鏡視下足関節外側靱帯再建術の報告がみられるが，その場合には高度な鏡視下手技が要求される．
- 本項では，より基本的な手技として，直視下での足関節外側靱帯再建術の手技を紹介する．

足関節外側靱帯再建術

▶適応

- 自覚症状としては，足関節捻挫を繰り返し，足関節外側に疼痛を有する．長期経過例では，軟骨損傷などによる足関節内側の疼痛もみられる．
- 徒手検査で明らかに足関節不安定性を確認できる．
- ストレスX線像において不安定性がみられる．距骨傾斜角が15°以上の強い不安定性を有する場合に適応となる場合が多い．
- バランス訓練や腓骨筋訓練などの保存的治療により症状が改善されない．
- 残存靱帯の強度が不十分で，修復術，補強術では安定しないと判断された場合．
- 修復術，補強術後に不安定性が残った場合の再手術．

▶手術のポイント

①体位：足関節正面，外側のいずれからもアプローチが可能なように，半側臥位とする．
②皮切：外果前縁に沿って行い，遠位方向に延長する．
③関節包，腓骨骨膜を一塊としてL字形に切開する．
④移植腱を採取する．
⑤腓骨，距骨および踵骨に骨孔を作製する．
⑥腓骨の骨孔に移植腱の骨片を挿入して固定し，次に距骨・踵骨骨孔に腱を挿入して固定する．

●——手術手技の実際

❶…手術体位と皮切

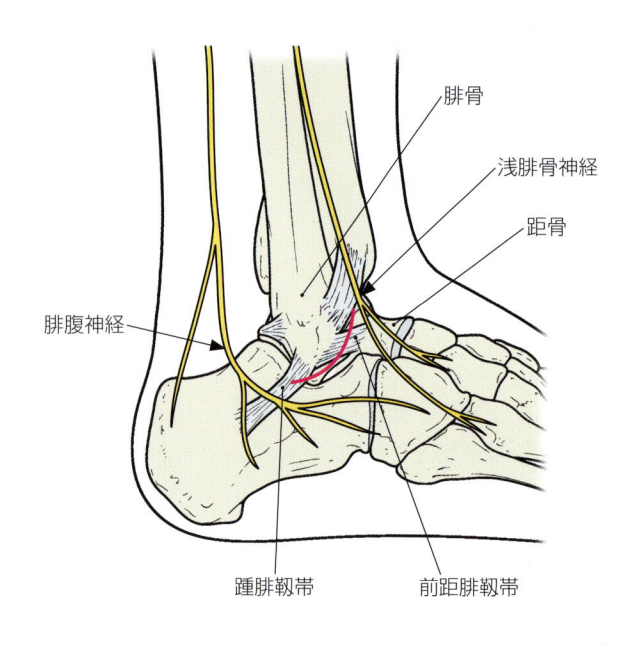

腓骨

浅腓骨神経

距骨

腓腹神経

踵腓靱帯　　前距腓靱帯

- 体位は修復術と同様に，背面の側板にもたれかかるような半側臥位とする．下肢を外旋すると足関節正面から前内・外側ポータルを用いて足関節鏡を施行できる．また，膝蓋腱やハムストリングから移植腱の採取も可能である．内旋すると足関節外側から靱帯再建を施行できる．
- 外果前面に沿って，距骨滑車外側前縁から始まり，腓骨先端に向かう皮切をおく．さらに踵腓靱帯の走行に沿って遠位に皮切を延長する．
- 近位部の皮下には浅腓骨神経が隣接し，腓骨筋腱後方には腓腹神経が走行するため，これらを傷つけないように注意する．

❷…関節包と外果骨膜を切開する

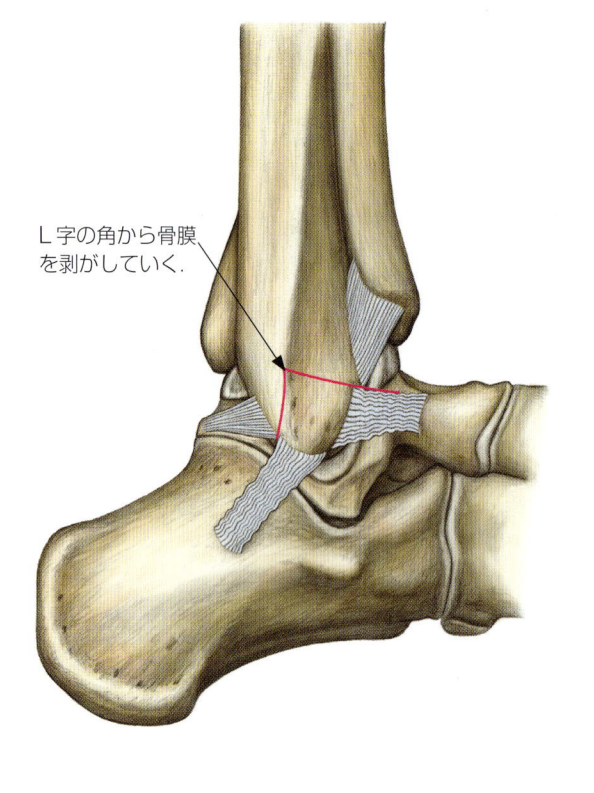

L字の角から骨膜を剥がしていく．

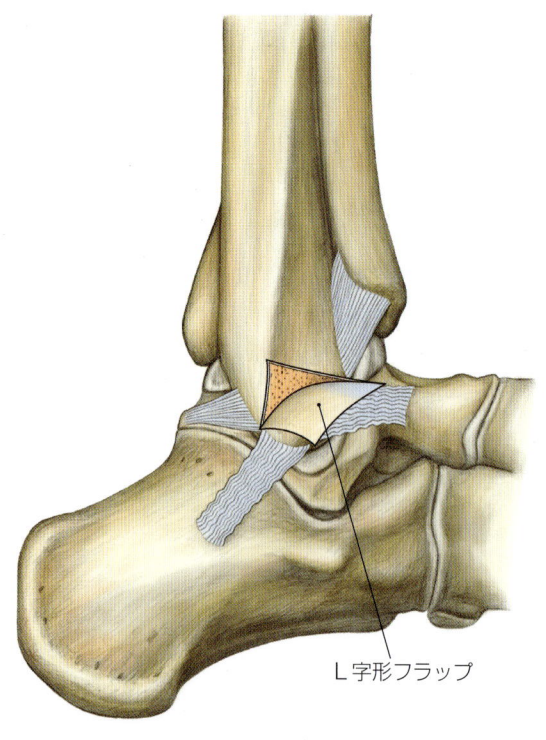

L字形フラップ

- 修復術と同様に関節包，腓骨骨膜を一塊としてL字形に切開する．上縁は距骨滑車前外側の角から足底に対して水平に切開し，縦方向は腓骨先端から腓骨骨軸に沿って切開する．
- メスを使用してL字の角から骨膜を剥がしていき，骨膜と関節包を一塊としてL字形のフラップとして翻転する．

❸…グラフトを採取し作製する

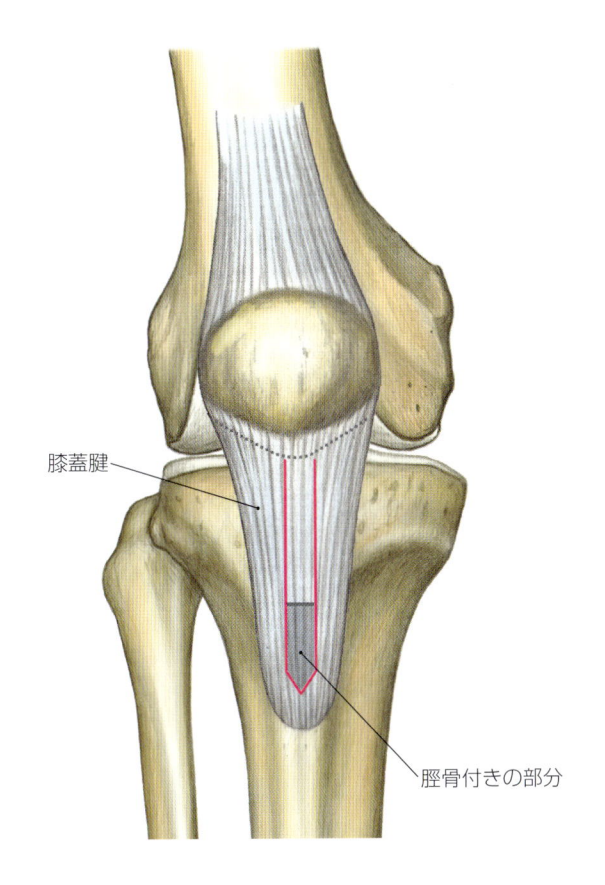

膝蓋腱

脛骨付きの部分

膝蓋腱からの骨付き移植腱

● 膝蓋腱中央を縦切開し，膝蓋腱を展開する．膝蓋腱中央を幅8～10 mm で脛骨付着部とともに採取する．腱部分の中央で二分して二股のグラフトを作製する[1] **[1]**.

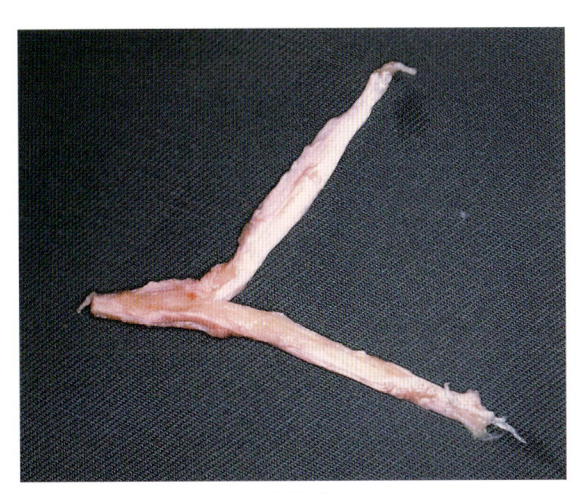

[1] 膝蓋腱からの骨付き移植腱

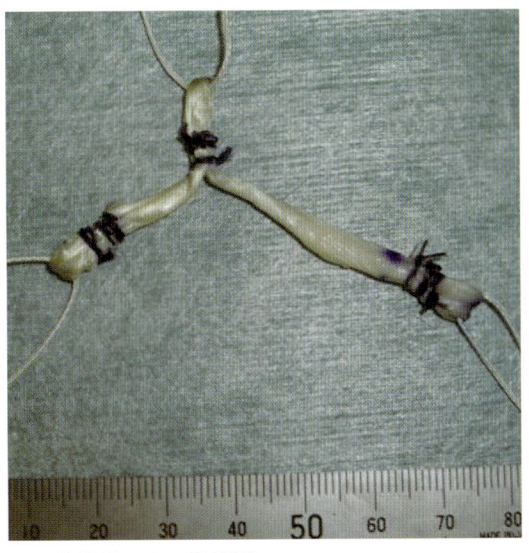

[2] 薄筋腱からの移植腱

薄筋腱からの移植腱

● 膝遠位内側のハムストリング付着部上に切開を加え，薄筋腱を同定する．テンドンハーベスターを用いて薄筋腱を採取し，二つ折りにして二股のグラフトを作製する[2] **[2]**.

④…骨孔を作製する

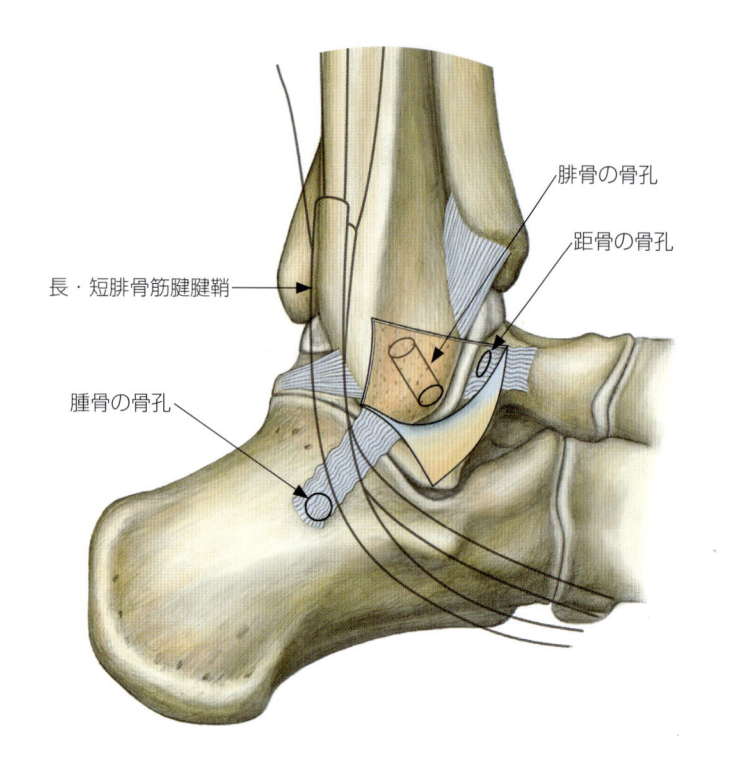

長・短腓骨筋腱腱鞘

腓骨の骨孔

距骨の骨孔

腫骨の骨孔

- 移植腱の径を計測し，腓骨，距骨および腫骨に骨孔を作製する．残存靱帯の付着部が同定できる場合は付着部の中央に骨孔を作製する．もともとの付着部の同定が困難な場合は以下を目安に骨孔を作製する．

腓骨の骨孔

- 腓骨の骨孔は前距腓靱帯付着部と踵腓靱帯付着部の間に骨孔を作製する．付着部の同定が困難な場合は，腓骨最遠位の先端と前脛腓靱帯遠位付着部の中点付近，あるいは腓骨最遠位の先端から 10 mm 近位付近を目安に作製する．
- 関節面に穿孔しないように注意してガイドワイヤーを刺入し，中空ドリルで骨孔を作製する．骨付き膝蓋腱の場合は骨片と同径で長さに応じた深さの骨孔を作製する．薄筋腱の場合はインターフェレンススクリューと同径で 25～30 mm の深さに作製する．

距骨の骨孔

- 距骨の骨孔は距骨体部外側前縁に作製する．軟骨面や頚部に刺入しないように慎重に位置を決める．遠位になりすぎると，足根洞や距骨下関節に穿孔する危険性が高くなるので注意する．
- ガイドワイヤーはやや後方に傾け，体部に向かって刺入する．ガイドワイヤーが後方に向かいすぎて，足根管の神経血管束を損傷しないように注意する．X線透視でガイドワイヤーの位置を確認後，ガイドワイヤーに沿って中空ドリルで骨孔を作製する．

腫骨の骨孔

- 腫骨の骨孔は腓骨筋腱腱鞘の後縁と腓骨骨軸の延長線の交点付近，腓骨軸との角度が 10～45°，長さが 2～3 cm などを目安に刺入点を作製する．
- ガイドワイヤーは腫骨隆起の後方に向かって刺入する．ガイドワイヤーに沿って中空ドリルで深さ 25～30 mm の骨孔を作製する．

5…グラフトを固定する

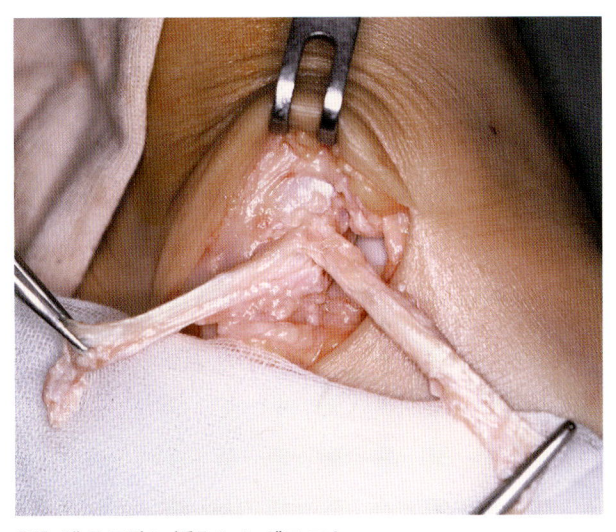

[3] 腓骨骨孔に挿入したグラフト

- 腓骨骨孔に移植片を挿入し，インターフェレンススクリューで固定する [3]．骨付き膝蓋腱では骨片を金属製スクリューで固定する．薄筋腱の場合は PEEK 製スクリューを使用する．
- 距骨骨孔に移植片の腱を挿入し，緊張のかかった状態でインターフェレンススクリューで固定する．グラフト固定時は足関節中間位とし，底屈や内がえし位で固定しないように注意する．ゆるみを避けるため，軽度背屈としてもよいが，過度の背屈は過緊張による可動域制限の原因となるので避ける．

- 最後に移植腱を腓骨筋腱の下を通し，踵骨骨孔に挿入する．腓腹神経を同定して，巻き込まないように注意する．足関節中間位とし，グラフトに緊張をかけてインターフェレンススクリューで固定する．背屈，内がえし位で固定しないように注意する．ゆるみを避けるため軽度底屈としてもよいが，過度の底屈は避ける．

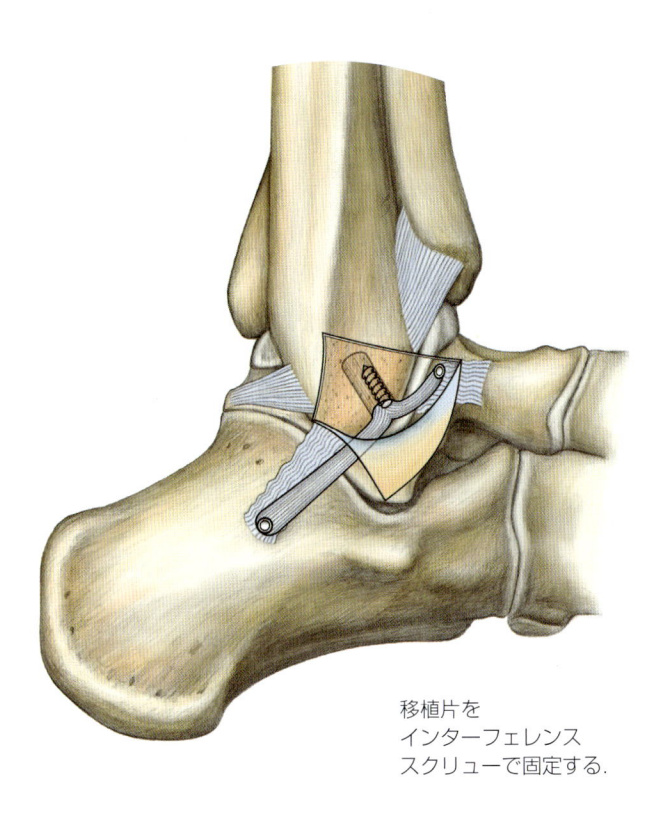

移植片を
インターフェレンス
スクリューで固定する．

▶後療法

- 術後 3 週間ギプス固定を行う．術後約 7～10 日目にギプスを巻き替えて全荷重を許可する．術後 3 週でギプス除去後は半硬性装具を装着する．
- 初期は内がえしを制限して可動域訓練を行い，内がえし運動は術後約 6 週から許可する．

（磯本慎二，杉本和也）

■文献

1. Sugimoto K, et al. Reconstruction of the lateral ankle ligaments with bone-patella tendon graft in patients with chronic ankle instability. A preliminary report. Am J Sports Med 2002；30：340-6.
2. Takao M, et al. Ankle Arthroscopic Reconstruction of Lateral Ligaments（Ankle Anti-ROLL）．Arthrosc Tech 2015；4：595-600.

■参考文献

1. 杉本和也．足関節靱帯損傷．高倉義典監，田中康仁ほか編．足の臨床．第 3 版．東京：メジカルビュー社；2010. p. 279-304.
2. Sugimoto K, et al. Recent development in the treatment of ankle and subtalar instability. Open Orthop J 2017；11：687-96.
3. 杉本和也．重症度に応じた足関節外側靱帯再建術．関節外科 2000；19：94-101.

足関節の手術

足関節インピンジメント症候群

手術の概要

- 足関節インピンジメント症候群は，"異常な骨および軟部組織が関節内・外でインピンジメントすることにより疼痛や可動域制限が生じる病態"であり[1]，病変の部位により前方と後方に大別される．
- 足関節前方インピンジメント症候群は，陳旧性足関節外側靱帯不全に合併する頻度が高く，外来診療で診察する機会が比較的多い．
- 足関節後方インピジメント症候群は，足関節底屈動作を反復するサッカー選手，バレリーナなどのアスリートが罹患しやすい．
- 現在，足関節インピンジメント症候群に対しては，鏡視下手術が gold standard である[2]．本項では，その術式とポイントについて述べる．

▶適応

- 3か月間の保存療法（安静，消炎鎮痛薬，理学療法など）が無効な症例．

▶手術のポイント

①術前準備：骨病変の位置と大きさを 3D-CT で把握する．
②足関節前方あるいは足関節後方にポータルを作製する．
③ワーキングスペースを作製する．

足関節前方
④脛骨病変を切除する．
⑤距骨病変を切除する．

足関節後方
⑥長母趾屈筋腱を露出する．
⑦距骨後突起を切除する．
⑧長母趾屈筋腱腱鞘を切開する．

●━━ 手術手技の実際

❶…術前準備

- 術前に骨病変の位置と大きさを 3D-CT で把握する[3].
- 良好な視野と広いワーキングスペースを得るため還流システムを使用する.

❷…足関節前方のポータルを作製する

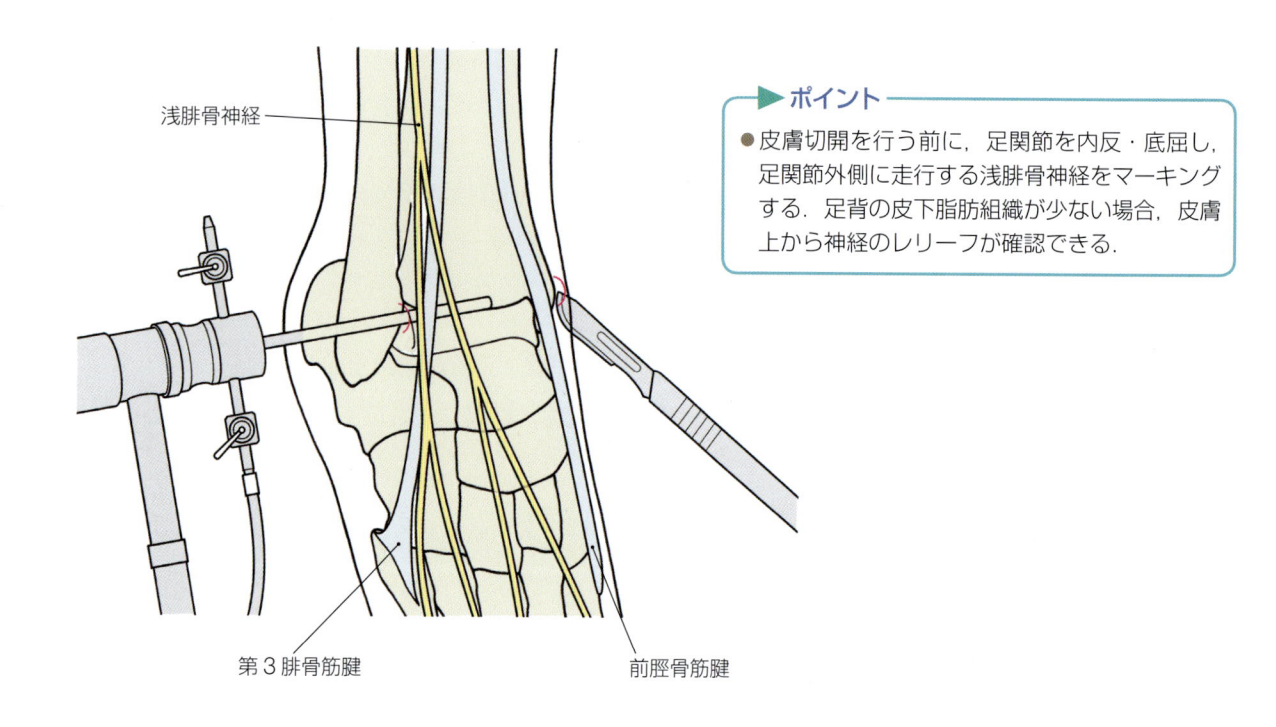

浅腓骨神経

第 3 腓骨筋腱

前脛骨筋腱

▶ポイント

- 皮膚切開を行う前に，足関節を内反・底屈し，足関節外側に走行する浅腓骨神経をマーキングする．足背の皮下脂肪組織が少ない場合，皮膚上から神経のレリーフが確認できる.

- 足関節前内側ポータルを前脛骨筋腱の内側，足関節前外側ポータルを第 3 腓骨筋腱の外側に作製する．この際，両ポータルは足関節高位とする．また，術前に浅腓骨神経上をマーキングしたうえで，"nick and spread" technique を用いて[4]，第 3 腓骨筋腱のすぐ外側を走行する浅腓骨神経[5] を損傷しないように最大限留意する.
- 関節鏡は関節軟骨損傷を極力避けるために径 2.7 mm を使用する．電動シェーバーは，径 3.5 mm の軟部組織切除用シェーバーと径 4.0 mm の骨組織切除用シェーバーを使用する．シェーバーを関節内に出し入れする際にポータル周囲の皮膚を損傷しやすいため，ポータル径は 5 mm とする.

❸…足関節後方のポータルを作製する

- 足関節後内側ポータルおよび後外側ポータルを，アキレス腱の内外側に作製する．この際，両ポータルの高位は足関節外果および内果の遠位端の間とする．また，術前に腓腹神経をマーキングしたうえ，"nick and spread" technique を用いて[4]，アキレス腱外側縁の外側を走行する腓腹神経を損傷しないように最大限留意する.

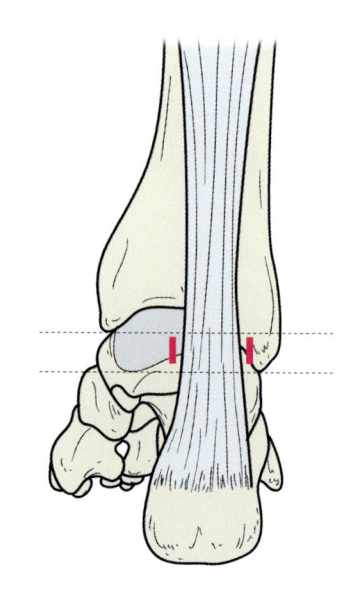

- 関節鏡は基本的に径 4.0 mm を使用する．距腿関節内に関節鏡を挿入する症例に対しては径 2.7 mm の関節鏡を使用する．電動シェーバーは，径 3.5 mm の軟部組織切除用シェーバーと径 4.0 mm の骨組織切除用シェーバーを使用する．ポータル径は 10 mm とする．

④ … ワーキングスペースを作製する

- 足関節前方関節鏡においては，還流圧と足関節の底背屈を調整しながら，足関節前方の滑膜を切除する [1]．この際，足関節前方を走行する神経血管束を損傷しないように前方関節包の切除は最小限にとどめるように留意する．

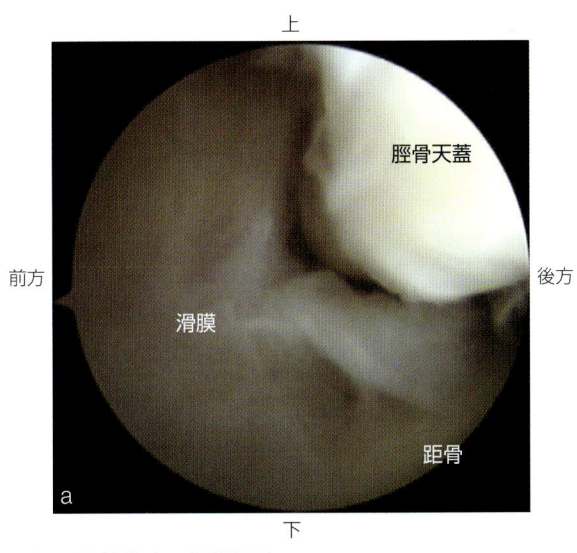

[1] 足関節前方の滑膜切除
前方関節包を切除しないよう注意しながら滑膜を切除する．
a：滑膜切除前，b：滑膜切除後．

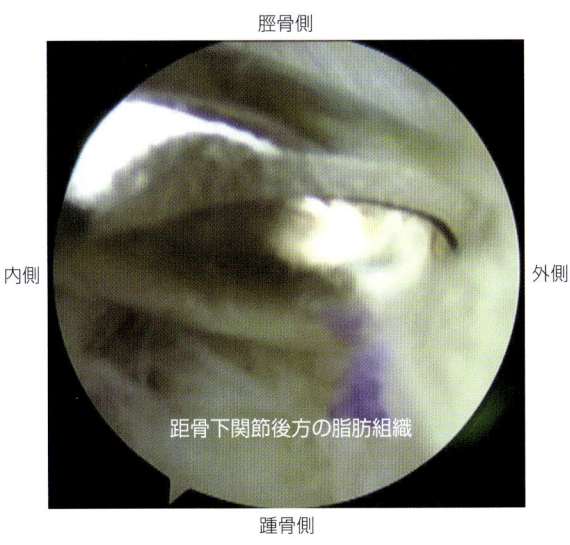

[2] 踵骨側の脂肪組織切除

- 足関節後方においては，大部分の症例で，距骨下関節を露出するまでに脂肪組織を切除する必要がある．この際，長母趾屈筋腱の内側を走行する神経血管束を損傷しないように慎重に操作することが肝要である [2]．

▶ ポイント
- 神経血管束のある足関節後方内側で手術操作を行わないように斜視鏡を操作し，踵骨側を鏡視する．

▶ 足関節前方

❺⋯脛骨病変を切除する

- 前内側ポータルからの鏡視を行い，前外側ポータルにシェーバーを挿入し，外側から内側にかけて病変部を切除する．次に前外側鏡視下に前内側ポータルから病変部を切除する．これらの際，足関節背屈により前方関節包を弛緩させ，良好な視野と広いワーキングスペースを確保する．

> ▶ **手技のコツ**
> - 医原性組織損傷を避けるためには，シェーバーの尖端を常に視野の中心に置くことが肝要である．

- 内果前縁の骨棘は増生した滑膜組織に被覆されていることが多いので，その有無をきちんと確認する [3]．

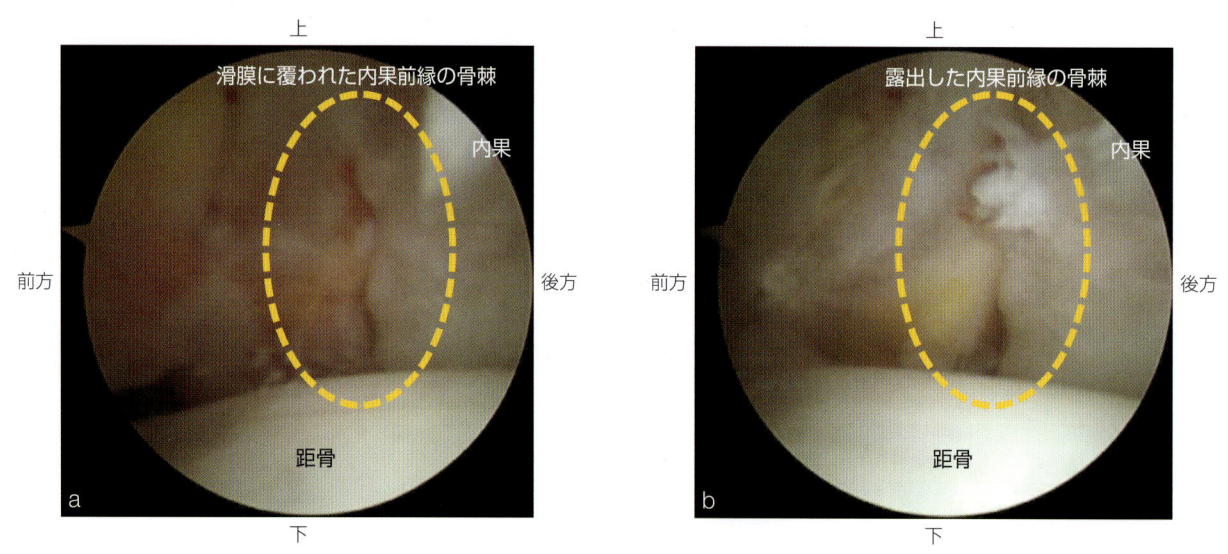

[3] 内果前縁の骨棘
a：滑膜に覆われた骨棘，b：内果前縁の骨棘．

> ▶ **ポイント**
> - 内果前縁の骨棘は増生した滑膜に被覆されていることが多いため，滑膜を切除して骨棘をしっかり露出する．

⑥…距骨病変を切除する

- 前外側鏡視下に前内側ポータルにシェーバーを挿入し，病変部を切除する．この際，足関節自然下垂位でシェーバーを挿入した後，シェーバーの位置は変えず，足関節を背屈させると手術操作が容易になる [4]．

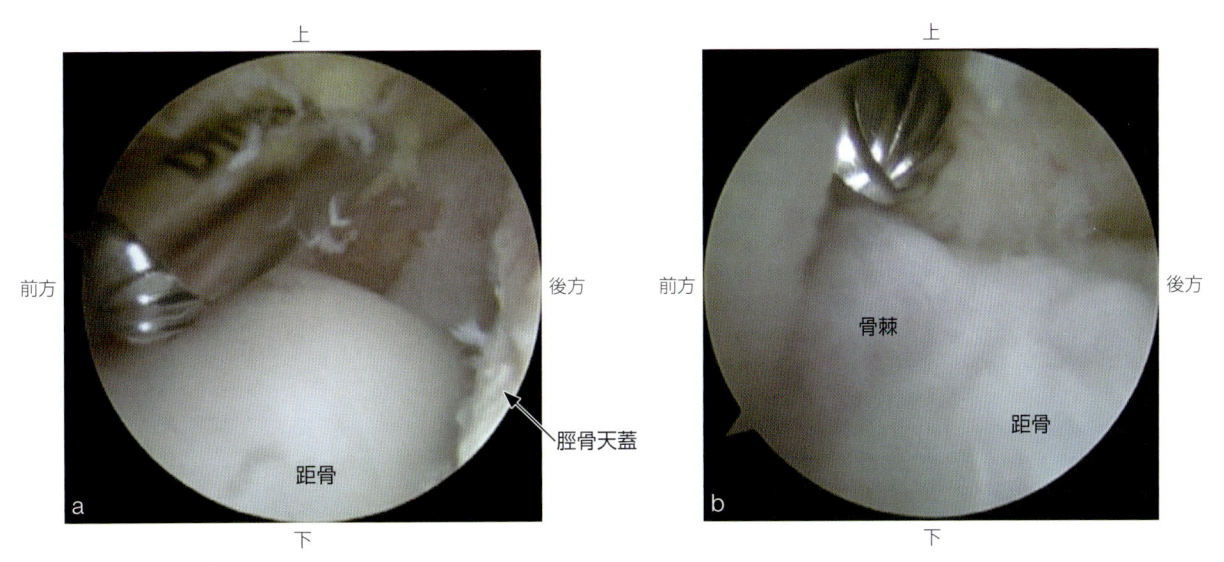

[4] 距骨病変の切除
a：足関節下垂位でシェーバーを挿入，b：足関節背屈位でシェーバーが骨棘に到達．

▶足関節後方

❼…長母趾屈筋腱を露出する

- 長母趾屈筋腱の内側を走行する神経血管束を損傷しないように，長母趾屈筋腱を露出する．
- まず，距骨後突起および intermalleolar ligament を露出する[6]．次いで，これらの内側にある軟部組織を丁寧に切除する．この際，母趾を他動的に底背屈させると，長母趾屈筋腱を同定しやすい [5]．

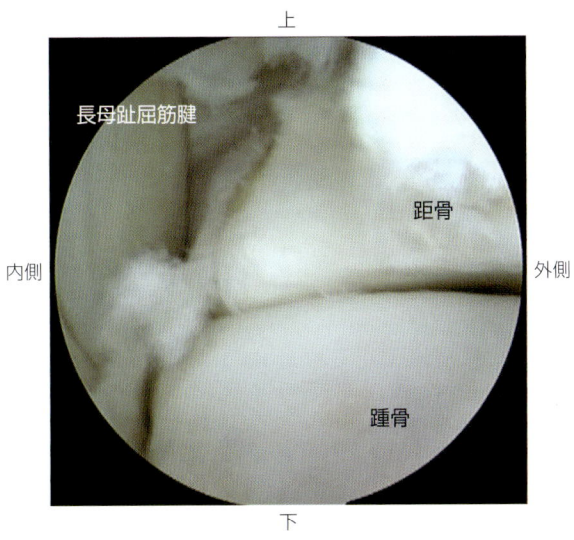

[5] 長母趾屈筋腱の露出

▶ポイント
- 長母趾屈筋腱を露出し，この内側にある神経血管束を損傷しないよう注意する．

8…距骨後突起を切除する

● 距骨後突起の周囲の軟部組織を丁寧に切除した後，骨組織切除用シェーバーや鉗子を用いて骨を切除する．この際，後突起の内側にある長母趾屈筋腱を損傷しないように留意する．

9…長母趾屈筋腱周囲の病変部を切除する

● 足関節後方インピンジメント症候群の大部分の症例では，長母趾屈筋腱の腱鞘滑膜炎がある．また，fibrous-osseous tunnel で腱が絞扼されている例が多い．
● 母趾の底背屈により腱を滑走させ，病変部を切除する [6].

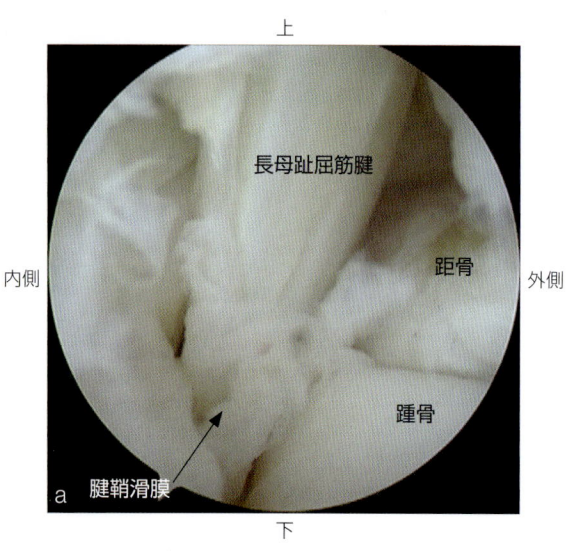 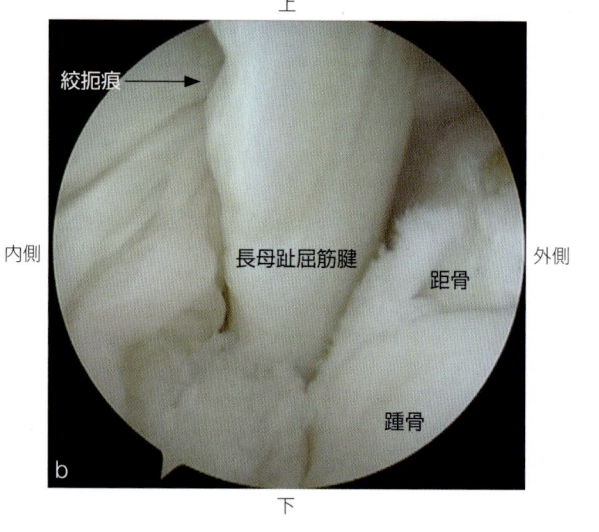

[6] 腱鞘滑膜の切除
a：増生した腱鞘滑膜，b：病変部を切除した後の長母趾屈筋腱.

▶ **ポイント**
● 増生した腱鞘滑膜を切除し，母趾の底背屈で長母趾屈筋腱がスムーズに滑走することを確認する．

▶ **後療法**

● 足関節自動運動・全荷重歩行を手術翌日から許可する．スポーツ活動については疼痛に応じて復帰を許可する．

（安井洋一，三木慎也，宮本　亘）

■**文献**

1. 日本足の外科学会編. 足の外科学用語集. 第2版. 東京：日本足の外科学会；2012. p. 70.
2. Ross KA, et al. Current concepts review：Arthroscopic treatment of anterior ankle impingement. Foot Ankle Surg 2017：23：1-8.
3. Takao M, et al. Arthroscopic treatment for anterior impingement exostosis of the ankle：Application of three-dimensional computed tomography. Foot Ankle Int 2004：25：59-62.
4. Kennedy JG, et al. Functional outcomes after peroneal tendoscopy in the treatment of peroneal tendon disorders. Knee Surg Sports Traumatol Arthrosc 2016：24：1148-54.
5. Takao M, et al. Anatomic bases of ankle arthroscopy：Study of superficial and deep peroneal nerves around anterolateral and anterocentral approach. Surg Radiol Anat 1998：20：317-20.
6. Yasui Y, et al. Posterior ankle impingement syndrome：A systematic four-stage approach. World J Orthop 2016：7：657-63.

足関節症の手術

関節デブリドマン

手術の概要

- 足関節は，下腿以遠では第1中足趾節（MTP）関節と並んで最も重要な関節であり，罹患すると疼痛や機能障害が著しい．
- 関節軟骨の大きな欠損や消失があれば，状況に応じて骨軟骨移植，骨切り術，固定術，人工関節置換術などが適応されるが，いずれも長期間の療養を必要としたり，手術によっては可動域の損失などを伴う．そのため，できれば初期の状態で，なるべく低侵襲の外科的治療が適応できれば理想的である．一方，処置範囲が小さければその効果も一般的に限定的であるため，関節デブリドマンの手術適応は慎重になされるべきである．
- 本項では，原則的に骨軟骨移植術や骨切り術を伴わない範囲での手術について述べるが，それらの手術と併用されることもよくあるので，その点は留意されたい．また，本項では主に足関節（距腿関節）について述べるが，距骨下関節など，他の関節でも同様に施行可能である．

▶適応

- 高倉-田中分類I〜II期の変形性足関節症（ただし，time-saving 手術としてIIIa 期にも適応することがありえる）．
- Larsen grade 1〜2 の関節リウマチ（ただし，grade 3 にも適応することがありえる）．
- 足関節内骨折後関節症（関節軟骨破壊が軽度の場合）．
- 関節内遊離骨軟骨片を伴う病態（骨軟骨腫症など）．
- その他，関節軟骨破壊が軽度で，骨棘や滑膜増殖を伴う疾病一般．

▶手術のポイント

①術前準備：切除予定の滑膜，骨棘の場所と大きさなどを MRI，CT などで正確に把握しておく．
②体位：通常は仰臥位，後方の処置を行う場合は腹臥位とする．
③関節鏡ポータルは前外側，前内側を用いる．後方の処置を行う場合は後外側，後内側を用いる．
④滑膜切除を行う．
⑤骨棘を切除する．
⑥鏡視下の処置が困難であると感じたら直視下手術に移行する．

手術手技の実際

❶…術前準備

- 手術で切除する予定の骨棘，滑膜などが，症状や病態に確実に影響を与えていることを事前に確認するのが望ましい（キシロカインテストなど）.
- 滑膜増殖が多い部分は MRI で，骨棘の部位と大きさは CT で術前に把握しておき，明確なイメージをもって手術に臨む.

▶ ポイント
- 関節鏡で可能な限りすべて処置できる準備をする.

❷…手術体位

- 体位は，前方からの処置の場合は仰臥位で，後方から処置を行う場合は腹臥位で行う.
- 筆者らは，組織の判別の容易さを優先して駆血を行わずに開始する．しかし途中で出血が多くなって視野の確保が難しくなれば，駆・止血をして続行する.

❸…関節鏡ポータルを作製する

- 関節弛緩性のある人を除いて，十分なワーキングスペースを確保するために，牽引装置を用いて行う.
- 関節鏡のポータルは通常，前外側および前内側を用いる．病態によって後方ポータルの使用も考慮するが，体位が異なるため，同一手術内で行う場合は工夫が必要である.

❹…滑膜切除を行う

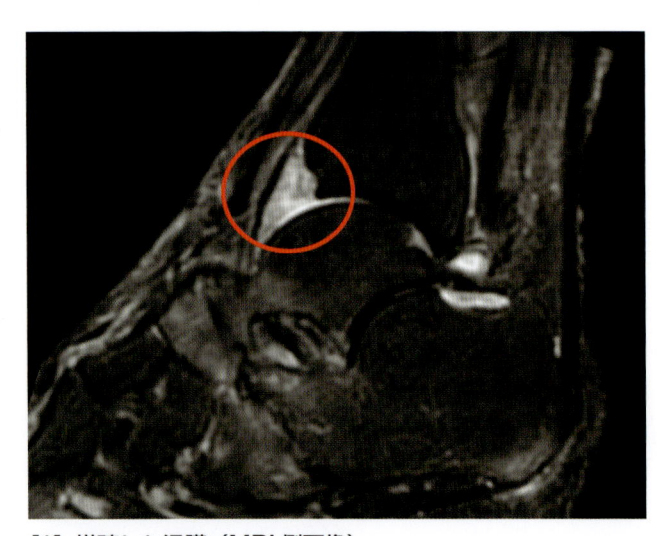

[1] 増殖した滑膜（MRI 側面像）

- 滑膜切除は，適切なサイズのシェーバーで行う．通常は 2.7 mm 関節鏡用のミニシェーバーを用いるが，必要に応じて膝関節用のシェーバーを用いてもよい.
- 増殖した滑膜は主に前方にある [1]．時に脛骨側に大きく広がっていることがあるので注意が必要である．後方にもあるので切除を試みる.
- 一般に重度の滑膜炎が長期間続いた場合は，滑膜が関節包と一体になって区別がつかないことがある．過度な操作により関節外組織を損傷する可能性があることに注意する.

❺…骨棘を切除する

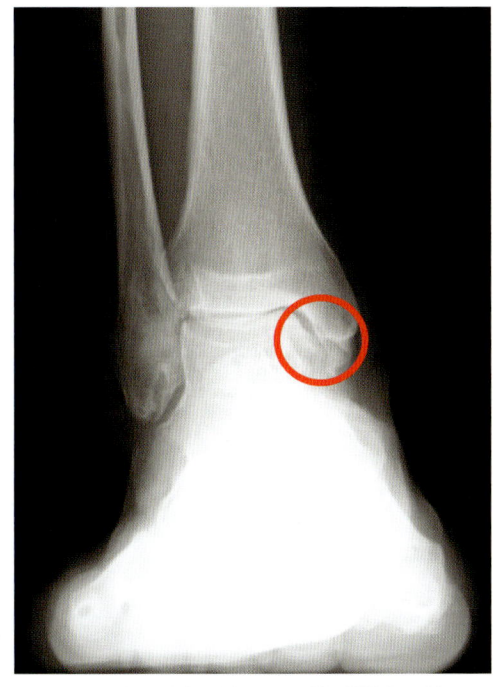

[2] 内反型変形性関節症の骨棘（単純X線正面像）

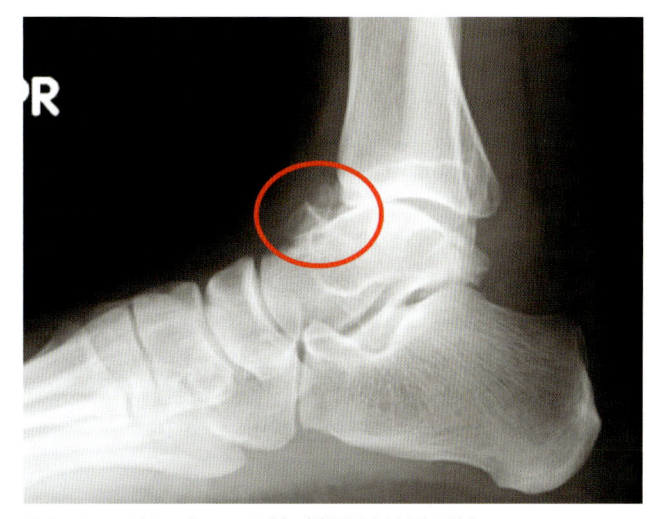

[3] 距骨頚部の大きな骨棘（単純X線側面像）

- 骨棘のある部位と大きさは病態によりさまざまである．通常の内反型変形性関節症の場合，内果の前方とそれに相対する距骨側にあることが多い [2]．また脛骨面の前方と，それとインピンジする距骨頚部にあることも多く，大きな骨棘があることも珍しくない [3]．
- 関節鏡では視野が限られるため，やみくもに切除をすると，正常の関節面を切除してしまったり，逆に十分切除せずに手術を終了する可能性があることに注意する．反対に，症状に影響を与えていない骨棘や骨軟骨腫を無理に切除する必要はなく，臨床的な判断が重要である [4]．

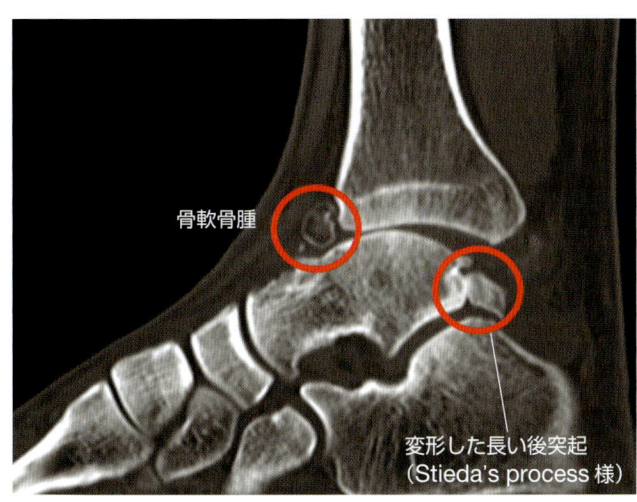

骨軟骨腫

変形した長い後突起
（Stieda's process 様）

[4] 症状に影響しない骨軟骨腫（CT側面像）

▶ ポイント
- どの骨棘をどの程度切除するのか，あらかじめ決めておく．

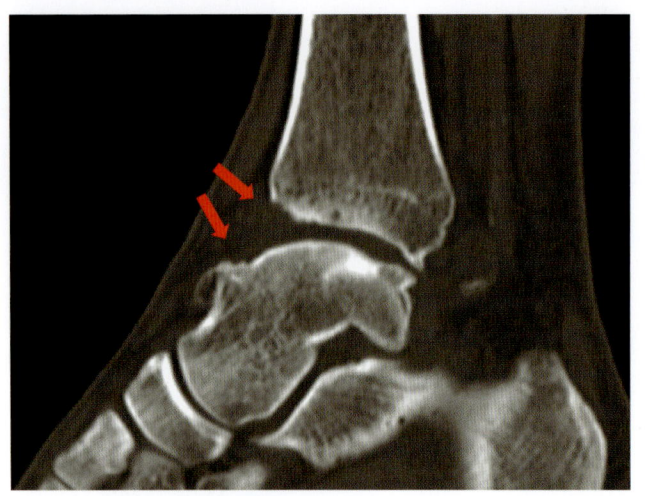

[5] 術中 CT による骨切除量の確認

● 放射線被曝の問題はあるが，術中 X 線透視で骨切除量を確認すべきである．もし術中 CT が使用可能な施設ならば，使用するのが望ましい [5]．

❻…直視下手術への移行

● 鏡視下手術のみで終える予定であっても，術中に鏡視下では困難であると感じたり，不安がある場合は，躊躇せずに直視下手術に移行すべきである．

▶後療法

● 手術直後から荷重歩行を開始することは理論的に可能であるが，処置が大きく，また長時間かかったものほど，術後の腫脹が強くなりやすく，また痛みも残りやすい．可能ならば1週間程度，シーネないしギプス固定をして腫脹や炎症の消退を待ってから，疼痛に応じて徐々に荷重歩行を行うのが望ましい．

（伊藤　宣）

足関節の手術
足関節症の手術
遠位脛骨斜め骨切り術

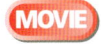

手術の概要

- 寺本は内反型変形性足関節症に対して遠位脛骨斜め骨切り術（distal tibial oblique osteotomy：DTOO）を考案し，1994年から施行してきた[1,2]．この術式のコンセプトは以下の3つに集約される．
  ①距腿関節の接触面積を増やすことで荷重分散させる．
  ②距腿関節の動的安定性を獲得する．
  ③足部の肢位異常を適正化させて痛みのない足底接地可能な足にする．
- この術式はその後，外反型や外傷性足関節症にも応用して施行しており，良好な成績が得られている．また骨切り部位や方法の違いで，遠位脛骨回転骨切り術（distal tibial rotational osteotomy：DTRO）や distal tibial intra-articular osteotomy（DTIO），distal fibular oblique osteotomy（DFOO）もあるが，これらはすべて上記の共通コンセプトのもとに施行されており，DTOO concept osteotomy と考えている．
- アライメント矯正目的の低位脛骨骨切り術（low tibial osteotomy：LTO）とはまったく違ったコンセプトの骨切り術であることを認識する必要がある．

▶ 適応

- LTO に関しては田中分類のⅢa期までが適応とされている[3]が，DTOO はⅢb期とⅣ期の一部にも適応があり，足関節底背屈可動域が10°以上残っている症例に施行している．またⅣ期のなかには痛みのない症例も存在し，現存する分類のみで手術適応は決定していない．
- 外反型や外傷性足関節症症例にも適応を吟味して行っている．

▶ 手術のポイント

①体位：全身麻酔下に仰臥位で行う．
②X線透視下ストレステストを行う．
③骨切りを行う．
④骨切り部を開大する．十分な矯正が得られない場合は，骨棘切除，あるいはアキレス腱のZ延長を行う．
⑤創外固定器もしくはロッキングプレートで固定する．
⑥海綿骨移植を行う．

● 手術手技の実際

❶…手術体位

- 全身麻酔下に仰臥位で行う．必要に応じて硬膜外麻酔や神経ブロックを併用する．

❷…X線透視下ストレステストを行う

- 外来時のストレステストでは疼痛による防御反応により正確な不安定性を確認できないことがあるため，麻酔下，執刀前に必ずX線透視下で動的な不安定性を確認する．
- 具体的には正面像で，内・外反，回旋，底・背屈，下方牽引による inferior instability，側面像では前・後引き出し，底・背屈，下方牽引による inferior instability を確認する．さらに膝屈曲位として足部正面像で Chopart 関節の可動性と不安定性も確認する．

❸…骨切りを行う

▶ リング型創外固定器を用いる場合 [1]

- X線透視下に Kirschner 鋼線で骨切り部を確認し，脛骨遠位内側で足関節から近位に約5cmの部位を目安に骨切り部直上で約3cmの皮切をおく．
- 1.8mm径の Kirschner 鋼線を遠位脛腓関節中央に向かってガイドとして刺入し，骨膜下に骨切りラインに沿って剥離したのちに薄刃の平ノミでX線透視下に骨切りする．

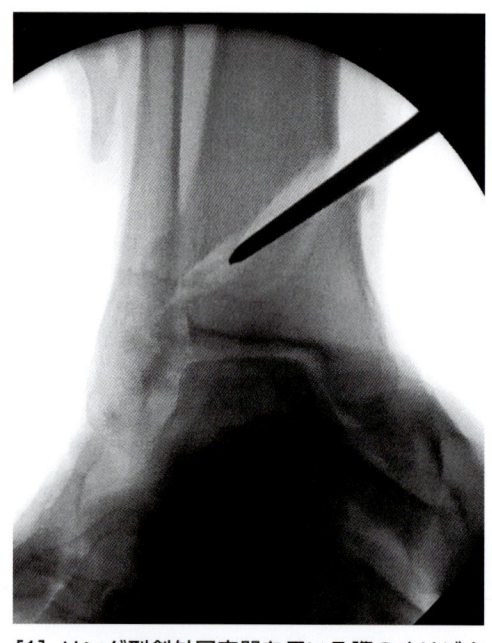

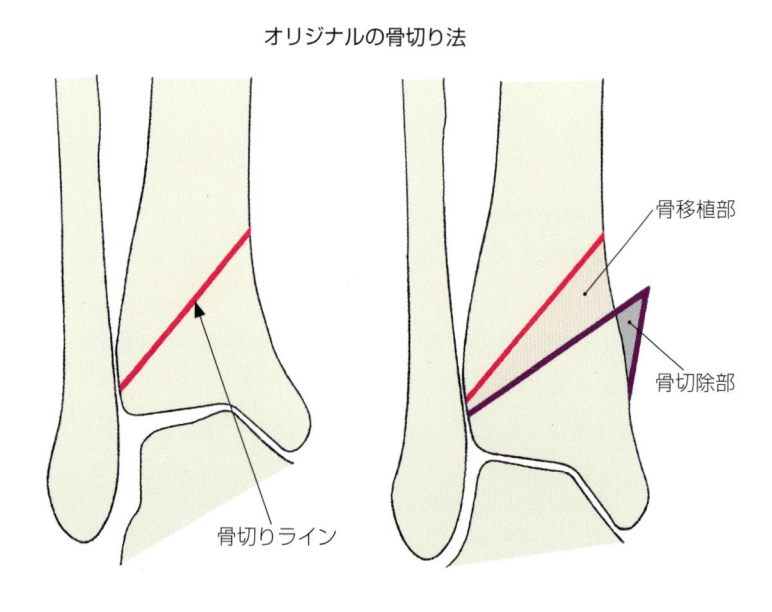

オリジナルの骨切り法

骨移植部

骨切除部

骨切りライン

[1] リング型創外固定器を用いる際のオリジナルの骨切り法

▶ロッキングプレートを用いる場合 [2]

- X 線透視下にロッキングプレートのテンプレートを当て，内果から近位 5 cm 程度までの皮切をおく．
- 骨切り想定ラインに沿って骨膜下に剥離し，1.5 mm ないしは 1.8 mm 径の Kirschner 鋼線をガイドとして刺入する．
- 薄刃の平ノミで骨切りを行うが，L 字形の骨切りの角付近に小皮切をおいたほうが外側の骨切りをしやすい．内側の皮切からだけでも骨切りは可能であるが，いずれにせよ L 字形の骨切りの角部分で骨折を起こさないように細心の注意を払う．

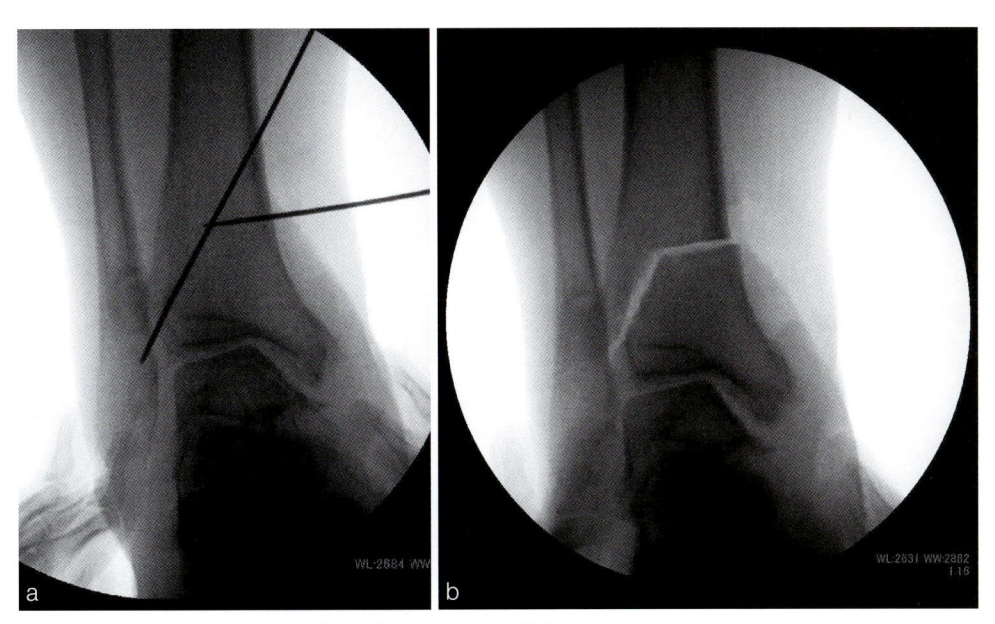

[2] ロッキングプレート固定時の骨切りラインと外観
a：1.5 mm 径の Kirschner 鋼線を骨切りラインに沿って刺入後の術中透視画像．
b：骨切り完了時の術中透視画像．

ロッキングプレート固定時の骨切り法

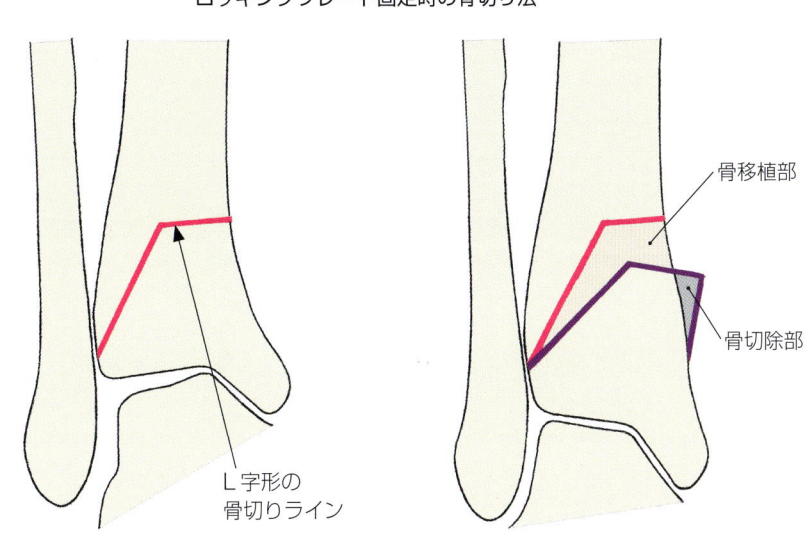

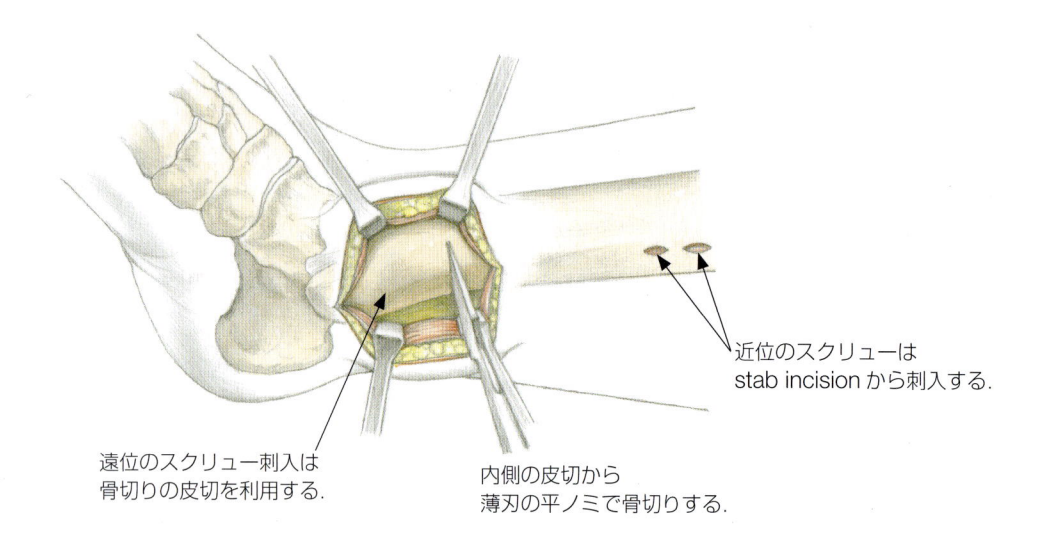

近位のスクリューは
stab incision から刺入する.

遠位のスクリュー刺入は
骨切りの皮切を利用する.

内側の皮切から
薄刃の平ノミで骨切りする.

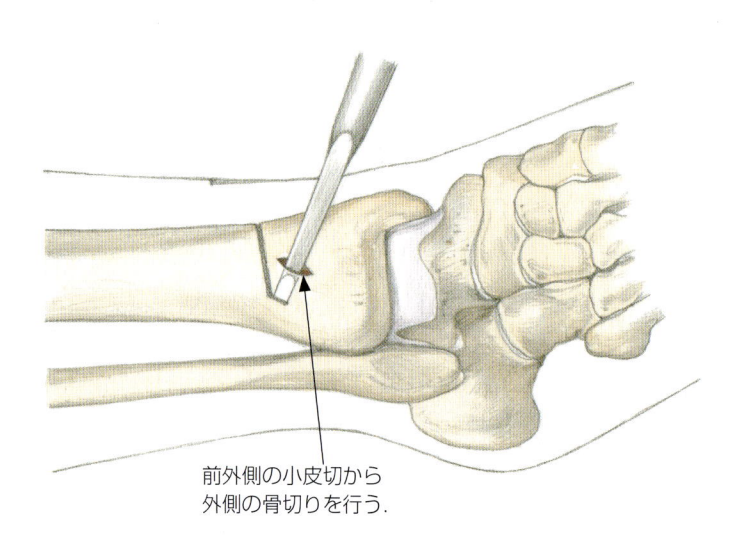

前外側の小皮切から
外側の骨切りを行う.

▶ 手技のコツ

ロッキングプレートを用いる場合の骨切り方法

● 創外固定の場合と同様のオリジナルの骨切り方法でもロッキングプレートでの固定が可能である場合もあるが，いずれにせよ脛骨遠位内側の皮膚は一期的な開大により緊張が強まり，さらに開大した遠位骨片の角が突出して閉創困難となる可能性がある．そのため突出した遠位骨片の近位端を大きく骨切除する必要性が出てくる．このためロッキングプレートによる固定を行う場合，通常の骨切り方法では皮膚トラブルをおそれるあまり矯正不足となったり，遠位骨片が小さくなりすぎて固定力不足となったりする可能性が高いと考えている.

● このため最近はL字形の骨切りをロッキングプレート時の骨切りのスタンダードとしている．しかし，この骨切り方法でも皮膚の閉創が安全に行えない場合は躊躇なく創外固定に変更できるよう，必ずリング型創外固定器をバックアップして手術に臨んでいる.

❹…骨切り部を開大する （動画参照）

- 完全に骨切りが行われたら，何度かノミで骨片の開大操作を繰り返し，軟部組織の緊張を緩めてからスプレッダーを骨切り部に挿入し透視下に開大していく．原則として距骨滑車外果面が腓骨外果関節面に適合するまで開大するが，最終的な開大度合は足部のアライメントや透視下での動的安定性を確認して決定する[4,5]．
- 開大度合が決定したら，2.4 mm径のKirschner鋼線2本を内果から脛骨近位外側に向かって刺入して仮固定する．通常，内反型の場合であれば，開大前と比較して足部は外旋位となることが多い．正面天蓋角や側面天蓋角は矯正の指標とはしていない．

❺…骨切り部を固定する

- DTOOはリング型創外固定器による固定を基本としているが，最近は社会背景や患者満足度を考慮して，症例を選んでロッキングプレートによる固定を行っている．

▶ ポイント

十分な矯正が得られない場合

- 骨棘切除を行う：距骨の外反と外旋が骨棘によって阻害される場合があり，距骨と腓骨の適合性が得られない場合は骨棘切除を要することがある．大半は腓骨前方部分と脛骨前外側部の骨棘が阻害の原因となる．
- アキレス腱のZ延長を行う：骨切り部を開大することは一期延長であり，軟部組織の緊張も強まる．とくにアキレス腱の緊張により距骨の内反が矯正されない場合や前方亜脱臼が残存する場合，足関節背屈が0°に満たない場合はアキレス腱のZ延長を要することがある．

▶ 創外固定器で固定する

- リング型の創外固定器（患者の体格に応じて160〜200 mm径）を組み立て，脛骨粗面直下と骨幹部，足関節直上の計3か所に設置する [3]．
- まず脛骨粗面直下で脛骨軸にほぼ垂直にワイヤーを刺入してリングに仮固定する．もう1本ワイヤーを刺入してリングの位置を決定するが，このリングの位置ですべてのリングの位置が規定されるため，長いロッドをリングに装着して足関節との位置関係を把握するとよい．最近位のリングの位置が決まったら骨幹部のリングをロッドやキューブで装着してハーフピンを前内側に2本，前外側に2本挿入して固定する．
- 次に足関節部のリングを至適な長さのロッドで連結して足関節直上でリングに平行にワイヤーを刺入する．さらに4〜5本のワイヤーを追加刺入して最遠位のリングと固定する．

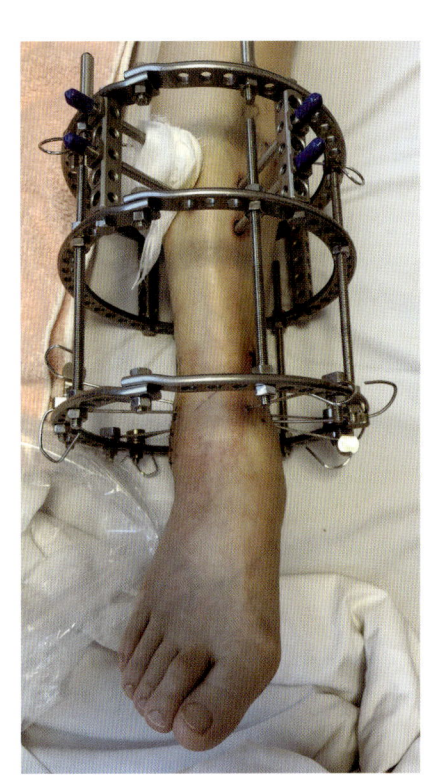

[3] リング型創外固定器の装着

▶ロッキングプレートで固定する

● スプレッダーで開大度合が決まれば，内果から脛骨近位外側に向かって刺入した 2.4 mm 径の Kirschner 鋼線 2 本に加えて腓骨側から骨切りした遠位骨片に向けて 2.0 mm 径の Kirschner 鋼線を 2～3 本刺入して追加の仮固定を行う．仮固定後も Kirschner 鋼線はたわむ可能性があるため，スプレッダーはかけたままのほうが望ましい．プレート設置の妨げとなる場合はスプレッダーの位置を調整する．

● ロッキングプレートを必要に応じてベンディングして脛骨内側に当てて，透視下に位置を調整後，Kirschner 鋼線で仮固定を行う．プレートの出っ張りを抑えるために骨切り部のすぐ近位にコーティカルスクリューを挿入することもあるが，この際に骨切り部が矯正損失する可能性があることを念頭におく．

● 皮膚に余裕があればすべてロッキングスクリューを挿入して固定する．

❻…海綿骨移植を行う

● 腸骨から海綿骨を採取し，開大した骨切り部に移植する．
● 内反型変形性足関節症に対するロッキングプレートによる固定例を呈示する［4］．

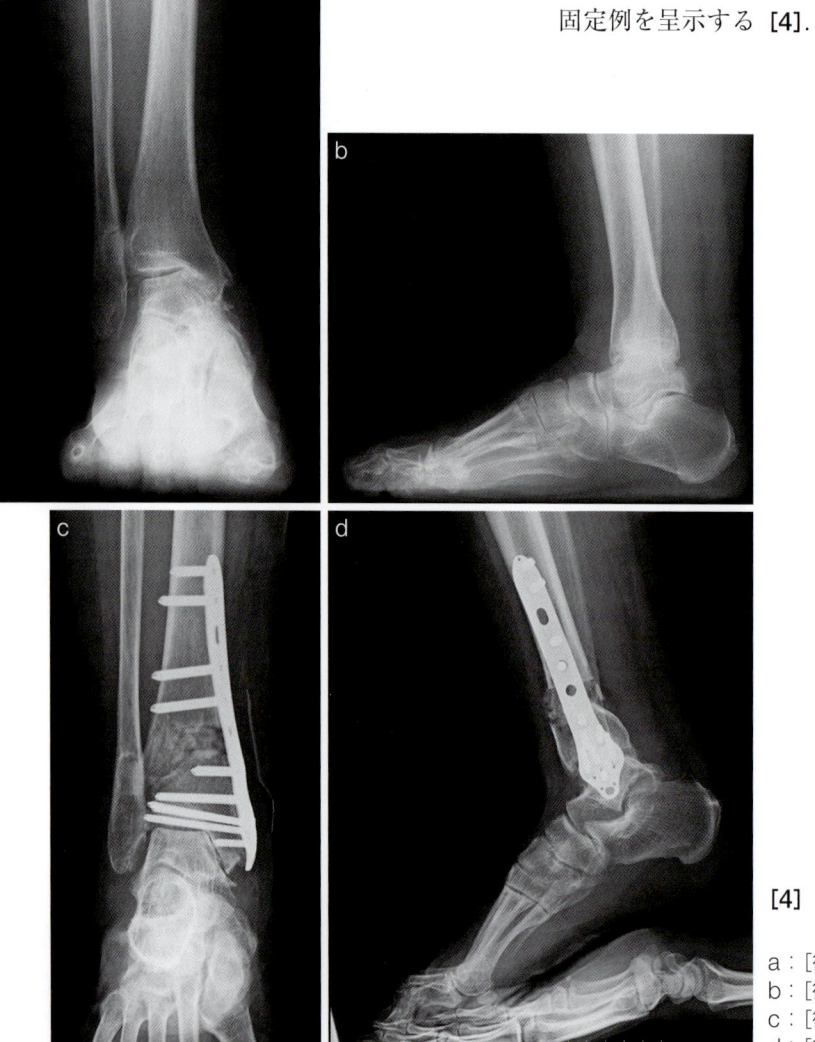

[4] 右内反型変形性足関節症（57 歳，女性）
a：［術前］右足関節立位正面 X 線像．
b：［術前］右足関節立位側面 X 線像．
c：［術直後］右足関節正面 X 線像．
d：［術直後］右足関節側面 X 線像．

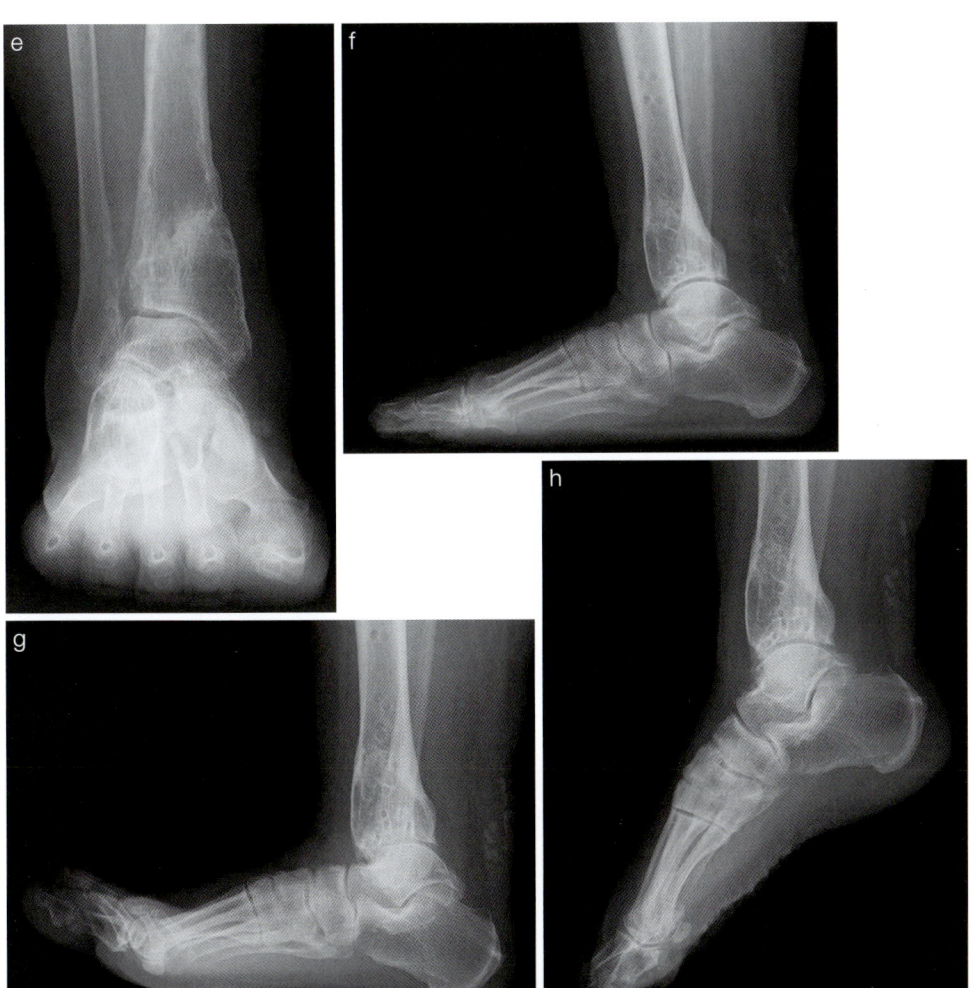

[4] 右内反型変形性足関節症(57歳, 女性)(つづき)
e：[術後1年6か月] 右足関節立位正面X線像.
f：[術後1年6か月] 右足関節立位側面X線像.
g：[術後1年6か月] 右足関節背屈時側面X線像.
h：[術後1年6か月] 右足関節底屈時側面X線像.

▶後療法

- 術後は足底接地までとし，術後6〜8週から部分荷重を開始し，1週ごとに漸増し，術後3か月程での全荷重を目標とする.
- 可動域訓練は基本的に自動運動だけとし，無理な他動訓練は行わない.
- 創外固定器は術後3か月で抜去する.

（原田将太，浅原智彦，寺本　司）

■文献

1. Teramoto T, Harada S, Takaki M, et al. The Teramoto distal tibial oblique osteotomy (DTOO)：Surgical technique and applicability for ankle osteoarthritis with varus deformity. Strategies Trauma Limb Reconstr 2018；13：43–9.
2. 寺本　司. 遠位脛骨斜め骨切り術（Distal Tibial Oblique Osteotomy：DTOO）. 整形外科 Surgical Technique 2013；3：555–66.
3. Tanaka Y, et al. Low tibial osteotomy for varus-type osteoarthritis of the ankle. J Bone Joint Surg Br 2006；88：909–13.
4. 寺本　司ほか. 変形性足関節症に対する脛骨遠位斜め骨切り術前後の足関節の動的評価. 日足外会誌 2007；27：48–53.
5. Teramoto T, et al. The changes in the instability of the ankle joint after distal tibial oblique osteotomy performed for the treatment of osteoarthritis of the ankle joint. The Journal of the Japanese Association of External Fixation and Limb Lengthening 2009；20：119–26.

足関節の手術

足関節症の手術

足関節牽引形成術

MOVIE

手術の概要

- 重度の変形性足関節症に対する手術療法には足関節固定術がよく用いられるが，関節機能を温存する方法として人工足関節全置換術や足関節牽引形成術（distraction arthroplasty of the ankle：DAA）がある[1-3]．DAA は創外固定器で足関節を牽引して関節に加わる負荷を除去し，関節軟骨を修復させる方法である．筆者は重度の外傷後足関節症に対し，関節内デブリドマンと骨穿孔術を加えた後，リング型創外固定器を用いて DAA を施行してきた[4]．その適応と術式について述べる．
- 本術式の利点は，①足関節の可動域が温存できる，②術後早期から足関節の可動域訓練ができる，③足関節のアライメント不良がある例には矯正骨切り術と同時に行える，ことである．
- 欠点は，①高齢者では関節軟骨の修復が期待できない[5]，②長期の創外固定器装着期間を要する，ことである．

▶適応

- 有痛性の外傷性足関節症．
- 高倉-田中分類[6] で IIIb 期もしくは IV 期の症例．
- 足関節固定術より関節機能の温存を目的に DAA を希望した症例．

▶手術のポイント

①体位：仰臥位とし，膝窩部に枕を置いて膝を 30° 屈曲位とする．
②皮切：足関節前面に約 5 cm の正中縦皮切をおく．
③関節内デブリドマンと骨穿孔を行う．
④リング型創外固定器を設置する．
⑤下位脛骨骨切り術を行う．
⑥創を閉鎖する．

手術手技の実際

❶…手術体位と皮切

- 体位は仰臥位とし，膝窩部に枕を置いて膝を 30° 屈曲位とする．
- 足関節前面に約 5 cm の正中縦皮切を加える．
- 前方の伸筋腱と神経血管束をよけて関節包を展開し，縦方向に切開する．

❷…関節内デブリドマンと骨穿孔を行う

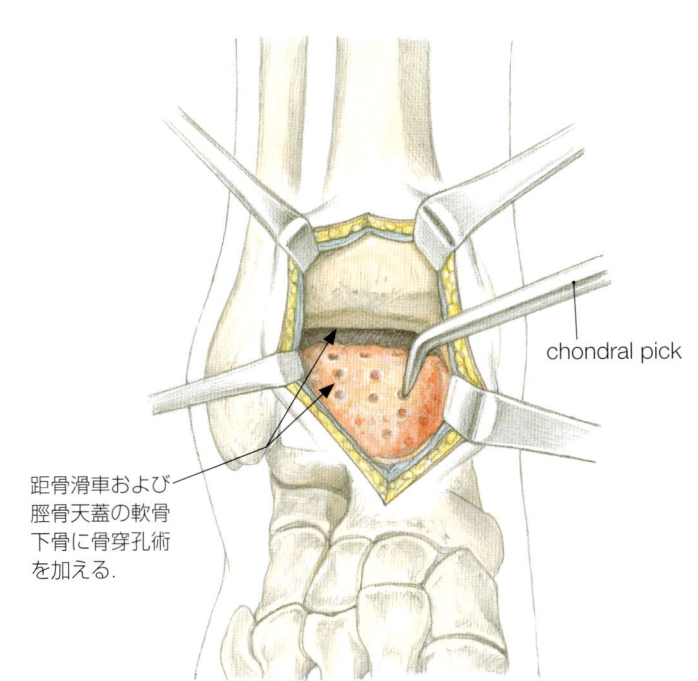

距骨滑車および脛骨天蓋の軟骨下骨に骨穿孔術を加える.

chondral pick

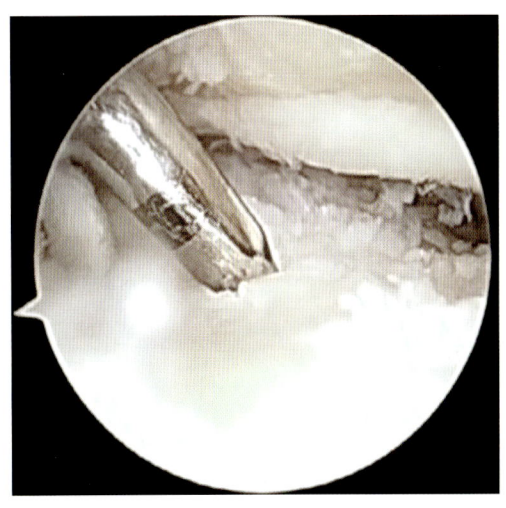

[1] 関節内の骨穿孔術
可能であれば鏡視下に骨穿孔術を行う.

- 距骨頸部および脛骨天蓋前面の骨棘を切除する.
- 距骨滑車および脛骨天蓋の露呈した軟骨下骨に chondral pick を用いて骨穿孔術を行う. 骨穿孔 は 3 mm 程度の間隔をあけて行う.
- 以上の手技を可能であれば鏡視下に行う [1].

❸…リング型創外固定器を設置する

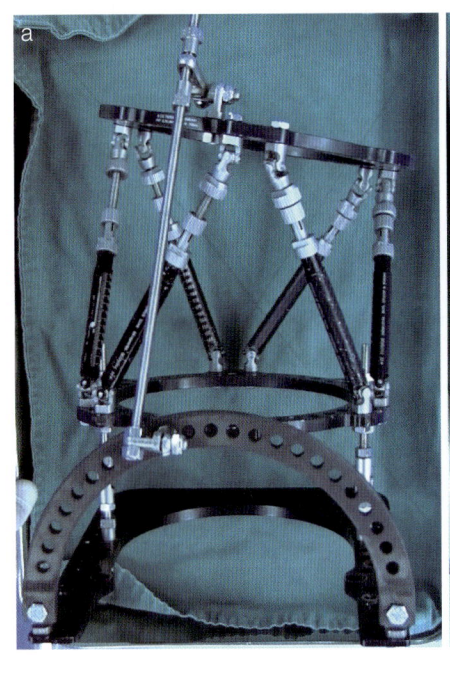
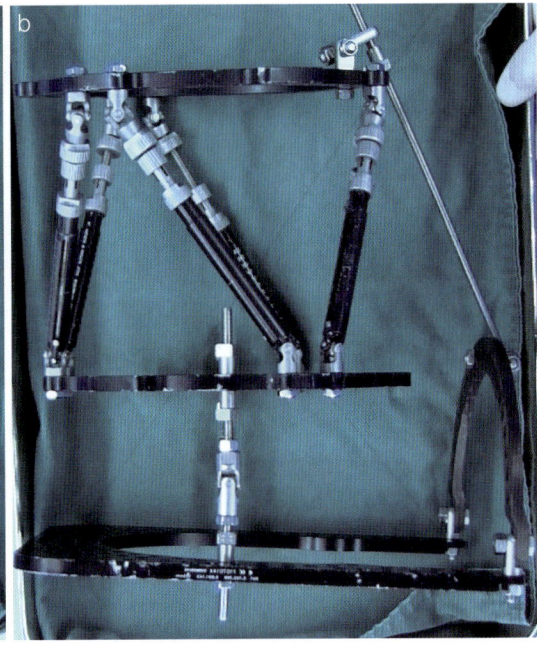

[2] リング型創外固定器
a：正面.
b：側面.

- リング型創外固定器は術前にあらかじめ組んでおく [2]. 下位脛骨骨切り術を 行う症例では,術中に矯正ができるようにヘキサポッド型の創外固定器を使用 する.
- 下腿近位と遠位にフルリングを 1 枚ずつ,足部にはフットプレートを 1 枚使用 する. 下腿遠位のリングとフットプレートは可動するようにヒンジを用いて接 続し,下腿近位のリングとフットプレートにロッドを設置しておく.

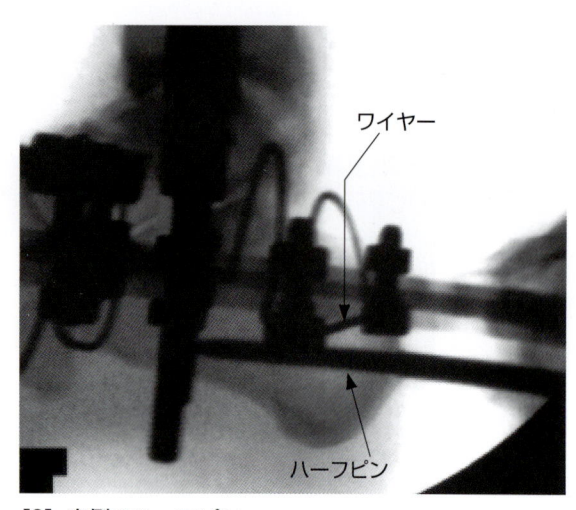

[3] 底側のハーフピン
牽引によりワイヤーが踵骨をカットしないように底側にハーフピンを刺入する.

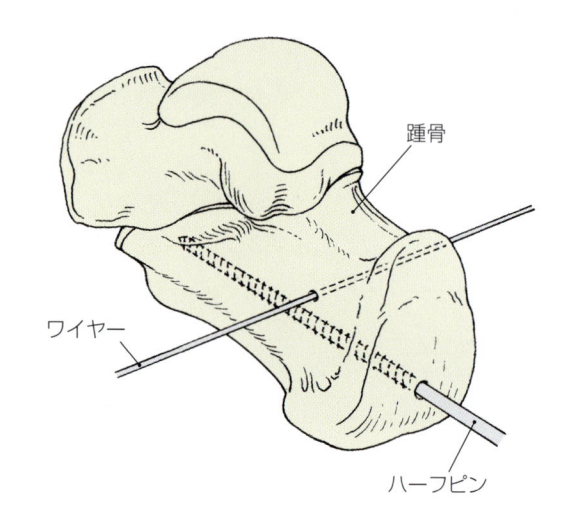

- 各リングを Ilizarov ワイヤーおよびハーフピンを用いて脛・腓骨と足部に固定する.
- まず脛骨天蓋直上に, 関節面に平行にワイヤーを挿入する. 次に脛骨近位にワイヤーを挿入してリングを固定し, 創外固定器の設置位置に偏りや傾きがないか確認する.
- 踵骨には Ilizarov ワイヤーとハーフピンを刺入する. ワイヤーの底側にハーフピンを刺入し, 牽引によりワイヤーで踵骨底側がカットされるのを防ぐ [3].

❹…下位脛骨骨切り術を行う

- 単純 X 線で脛骨天蓋の内反変形や伸展変形などのアライメント不良を認める例には下位脛骨骨切り術を追加する.
- 上伸筋支帯を切離して, 脛骨遠位部を骨膜下に剥離する.

> ▶ **ポイント**
> - 骨切り矯正後に縫合できるように, 上伸筋支帯はくさび形に切離する.

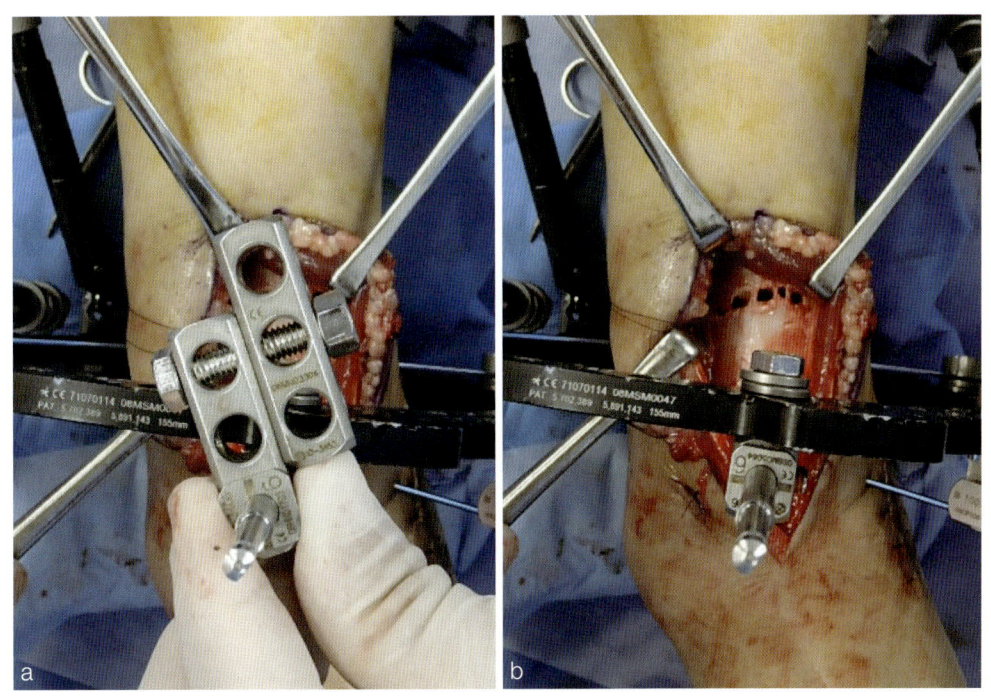

[4] ランチョーキューブを用いた脛骨のドーム状骨切り
a：骨切り前，b：骨切り後.

● 脛骨天蓋から約5cm近位のところで近位凸の
ドーム状に脛骨を骨切りする．腓骨も脛骨と同
じ高さのところで斜めに骨切りする [4a, b].

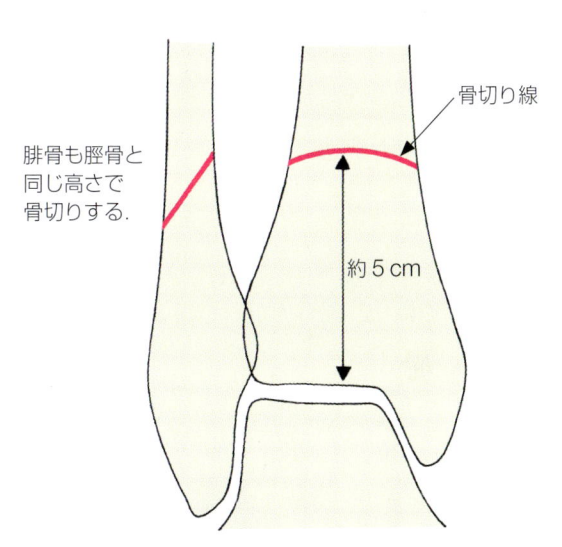

腓骨も脛骨と
同じ高さで
骨切りする.

骨切り線

約5cm

▶ **ポイント**
● 脛骨遠位中央に刺入したハーフピンを中心とし
て，ランチョーキューブを用いてドーム状に骨
切りする.

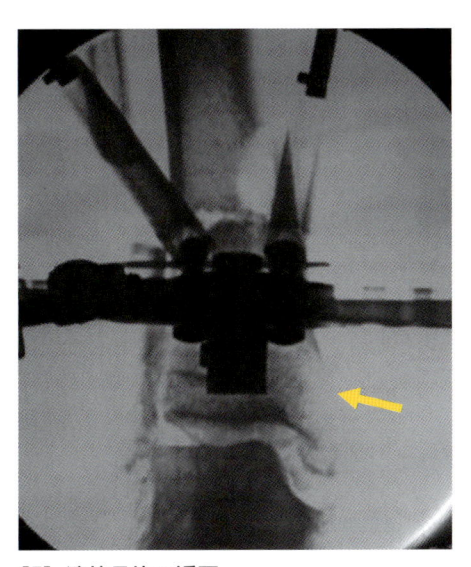

[5] 遠位骨片の矯正
遠位骨片（⟵）を回転して矯正する.

● 天蓋中央を center of rotation and angulation
（CORA）として遠位骨片を回転して矯正する
[5].
● 骨切り部に骨移植は行わない.

❺…創閉鎖後，可動性を確認する

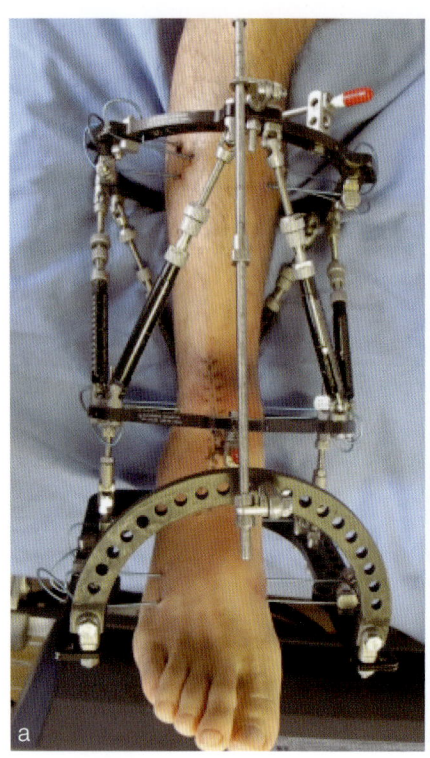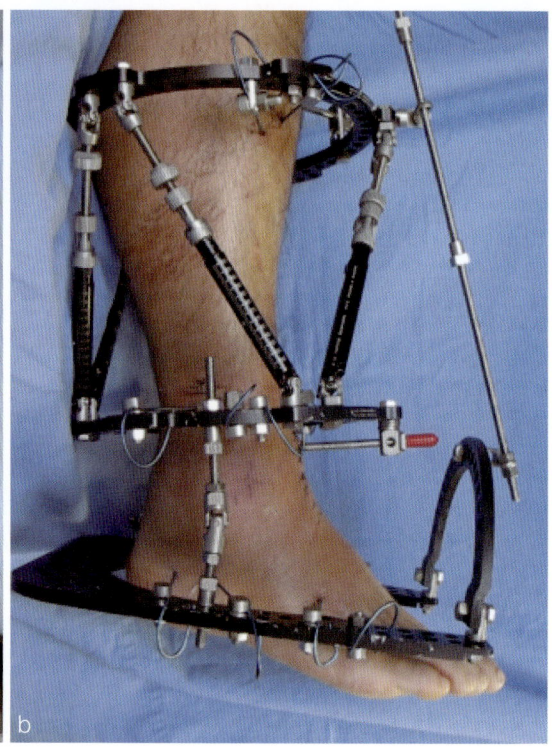

[6]　手術後外観
a：正面.
b：側面でヒンジが内果下端と外果下端を通る線上に位置していることを確認する.

● 創閉鎖後，創外固定器を用いて距腿関節を緩徐に牽引する [6].

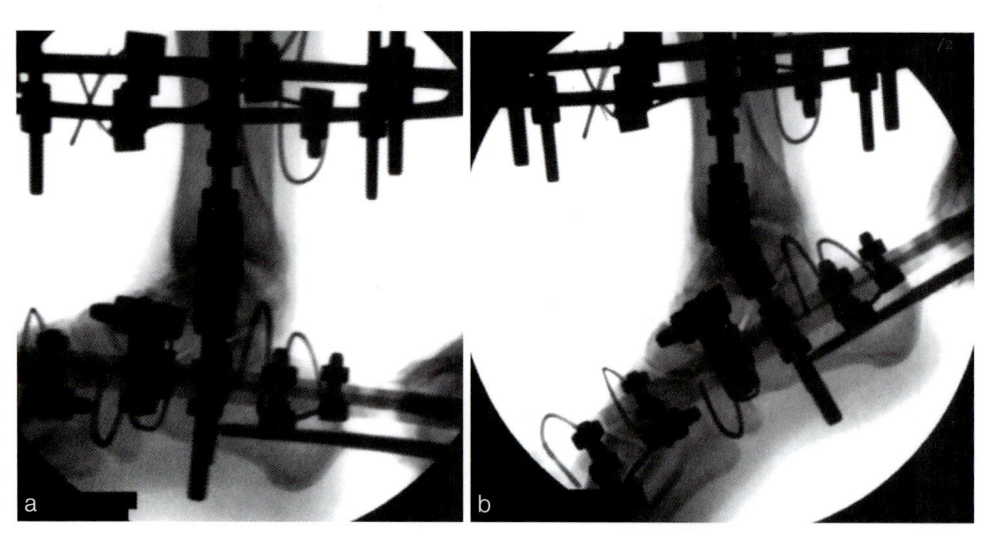

[7]　X線透視下に距腿関節の可動性を確認
a：背屈位，b：底屈位.
可動性は良好であった.

● ヒンジが内果下端と外果下端を通る線上に位置し，X線透視下に距腿関節の
可動性が良好であることを確認する [7].

▶後療法

- 術翌日から1日2回，0.5 mm ずつ緩徐に距腿関節を牽引し，関節裂隙を5〜8 mm まで開大させる．術後2日目から前方のロッドを緩めて足関節の可動域訓練を開始する．
- 創外固定器は術後3か月間装着し，その間は免荷歩行とする．術後3か月で創外固定器を外して部分荷重歩行を開始し，術後4か月で全荷重歩行を許可する．
- 骨切り例では術後3か月でフットプレートのみ抜去し，骨癒合後に下腿のリングを外して全荷重歩行を許可する．

（嶋　洋明）

■文献

1. van Valburg AA, et al. Can Ilizarov joint distraction delay the need for an arthrodesis of the ankle? A preliminary report. J Bone Joint Surg Br 1995；77：720-5.
2. Paley D, et al. Distraction arthroplasty of the ankle — How far can you stretch the indications? Foot Ankle Clin 2008；13：471-84.
3. Tellisi N, et al. Joint preservation of the osteoarthritic ankle using distraction arthroplasty. Foot Ankle Int 2009；30：318-25.
4. 嶋　洋明ほか．重度の外傷後足関節症に対する足関節牽引形成術．松田秀一編．別冊整形外科 No. 69 足関節・足部疾患の最新治療．東京：南江堂；2016. P. 123-9.
5. Barg A, et al. Ankle joint distraction arthroplasty: Why and how? Foot Ankle Clin 2013；18：459-70.
6. Tanaka Y, et al. Low tibial osteotomy for varus-type osteoarthritis of the ankle. J Bone Joint Surg Br 2006；88：909-13.

足関節の手術
足関節症の手術

人工足関節全置換術

──手術の概要

- 保存治療に抵抗性の末期変形性足関節症（osteoarthritis：OA）に対する手術方法として，距腿関節固定術（固定術）と人工足関節全置換術（total ankle arthroplasty：TAA）とがある．一般的には固定術が gold standard とされているが，近年 TAA における手術手技の向上やインプラントの改善により，中期成績は固定術と TAA では同等とされている[1]．
- 本項では実際の手術手技に沿って TAA の概要を述べる．

▶適応

- Takakura–Tanaka classification（高倉–田中分類）[2] で Ⅲb 期および Ⅳ 期の末期 OA，外傷性足関節症，リウマチ性足関節炎などの症例に対して，年齢や活動性を参考に適応を決める．
- 膝関節や股関節など他の荷重関節における人工関節置換術と比較して TAA では再手術率が高く[3]，活動性の高い若年者に対しては慎重に症例を選択する必要がある．
- 術前の内反変形が強い症例に対する適応は慎重に決定する．

▶手術のポイント

①前方縦皮切で関節面を展開し，脛骨骨切りを施行する．
②距骨骨切りを施行する．
③軟部組織バランスを調整し，脛骨アンカー部の骨切りを施行する．
④インプラントを挿入する．
⑤閉創する．

──手術手技の実際

❶…脛骨骨切りを施行する

- 前方縦皮切で前脛骨筋と長母趾伸筋の間からアプローチし，関節包と滑膜組織を切除する．術中の内果骨折を予防し，インプラントを適切な位置に挿入できるように内果関節面と外果関節面が十分観察できるまで展開が必要である．
- 脛骨前方の骨棘を切除したのちに，インプラントのサイズに従い，関節面から 8〜15 mm 高位で脛骨骨切りを施行する [1]．アライメントに関して，正面で膝蓋骨中央，側面で脛骨骨軸に対して前開き 10° を目標とする．

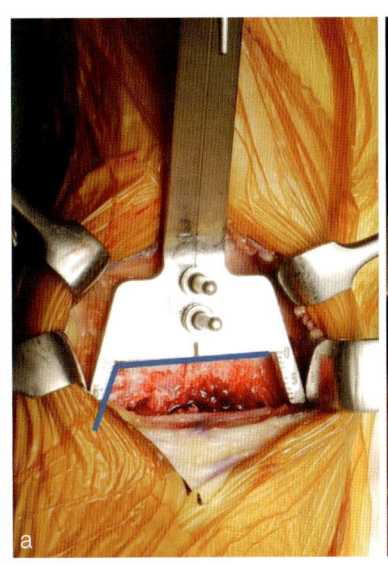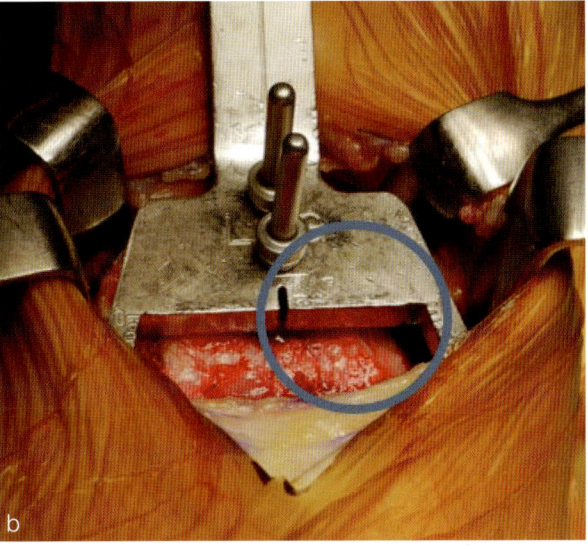

[1] 脛骨骨切り
a：脛骨骨切りライン（——）．内果骨折には十分注意が必要．天蓋部と内果部の骨切りを施行する．
b：脛骨前面表面は平面ではなく弯曲しているため，カッティングガイドは内側を基準とする．その結果，
カッティングガイドの外側と脛骨には間隙が生じることがある（◯）．内・外側ともに脛骨に接触させ
ると外旋位で脛骨コンポーネントを設置することになってしまう．

> ▶**ポイント**
> ●脛骨骨切りの際には，深腓骨神経や足背動静脈
> の損傷を防ぐために，術野の外側に位置する助
> 手はそれらの神経や血管を注意深くレトラクト
> する．

●脛骨コンポーネントを前方と後方の皮質骨で十分支えることができるように，
 エアトームやケリソンパンチなどを用いて骨切り面に合わせて後果を切除す
 る．

> ▶**手技のコツ**
> ●関節後方の処置をする際には，長母趾屈筋や神
> 経血管束を損傷しないように注意する．

❷⋯距骨骨切りを施行する

●足底と平行にカッティングガイドを用いて距骨骨切りを施行する [2]．この際
 に足背とボーンソーが接触し，骨切り面が後ろ開きになりやすいので注意す
 る．
●距骨後方の骨切除量が多くなりすぎると，距骨コンポーネントのペグが距骨下
 関節に穿破する可能性がある．また逆に，背屈位で距骨コンポーネントを設置
 すると，術後，足関節可動域の底屈制限の原因となる．
●距骨骨切り面は長方形ではないため，設置の際にはコンポーネントの回旋に注
 意が必要である．距骨コンポーネントが後方設置となるとペグが距骨下関節に
 穿破する危険性があるが，前方設置になりすぎると術後の足関節可動域制限の
 原因となるので注意する．

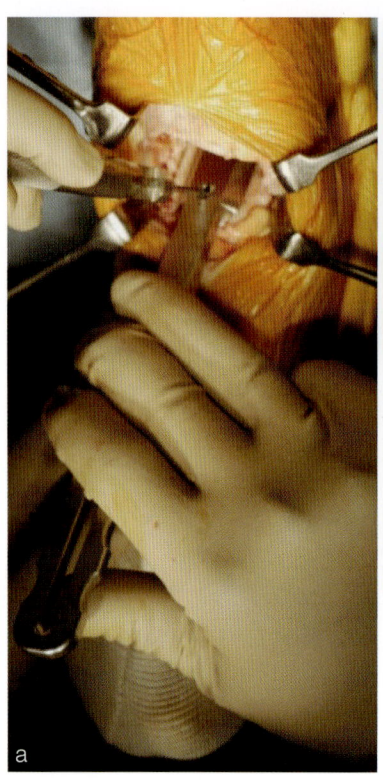
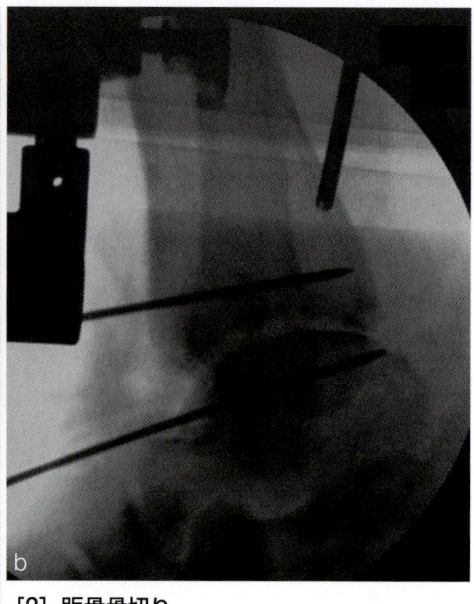

[2] 距骨骨切り
a：距骨骨切りでは，第2趾の方向や，足関節底背屈時の脛骨との関係をみながら距骨コンポーネントの回旋を決定する．
b：脛骨，距骨ともに，必要に応じて透視下に適切な骨切りラインが得られているか，ワイヤーを刺入して確認する．

▶ポイント
● 脛骨の骨切り時と同様に，神経血管束を損傷しないように，またボーンソーによる腓骨骨折を予防するために術野外側の視野を確保することが大切である．

❸…軟部組織バランスを調整し，脛骨アンカー部の骨切りを施行する

● 足関節周囲の骨棘を切除する．術中の軟部組織バランスを評価する方法や，これらを調整するための標準的な手術手技は確立していない[4]．筆者らは，足関節後方と内側の緊張が強い症例では，三角靱帯の深層線維ならびに浅層線維を脛骨側で切離し，後方関節包を剥離することで軟部組織バランスを調整するようにしている．

▶手技のコツ
● 三角靱帯は深層の切離だけでは不十分なことも多く，その場合は浅層も切離する．

● 次に，脛骨アンカー部の骨切りを施行する **[3]**．脛骨の initial cut と同様に後方までしっかりと骨切りする．

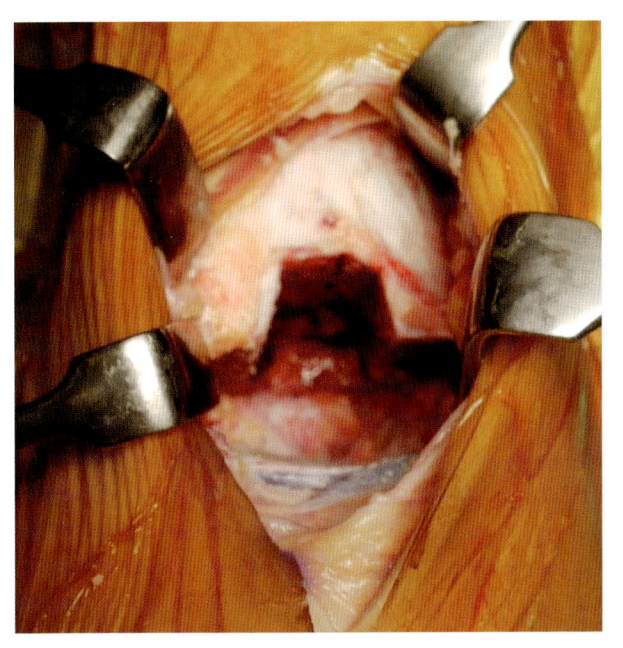

[3] 脛骨アンカー部の骨切り
ボーンソーのしなりを注意しながらアンカー部の骨切りを施行する．必要に応じてエアトームを用いて後方まで骨切除する．

▶ **ポイント**
- 脛骨アンカー部の骨切りが不十分であると，インプラント後方と脛骨の圧着がうまくいかず，脛骨コンポーネントの前開きが大きくなりすぎてしまう．

▶ **ポイント**
- 適切な脛骨コンポーネントの挿入のために，助手は足部を遠位方向に牽引してインプラント挿入のためのスペースを確保する．
- 脛骨コンポーネント挿入後，術野からはコンポーネントの前方しか観察できない．脛骨コンポーネント背側を脛骨に圧着させるために踵部を数回叩打する．

❹…インプラントを挿入する

- まず，骨セメントを用いて距骨コンポーネントを挿入する．この際に内果関節面や外果関節面に漏出しているセメントを丁寧に除去する．
- 脛骨コンポーネント表面のビーズ加工されている部位にリン酸カルシウムペースト（バイオペックス®）をすり込み，その後，表面についた余分なペーストを拭き取る [4a]．濃度は通常使用量の半分にして，ビーズ間溝の底に1層薄く付着する程度で十分である．そうすることにより，この部分から骨誘導することが可能になる．
- 骨髄穿刺針を用いて腸骨から骨髄を採取し，塗布したペーストの上に散布する [4b]．そのうえで脛骨コンポーネントを挿入し [4c]，スクリューで固定する．

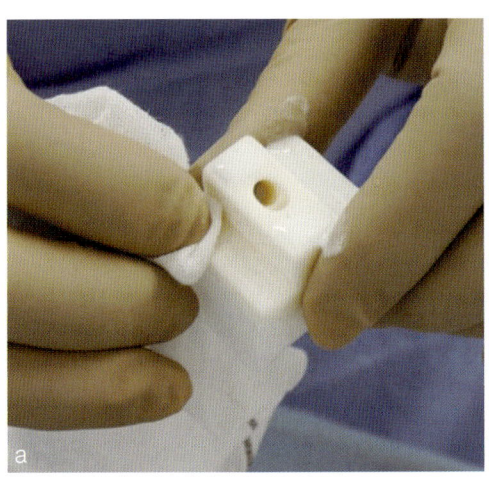
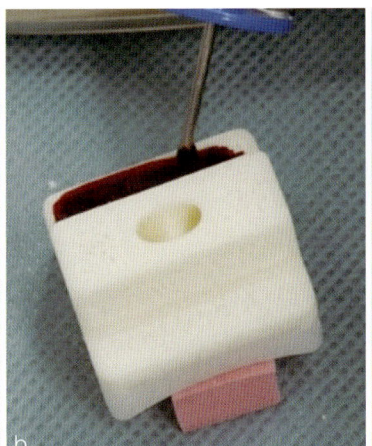
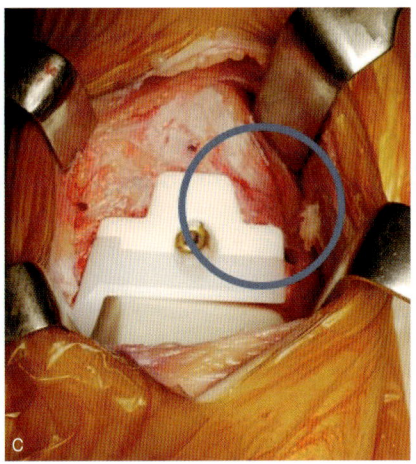

[4] 脛骨コンポーネントの挿入
a, b：リン酸カルシウムペーストを塗布して，その後，表層についた余分なペーストを丁寧に拭き取る．
　　さらにその上に骨髄を散布する．
c：脛骨コンポーネントの内側が脛骨表面と一致するように挿入する．脛骨の形状によってはコンポーネントの外側が少し脛骨から"はみ出る"こともある（○）．

❺…閉創する

- 十分に洗浄した後に閉創する．前脛骨筋腱の膨隆を予防するために伸筋支帯は丁寧に縫合する必要がある．

▶症例提示 [5]

- 術後 3 年で JSSF（Japanese Society for Surgery of the Foot）スケールで術前の 65 点から 90 点に改善した．

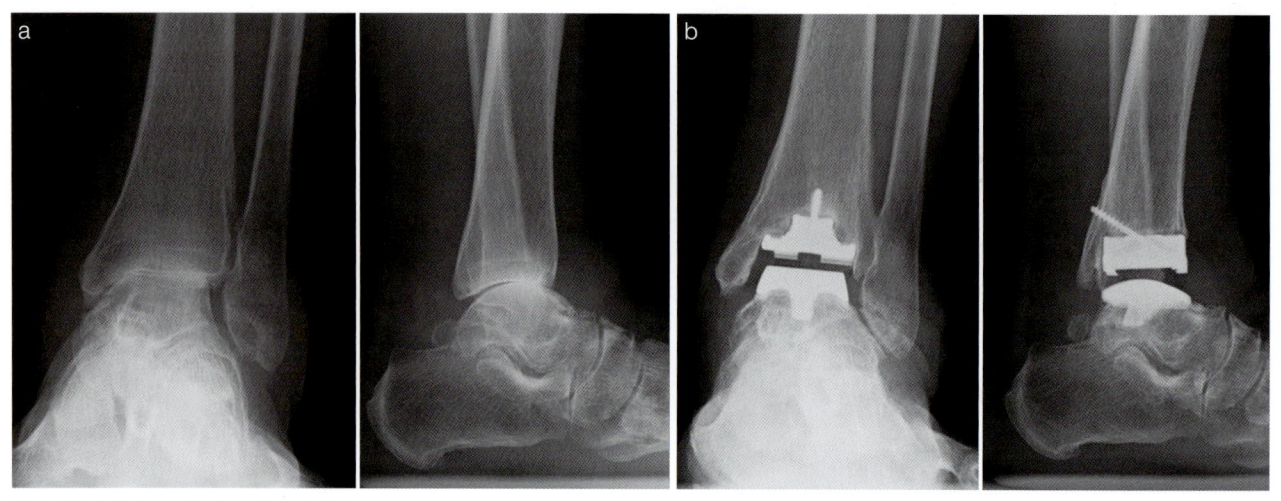

[5] TAA 施行症例（76 歳，女性）

combined TAA

- 膝関節や股関節に対する人工関節置換術と比較して，TAA では再手術率の高さが問題となる．再手術の原因では距骨コンポーネントの沈み込みが多い[5]．以前から筆者らは，TAA 後の距骨コンポーネントの沈み込みが原因で再手術が必要となった症例に対して，人工距骨を併用した TAA を施行してきた（combined TAA，[6]）．
- 最近では，術前から距骨の圧潰が著明な症例や，距骨に巨大な骨嚢胞を認めるような症例など限られた症例に対して，初回から combined TAA を施行している．通常の表面置換型の距骨コンポーネントを用いた TAA と比較しても同等の術後成績が得られている[6-8]．
- combined TAA の問題点として，距骨を頚部・体部ともに全置換するために，再手術が必要となったときには非常に難渋することが予想されることである．幸い，これまで combined TAA 後に再置換術を必要とするような症例は認めていないが，適応には十分慎重であるべきである．

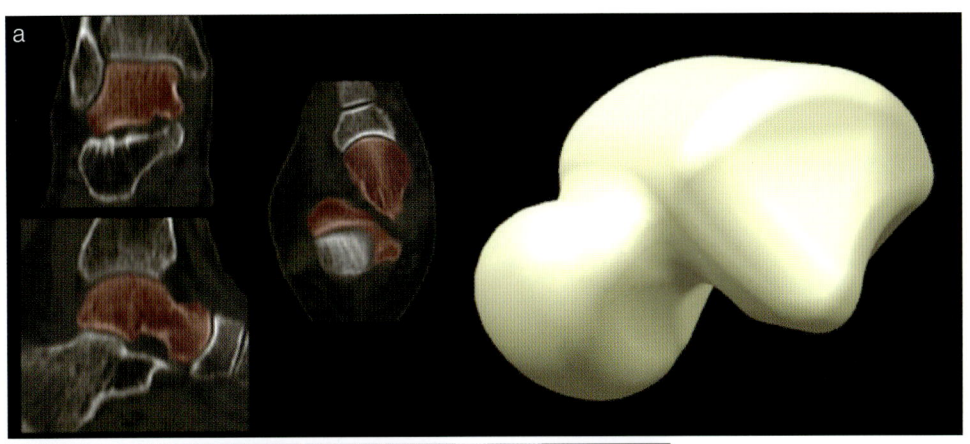

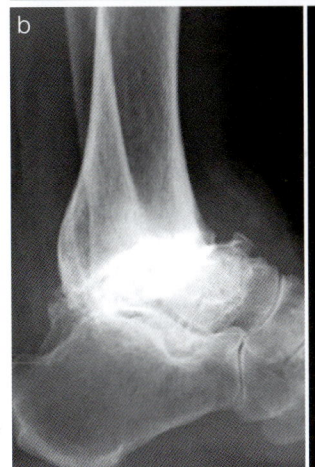 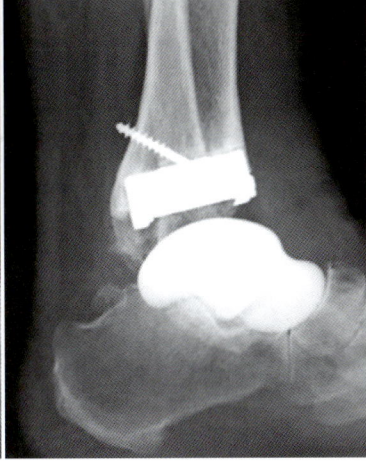

[6] combined TAA
a：健側の CT をもとに人工距骨を作製する.
b：距骨の圧潰が著明な症例に対して combined TAA は有効である.

▶後療法

● 術後3週間は短下肢ギプス固定とする．2週間免荷ののち疼痛に合わせて段階的に荷重を開始する．

● 距骨下関節固定術を併用したような症例や距骨下関節症を認める症例では内がえしや外がえしの際にコンポーネントに過度の負荷がかかり，距骨コンポーネントの沈み込みの原因となる．このような症例ではギプス除去後に足関節外側靱帯用装具を処方する．

（黒川紘章，田中康仁）

■文献

1. Daniels TR, et al. Intermediate-term results of total ankle replacement and ankle arthrodesis: A COFAS multicenter study. J Bone Joint Surg Am 2014；96：135-42.
2. Tanaka Y, et al. Low tibial osteotomy for varus-type osteoarthritis of the ankle. J Bone Joint Surg Br 2006；88：909-13.
3. Noelle S, et al. Complication rates after total ankle arthroplasty in one hundred consecutive prostheses. Int Orthop 2013；37：1789-94.
4. 山口　智．3D/2D レジストレーションを用いた人工足関節の生体内動態解析．Bone Joint Nerve 2012；2：583-9.
5. Gross C, et al. Ankle arthrodesis after failed total ankle replacement: A systematic review of the literature. Foot Ankle Spec 2015；8：143-51.
6. Taniguchi A, et al. An alumina ceramic total talar prosthesis for osteonecrosis of the talus. J Bone Joint Surg Am 2015；97：1348-53.
7. 黒川紘章．距骨圧潰を伴う変形性足関節症に対して両側とも人工距骨を併用した人工足関節置換術を施行した2例．日本人工関節学会誌 2015；45：271-2.
8. Tsukamoto S, et al. Total talar replacement following collapse of the talar body as a complication of total ankle arthroplasty: A case report. J Bone Joint Surg Am 2010；92：2115-20.

足関節の手術
足関節症の手術

足関節固定術

MOVIE

⬤── 手術の概要

- 足関節症の手術には，関節温存手術と人工足関節全置換術，足関節（距腿関節）固定術がある．関節機能を損なわない手術が望ましいが，固定術は今日でも症例を選んで施行されている．その理由として，確実に除痛効果が得られること，隣接関節により運動機能が代償されることなどが挙げられる．
- 固定術は直視下または関節鏡視下に行うが，重度変形例や感染例，人工足関節全置換術後のサルベージ手術には直視下手術がよい．
- 直視下手術では，足関節の外側（trans-fibular approach），内側，内・外両側[1]，あるいは前方からアプローチする．
- 固定材料としては，スクリューやプレートを選択し，感染性関節症には創外固定器を用いる．髄内釘は，距骨下関節も同時に固定する場合を除き，用いない．
- 足関節の固定肢位は，歩行解析からみて底背屈0°，踵部軽度外反（0〜5°），足部軽度外旋（5〜10°）がよい．これにより正常の歩行パターンに近づき，膝関節への負荷も減少する．足関節底屈位で固定すると反張膝となり，下肢を外旋させて歩行するため膝関節内側側副靱帯が弛緩するなどの障害が起こる．
- 足関節を両側とも固定するのは禁忌とする意見もあるが，筆者の臨床経験では両足関節固定による大きな問題は生じていない．
- 本項では，サルベージ手術も考慮し，直視下に前方からアプローチし，スクリューを用いて関節固定する方法について述べる．

▶ 適応

- 足関節固定術は重度の足関節症に適応するが，年齢，肥満度（BMI〈body mass index〉より判定），活動性なども考慮して決める．人工足関節全置換術後のサルベージ手術，難治性の感染や神経麻痺に起因するもの，神経病性関節症などには第一選択としてもよい．

> ▶ **ポイント**
> - 足関節固定術と人工足関節全置換術との比較研究において，固定術では再手術は少ないが距骨下関節障害などの発生頻度が増え（2.8％）[2,3]，QOLについては差がないようである[4]．これらのことから，関節症の重症度だけでなく患者背景も勘案して術式を選択する必要があろう．

▶ 手術のポイント

①体位：仰臥位とし，膝関節を軽度屈曲させ足関節前方が正面を向くようにする．

②足関節前方に縦皮切を加える.

③皮膚直下を走行する浅腓骨神経を同定し外側へよける. 前脛骨筋腱鞘は温存する. 長母趾伸筋腱と長趾伸筋腱の間で深腓骨神経と足背動静脈を同定し外側へよける.

④足関節前方を展開, 骨棘を切除し遊離体は摘出する. 距骨滑車と脛骨下関節面の変性硬化した骨軟骨組織を切除し海綿骨面を露出させる. 骨接合面が脛骨骨軸に直交するようノミやボーンソーを用いて形成する.

⑤脛骨遠位内・外側からスクリュー2本を交差性に入れる.

⑥X線で固定肢位を確認し, 閉創する.

手術手技の実際

❶…手術体位と皮切

● 手術体位は仰臥位とし, 膝関節を軽度屈曲させ足関節前方が正面を向くようにする.

● 前脛骨筋腱と長母趾伸筋腱を皮下に同定し, この間に, 足関節を中心に近位・遠位方向に約5cm長の縦皮切を加える.

❷…足関節を展開する

● 皮下組織を鈍的に剥離し, 浅腓骨神経を同定し外側へよける.

● 下伸筋支帯を露出し, 長母趾伸筋腱の内側で支帯を切離する. 前脛骨筋腱の腱鞘は温存し, 腱の弓づる形成を防ぐ.

● 長母趾伸筋と長趾伸筋の間で神経血管束(深腓骨神経, 足背動静脈)を同定し外側へよける.

● 足関節前方を横走する血管は結紮・止血する.

● 足関節前方を切開し骨膜下に脛骨遠位部, 遠位脛腓靱帯結合, 内・外果前面を展開する. 距骨は滑車前縁から頚部まで展開する.

> ▶ **ポイント**
> ● 浅腓骨神経が皮下脂肪組織内にあり同定しにくいことがある. 神経を損傷しないよう皮下は鈍的に剥離する.
> ● 下伸筋支帯を矩形に切離しておくと, 閉創時に支帯の縫合がしやすい.

❸…足関節の処置を行う

● 足関節前縁の骨棘を切除し, 遊離体があれば摘出する.

● 距骨滑車面, 続いて脛骨天蓋の変性骨軟骨を切除し海綿骨を露出させる. 内反型変形では, 距骨滑車および天蓋の外側部が骨軸に直交するようドーム状に接合面を形成する. 距骨滑車と天蓋を水平に骨切りして接合面を形成してもよい.

● 天蓋内側の内反変形している骨硬化部分は, Kirschner鋼線を用いてドリリングし骨髄出血するようにしておく.

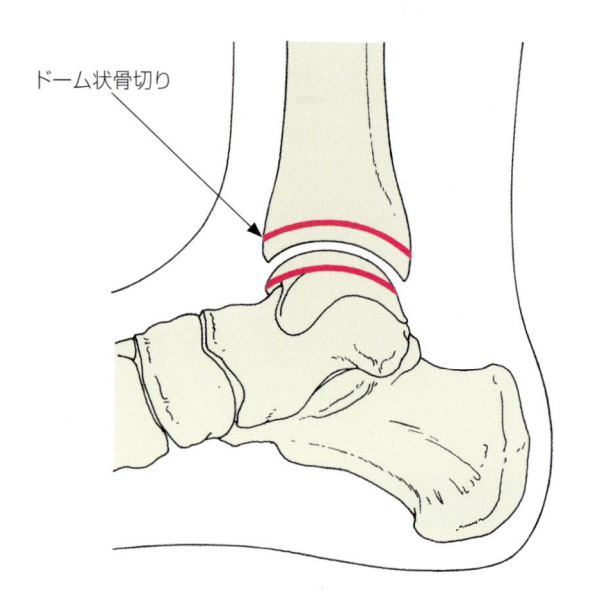
ドーム状骨切り

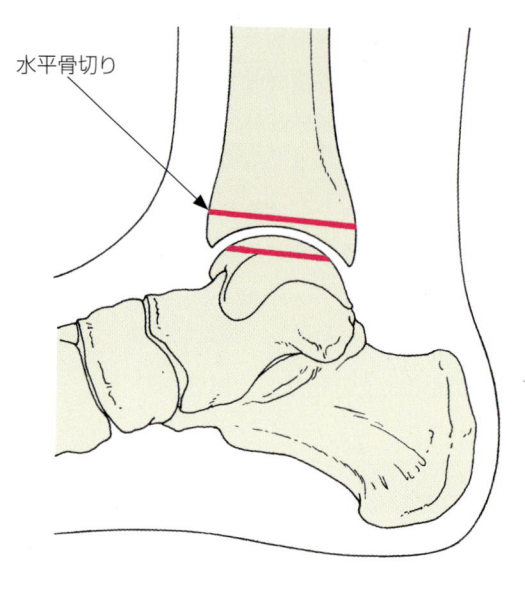
水平骨切り

▶ ポイント

● ドーム状に接合面を形成すると足部の高さが比較的保たれるので，片側例では脚長差が少なくなる．
● 骨接合面を形成するとき，天蓋後内側の骨軟骨を取り残さないようにする．

❹⋯足関節を固定する

● 患部を洗浄後，太目の 3 mm 径 Kirschner 鋼線を用いて足関節を仮固定し，目的とする肢位にあるかX線透視で確認する．

● 下腿遠位内側に小切開を加え，大伏在静脈を損傷しないよう皮下を鈍的に剥離する．内果近位から足根洞外側開口部に向けてスクリューを入れる．続いて，下腿遠位外側で腓骨の前縁を小切開し，外側から距骨後方に向けてスクリューを入れる．外側からのスクリューは下腿後面に平行になるように入れる．以上の操作でスクリューは 3 次元的に交差するように入り，接合面が強固に固定される [1] [2]．

● 距骨が前方にすべっている例には，背屈操作は加えず後方に平行移動させて整復し固定する [3]．

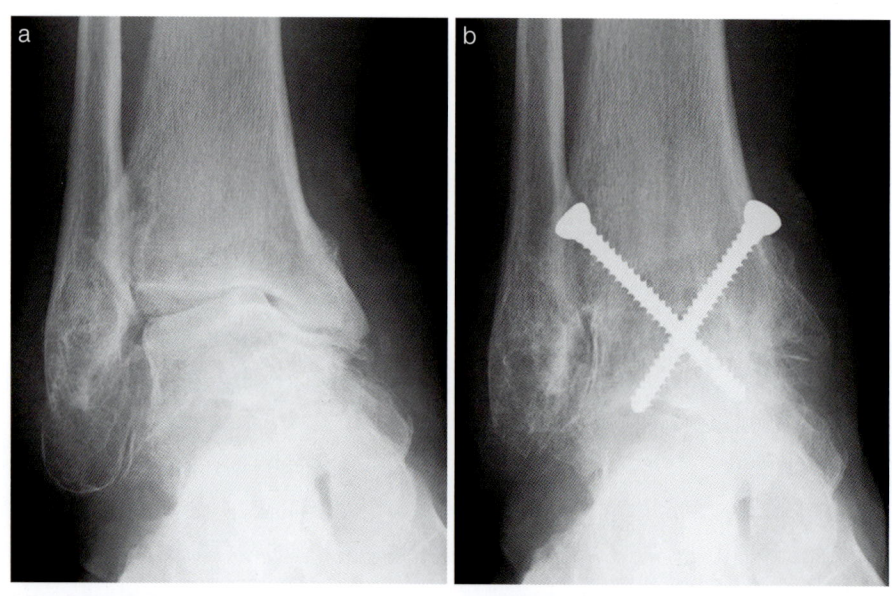

[1] 内反型足関節症に対する交差性のスクリュー固定術（65歳，男性）
a：術前，b：術後 1 年．

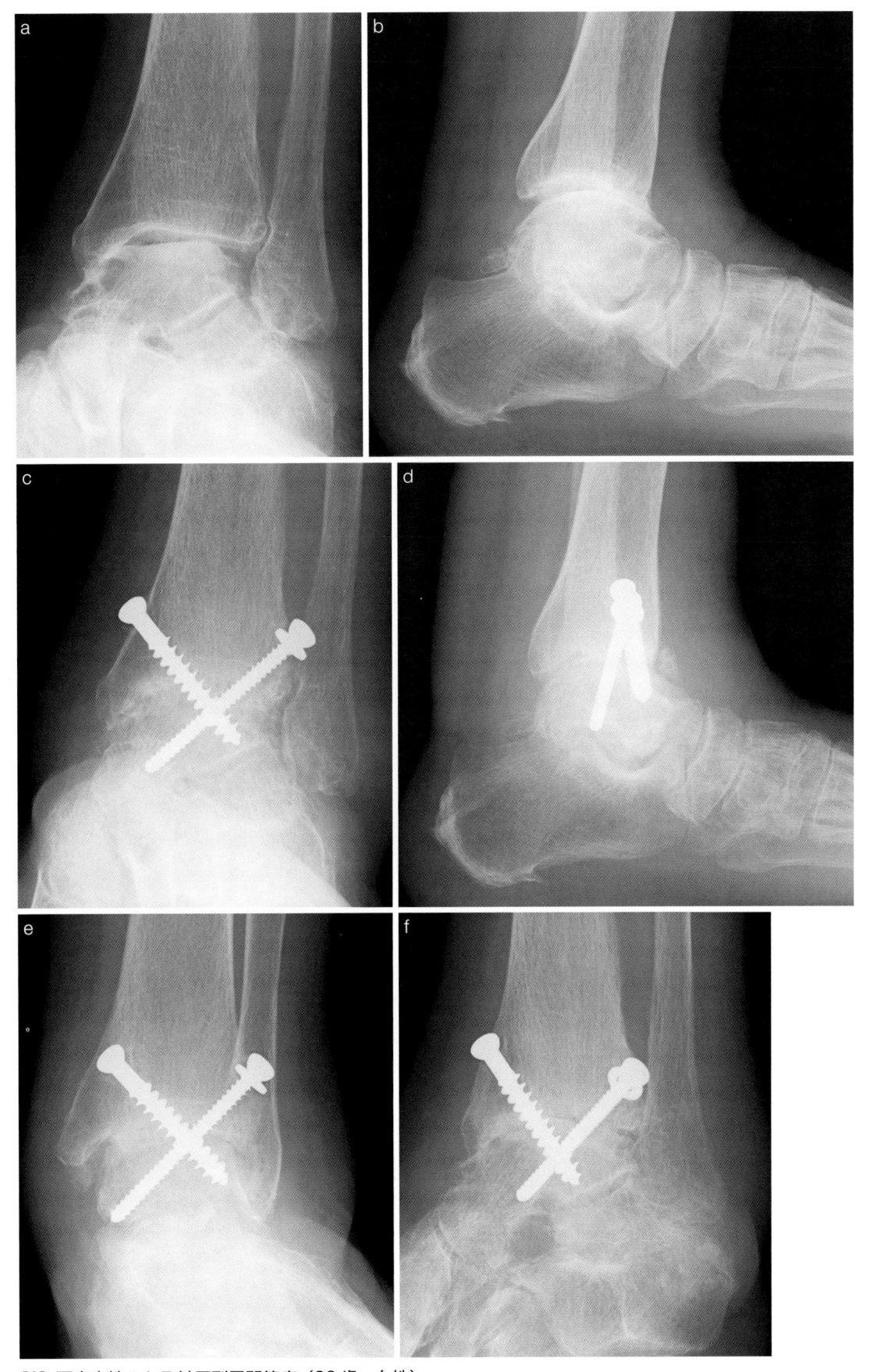

[2] 不安定性のある外反型足関節症（82歳，女性）
a：術前，荷重位正面X線像，b：術前，荷重位側面X線像，c：術後3か月，荷重位正面X線像，d：術後3か月，荷重位側面X線像，e：術後3か月，外斜位X線像，f：術後3か月，内斜位X線像.

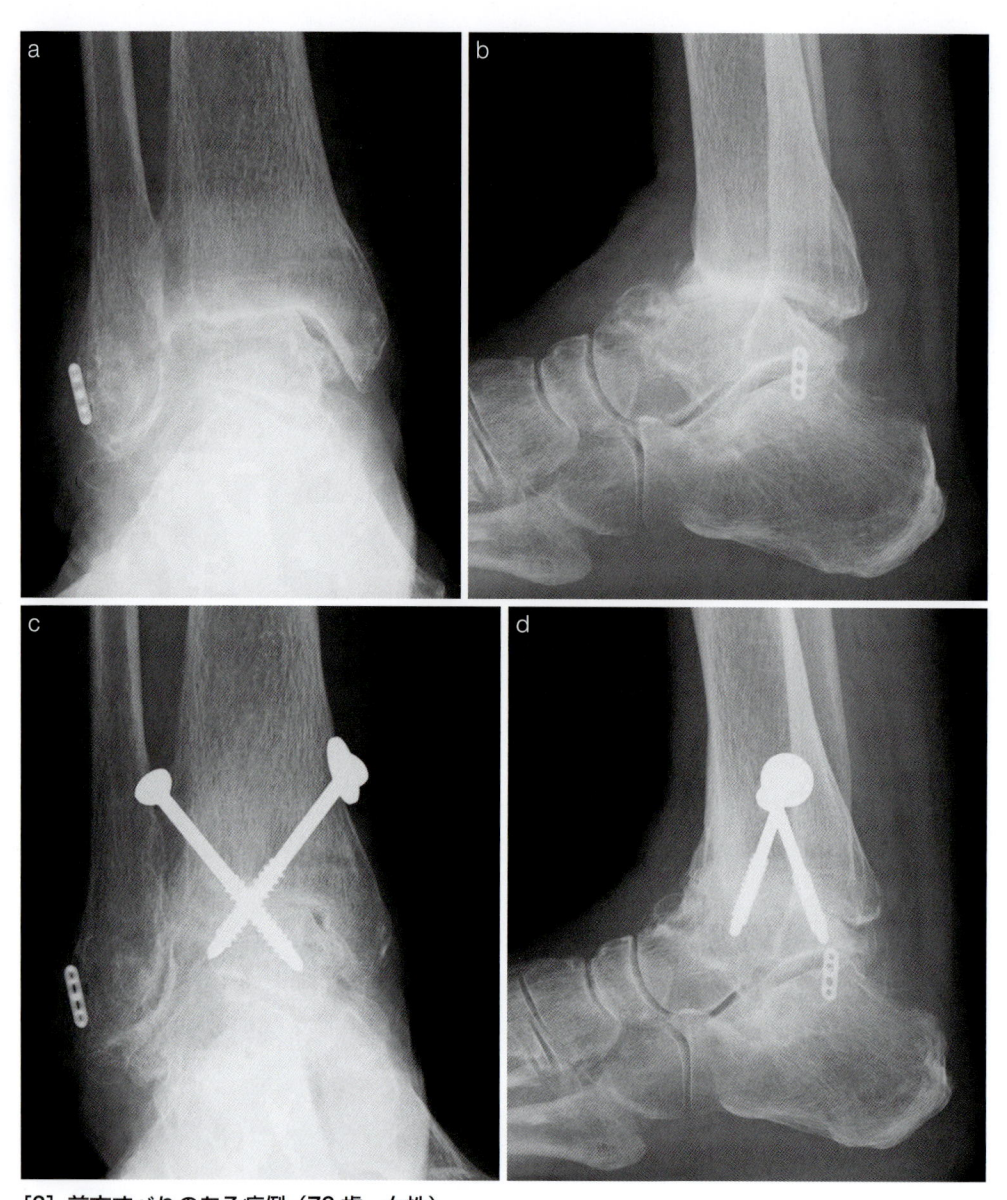

[3] 前方すべりのある症例（79 歳，女性）
外果部にプレートがある．足関節不安定症に対する手術歴があるが詳細は不明．
a：術前，荷重位正面Ｘ線像，b：術前，荷重位側面Ｘ線像（足部は前方にすべっている），c：術後１年，荷重位正面Ｘ線像，d：術後１年，荷重位側面Ｘ線像（前方すべりは矯正されている）．

▶ **ポイント**

- ドーム状の骨接合面は，すべて接触させる必要はなく，前後が接触していれば癒合に問題はない．

▶ **手技のコツ**

- スクリューは内側，外側の順に入れる．
- スクリューを交差性に入れると強固に固定される．
- 内側から斜め平行に２〜３本のスクリューを入れてもよい．
- スクリューは距骨下関節にかからないように注意する **[2f]**．

❺…固定肢位を確認し，間隙に骨移植する

- 仮固定に用いた Kirschner 鋼線を抜去し，X線透視で固定肢位を最終確認する．
- 関節前方に生じた間隙に骨移植する．移植材料としては，人工骨，切除した骨棘，脛骨下縁や距骨滑車前方から採取した骨などを用いる．

❻…閉創する

- ドレーンを設置し，骨膜，関節包，下伸筋支帯を縫合し創閉鎖する．圧迫包帯固定後，U字形短下肢副子固定する．

> ▶ポイント
> - ドレーンは陰圧で吸引する必要はない．
> - 支帯を丁寧に縫合し，腱の弓づる形成により創が哆開するのを防ぐ．
> - 足関節を固定する短下肢副子は，L字形よりU字形のほうが安定する．

▶後療法

- 足趾の自動運動は，疼痛自制内で術後早期から開始する．
- 術後2日目にドレーンを抜去する．術後4週間は短下肢副子で固定し完全免荷とする．術後5週目から足関節固定用のサポーターを装着し，部分荷重歩行を開始する．荷重時痛がなければ全荷重歩行としてよい．
- 通常，部分荷重歩行から2週間程度で全荷重歩行が可能となる．

（木下光雄）

■文献
1. 木下光雄．足関節固定術．松崎昭夫編．OS NOW No. 26 足部疾患の治療― Part 2. 東京：メジカルビュー社；1997. p. 14-22.
2. SooHoo NF, et al. Comparison of reoperation rates following ankle arthrodesis and total ankle arthroplasty. J Bone Joint Surg Am 2007；89：2143-9.
3. Lawton CD, et al. Total ankle arthroplasty versus ankle arthrodesis ― a comparison of outcomes over the last decade. J Orthop Surg Res 2017；12：article number 76.
4. Slobogean GP, et al. Preference-based quality of life of end-stage ankle arthritis treated with arthroplasty or arthrodesis. Foot Ankle Int 2010；31：563-6.

足変形の手術
扁平足

長趾屈筋腱移行術

● 手術の概要

- 後脛骨筋腱機能不全（posterior tibial tendon dysfunction：PTTD）では後脛骨筋腱（PTT）が変性し断裂する[1]．その結果，ばね靱帯，三角靱帯が侵され，次第に扁平足が進行する[1]．扁平足に対する変形矯正手術として，三関節固定術以外の関節温存手術（踵骨内側移動骨切り術や外側支柱延長術など）には長趾屈筋腱（FDLT）移行術が併用される[1-5]．その概要と術式について述べる．

- 本術式の利点は，FDLT と長母趾屈筋腱（FHLT）は Henry notch より末梢で腱索を有するため，FDLT を移行しても外側趾の屈曲は障害されない[3,4]．FDLT 移行術単独では変形矯正効果はないが[2]，踵骨内側移動骨切り術（medial displacement calcaneal osteotomy：MDCO）と併用すれば double tendon transfer としての相乗効果が期待できる[1-5]．

- 欠点は，足底の FHLT との腱索まで展開を要するので皮切が大きくなること，移行腱を舟状骨に縫着する際の緊張の決め方にある程度の経験を要すること，元来 FDLT の径は PTT の 1/3 しかないため後脛骨筋力と同程度になるまで術後のリハビリテーションに時間を要することである[4]．通常，single heel rise[6] が可能になる時期は，術後約 4〜6 か月である[3,4]．

▶ 適応

- 後脛骨筋腱機能不全（PTTD）stage 1 および stage 2．

▶ 手術のポイント

①移行腱を準備する．
②舟状骨結節内側に骨孔を作製する．
③FDLT を舟状骨に移行する．

── 手術手技の実際

❶…移行腱を準備する

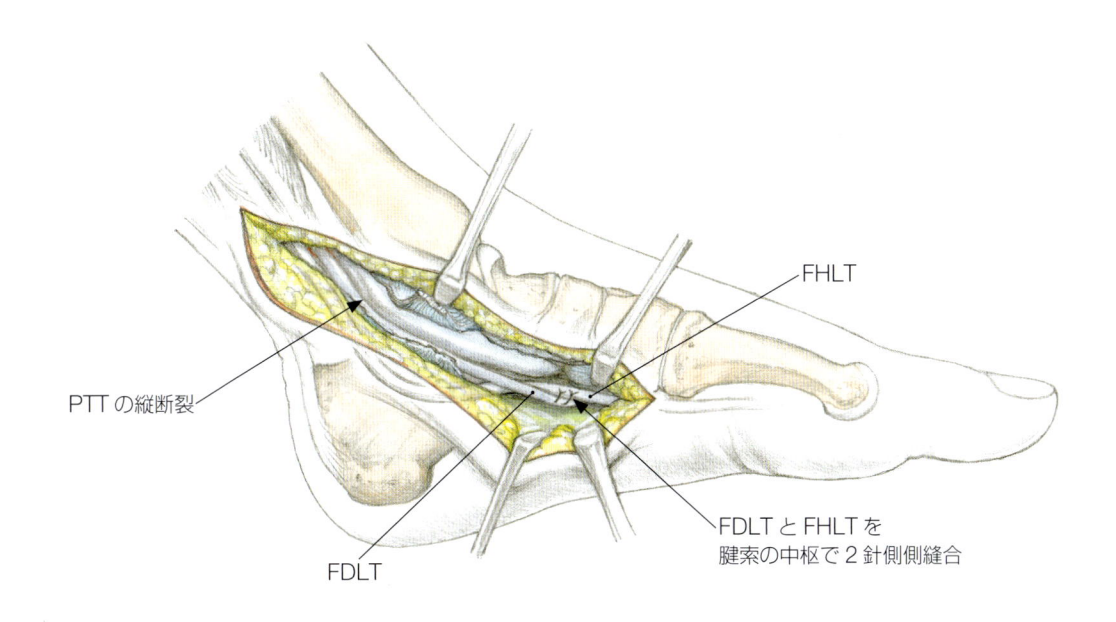

- 仰臥位とし，内果後上方より舟状骨底側から Lisfranc 関節底側に向かう皮切で進入し，PTT と FDLT を展開する．
- FDLT を FHLT との腱索まで展開し，腱索の中枢で 2 針側側縫合する．

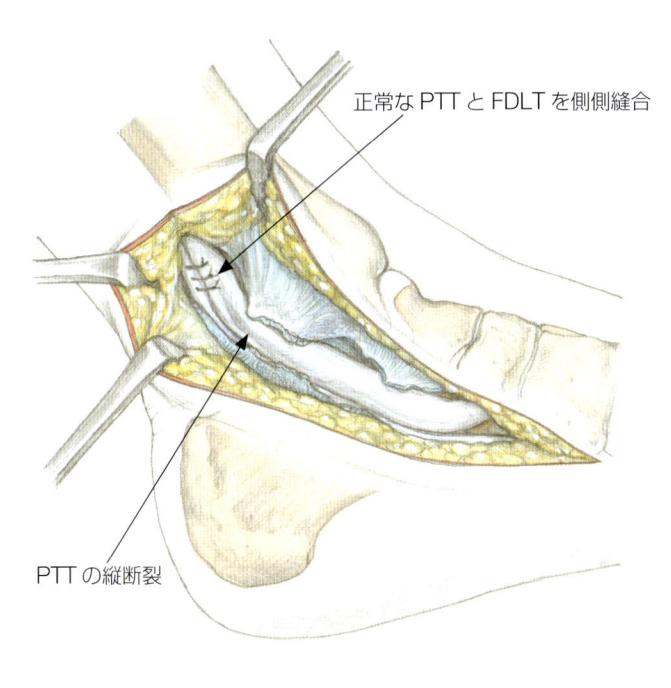

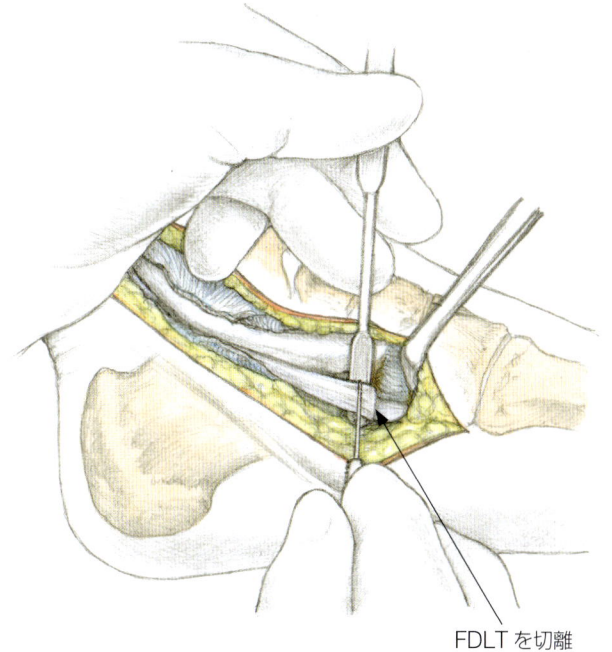

- PTT の断裂部位より中枢の正常な PTT と FDLT を側側縫合する．
- 中枢と末梢でそれぞれ縫合後，FDLT を FHLT との縫合部のすぐ中枢で切離する．
- その後に舟状骨の骨孔に通す糸を FDLT 断端にかけておく．

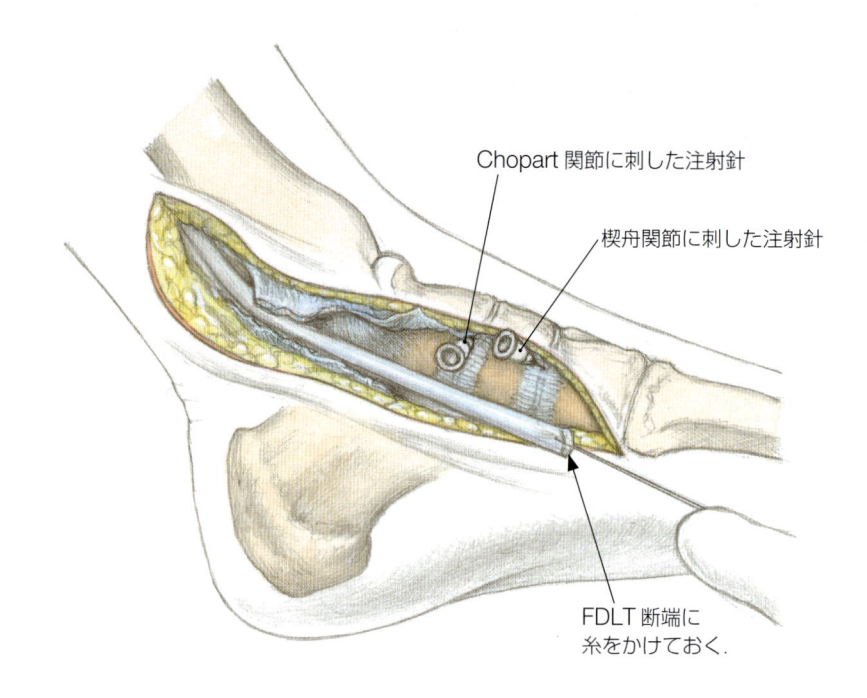

Chopart 関節に刺した注射針

楔舟関節に刺した注射針

FDLT 断端に
糸をかけておく.

❷…舟状骨結節内側に骨孔を作製する

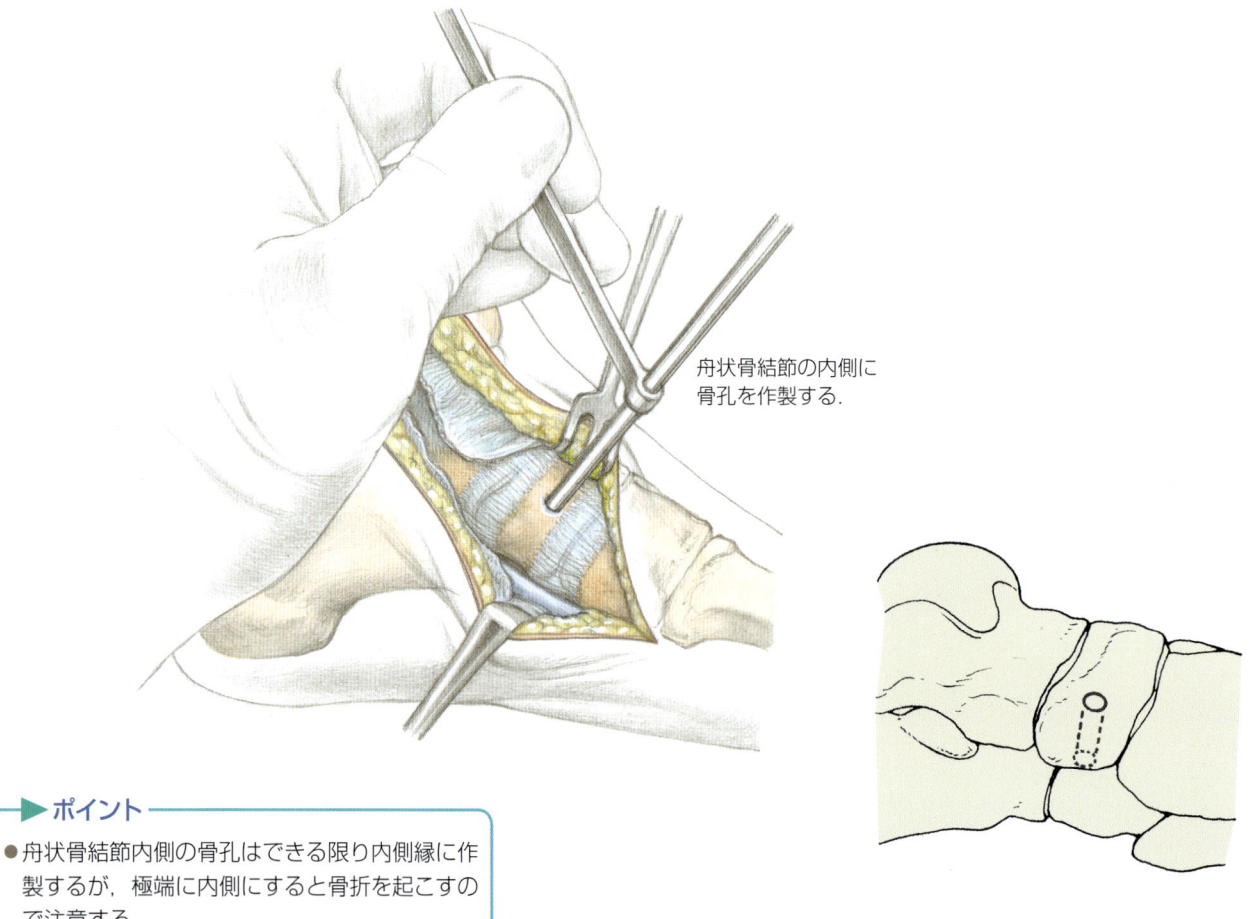

舟状骨結節の内側に
骨孔を作製する.

▶ ポイント
- 舟状骨結節内側の骨孔はできる限り内側縁に作製するが，極端に内側にすると骨折を起こすので注意する.

- Chopart 関節と楔舟関節に注射針を刺して舟状骨の位置を確認する.
- 最初に 3.2 mm 径，次に 4.5 mm 径のドリルで順に骨孔を作製する.

❸…FDLT を舟状骨に移行する

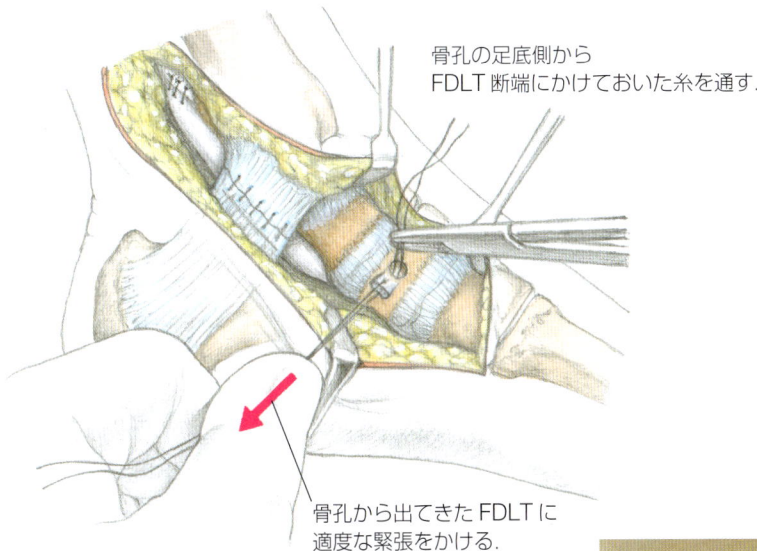

骨孔の足底側から
FDLT 断端にかけておいた糸を通す.

骨孔から出てきた FDLT に
適度な緊張をかける.

▶ **ポイント**

● 足部を最大内がえしと中間位の中間
に保持し, FDLT に適度な緊張をか
けて骨孔周囲に FDLT を縫着する.

● 内果後方で PTT の腱鞘を修復しておく
[1].

● 骨孔の足底側から FDLT 断端に掛けて
おいた糸を通し, FDLT を舟状骨に移
行する.

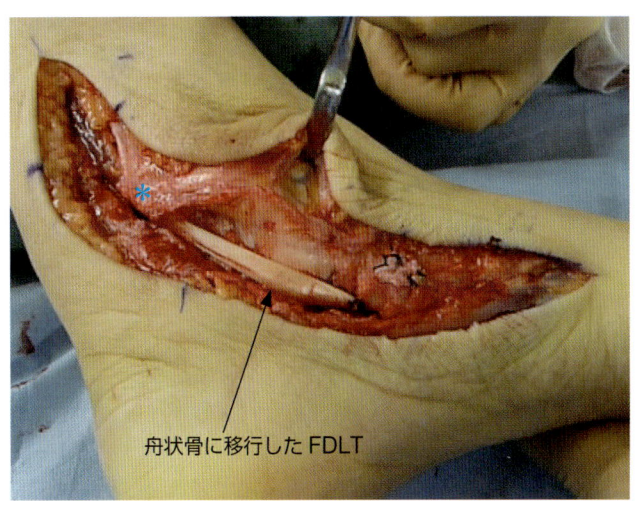

舟状骨に移行した FDLT

[1] FDLT を舟状骨に移行
＊：修復した PTT の腱鞘.

▶ 後療法

● 術後 4 週間, 短下肢キャスト (術後 2 週間で回外位から良肢位へ変更) 固定す
る[3-5].

(仁木久照)

■文献

1. 仁木久照. 扁平足 (後脛骨筋腱機能不全). 越智隆弘ほか編. 最新整形外科学大系 18 下
腿・足関節・足部. 第 1 版. 東京：中山書店；2007. p. 253–62.
2. Niki H, et al. The effect of posterior tibial tendon dysfunction on hindfoot kinematics.
Foot Ankle Int 2001；22：292–300.
3. 仁木久照ほか. 扁平足症例に対する踵骨内側移動骨切り術の治療成績. 日本足の外科学
会雑誌 2003；24：115–24.
4. Niki H, et al. Outcome of medial displacement calcaneal osteotomy for correction of
adult-acquired flatfoot. Foot Ankle Int 2012；33：940–6.
5. 仁木久照. 扁平足に対する踵骨内側移動骨切り術. 足部・足関節疾患に対する骨切り
術. 関節外科 2016；35：32–6.
6. 仁木久照. 足部. 知っておきたい疾患特有の所見と判別テスト. Monthly Book
Orthopaedics 2014；27：71–9.

足変形の手術

扁平足

踵骨内側移動骨切り術

●── 手術の概要

- 踵骨内側移動骨切り術（medial displacement calcaneal osteotomy：MDCO）による変形矯正のメカニズムは，①アキレス腱が付着する踵骨結節部を内側に移動することで，距骨下関節の運動軸からアキレス腱付着部までの距離が増加し，下腿三頭筋がより強大な内がえし筋として作用する，②外反扁平足では変形増悪因子である下腿三頭筋がMDCO後には踵外反を矯正する力源として作用する，ことが挙げられる[1-5].
- 一般的には長趾屈筋腱（FDLT）移行術が併用され，double tendon transferとしての相乗効果が期待できる[1-5].
- 手術手技は簡便で，術後の臨床成績はおおむね良好だが，X線学的パラメータの改善率は低く，両者は必ずしも相関しない[4].したがって，MDCOは変形矯正効果は小さいことを理解して適応を考慮すべきである[5].
- 踵骨外側壁を展開する際に，腓腹神経損傷に注意する.

▶適応

- 後脛骨筋腱機能不全（PTTD）stage 1およびstage 2.
- 前足部回外変形がないか，あっても用手的に前足部回外が完全に矯正可能で，同時に荷重時単純X線側面像で距骨−第1中足骨角25°以下，後足部撮影（Cobey法）で踵外反15°以下[4].

▶手術のポイント

①体位：健側下の側臥位とする.

②皮切と展開：X線透視下に決定した骨切り位置に合わせた皮切で進入し，骨膜下に展開する.

③骨切り線に垂直にKirschner鋼線を刺入し，骨切り方向を決定する.踵骨外側壁に垂直で，足底に対して45°の角度で骨切りする.

④踵骨結節を用手的に平行に内側移動する.

⑤ヘッドレススクリューで固定する.

●──手術手技の実際

❶…手術体位

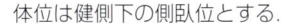
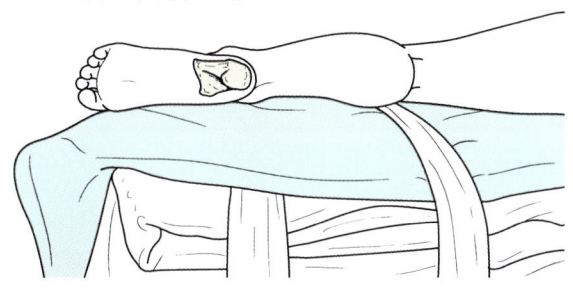

体位は健側下の側臥位とする.

- 踵骨外側壁に対し，垂直に骨切りできるように健側下の側臥位とする.

❷…皮切と展開

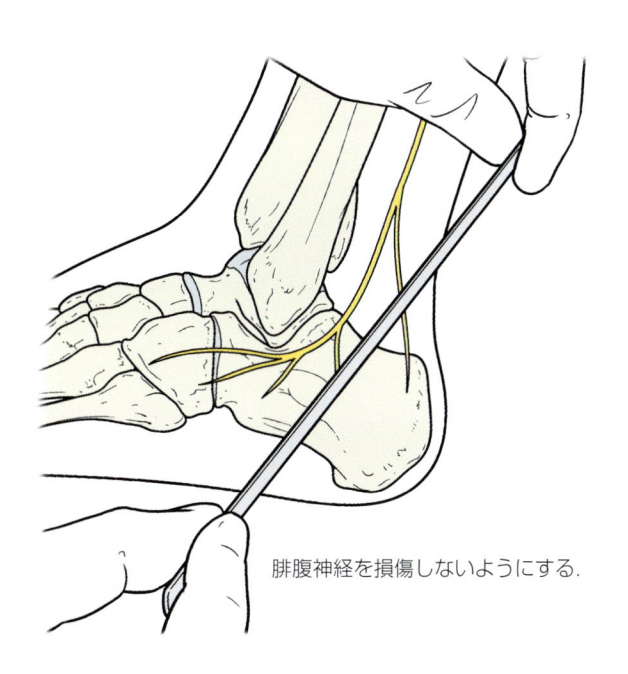

腓腹神経を損傷しないようにする.

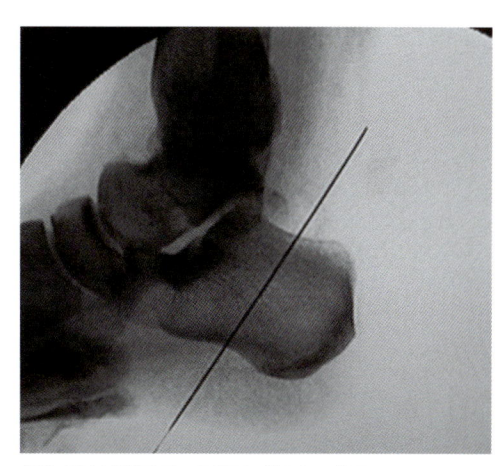

[1] X線透視下の骨切り位置の確認

- X線透視下に骨切り位置を決定する [1]．それに合わせた皮切で進入し，腓骨筋腱を損傷しないように注意し，骨膜下に展開する.

▶ポイント

- 骨切り前に，骨切り線に沿って強弯の剥離子を踵骨内側まで挿入して，周囲軟部組織，とくに踵骨内側を十分に剥離しておく．踵骨内側を骨膜下に十分に剥離しておくと骨切り後の内側移動が容易になる.

❸…骨切りする

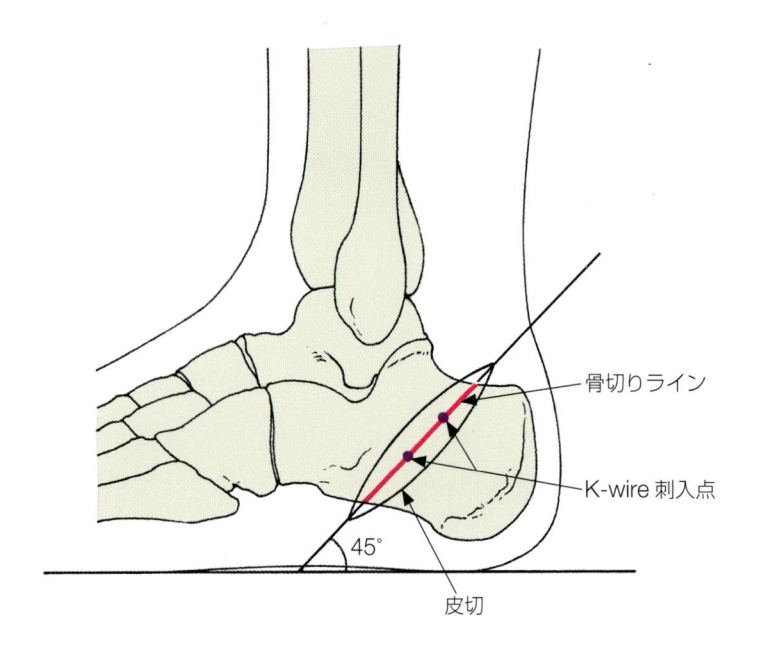

骨切りライン

K-wire 刺入点

45°

皮切

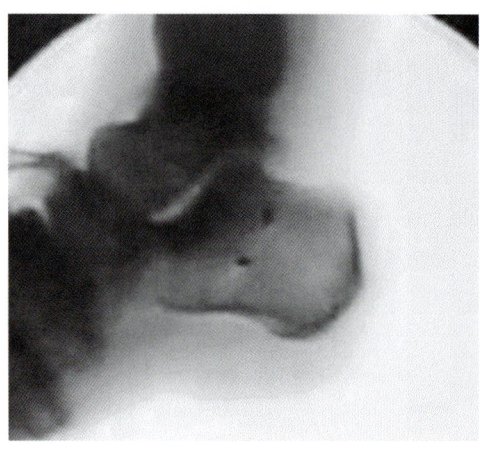

[2] 骨切り線へ K-wire 刺入
骨切り線に垂直に K-wire を刺入し，ボーンソーを
進める目安にする.

● 骨切り線に合わせて垂直に Kirschner 鋼線（K-wire）を刺入し，骨切り方向
　を決定する [2].

ボーンソーで踵骨外側壁に対して垂直，
足底に対して約 45°の角度で骨切りする.

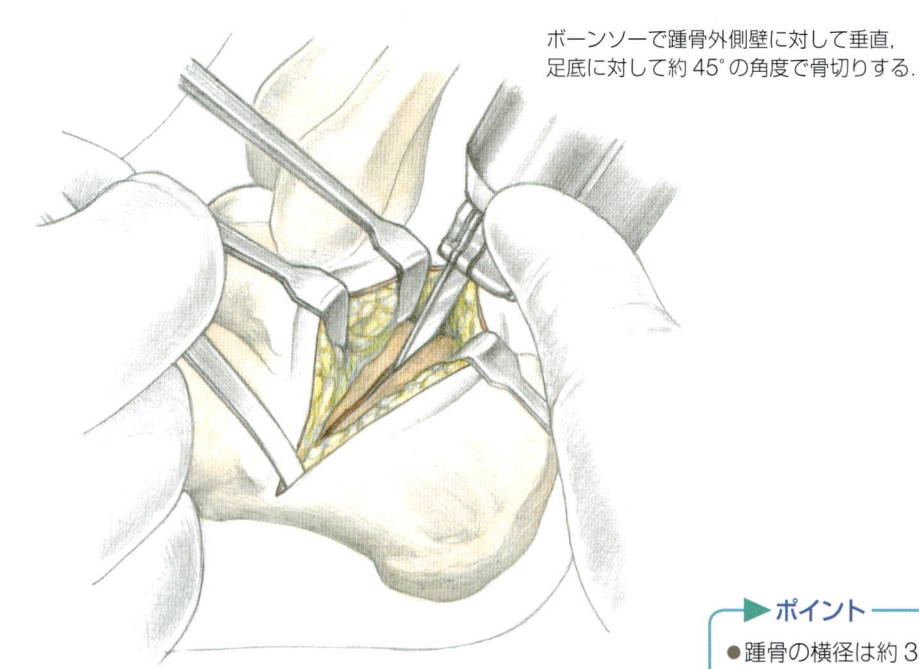

▶ポイント

● 踵骨の横径は約 3 cm なので，ボーンソーの長
　さを確認し，内側の神経血管束を損傷しないよ
　うに注意する.

● 踵骨外側壁に垂直で，足底に対して 45°の角度で骨切りする.

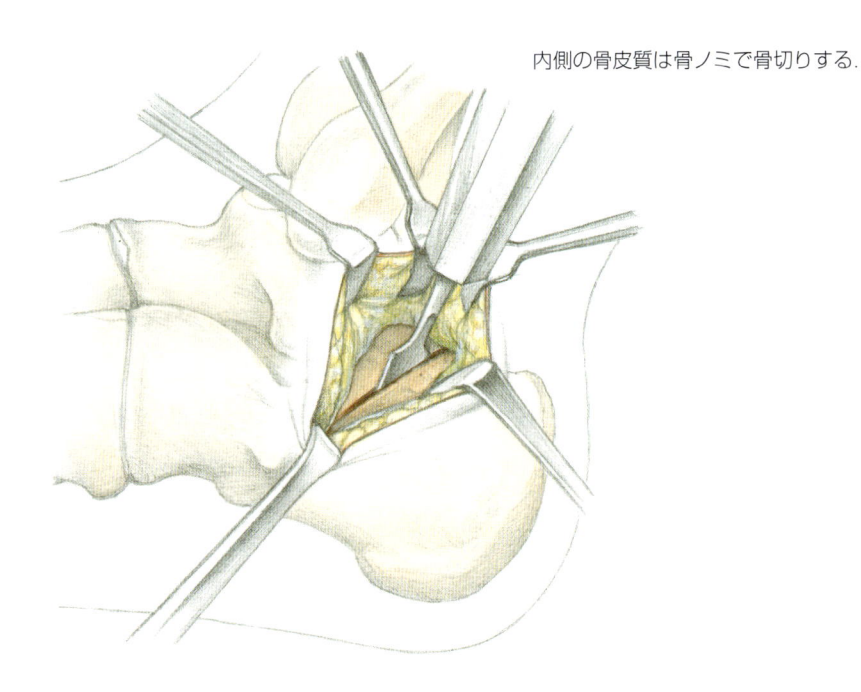

内側の骨皮質は骨ノミで骨切りする.

- 内側の骨皮質は骨ノミで慎重に骨切りし，内側移動しやすいように内側の mobilization（授動術）の処置を十分に行う.

❹···踵骨結節部を用手的に平行に内側移動する

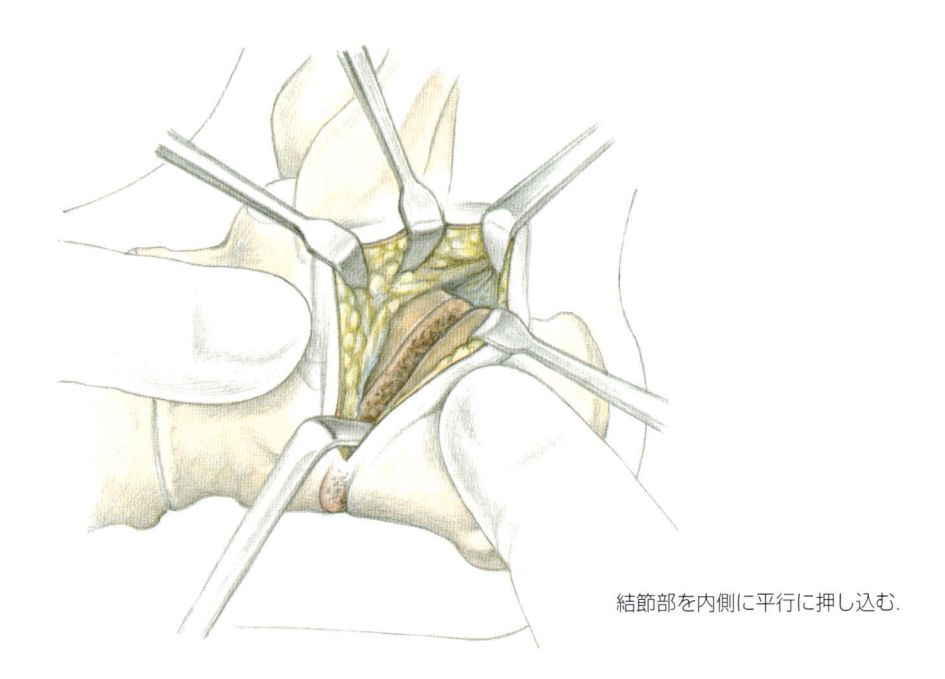

結節部を内側に平行に押し込む.

▶ポイント
- 平行に内側に移動し，結節部が上下にずれないように注意する.

- 踵骨結節部を用手的に内側に平行に押し込む.
- 内側への移動は 8〜10 mm が限度である.

❺…ヘッドレススクリューで固定する

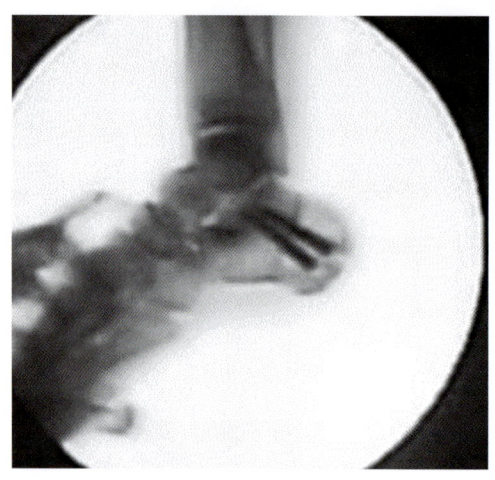

[3] ヘッドレススクリュー刺入後
イメージで確認する.

● 内側移動後，カニュレイテッドスクリューのガイドピンを刺入し，ヘッドレススクリュー2本で固定する **[3]**.

> ▶ **手技のコツ**
> ● 骨切り部の中枢側の段差をハンマーで平滑にし，骨膜を縫合しておく．これで術後の皮膚トラブルが軽減できる.

▶ 後療法

● 術後4週間は短下肢キャスト（術後2週間で回外位から良肢位へ変更），術後5週から関節可動域訓練，術後6週から部分荷重，術後8週で全荷重を許可する[3-5].

（仁木久照）

■文献

1. 仁木久照. 扁平足（後脛骨筋腱機能不全）. 越智隆弘ほか編, 最新整形外科学大系 18 下腿・足関節・足部. 第1版. 東京：中山書店；2007. p. 253-62.
2. Niki H, et al. The effect of posterior tibial tendon dysfunction on hindfoot kinematics. Foot Ankle Int 2001；22：292-300.
3. 仁木久照ほか. 扁平足症例に対する踵骨内側移動骨切り術の治療成績. 日本足の外科学会雑誌 2003；24：115-24.
4. Niki H, et al. Outcome of medial displacement calcaneal osteotomy for correction of adult-acquired flatfoot. Foot Ankle Int 2012；33：940-6.
5. 仁木久照. 扁平足に対する踵骨内側移動骨切り術. 足部・足関節疾患に対する骨切り術. 関節外科 2016；35：32-6.

足変形の手術
扁平足

外側支柱延長術

──手術の概要

- 後天性（二次性）の成人期扁平足は，後脛骨筋腱機能不全（posterior tibial tendon dysfunction：PTTD）によるものが多い．PTTD の重症度は臨床症状や身体所見，X線所見などに基づき4段階に分けられ **[1]**，治療方針に役立てられる[1,2]．
- Stage II の症例には長趾屈筋腱移行術，踵骨隆起内側移動術，外側支柱延長術を組み合わせて行う．外側支柱延長術には踵骨前方で骨切りして延長する方法[3]と踵立方関節で延長する方法がある．筆者は踵立方関節での延長固定術を行っており，その概要と術式について述べる．

踵立方関節延長固定術

- 本術式の利点は，①後足部の外反と前足部の外転変形を矯正できる[4]，②踵骨隆起内側移動術より足アーチの矯正力が強い[5]，ことである．また，③踵骨前方の骨切り術による外側支柱延長術では，術後に踵立方関節の亜脱臼や関節症が危惧される[6]が，本術式ではその心配はない．
- 欠点は，①偽関節[7]，②腓腹神経障害などに注意が必要なことである．

▶適応

- PTTD Stage II のうち，前足部の外転変形があるもの（臨床的に too-many-toes sign 陽性例や立位足 X 線正面像で舟状骨による距骨頭の被覆が 60～70 % 以下の症例）や立位足 X 線側面像で距骨第1中足骨角が 15° を超える中等度以上の症例．
- PTTD Stage III には二関節固定術など，他の術式を選択する．

[1] PTTD の Myerson 分類

	腱の病態	後足部の可撓性	Single-heel-rise test	Too-many-toes sign	X線所見
Stage I	腱周囲炎／変性	あり	可能	陰性	正常～軽度変形
Stage II	断裂	あり	不可能	陽性	前足部外転
Stage III	断裂	なし	不可能	陽性	距舟関節亜脱臼
Stage IV	断裂	なし			足関節外反

(Johnson KA, et al. Clin Orthop Relat Res 1989；239：196–206[1]／Myerson MS. Instr Course Lect 1997；46：393–405[2] より)

▶手術のポイント

①体位：仰臥位とし，膝は 30° 屈曲位とする．また，腸骨からの自家骨採取のため，患側の骨盤を挙上しておく．

②皮切：外果下端から第 4 中足骨基部へ約 5 cm の縦皮切をおく．

③踵立方関節を展開する．

④踵立方関節にスプレッダーをかけて開大し，延長量を決定する．

⑤自家骨を移植してプレートで固定する．

⑥閉創する．

●── 手術手技の実際

❶…手術体位と皮切

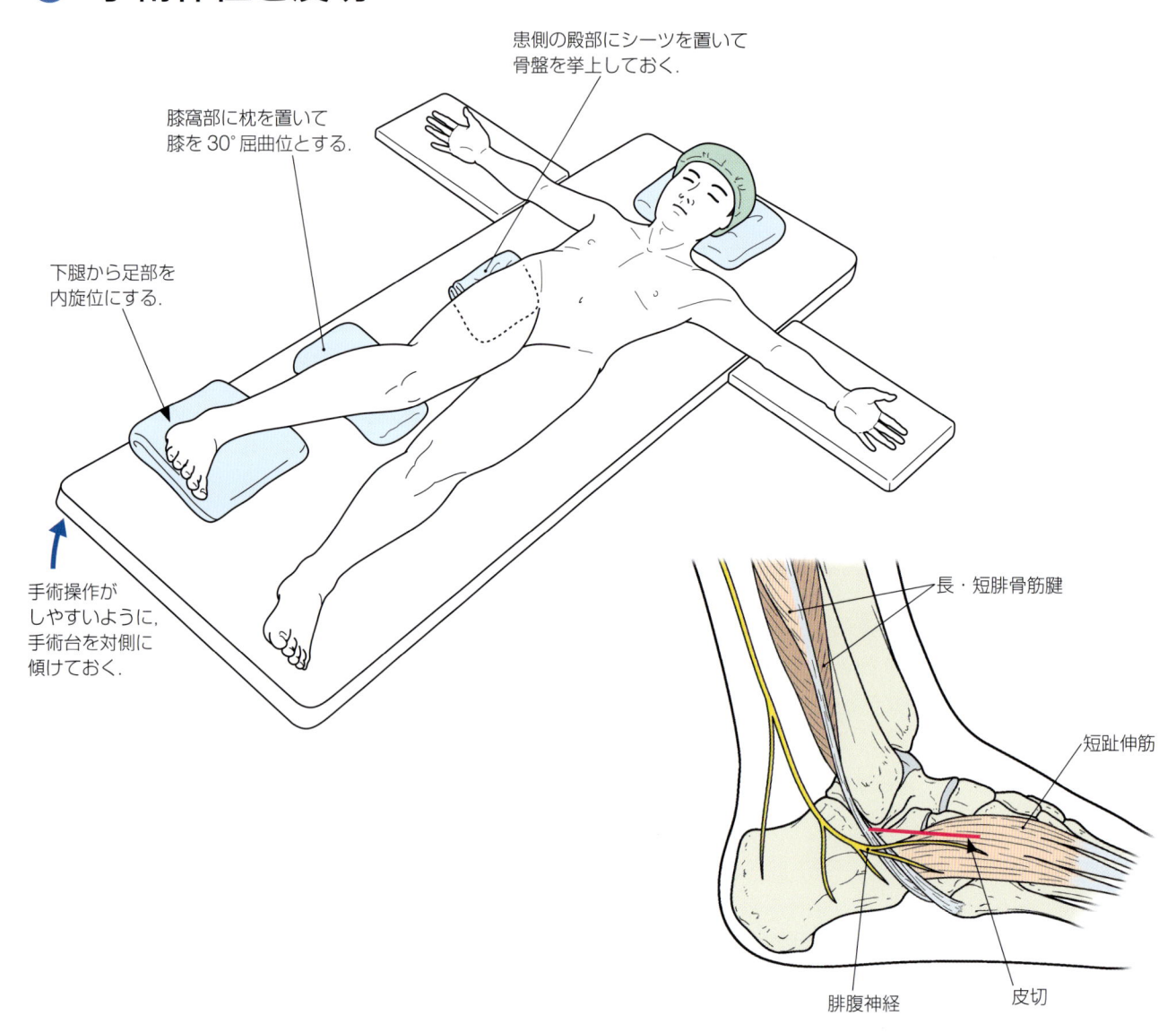

患側の殿部にシーツを置いて骨盤を挙上しておく．

膝窩部に枕を置いて膝を 30° 屈曲位とする．

下腿から足部を内旋位にする．

手術操作がしやすいように，手術台を対側に傾けておく．

長・短腓骨筋腱

短趾伸筋

腓腹神経

皮切

- 体位は仰臥位とし，膝窩部に枕を置いて膝を 30° 屈曲位とする．下腿から足部は内旋位とする．また腸骨から自家骨を採取するため，患側の殿部にシーツを置いて骨盤を挙上しておく．
- 外果下端から第 4 中足骨基部へ約 5 cm の縦皮切を加える．

❷…踵立方関節を展開する

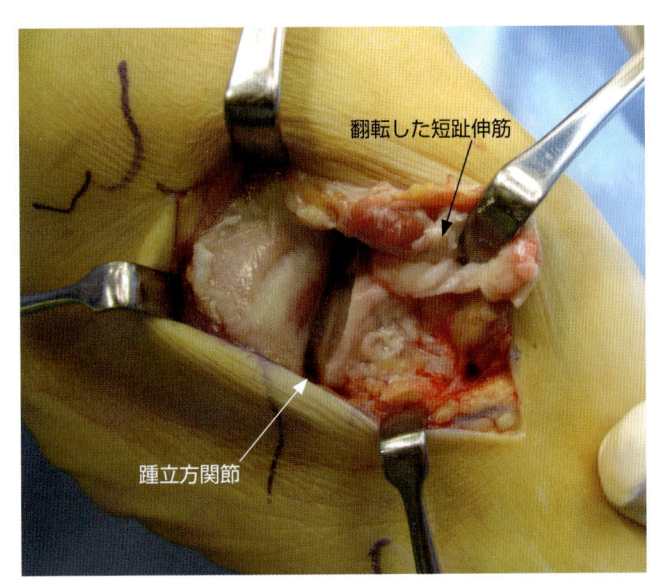

翻転した短趾伸筋

踵立方関節

[2] 踵立方関節の展開

▶ **ポイント**
- 短趾伸筋を底側から剥離し，背内側からの深腓骨神経の筋枝を損傷しないように注意する．

▶ **ポイント**
- 踵立方関節の背側と底側を内側まで十分に剥離する．

- 腓腹神経を損傷しないように注意して皮下を剥離し，底側の腓骨筋腱を下方に牽引する．短趾伸筋を踵骨付着部の底側近位から骨膜下に剥離して踵立方関節を露出させる [2]．

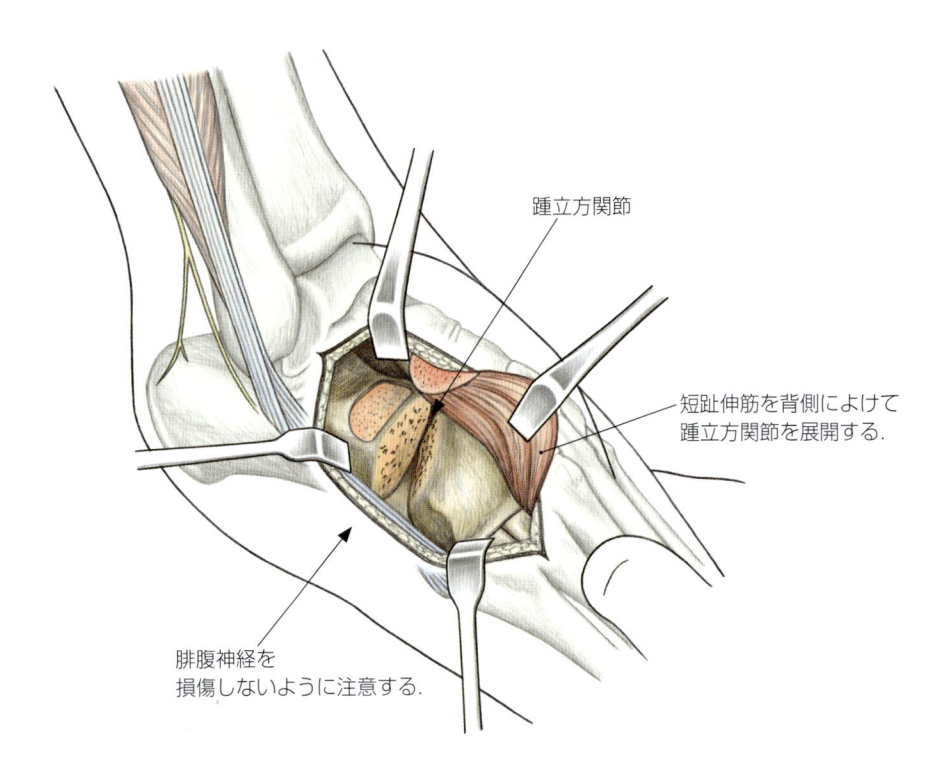

踵立方関節

短趾伸筋を背側によけて踵立方関節を展開する．

腓腹神経を損傷しないように注意する．

- 踵骨と立方骨の菲薄化した関節軟骨および軟骨下骨をボーンソーで切除し，海綿骨を露出させる．

❸…踵立方関節を開大して延長量を決定する

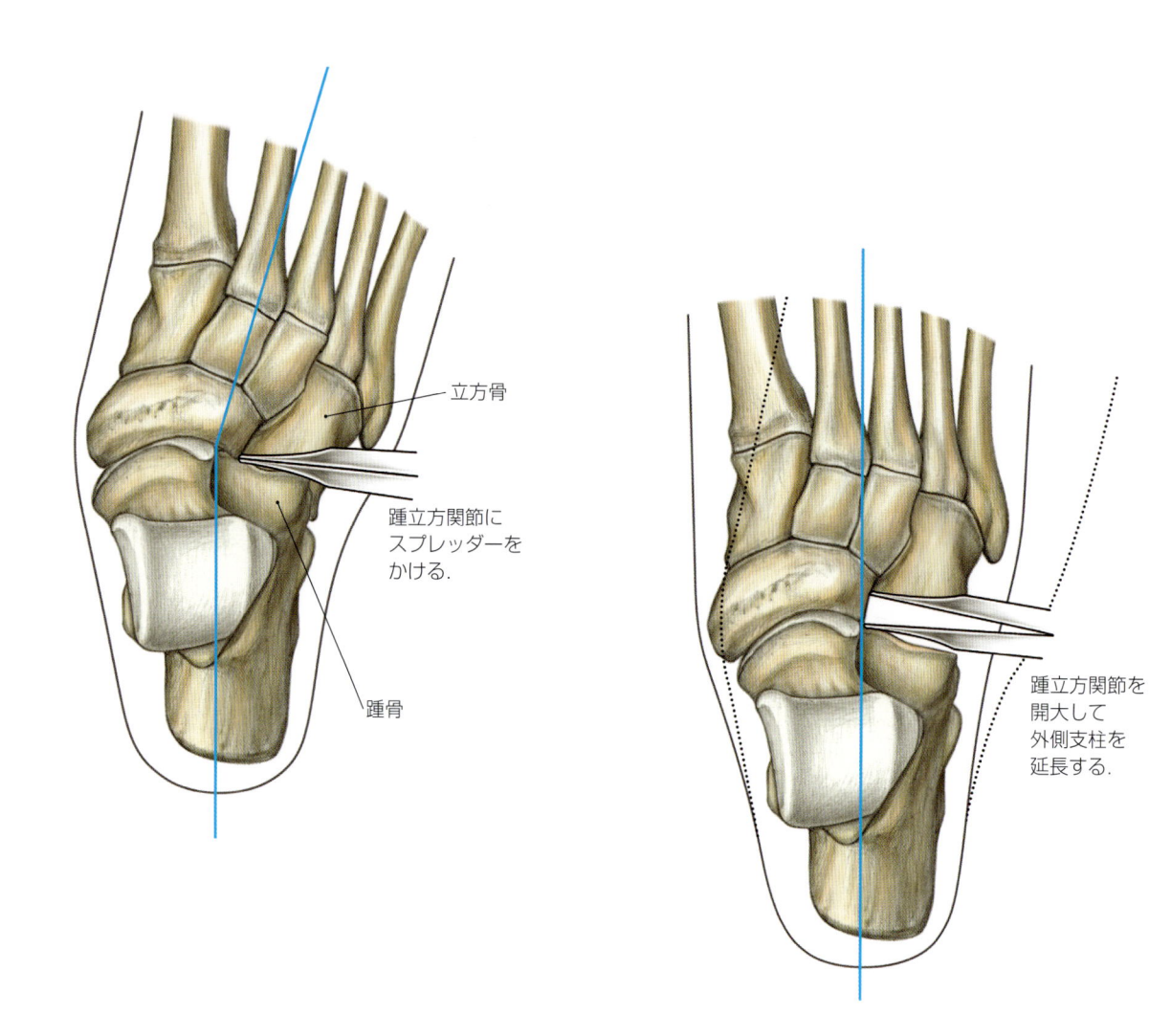

立方骨

踵立方関節に
スプレッダーを
かける.

踵骨

踵立方関節を
開大して
外側支柱を
延長する.

> ▶ポイント
> ●過矯正して前足部が内転しないように注意する.

- 踵骨–立方骨間にスプレッダーをかけて開大し，外側支柱を延長する.
- 直視下および X 線透視下に前足部の外転および後足部の外反が矯正されていること，内側の縦アーチが改善していることを確認する. このときの踵立方関節の間隙の大きさを計測し，移植骨の大きさを決定する.
- 外側支柱の延長量は変形の程度によって多少の差はあるが，およそ 10 mm である.

❹⋯自家骨を移植してプレートで固定する

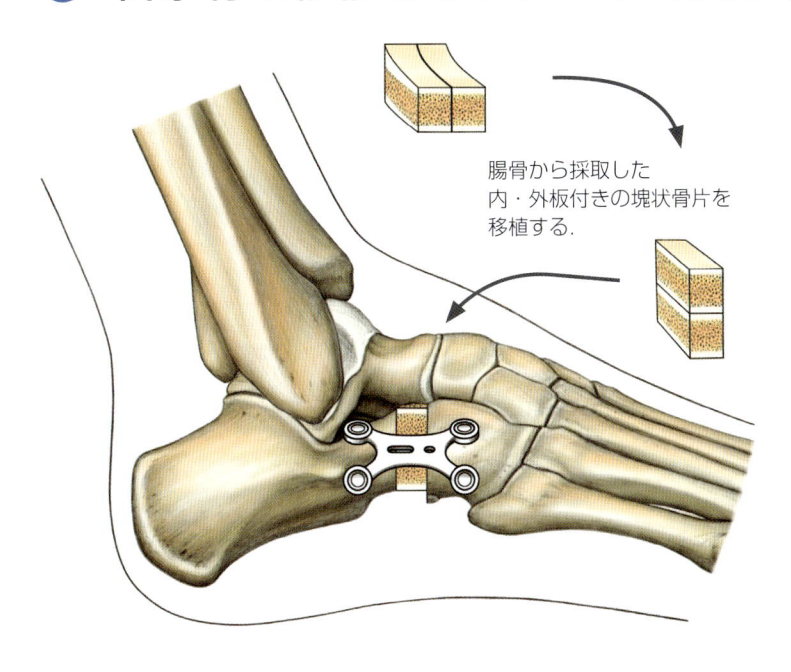

腸骨から採取した
内・外板付きの塊状骨片を
移植する.

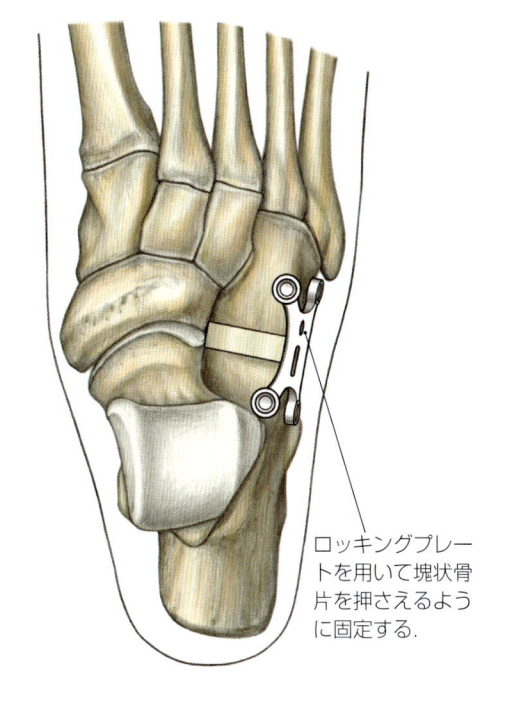

ロッキングプレー
トを用いて塊状骨
片を押さえるよう
に固定する.

> ▶ **ポイント**
> ● 移植した骨片が外側に逸脱しないように,
> ロッキングプレートで押さえるようにして
> 固定する.

● 開大させた踵立方関節に,同側の腸骨から採取した内・外板付きの塊状骨片を
挿入する.外側に突出した移植骨はトリミングする.
● 間隙に腸骨から採取した海綿骨を充填し,ロッキングプレートで固定する.

❺⋯閉創する

● 創を洗浄し,短趾伸筋,皮膚を縫合する.

▶ 後療法

● 術後,足関節中間位で短下肢ギプス固定とし,6〜8週間は免荷とする.
● その後,足底挿板装着下に部分荷重歩行訓練を開始し,術後10〜12週で全荷
重歩行を許可する.

(嶋　洋明)

■文献

1. Johnson KA, et al. Tibialis posterior tendon dysfunction. Clin Orthop Relat Res 1989；239：196–206.
2. Myerson MS. Adult acquired flatfoot deformity：Treatment of dysfunction of the posterior tibial tendon. Instr Course Lect 1997；46：393–405.
3. Evans D. Calcaneo-valgus deformity. J Bone Joint Surg Br 1975；57：270–8.
4. Baxter JR, et al. Lateral column lengthening corrects hindfoot valgus in a cadaveric flatfoot model. Foot Ankle Int 2015；36：705–9.
5. Zanolli DH, et al. Biomechanical assessment of flexible flatfoot correction：Comparison of techniques in a cadaver model. J Bone Joint Surg Am 2014；96：e45–8.
6. Xia J, et al. Biomechanical analysis of the calcaneocuboid joint pressure after sequential lengthening of the lateral column. Foot Ankle Int 2013；34：261–6.
7. Thomas RL, et al. Preliminary results comparing two methods of lateral column lengthening. Foot Ankle Int 2001；22：107–19.

足変形の手術
扁平足
距骨下関節固定術

手術の概要

- 距骨下関節症に対する治療法は選択肢が少なく，保存療法で効果が得られない場合は距骨下関節固定術の適応となる.
- 変形が少ない場合は鏡視下での固定術を行うが，関節リウマチや扁平足のような変形がある場合には直視下により行う.

▶適応

- 保存療法に抵抗性の距骨下関節症（踵骨骨折後遺障害，関節リウマチ）.
- 距骨下関節固定を要する外反扁平足（PTTD stage 3, 4 など）.

▶手術のポイント

①体位と皮切：距骨下関節固定術単独の場合は側臥位とし，腓骨の下端から踵立方関節まで第4中足骨基部に向かう4〜6cm程度の皮切をおく.
②距骨下関節を展開する.
③距骨下関節を十分に掻爬する.
④骨欠損が生じた場合は骨移植もしくは人工骨を間隙に充填し，スクリュー固定を行う．スクリューは可能であれば2本挿入する.

手術手技の実際

- 本項では距骨下関節固定術を単独で施行する手技について述べる.

❶…手術体位と皮切

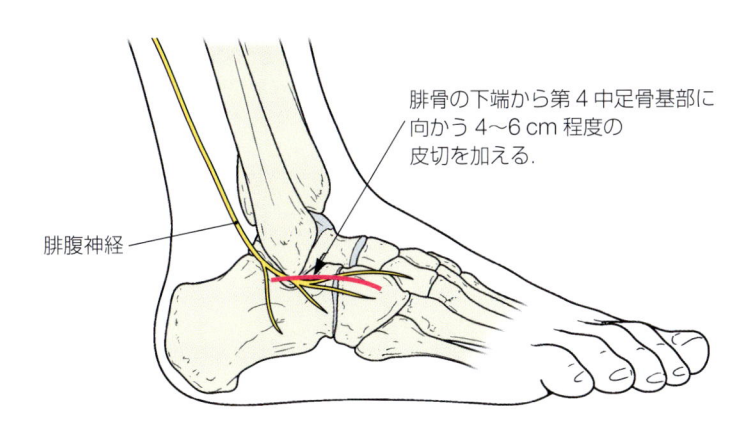

腓骨の下端から第4中足骨基部に向かう4〜6cm程度の皮切を加える.

腓腹神経

- 距骨下関節固定術単独の場合は側臥位で行うが，内側の処置がある場合は仰臥位で行う.
- 腓骨の下端から踵立方関節まで第4中足骨基部に向かう4〜6cm程度の切開を加える.

▶ポイント

- 腓腹神経の分枝を損傷しないように留意する.
- 他の手技も併せて行うことが多く，皮膚切開は症例ごとに異なる.

②…距骨下関節を展開する

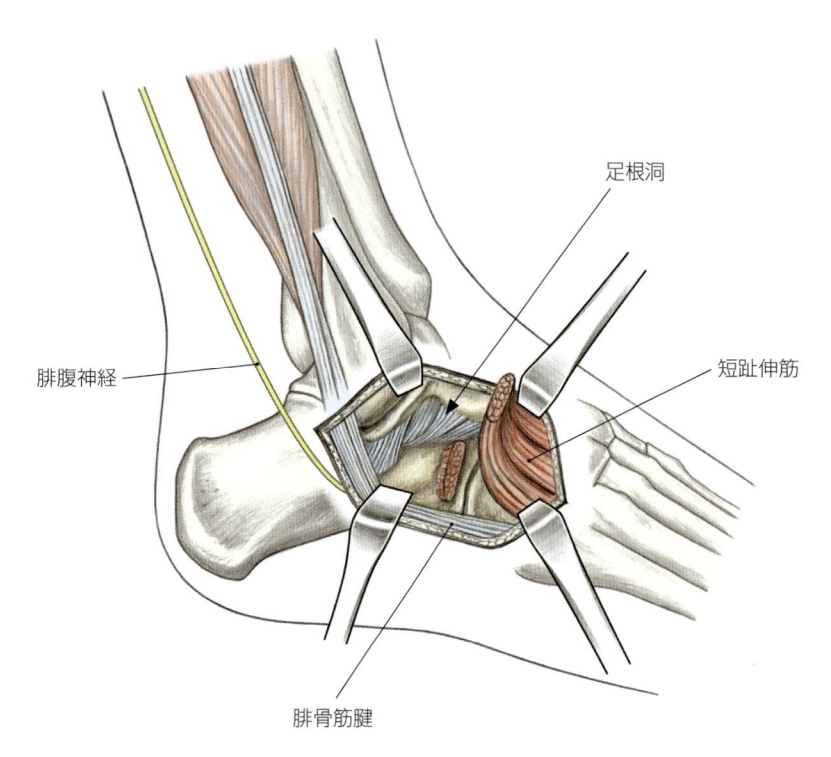

腓腹神経

足根洞

短趾伸筋

腓骨筋腱

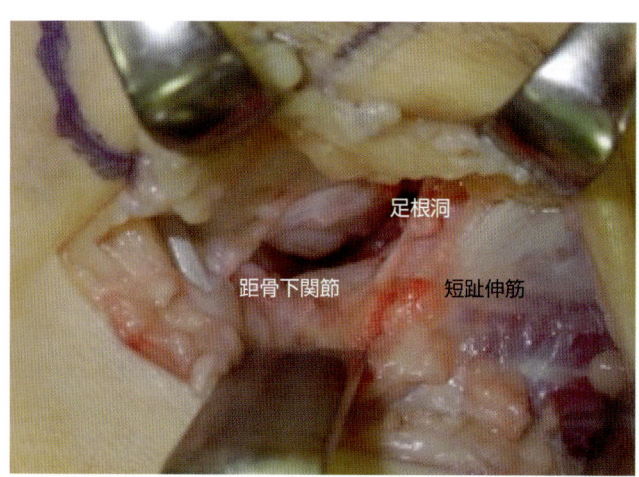

足根洞

距骨下関節

短趾伸筋

[1] 足根洞から距骨下関節（後距踵関節）の展開

- 短趾伸筋を付着部で一部切離して遠位へ翻転すると足根洞が確認できる．足根洞内の軟部組織を展開すると距骨下関節が確認可能となる [1].
- 距骨下関節の後方を展開する際は腓骨筋腱，腓腹神経に十分に注意する．

❸…距骨下関節を掻爬する

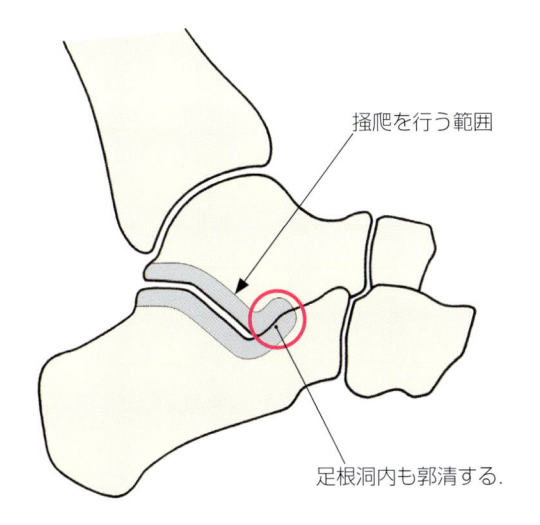

掻爬を行う範囲

足根洞内も郭清する.

- 残存している軟骨を鋭匙で掻爬する．関節裂隙は開大しにくいが，内反すると少し開大する．また軟骨の掻爬を進めていくとスペースが確保される．足根洞に椎間開大器をかけると開大することが可能である.
- サージアトームで軟骨下骨を前方から少しずつ掻爬する．後距踵関節の後方の掻爬を行う場合は奥へ行きすぎないよう注意する.
- 足根洞内も軟部組織を十分に郭清する.

▶ポイント
- 軟骨を残存させないように十分に掻爬する.

❹…スクリューによる固定を行う

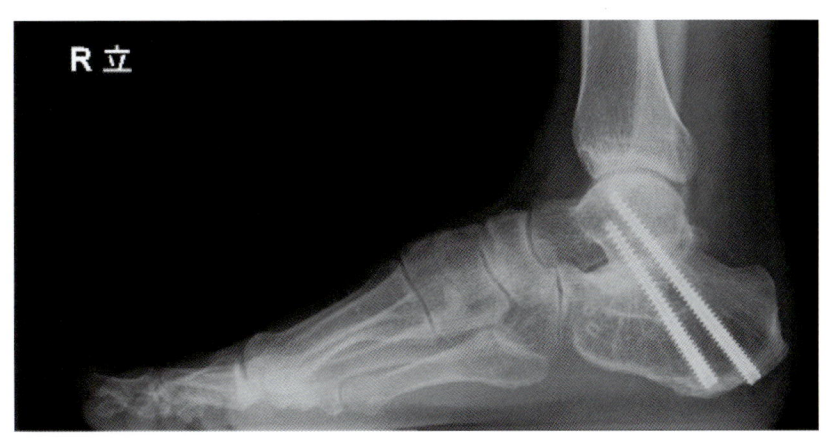

R立

[2] 術後単純 X 線像
スクリュー固定は可能であれば 2 本で行う.

- 十分に洗浄した後に，他の手技の際に生じた骨片や人工骨を間隙に充填する.
- 徒手的に変形矯正を行った後に踵骨後方からスクリュー固定（6～6.5 mm 径の海綿骨用中空スクリュー／double thread スクリューなど）を行う．スクリューの本数は十分な固定性の獲得のため可能であれば 2 本挿入する **[2]**. 挿入する方向は，1 本の場合は距骨下関節を貫通させて距骨体部に向けて挿入する．2 本の場合は体部中央と体部やや前方へ挿入する.
- スクリュー固定後に，さらに間隙に骨片や人工骨を充填する.

▶ポイント
- 間隙が残ると non-union の可能性があるので，間隙には骨組織や人工骨を充填する.

▶後療法

● 4週間ギプス固定で免荷し，5週目以降は骨癒合までU-splint固定とし荷重を開始する．

（吉村一朗）

■**参考文献**

1. Chuckpaiwong B, et al. Screw placement in subtalar arthrodesis：A biomechanical study. Foot Ankle Int 2009；30：133-41.
2. Russotti GM, et al. Isolated talocalcaneal arthrodesis. A technique using moldable bone graft. J Bone Joint Surg Am 1988；70：1472-8.
3. Coughlin MJ, et al. Surgery of the foot and ankle. 8th ed. Philadelphia：Mosby Elsevier；2007. p. 1091-7.

足変形の手術

扁平足

二関節固定術

手術の概要

- 外反扁平足の原因には後脛骨筋腱機能不全（posterior tibial tendon dysfunction：PTTD）や関節リウマチなどがある．重度の外反扁平足に対しては距舟関節，踵立方関節，および距骨下関節のうち，2つもしくは3つの関節で変形を矯正して固定を行う．筆者はこれまで距舟関節と踵立方関節の二関節固定術[1] を施行しており，その適応と術式について述べる．
- 本術式の利点は，①重度の変形に対しても矯正が可能である，② Chopart 関節を構成する距舟・踵立方関節を固定することで距骨下関節も安定する[2]，③三関節固定術より手術侵襲が少ない[3]，ことである．
- 術後に後足部の外反が遺残すると，三関節固定術と同様に距骨の外反を生じる例があるので，術中に後足部のアライメントに注意を要する[4,5]．

▶適応

- PTTD Stage II，Stage III．Stage II では距舟関節に亜脱臼もしくは関節症性変化を伴うものや，立位足 X 線側面像で距骨第1中足骨角が30°以上の重度変形例．
- 距骨下関節に亜脱臼もしくは関節症のある例では距舟関節と踵立方関節の二関節固定術は禁忌とされており[3]，距骨下関節を含めた三関節固定術などを行う．

▶手術のポイント

①体位：仰臥位とし，膝は30°屈曲位とする．また，腸骨からの自家骨採取のため，患側の骨盤を挙上しておく．

②外側皮切として外果下端から第4中足骨基部へ約5cmの縦皮切をおき，踵立方関節を展開する．

③内側皮切として内果下端から舟状骨結節の遠位まで約5cmの縦皮切をおき，距舟関節を展開する．

④変形を矯正して二関節を固定する．

⑤アキレス腱延長術を行う．

── 手術手技の実際

❶…手術体位

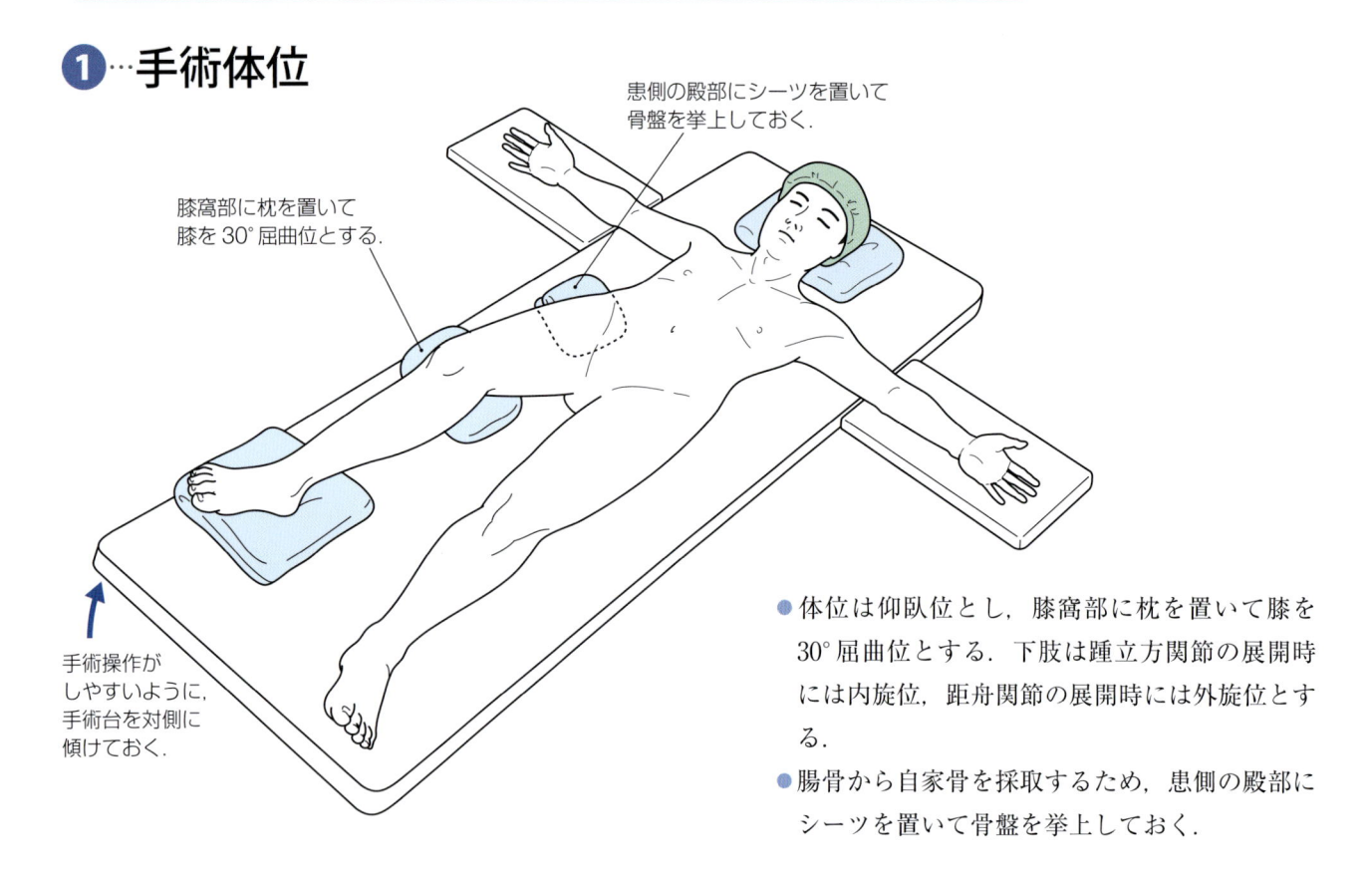

患側の殿部にシーツを置いて骨盤を挙上しておく.

膝窩部に枕を置いて膝を30°屈曲位とする.

手術操作がしやすいように，手術台を対側に傾けておく.

- 体位は仰臥位とし，膝窩部に枕を置いて膝を30°屈曲位とする. 下肢は踵立方関節の展開時には内旋位，距舟関節の展開時には外旋位とする.
- 腸骨から自家骨を採取するため，患側の殿部にシーツを置いて骨盤を挙上しておく.

❷…外側皮切〜踵立方関節を展開する

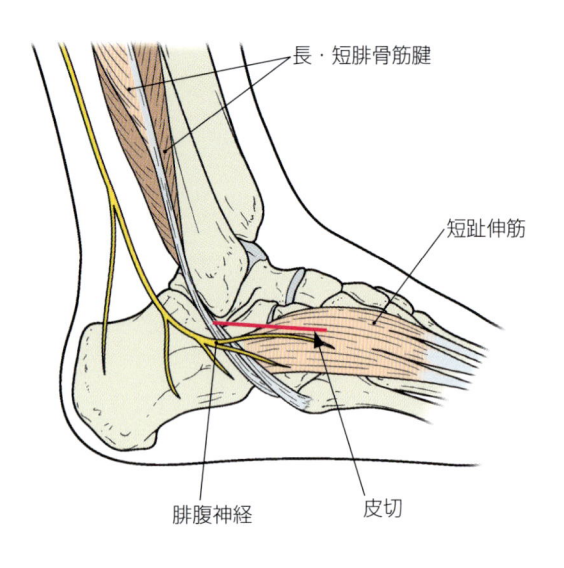

長・短腓骨筋腱

短趾伸筋

腓腹神経　皮切

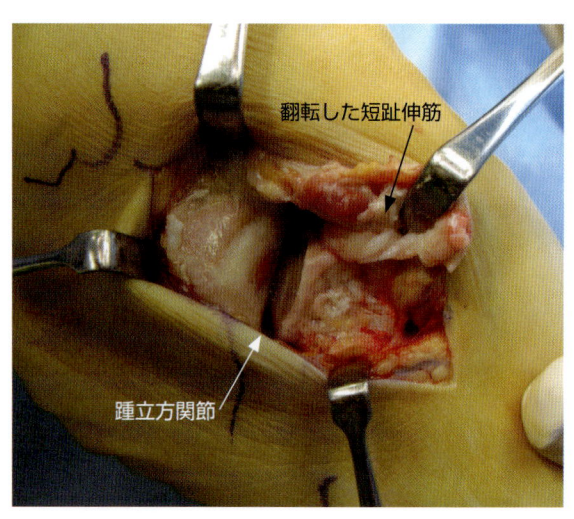

翻転した短趾伸筋

踵立方関節

[1] 短趾伸筋を背側によけて踵立方関節を展開

- 外果下端から第4中足骨基部へ約5 cmの縦皮切を加える. 腓腹神経を損傷しないように注意して皮下を剥離し，底側の腓骨筋腱を下方に牽引する. 短趾伸筋を踵骨付着部の底側近位から骨膜下に剥離して踵立方関節を露出させる [1].
- 踵骨と立方骨の菲薄化した関節軟骨および軟骨下骨をボーンソーにて切除し，海綿骨を露出させる.

▶ポイント
- 短趾伸筋を底側から剥離し，背内側からの深腓骨神経の筋枝を損傷しないように注意する.
- 踵立方関節の背側と底側を内側まで十分に剥離する.

❸…内側皮切〜距舟関節を展開する

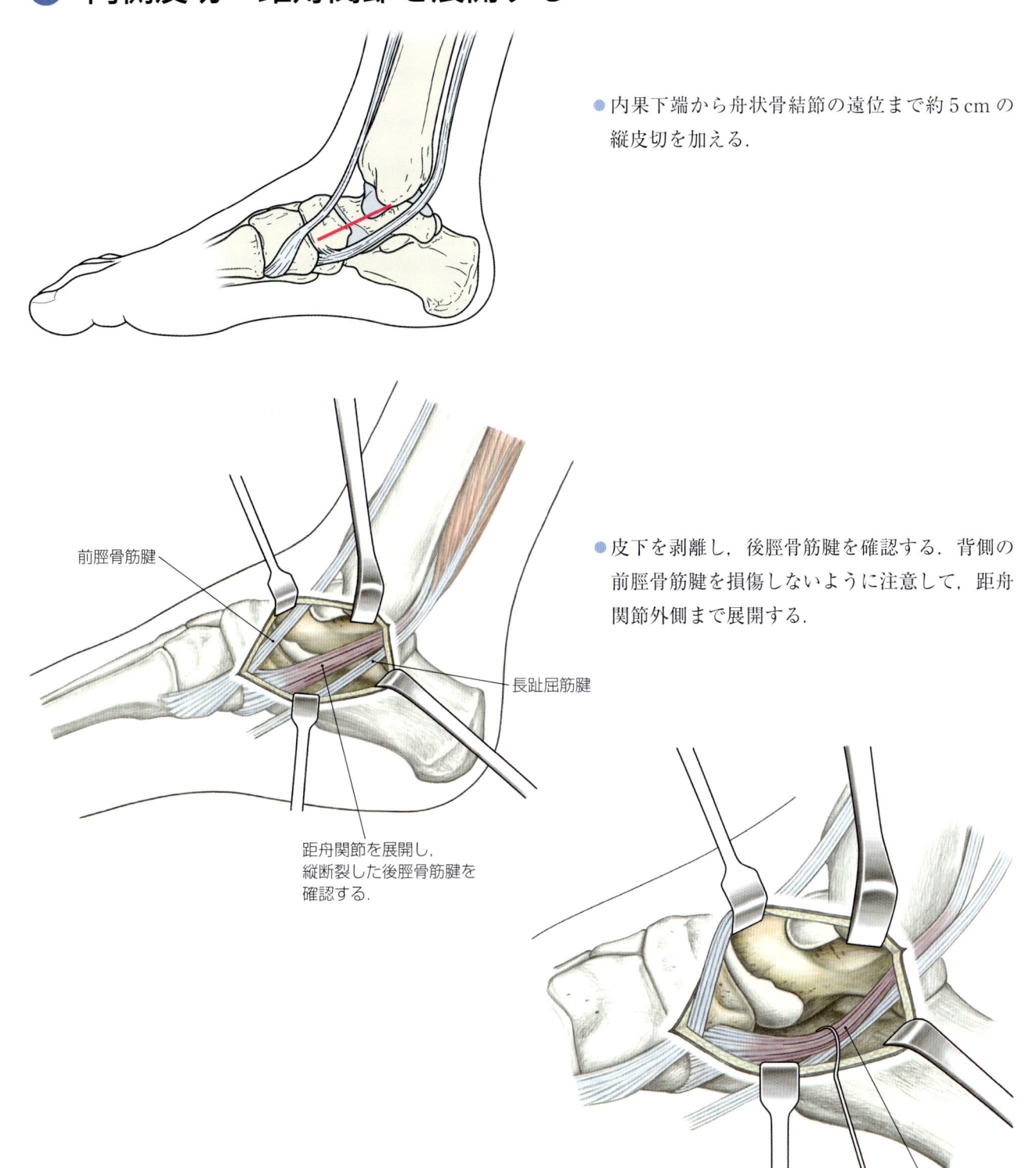

- 内果下端から舟状骨結節の遠位まで約5cmの縦皮切を加える.

前脛骨筋腱

長趾屈筋腱

距舟関節を展開し，縦断裂した後脛骨筋腱を確認する.

- 皮下を剥離し，後脛骨筋腱を確認する．背側の前脛骨筋腱を損傷しないように注意して，距舟関節外側まで展開する.

損傷した後脛骨筋腱

- 鋭匙とサージカルバーを用いて距骨頭と舟状骨の関節軟骨を軟骨下骨とともに切除し，海綿骨を露出させる.
- スプレッダーを用いて距舟関節を開大し，外側まで海綿骨を露出させる.

❹…変形を矯正して二関節を固定する

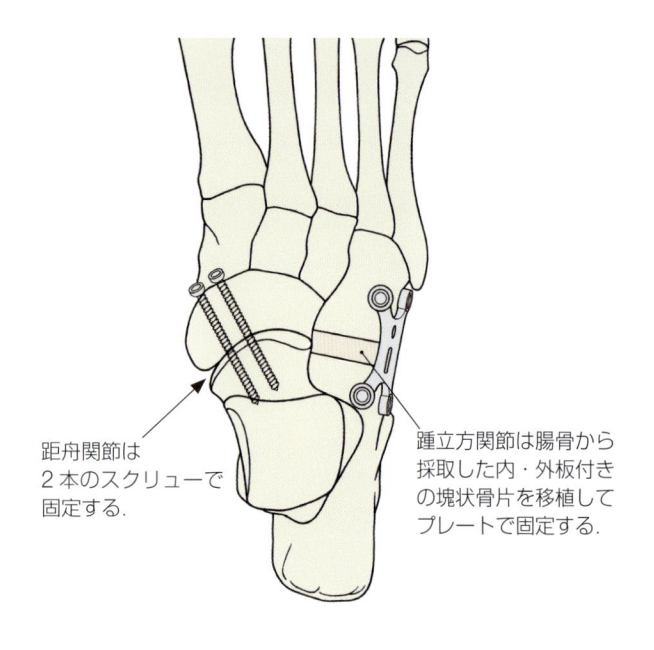

距舟関節は
2本のスクリューで
固定する.

踵立方関節は腸骨から
採取した内・外板付き
の塊状骨片を移植して
プレートで固定する.

▶ ポイント

● 移植した骨片が外側に逸脱しないように，プレートで押さえるようにして固定する.

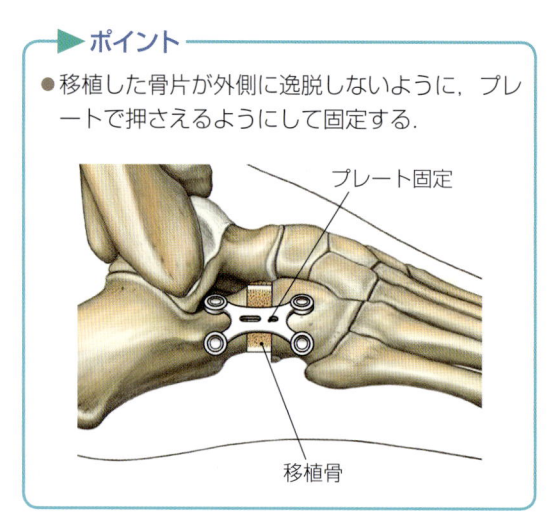

プレート固定

移植骨

● 底内側に偏位した距骨頭を徒手的に背外側へ押し上げて，前足部を底屈するとともに内転して距舟関節を整復する. ガイドピンを舟状骨から距骨体部に向けて刺入し仮固定する.

● 直視下およびX線透視下に距舟関節の亜脱臼が整復されていること，前足部の外転および後足部の外反が矯正されていること，内側の縦アーチが改善していることを確認し，4.0 mm径の中空海綿骨スクリューを2本刺入して距舟関節を固定する. 間隙があれば腸骨から採取した海綿骨を移植する.

▶ ポイント

● 仮固定後に前足部を回内させて，前足部内側が 接地することを確認する.

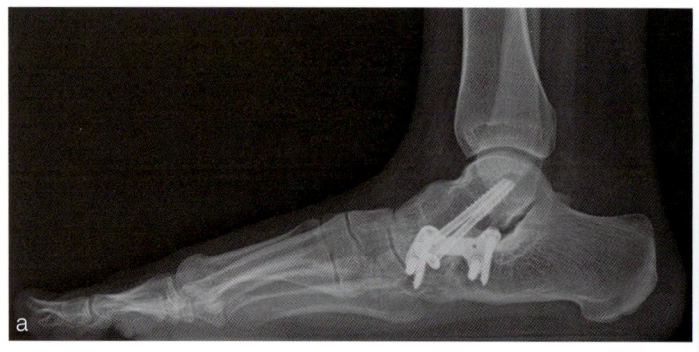

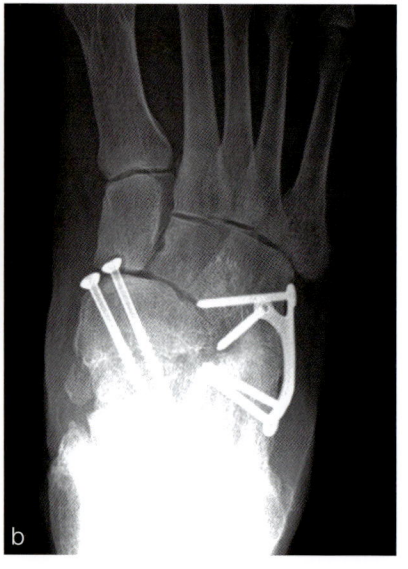

[2] 二関節固定
a：側面像，b：正面像.

● 距舟関節を固定した後に，開大した踵立方関節の間隙を計測する. 同側の腸骨から採取した内・外板付きの塊状骨片を間隙の大きさに合わせてトリミングし，踵立方関節に挿入する. さらに海綿骨を充填し，ロッキングプレートで固定する [2].

❺…アキレス腱延長術を行う

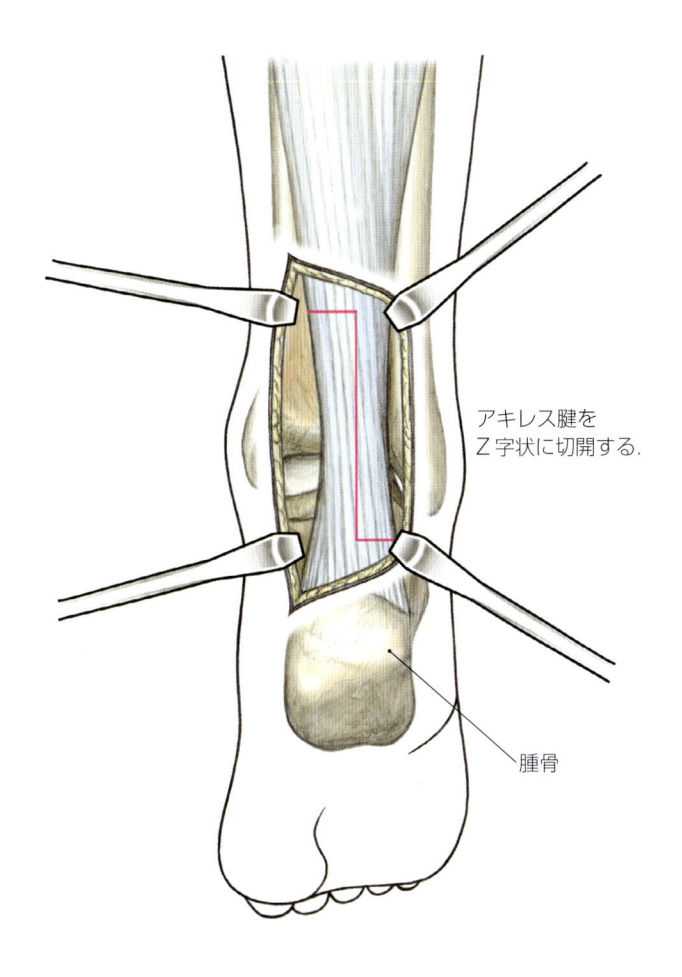

アキレス腱を
Z字状に切開する.

腫骨

▶ ポイント

アキレス腱は過延長しないように注意

● Z延長の仕方は，①アキレス腱の横切開は全層を，縦切開は半層のみ切離する．②この状態で緩徐に背屈強制すると腱線維が連続した状態で延長でき，過延長を防ぐことができる．

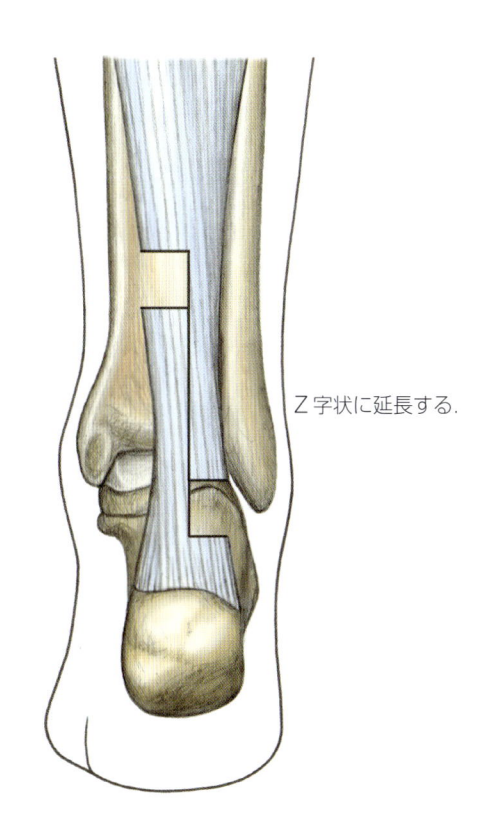

Z字状に延長する.

● 二関節固定術後に，膝伸展位で足関節の背屈制限を認める例には，アキレス腱延長術を行う．

● アキレス腱の内側に約6cmの縦皮切を加える．皮下を展開し，パラテノンを同方向に切開してアキレス腱を露出させる．

● アキレス腱の遠位外側半分と近位内側半分を横切開し，正中に縦切開を加えた後，足関節を背屈させてアキレス腱をZ字状に延長する．足関節を中間位に保持してアキレス腱を側側縫合する．

● 各創部を洗浄後，パラテノン，短趾伸筋，皮膚を縫合する．

▶ 後療法

● 術後，足関節中間位で短下肢ギプス固定とし，6〜8週間は免荷とする．

● その後，足底挿板装着下に部分荷重歩行訓練を開始し，術後10〜12週で全荷重歩行を許可する．

（嶋 洋明）

■文献

1. Clain MR, et al. Simultaneous calcaneocuboid and talonavicular fusion. Long-term follow-up study. J Bone Joint Surg Br 1994 ; 76 : 133-6.
2. Astion DJ, et al. Motion of the hindfoot after simulated arthrodesis. J Bone Joint Surg Am 1997 ; 79 : 241-6.
3. Mann RA, et al. Double arthrodesis in the adult. Clin Orthop Relat Res 1999 ; 365 : 74-80.
4. Resnick RB, et al. Deltoid ligament forces after tibialis posterior tendon rupture : Effects of triple arthrodesis and calcaneal displacement osteotomies. Foot Ankle Int 1995 ; 16 : 14-20.
5. Myerson MS. Adult acquired flatfoot deformity : Treatment of dysfunction of the posterior tibial tendon. Instr Course Lect 1997 ; 46 : 393-405.

足変形の手術
尖足
創外固定器による矯正手術

● 手術の概要

- 尖足に対する観血的治療としてはアキレス腱延長術や腓腹筋切腱術に代表される軟部組織手術や三関節固定術に代表される関節固定術が挙げられる．しかし，軟部組織手術では術後底屈力の低下や内反変形に対する矯正不足が懸念される．関節固定術は強い矯正力を期待できるが，関節可動域の低下や足長の減少がみられる．
- 創外固定器を用いた緩徐矯正は低侵襲ながら高い矯正能力をもつ．また矯正の進行に伴って，プログラムを自由に修正できることも利点である．
- Taylor Spatial Frame®（TSF®）に代表されるヘキサポッド式創外固定器は，変形中心を挟んで設置される2枚のリングを長さ調整可能な6本のストラットで連結し，緩徐に矯正を行うため，拘縮を伴う重度尖足に対して高い自由度をもって矯正できる器械である．
- 欠点としては，一期的な矯正に比べて長い治療期間を要することや，矯正期間中の日常生活動作（ADL）への影響，高度変形の場合は矯正期間中の疼痛などが挙げられる．

▶ 適応

- 拘縮を伴った高度な尖足．
- 脳梗塞，熱傷，Charcot-Marie-Tooth病による尖足．

▶ 手術のポイント

①術前計画：フルリングとフットリングのサイズを確定し，適切な長さのストラットを選択しておく．
②軟部組織を解離する．
③創外固定器を装着する．
④矯正プログラムを策定する．

● 手術手技の実際

❶…術前計画

- 尖足に対する矯正には下腿にフルリングを，足部にはフットリングを使用することが多い．下腿中下1/3における下腿周長を基にリングサイズを確定する．また足長や足幅に合わせたフットリングを準備する．
- 創外固定器を仮組みし，適切な長さのストラットを選択しておく．延長のシミュレーションも行い，変更する可能性があるストラットの位置も確認しておく．

❷⋯軟部組織を解離する

- 凹足を認めるようであれば足底腱膜の切離を行う．尖足変形では距腿関節の変形に隠れて凹足変形を見落としやすいので注意する．
- 重度尖足の場合にはアキレス腱を延長することがある．ただ，矯正終了後の底屈筋力の低下が懸念されるので，筋腱移行部の腱膜切離など必要最小限にとどめることが望ましい．

❸⋯創外固定器を装着する

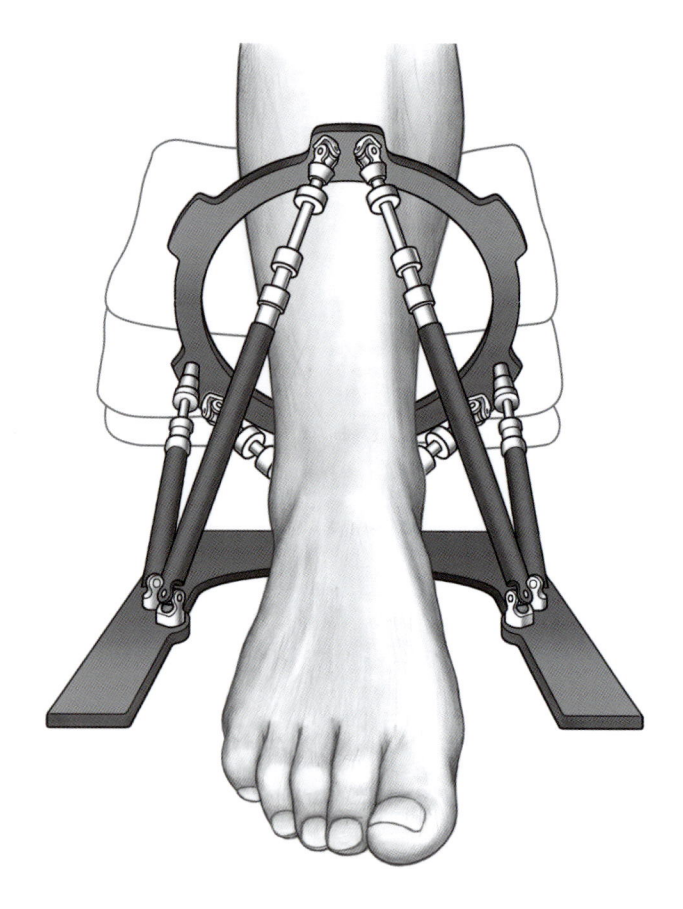

▶ **ポイント**

- サージカルタオルを下腿の下に適量積み，下腿が創外固定リングの中央に位置するように調整する．

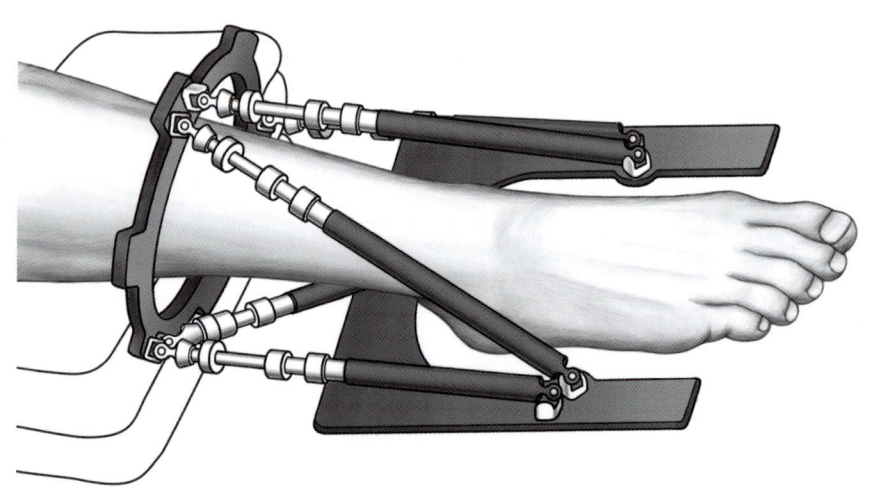

- 下腿中下 1/3 の位置で，下腿がリングの中央に位置するように保持しながら，ワイヤーを挿入する．

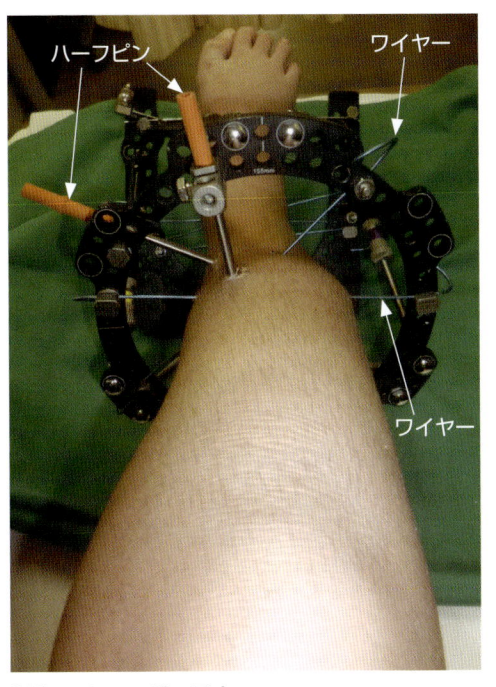

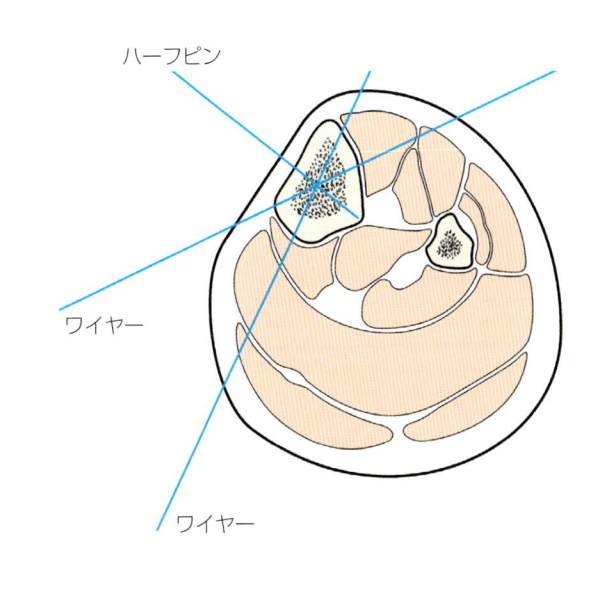

[1] フルリングの固定

● 下腿に装着するフルリングの固定には1本目のワイヤーを脛骨内側面に平行に挿入し，脛骨前縁を貫く方向に2本目を挿入する．ハーフピンは脛骨内側面から方向を変えて2本挿入する [1]．

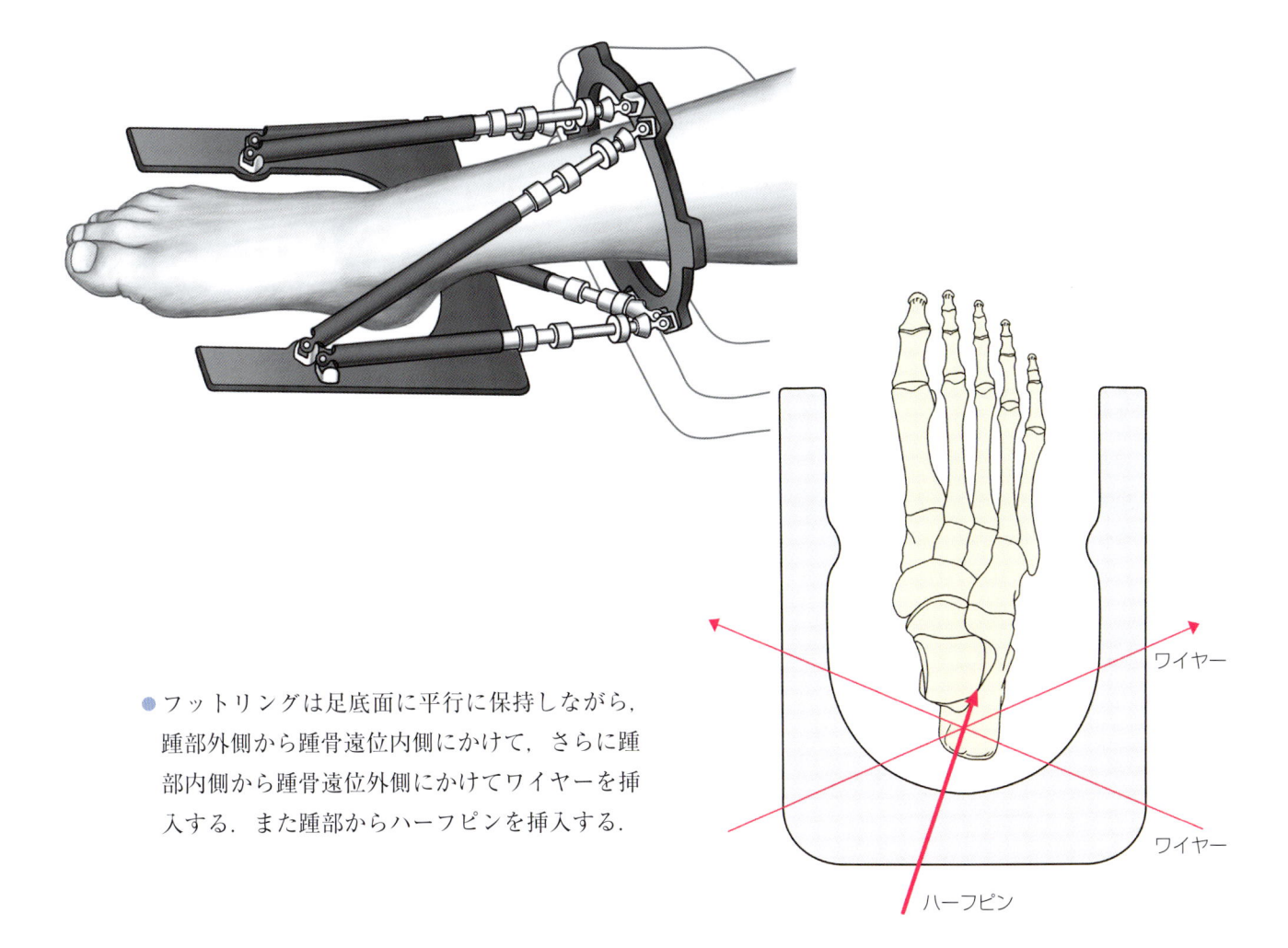

● フットリングは足底面に平行に保持しながら，踵部外側から踵骨遠位内側にかけて，さらに踵部内側から踵骨遠位外側にかけてワイヤーを挿入する．また踵部からハーフピンを挿入する．

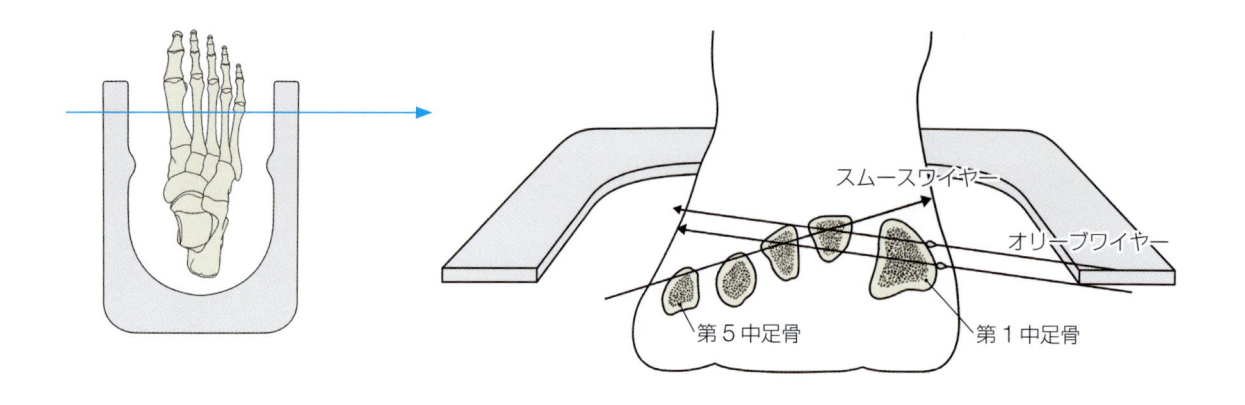

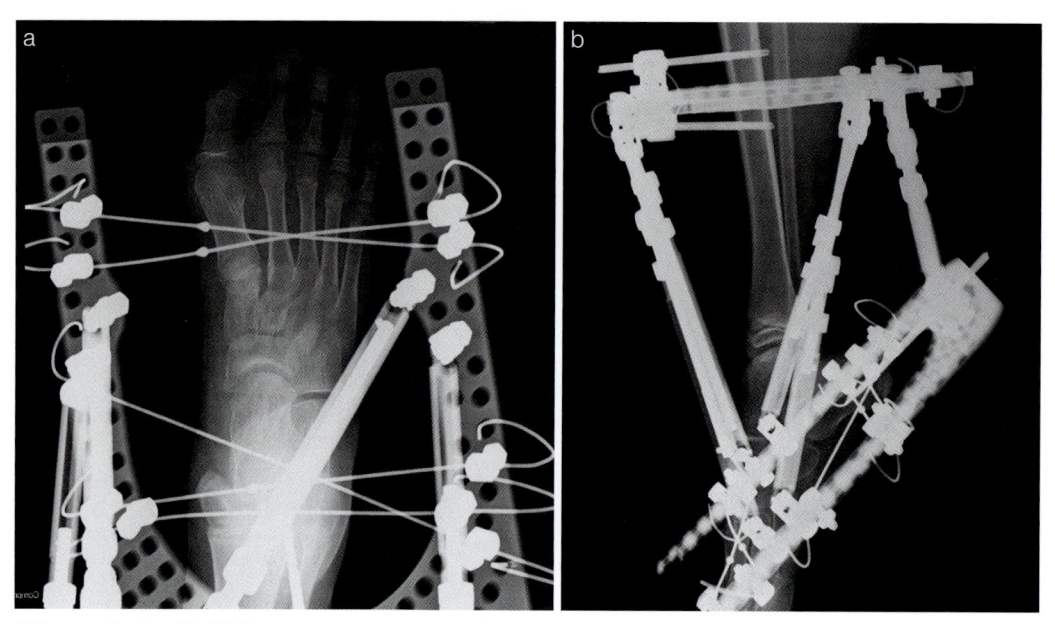

[2] フットリングの固定

- フットリング前方では中足骨に向けてワイヤーを挿入する．内側からは第1, 第2, 第3中足骨を貫通させるようにオリーブワイヤーを2本挿入する．外側からは第4, 第5中足骨を貫通させるスムースワイヤーを挿入する **[2]**.

❹…矯正プログラムの策定

- 矯正に伴う脛骨神経の障害やアキレス腱伸長に伴う疼痛を考慮してプログラムを策定する．アキレス腱付着部での移動量が1日に1mmを超えないように注意する．
- 距腿関節を背屈させる際に，前方での衝突を避けるために，まず下腿長軸方向に約1cm延長した後に背屈矯正を行う（axial translation）．

> ▶ポイント
> - TSF® では専用のホームページで矯正プログラムを策定できる．ホームページの指定に沿って，変形の情報，使用したリングとストラットの情報，リングの設置位置に関する情報，矯正のペースなどを設定することによりプログラムが計算される．

▶後療法

- 骨切りを行わない本術式では，術後2〜3日目から矯正を開始する．
- 矯正終了後は軟部組織が安定するまで約1週間程度待機した後に創外固定器を抜去する．矯正損失を防ぐ目的でもさらに1週間程度下腿ギプス固定を行う．
- 症例によっては，矯正位を保持するために足関節固定術や髄内釘を用いた後足部固定術などを行う．
- Charcot-Marie-Tooth病に伴う尖足拘縮では後脛骨筋腱の前方移行術を行い，背屈筋力を再獲得する．

（谷口 晃）

■参考文献
1. 中瀬尚長．ピン／ワイヤー刺入の基本手技．土屋弘行，中瀬尚長編．Taylor Spatial Frame® ver. 4.1 —創外固定器の基本から最新ソフトウェアまで．東京：メディカルレビュー社；2012. p. 31-43.

足変形の手術

尖足

アキレス腱延長術

─手術の概要

- 尖足変形は腓腹筋，ヒラメ筋，もしくは両者の拘縮により生じ，先天性尖足と後天性尖足に大きく分類される．先天性尖足は内反足や垂直距骨などの先天性疾患に伴うもの，後天性尖足は脳性麻痺などによる筋緊張の亢進や筋バランス不均衡によるもの，外傷性尖足，血管腫などの筋肉内病変によるものなどである．これら以外に原因を特定できない特発性尖足も少なくない．距腿関節包，距骨下関節包の癒着や距腿関節摺動の不良も，尖足変形を増強する．
- ストレッチングや serial cast により矯正可能な dynamic な尖足と，これらに反応しない rigid（fixed）な尖足に分ける分類は治療法選択に関係が深い．
- 尖足はしばしば他の軟部組織の拘縮を伴っている．膝関節伸展位では尖足位であるが膝関節屈曲位では改善する場合（Silfverskiöld test 陽性）は腓腹筋単独の拘縮が原因である．

▶ 適応

- rigid（fixed）な尖足のうち，荷重歩行時の疼痛，つま先歩行，足底部の胼胝形成，装具適合困難，中足足底部痛などにより，歩行を妨げている尖足が手術適応となる．
- 脳性麻痺による尖足では，低年齢での手術的治療は術後経過の予想がしにくく，とくに4歳以前の手術例は再発率が高いために，6歳頃までは保存的治療を続行する．
- 小児例や進行性の尖足の場合には，再発を常に念頭においておく必要がある．装具やストレッチングなどにより，複数回の手術を極力回避すべきである．
- Silfverskiöld test 陽性，すなわち二関節筋である腓腹筋単独の拘縮による尖足に対しては，腓腹筋腱膜（aponeurosis）のみに対する手術（たとえば Vulpius 法，Baker 法）により対応すべきであり，アキレス腱延長はその適応ではない．
- 股関節屈曲拘縮が存在する場合は，先に股関節屈曲拘縮を治療しておく必要がある．

▶ 解剖

- 腓腹筋遠位の内側頭および外側頭からアキレス腱は遠位に伸び，ヒラメ筋の後方でそのヒラメ筋腱と合流する．筋腱移行部は幅広いが，遠位に延びるに従い丸くなり，90°内旋し，踵骨の後上方1/3に停止する．この腱線維の内旋走行により，近位腱中央の腱線維は踵骨外側に停止する [1].
- アキレス腱への栄養に関しては，近位は腓腹筋からの血流，遠位は踵骨との tendon-bone interface からの血流，これらの中間部は，パラテノン（疎な結合

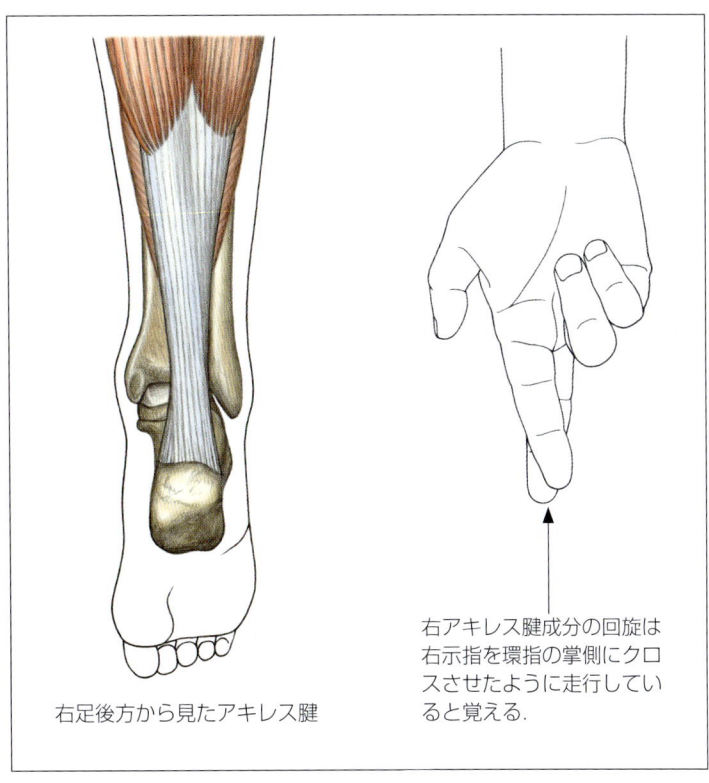

右足後方から見たアキレス腱

右アキレス腱成分の回旋は
右示指を環指の掌側にクロ
スさせたように走行してい
ると覚える.

[1] アキレス腱の走行

組織）が後脛骨動脈（わずかに腓骨動脈）の枝から血流を受けてアキレス腱を
栄養する.

Silfverskiöld test 陰性例（腓腹筋・ヒラメ筋両方に拘縮がある場合）に対する手術

▶手術のポイント

①術前準備：アキレス腱部の皮膚状態，拘縮筋（腓腹筋単独か，腓腹筋とヒラメ
　筋両方の拘縮か），痙性の有無をチェックする.
②体位：仰臥位でも腹臥位でも可能である. 同時に他の拘縮解離を行う場合は，
　それらに応じた体位をとる.
③皮切：open Achilles Z-lengthening の場合は，アキレス腱の後内側縁に縦皮
　切を加える. percutaneous Achilles Z-lengthening，（semi-open）sliding
　Achilles lengthening の場合は，最遠位と最近位部分だけに小皮切を加える.

open Achilles Z-lengthening
④後内側縁の縦皮切からアキレス腱を展開する.
⑤アキレス腱をZ状に切離する.
⑥アキレス腱を延長し，断端を腱縫合した後，皮膚縫合する.

percutaneous Achilles Z-lengthening
④アキレス腱遠位端の小皮切からスマイリー半月刀を挿入して腱をスプリットす
　る. 近位方向に押し上げた半月刀先端部に小皮切を加える.
⑤アキレス腱両端の腱半分を横切する.
⑥矯正位を得て，皮膚縫合する.

（semi-open）sliding Achilles lengthening

④アキレス腱の遠位端と近位端に小皮切を加え，腱遠位は腱の前1/2～2/3を切離，近位は後内側1/2を横切する．

⑤足関節を背屈して矯正位を得る．

⑥過緊張にならないように皮膚縫合する．

●──手術手技の実際

❶…術前準備

● 外傷性尖足など，アキレス腱部の皮膚状態不良例では，同時複合組織移植術，段階的手術，術後段階的ギプス矯正（undercorrection and serial casting）などを検討する．

● 重度の脳性麻痺例では，rigid（fixed）な尖足か dynamic な尖足かを麻酔下に診断する．

❷…手術体位

● 仰臥位でも腹臥位でも可能である．腹臥位では距腿関節包や距骨下関節包の解離がしやすい．

● 同時に他の拘縮解離を行う場合は，それらに応じた体位をとるとよい．ターニケットを使用する．

❸…皮切

● open Achilles Z-lengthening の場合は，アキレス腱の後内側縁に縦皮切を加える．アキレス腱の真後ろの皮膚は薄いので，この部の皮膚および皮下組織を温存する必要がある．

● percutaneous Achilles Z-lengthening や（semi-open）sliding Achilles lengthening の場合は，腱を横切する最遠位と最近位部分だけに小皮切を加える．

▶ 手技のコツ

皮切について

● アキレス腱両端に小皮切を加える場合，筆者は原法の縦皮切ではなく，横皮切を行っている．その理由は，整容面において優れていることと，術中判断により後方解離を加える場合に，遠位側ではその皮切を内側にひろげることが容易であるからである．この場合，術後段階的ギプス矯正（undercorrection and serial casting）を必要とする可能性が生じるが，上記の理由から筆者は横皮切を多用している．

▶ 手技のコツ

● 皮膚癒合不全や術後瘢痕の予防に対しては，アキレス腱の真後ろの皮膚は薄いので，この部分の皮膚を温存する必要がある．アプローチの際，余計な軟部組織の剥離をせずにダイレクトにパラテノンまで到達する．

▶ open Achilles Z-lengthening

④…アキレス腱を展開する

- 皮切を踵骨停止部からアキレス腱の前内側に沿って腱の近位端まで延ばす．皮切部は余計な剥離をせずに，ダイレクトにパラテノンまで切り込む．パラテノン鞘は何層にもなっているが，摂子で傷めないように，腱まで最短距離を展開する．
- 腱への血流を温存する必要があるため，パラテノン鞘と皮下脂肪組織間を剥離せずに一体にして腱を露出する．

⑤…アキレス腱をZ状に切離する

- アキレス腱部の内・外側の厚み（幅）が均等になるように尖刃刀（スピッツメス）を用いて正中切開を加える．このとき，腱の前方や周囲の組織を傷つけないようにエレバトリウムを用いて腱を持ち上げて切開する．次に述べるスマイリー半月刀を用いてもよい．
- 後足部が内反傾向にある場合，遠位は内側，近位は外側を横切する．後足部が外反傾向にある場合，遠位は外側，近位は内側を横切する．

⑥…アキレス腱を延長し，断端を腱縫合した後，皮膚縫合する

- 腱をZ状に切離した後，膝関節伸展の状態で足関節を底背屈中間位になるような緊張下にアキレス腱を延長し，腱断端を側側（場合により端端）にマットレス縫合（Kessler縫合など）する．

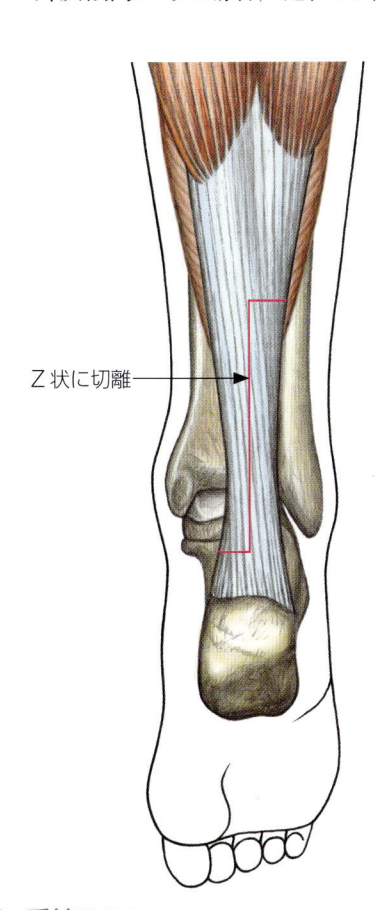

Z状に切離

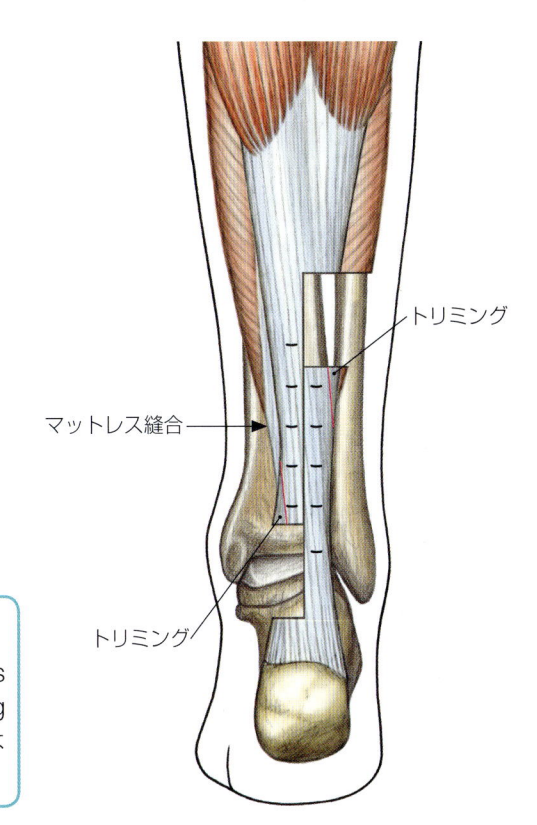

トリミング

マットレス縫合

トリミング

▶ 手技のコツ

腱縫合について

- percutaneous Achilles Z-lengthening や sliding Achilles lengthening では，腱縫合しない．open Achilles Z-lengthening で腱縫合する場合，縫合部のボリュームが大きくなりすぎないように適宜余分な腱をトリミングする．

▶ **percutaneous Achilles Z-lengthening**

❹⋯アキレス腱をスプリットする

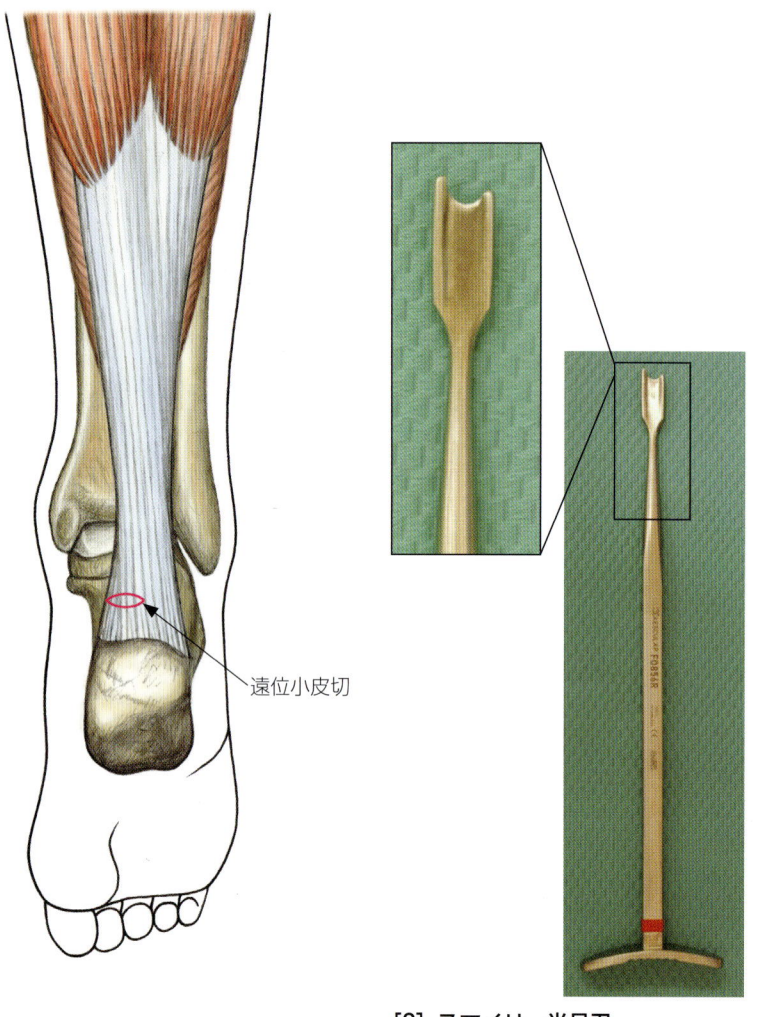

遠位小皮切

[2] スマイリー半月刀

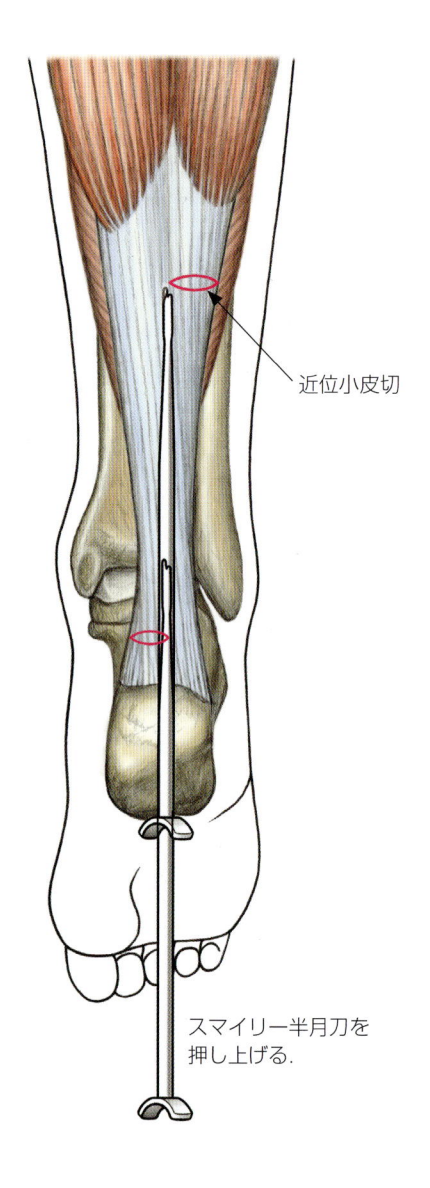

近位小皮切

スマイリー半月刀を
押し上げる.

● アキレス腱の遠位端に小皮切（縦もしくは横に 1.5〜
　2 cm）を加える.
● スマイリー半月刀 **[2]** を挿入し近位方向に押し上げ,
　アキレス腱をスプリットする（4 cm 以上の長さ）. ス
　マイリー半月刀の先端部に二つ目の小皮切を加える.

❺…アキレス腱の両端を横切する

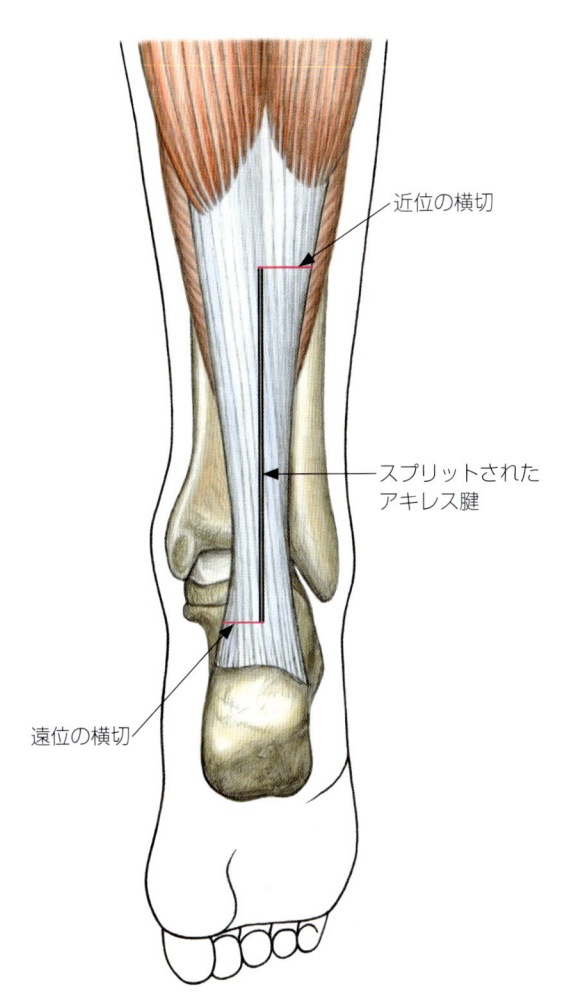

近位の横切

スプリットされた
アキレス腱

遠位の横切

- 両端の腱半分を横切する．横切の方向は，後足部が内反傾向にある場合，遠位は内側，近位は外側を横切する．後足部が外反傾向にある場合，遠位は外側，近位は内側を横切する．

▶ **ポイント**
- Silfverskiöld test 陽性の場合でも近位端は腓腹筋腱膜のみ横切すれば本法が可能である．

❻…矯正位を得て，皮膚縫合する

- 膝関節を伸展したまま，徒手的に足関節 10° 背屈位が得られるまで背屈し，矯正位を得る．
- 皮膚縫合し，ギプスを用いて外固定する．

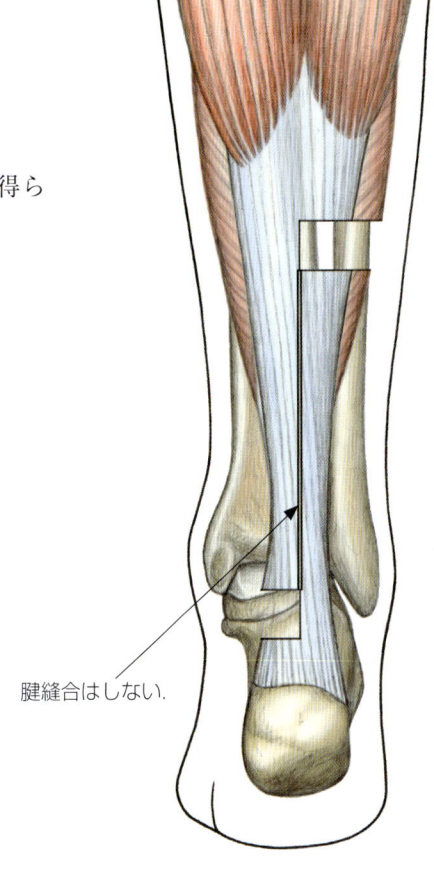

腱縫合はしない．

▶（semi-open）sliding Achilles lengthening

❹…アキレス腱を切離する

- アキレス腱の遠位端と近位端に小皮切（縦もしくは横に 1.5〜2 cm）を加える.
- 腱線維の回旋の程度には個人差があるため，よく観察して両端の切離範囲を決定する.
- 通常，遠位端は腱の前内側の 1/2〜2/3 を切離する（腱線維の走行によっては前外側）.
- 腱近位は後内側 1/2 を横切する. ヒラメ筋の筋線維を傷めないように注意が必要である.

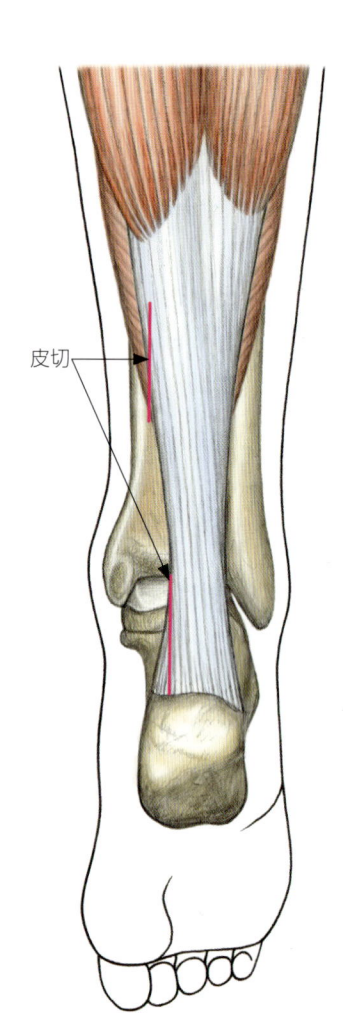

皮切

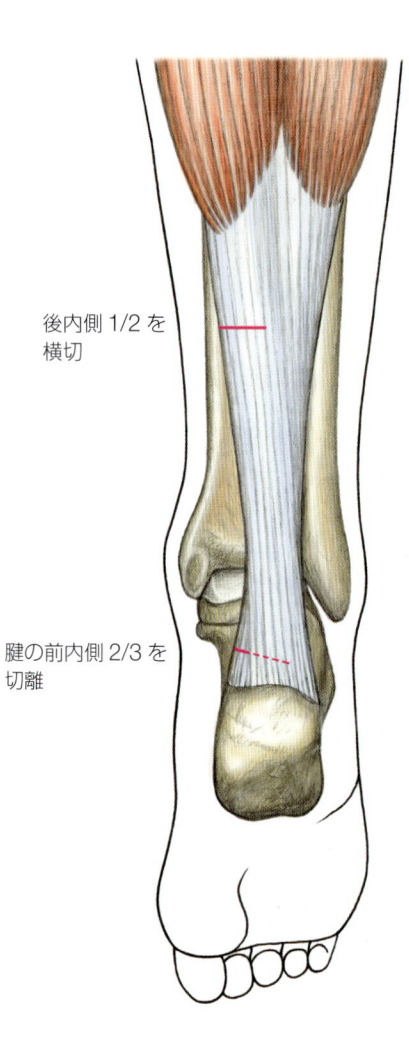

後内側 1/2 を横切

腱の前内側 2/3 を切離

❺…足関節を背屈して矯正位を得る

- アキレス腱を sliding lengthening する準備ができた後，ゆっくりと足関節を 10° の背屈位を得るまで背屈してゆく.
- 十分に矯正位が得られない場合には，腱を触れながら tight な腱成分のみの切離（第3の腱横切）を追加して目的の矯正位を得る.

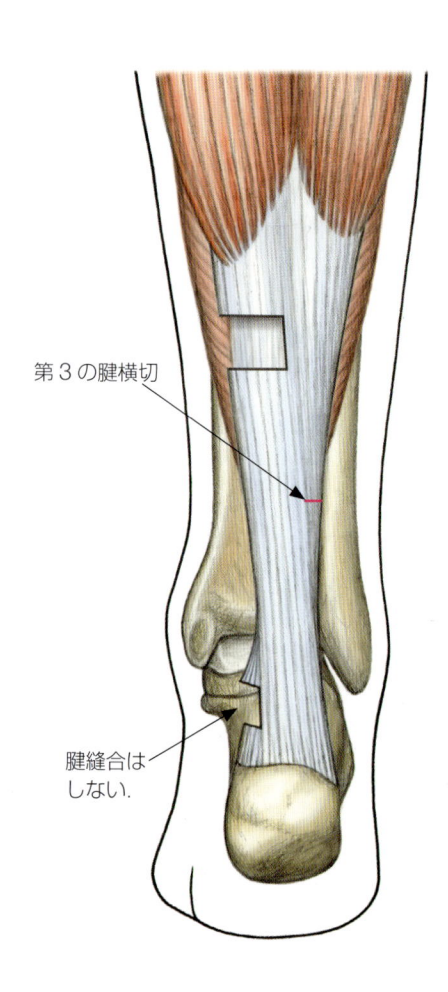

第3の腱横切

腱縫合はしない.

▶ ポイント
- 矯正不足を防ぐためには，アキレス腱延長量を術中膝関節伸展位の状態で決定する必要がある.

6…皮膚縫合する

- 矯正位を保ったまま，皮膚血流を考慮しながら皮膚が過緊張にならないように皮膚縫合する．
- 皮膚縫合後，足関節中間位で長下肢ギプスもしくは短下肢ギプスを巻く．

▶ ポイント

- 縫合後，皮膚血流が保たれているかは，ターニケットを解除して確認する．皮膚血流が不良の場合，矯正を undercorrection にして，2 週間後に外来で再度ギプス矯正を加える（段階的ギプス矯正）．

▶ アキレス腱延長以外の処置

- 距腿関節包の切開や後方の靱帯切離（後方解離術）：靱帯を含む関節包の拘縮が存在する場合は，アキレス腱延長後に矯正位が得られるまで後方の関節包の切開，後距腓靱帯の切離，踵腓靱帯（腓骨筋腱鞘）の切離を加える．
- 後脛骨筋腱，腓骨筋腱の延長：必要に応じて，fractional lengthening や Z-lengthening を同時に行う．

Silfverskiöld test 陽性例に対する手術

- Silfverskiöld test 陽性例，すなわち腓腹筋単独の拘縮，もしくは腓腹筋拘縮が優位な尖足の場合の腓腹筋腱膜に対する手術として Vulpius 法，Baker 法がある．

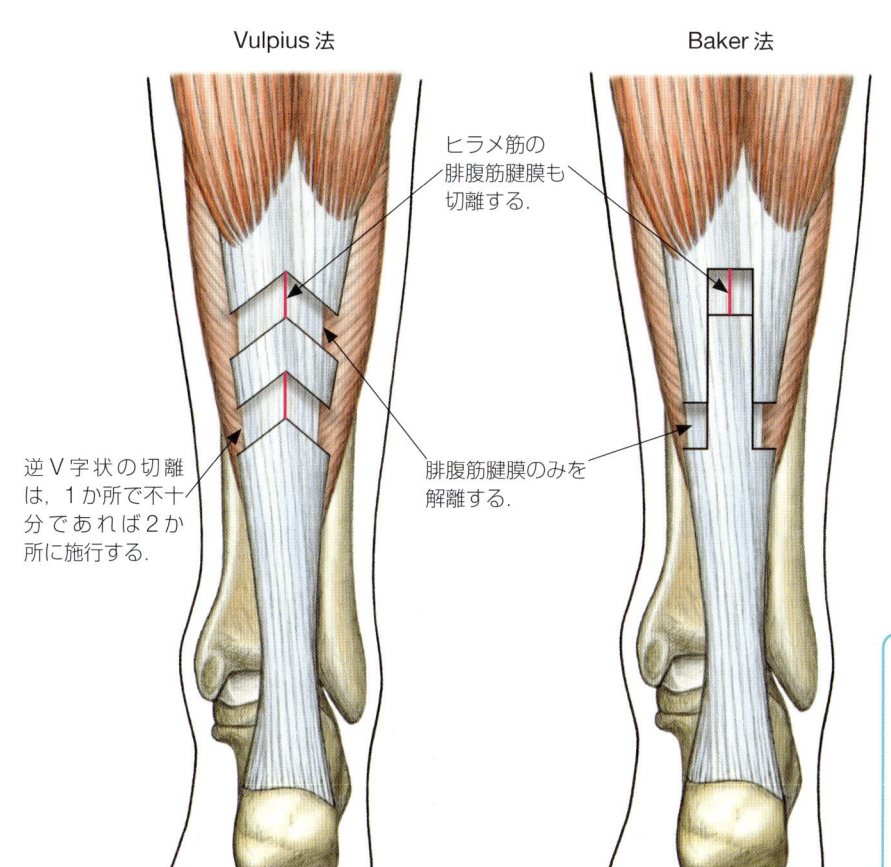

Vulpius 法　　　Baker 法

ヒラメ筋の腓腹筋腱膜も切離する．

逆 V 字状の切離は，1 か所で不十分であれば 2 か所に施行する．

腓腹筋腱膜のみを解離する．

▶ ポイント

過矯正の回避について

- dynamic な尖足や Silfverskiöld test 陽性例に対しては open Achilles Z-lengthening を行わないようにする．これらには腓腹筋腱膜（aponeurosis）延長術により対応する．術前歩行可能であっても過矯正により歩行できなくなることを回避するためである．

▶後療法

- 術後の外固定は膝関節伸展位での長下肢ギプス固定が基本であるが，症例により短下肢ギプスでもよい．外固定を行う際，痙性や知覚障害のある場合，膝蓋前面や踵骨後面にスポンジなどを入れてギプス障害発症を予防する．
- 腫脹が引くまで術後2～3日は罹患肢挙上とする．sliding lengthening した小児は，その後，荷重歩行を許可する．Z-lengthening の場合，6週間免荷する．
- ギプス除去後は理学療法もしくは短下肢装具（AFO）を装着させる．

（北野利夫）

■参考文献
1. Cuomo AV, et al. Open lengthening of the Achilles tendon（Chapter 83）. In：Flynn JM, et al, editors. Operative Techniques in Pediatric Orthopaedics. Philadelphia：Lippincott Williams & Wilkins；2011. p. 594-600.
2. Paley D. Ankle and Foot Consideration. In：Paley D, editor. Principles of Deformity Correction. Heidelberg：Springer-Verlag；2002. p. 634-6.
3. Sawyer JR. Foot, Equinus Deformity. In：Canale ST, Beaty JH, editors. Campbell's Operative Orthopaedics. 11th ed. St Louis：Mosby；2008. p. 1366-71.
4. Tachdjian MO. LEG（8）PLATE 173-176. In：Tachdjian MO, editor. Atlas of Pediatric Orthopedic Surgery. Philadelphia：WB Saunders；1994. p.1000-11.

足変形の手術

尖足

腱移行術

──手術の概要

- 腓骨神経麻痺は中枢性と末梢性に分けられる．すなわち，脳性麻痺および脳出血や梗塞，さらには頭部外傷後などの中枢性に起こるものと，直接の外傷性のものに加えて椎間板ヘルニアや腰部脊椎管狭窄症などの腰椎疾患，さらには手術後のギプス障害などによる末梢性に起こるものがある．
- 前者の中枢性腓骨神経麻痺は痙性尖足を示し，後者の末梢性腓骨神経麻痺は弛緩性の尖足を呈して下垂足ともいわれる．末梢性の腓骨神経麻痺による尖足でも長期間経過すると，痙性尖足のような拘縮を起こして容易に中間位に整復できなくなることがある．
- 腓骨神経麻痺による尖足に対する腱移行術は，足部でアキレス腱に次ぐ大きな力源となる後脛骨筋腱を用いるのが一般的である．そのなかでも，後脛骨筋腱を内側から脛骨前方を通す Ober 法よりもより大きな背屈力が獲得できるため，脛腓間の骨間膜を通して前方に移行する Watkins-Barr 法[1] に準じる腱移行術を行っているので，その方法について紹介する．

▶適応

- 運動療法，装具療法，エコーガイド下に腓骨神経周囲を液性剥離する注射（ハイドロリリース）などの保存療法で効果が認められない下垂足および尖足例．
- 装具装着が困難な著しく拘縮をきたした尖足例．

▶手術のポイント

①体位：仰臥位にて大腿部で止血する．
②皮切：足部内側，下腿内側，下腿前面，足背の 4 か所に行う．
③移行腱である後脛骨筋腱を付着部から採取する．
④下腿内側から後脛骨筋腱を引き抜く．
⑤下腿前面の皮切から遊離した後脛骨筋腱を下腿前面に出す．
⑥足背の中央やや外側に皮切を加える．
⑦足関節前方で伸筋支帯の下を通す．
⑧移行腱を固定する．
⑨必要な追加手術を行う．

手術手技の実際

❶…手術体位と皮切

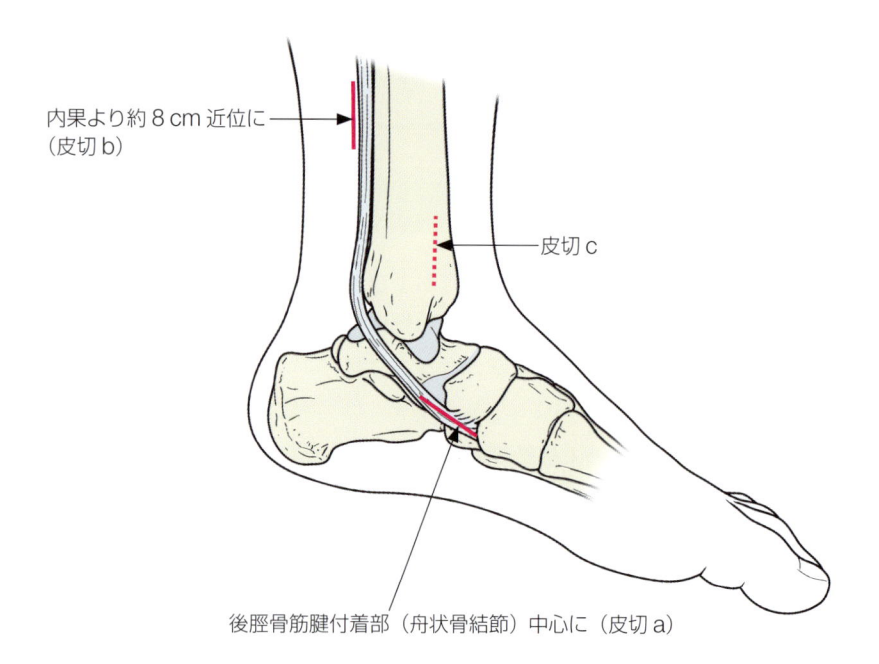

内果より約 8 cm 近位に（皮切 b）

皮切 c

後脛骨筋腱付着部（舟状骨結節）中心に（皮切 a）

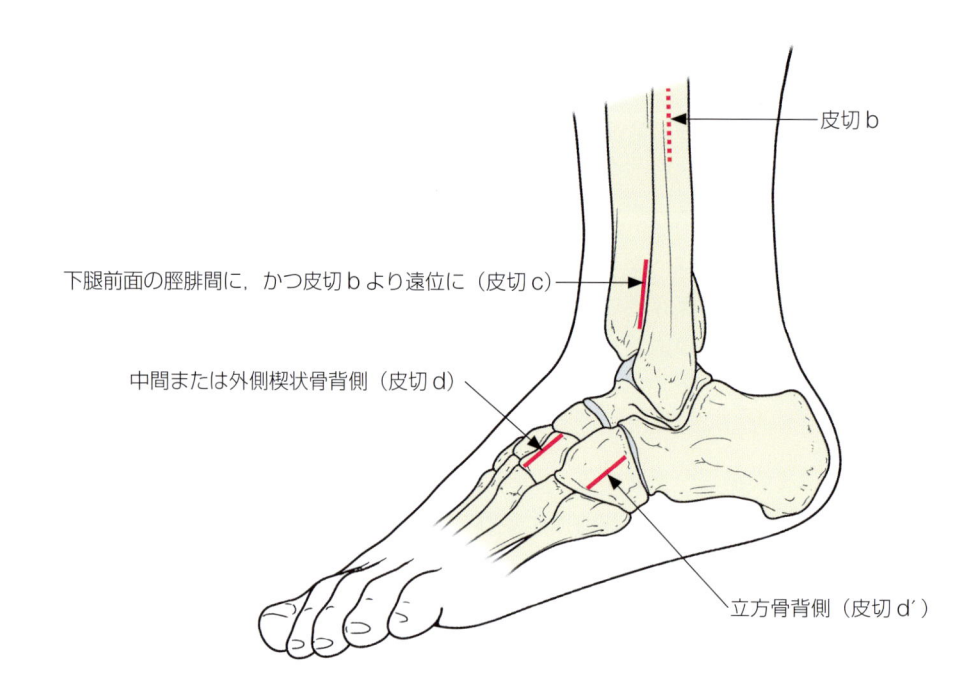

皮切 b

下腿前面の脛腓間に，かつ皮切 b より遠位に（皮切 c）

中間または外側楔状骨背側（皮切 d）

立方骨背側（皮切 d′）

● 仰臥位にて大腿部で止血する．
● 皮切は足部内側，下腿内側，下腿前面，足背の 4 か所におく．

❷…移行腱である後脛骨筋腱を付着部から採取する

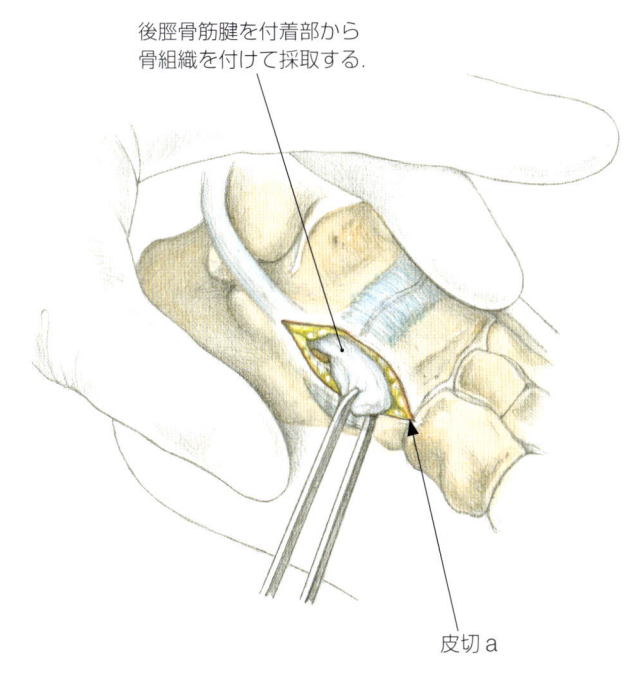

後脛骨筋腱を付着部から
骨組織を付けて採取する.

皮切 a

● まず，足部内側で舟状骨結節を中心に約4 cm の皮切を加える（皮切 a）.
● 後脛骨筋腱付着部を丁寧に露出し，骨組織を一部付けて切離する.
● 断端は腱性部にループ針などで移植先の骨孔を通しやすく形成する. その際，Arthrex 社の FiberLoop® Suture を使用すると簡便に進行する.

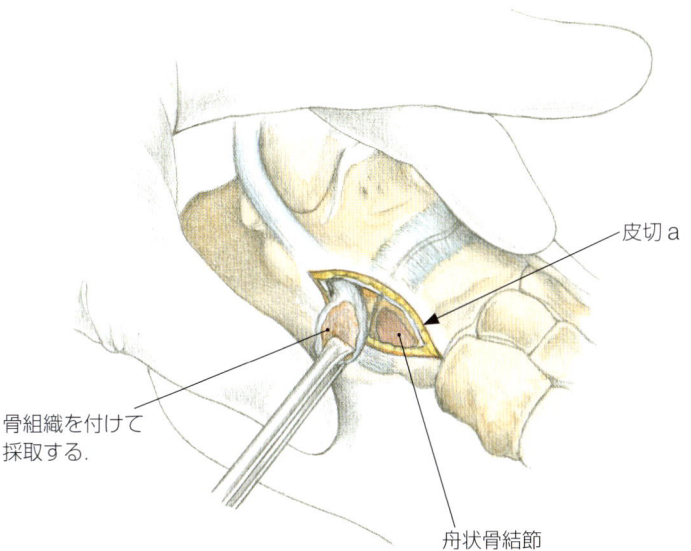

皮切 a

骨組織を付けて
採取する.

舟状骨結節

▶ポイント

● 骨組織を付けることで移行先での早期の骨性癒合を促す. その際，骨組織は腱性付着部の面積より小さくすることがコツで，腱移行時に引っかからずに通しやすい.

❸…下腿内側から後脛骨筋腱を引き抜く

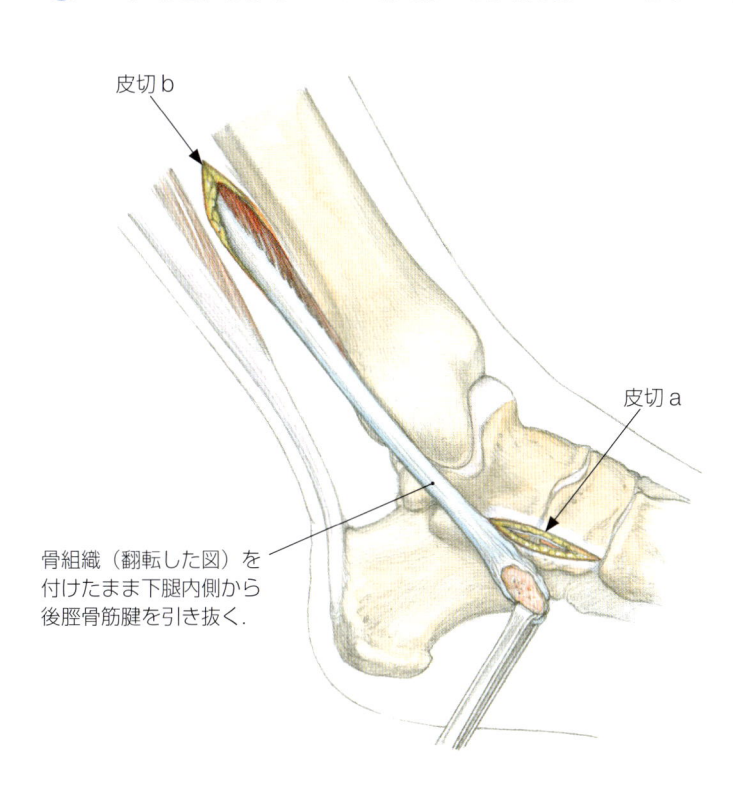

皮切 b

皮切 a

骨組織（翻転した図）を
付けたまま下腿内側から
後脛骨筋腱を引き抜く.

● 下腿内側で内果より約8 cm 近位で，脛骨内側縁とアキレス腱内側縁の中間よりやや脛骨寄りに約5 cm の縦切開を加え（皮切 b），長趾屈筋を同定して後方に避け，後脛骨筋腱を引き抜く.

❹…下腿前面の皮切から遊離した後脛骨筋腱を 下腿前面に出す

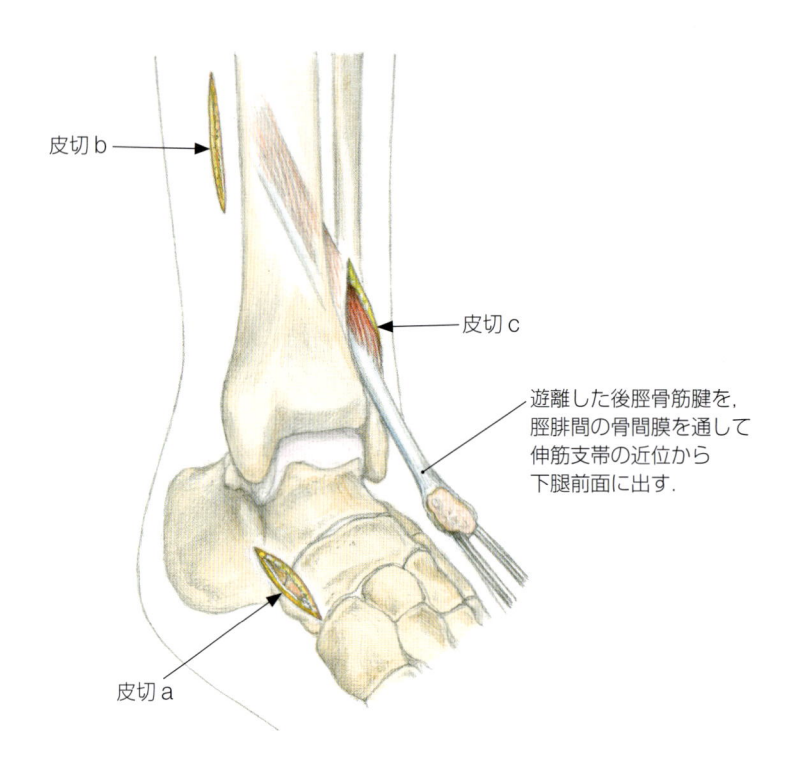

皮切b

皮切c

遊離した後脛骨筋腱を，
脛腓間の骨間膜を通して
伸筋支帯の近位から
下腿前面に出す．

皮切a

▶ポイント

- 下腿内側の皮切 b から皮切 c に向かって脛骨骨膜に沿って移行腱の走行路をエレバトリウムで鈍的に広げる．この手技で最も重要なことは，脛骨神経ならびに後脛骨動静脈を巻き込まないように注意することである．そのために，脛骨後面から外側面の骨膜に沿わせて後脛骨筋腱を通し，前面に引き出すように操作する．

- 下腿内側の皮切（皮切 b）より遠位で，下腿前面の脛腓間に約 4 cm の縦切開を加える（皮切 c）．このように下腿内側の皮切より遠位に作製すれば，移行腱が鋭角に曲げられることなく，より生理的かつ直線に近く走行するよう移行できる．
- 遊離した後脛骨筋腱を，骨間膜を通して脛腓間から下腿前面に出す．

❺…足背の中央やや外側に皮切を加える

- 尖足変形のみの症例では中間または外側楔状骨の足背中央に，内反尖足の場合は外側楔状骨または立方骨に移行する．したがって，それに応じて足背の中央（皮切 d）もしくは外側（皮切 d′）に約 3 cm の皮切を加える．
- 移行腱を固定する楔状骨または立方骨を露出し，伸筋支帯の下を通すためにエレバトリウムで鈍的に軟部組織を剥離して伸筋支帯まで広げ，通路を確保する．

❻…足関節前方で伸筋支帯の下を通す

- スーチャーパッサーを遠位の創部（皮切 d または d′）から伸筋支帯の深部を通し，近位の創部（皮切 c）に出す．
- 移行腱の後脛骨筋腱を前脛骨筋腱の外側で伸筋支帯と長趾伸筋腱の間を通るように通す．

> ▶ **ポイント**
> - 伸筋支帯の下を通さないと後脛骨筋の力が背屈力として最大限に伝達されないので，正確に支帯の下を通すことが重要である．また，伸筋腱と脛骨の間を通すと，癒着しやすくなるので注意する．

❼…移行腱を固定する

- 固定肢位としては，膝関節伸展位で足関節は底背屈 0°の中間位から軽度背屈位で固定する．
- 尖足変形のみの症例は中間または外側楔状骨に，内反尖足の場合は外側楔状骨または立方骨に移行するので，移行腱が固定部位まで届くか確認する．

▶移行腱の長さが十分な場合

- 移行腱の長さが十分な場合は，径 4〜6 mm（小児は径 3 mm）のドリルで足底に貫通する孔を開け，移行腱断端の骨片を形成して骨孔内にしっかり引き込み，pull-out 法で固定するか，最近は interference screw で固定している．このとき，移植腱断端に付けていた骨組織は断端を骨孔内に引き込みにくければ切除する．

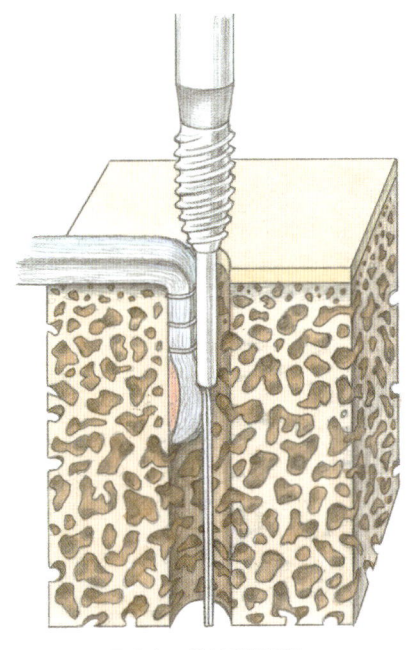

骨孔内に移植腱断端をしっかり引き込む．

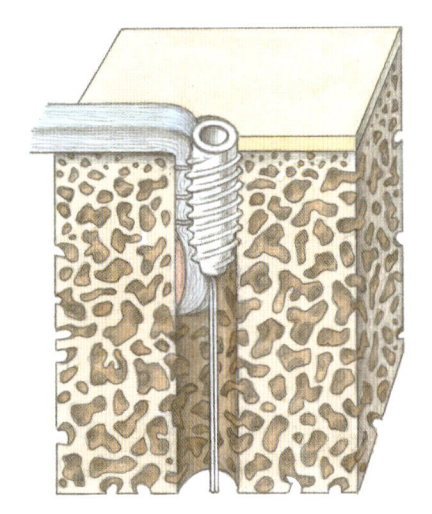

interference screw で固定する．

▶移行腱の長さが丁度の場合

- 移行腱の長さが丁度の場合は，径4〜6 mm（小児は径3 mm）のドリルで足底に貫通する孔を開け，骨孔の入り口を移行腱断端の骨片に合わせて削り，骨孔に蓋をするように引き込み pull-out 法で固定するか，最近は移行先の骨皮質をリュエルまたはエアトームで削り海綿骨を露出させ，suture anchor を1〜2本打ち込み，移行腱断端の骨片と海綿骨が接触するよう固定している.

suture anchor 1 本のみで固定する方法

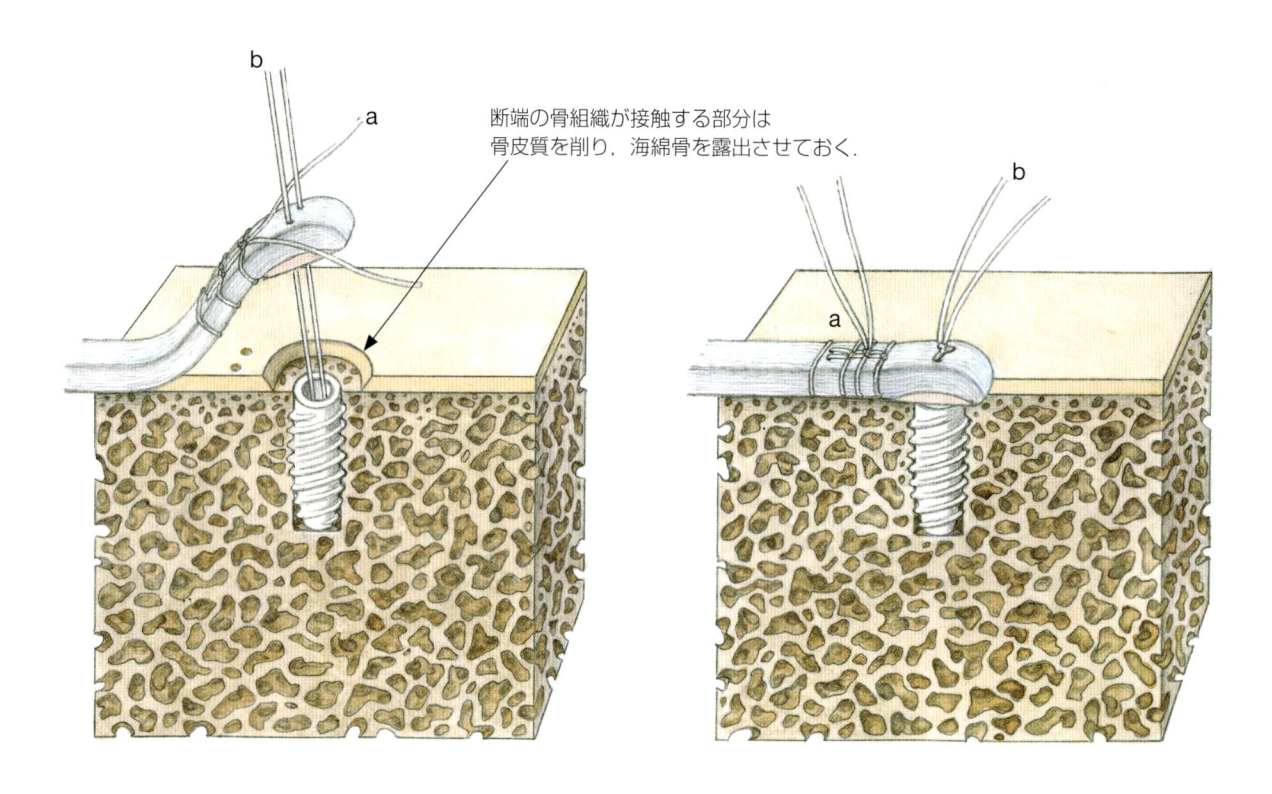

断端の骨組織が接触する部分は
骨皮質を削り，海綿骨を露出させておく.

- まず，固定部の海綿骨を露出させた中央に suture anchor を挿入し，固定部の手前に移行腱よりも幅をとって径 0.9 mm の K 鋼線または C 鋼線で糸（a）が通るよう骨孔を作製する.
- 次に，移行腱断端の骨組織に径 0.9 mm の K 鋼線または C 鋼線で 2 か所骨孔を開けて suture anchor の糸（b）を通す.
- 前もって処置した腱性部の糸（a）を固定部の手前に作製した骨孔に通して締結する.
- 最後に，移行腱断端の骨組織を通した糸（b）をしっかり締結し，固定する. その suture anchor の締結した糸（b）は切らずに周囲の骨膜などの軟部組織と縫合する.

suture anchor と knotless anchor 2 本を用いて固定する方法

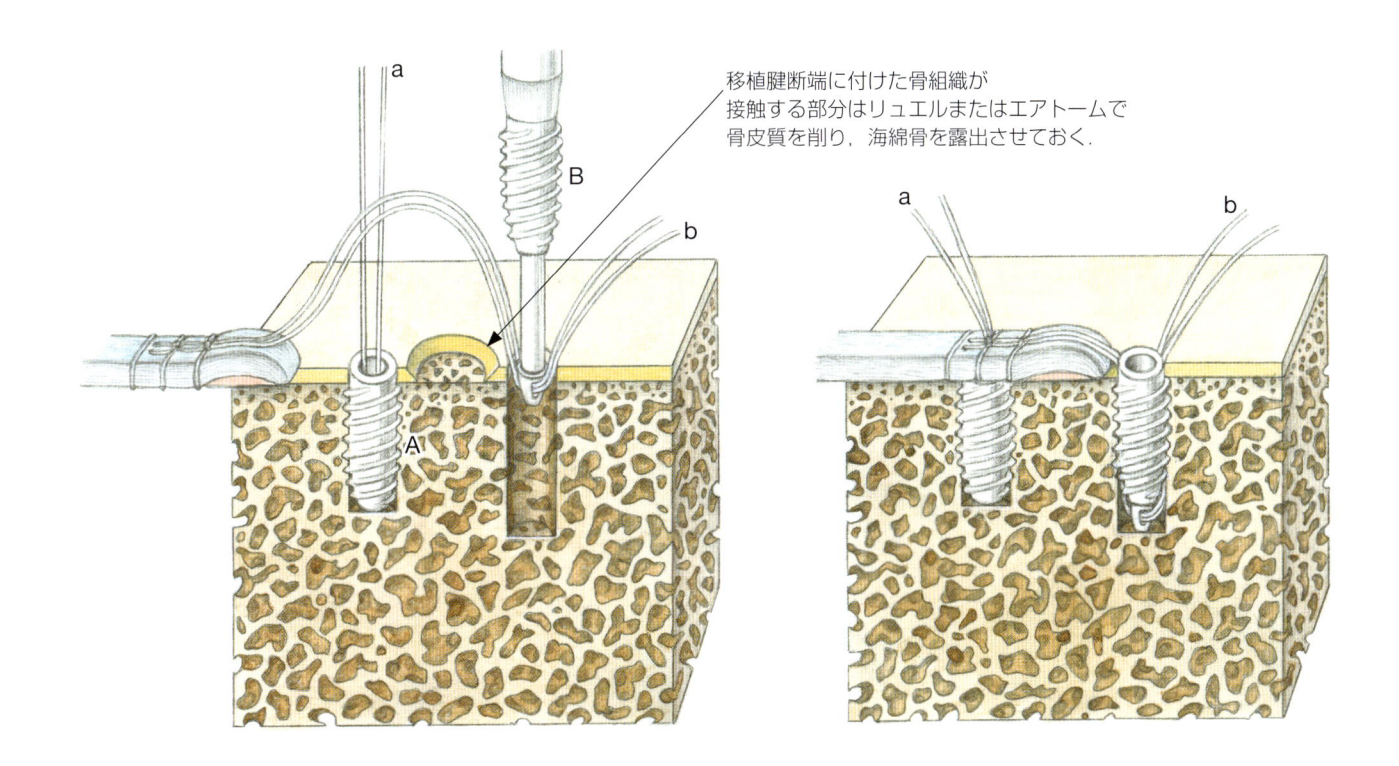

移植腱断端に付けた骨組織が
接触する部分はリュエルまたはエアトームで
骨皮質を削り，海綿骨を露出させておく．

- まず，固定部の手前に suture anchor（A）を挿入し，腱に糸（a）を通して締結する．
- 次に，前もって処置した腱性部の糸（b）で骨組織を圧着させるように骨組織をまたいで knotless anchor（B）で固定する．
- 最後に，suture anchor（A）の締結した糸（a）や knotless anchor（B）で固定した糸（b）は切らずに周囲の骨膜などの軟部組織と縫合する．

▶ 移行腱の長さが足りない場合

- 移行腱の長さが足りない場合は第 3 腓骨筋腱や人工腱で腱移植して端端縫合にて延長し，pull-out 法または interference screw で固定している．

> ▶ ポイント
> - 移行腱の固定性を増すために，固定部周囲の骨膜などの軟部組織と移行腱とを追加縫合する．

❽…必要な追加手術を行う

- 尖足変形の状態が長期間持続すると，アキレス腱や足関節の後方要素が拘縮し，麻酔下でも徒手的に足関節中間位まで獲得できないことが多い．その場合には移行腱の固定が中間位ではできなくなるので，移行腱を固定する前に，アキレス腱延長術，さらには後方解離術が必要になる．
- 移行腱固定前に足関節の背屈制限が残存する場合は，下腿内側の創を延長し，アキレス腱の筋腱移行部を露出して同部での腱延長や，さらには皮切を末梢部まで延長し，可及的に後方解離術を行う．

> ▶ポイント
> - 上記の状態は中枢性の痙性尖足では，ほとんどすべての症例で起こっており，追加手術が必要となっている．

- 足関節中間位（腱移行後）での槌趾変形も，同様に腱移行後に足趾の先端が着床して疼痛の原因になるので屈筋腱の延長も必要となる．
- 腱移行後，足趾の屈曲変形（槌趾変形）が残存する場合は，長母趾屈筋腱の筋内腱切離術を追加する．

▶後療法

- 術後は4週間のギプス固定を行い，術後2週間は免荷，その後の2週間は歩行ギプスで荷重を許可する．必要に応じて，術後6週間までギプス固定期間を延長する．
- ギプス除去後は，後脛骨筋腱を移行したため生じる後脛骨筋腱機能不全症による外反扁平足を予防するために，足底挿板を作製して装着させる．
- 後脛骨筋腱を移行しているので，ギプス除去直後から，内がえしを意識することで，足関節の背屈が可能になることを十分に確認させながら，無意識のうちに背屈が可能になるまで機能訓練を行うことが大切である．
- 後脛骨筋腱機能不全症による外反扁平足を予防し，縦アーチ保持のため足趾屈筋の筋力増強訓練を行う．

（高倉義幸）

■文献
1. Watkins MB, et al. Transplantation of the posterior tibial tendon. J Bone Joint Surg Am 1954；36-A：1181-9.
2. 藤井唯誌ほか．麻痺足に対する後脛骨筋腱前方移行術．日本足の外科学会雑誌 1996；17：132-5.
3. 高倉義幸ほか．高倉義典編．足の運動療法——術前・術後にも効果的な外来テクニック．東京：メジカルビュー社；2015.

関節制動術

━━ 手術の概要

- 尖足は外傷やコンパートメント症候群，脳性麻痺，脊髄疾患（脊髄腫瘍，腰椎椎間板ヘルニアなど），末梢神経麻痺（坐骨神経，腓骨神経など），Charcot-Marie-Tooth 病，筋ジストロフィー，先天性ミオパチー，ポリオなどにより生じる．
- 尖足に対する手術療法にはアキレス腱延長術[1]や腱移行術[2]，足関節固定術[3]，三関節固定術[4]などがあり，これらを単独で，もしくは組み合わせて行う．
- 矯正した尖足の再発を予防する目的で，足関節後方での骨性制動術がある[5,6]．骨性制動の方法には足関節後方に支柱をおく方法[5]と足関節内にブロックを移植する方法[7]がある．いずれも三関節固定術に追加し，足関節が底屈するのを制限する．本項ではその適応と術式について述べる．
- 本術式の利点は，①腱移行術が困難な症例に適応できる，②足関節を温存して尖足の再発を予防できる，ことである．欠点として，移植骨の骨折や骨吸収が起こることがある．

▶ 適応

- 尖足で距腿関節の関節裂隙が保たれているもの．
- 尖足の再発予防に適した移行腱がない，もしくは移行ルートに障害があり腱移行術が困難な症例．

▶ 手術のポイント

①体位と皮切：仰臥位とし，内果後方を中心とした約 12 cm の後方凸，緩やかな弓状皮切とする．
②足関節後方を展開し，踵骨に骨溝を作製する．
③移植骨柱を採取する．
④足関節後面に移植骨柱を設置，固定する．
⑤創内を洗浄の後，間隙に海綿骨を充填して閉創する．

━━ 手術手技の実際

❶ … 手術体位と皮切

- 体位は仰臥位とし，膝窩部に枕を置いて膝を 30° 屈曲位とする．
- 足関節後内側に，内果後方を中心とした約 12 cm の後方凸の緩やかな弓状の皮切を加える．

❷⋯足関節後方を展開し，踵骨に骨溝を作製する

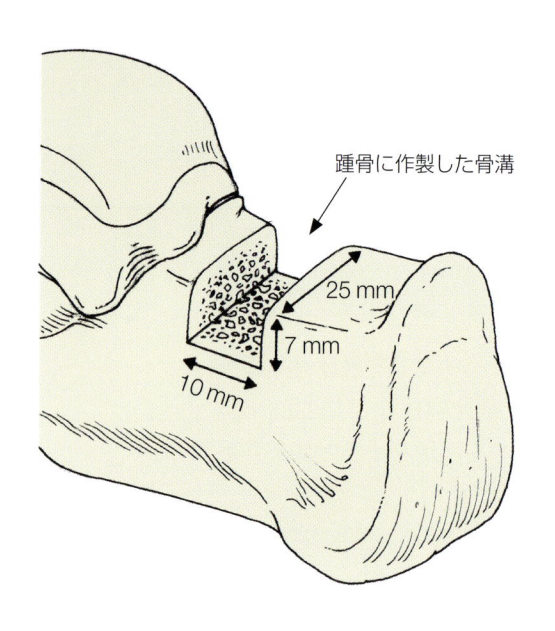

踵骨に作製した骨溝

25 mm
7 mm
10 mm

- アキレス腱内側を展開し，深層の筋間中隔を切離する．
- 屈筋支帯を切離して長母趾屈筋腱，長趾屈筋腱および神経血管束を内側前方へよけ，距骨，踵骨後方と脛骨後面を露呈する．
- 移植骨柱を脛骨天蓋後面に接するように設置するために，踵骨後上面で長さ約 10 mm，幅約 25 mm，深さ約 7 mm の骨溝を作製する．

❸⋯移植骨柱を採取する

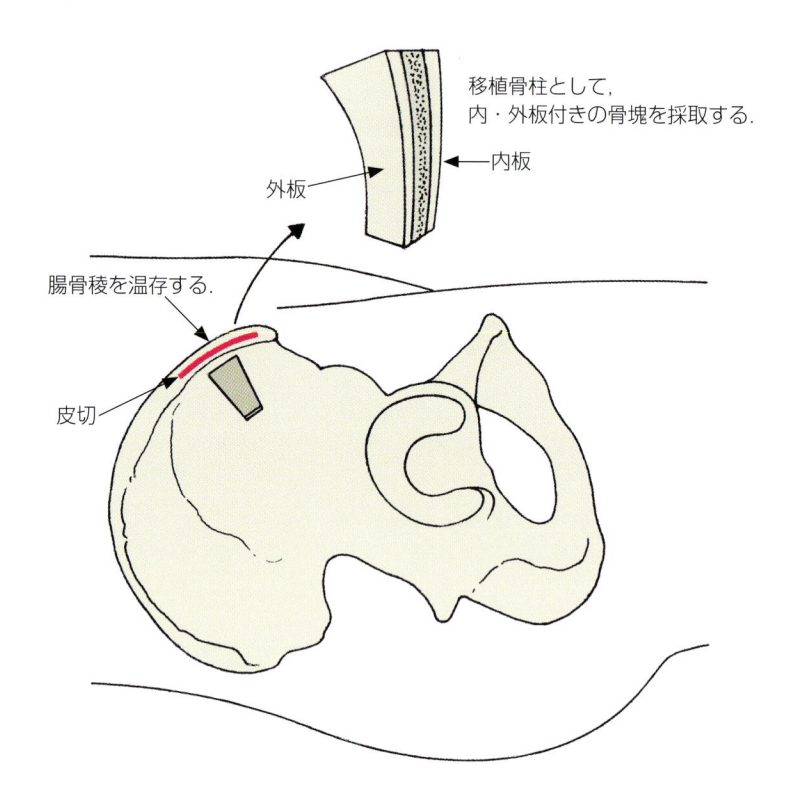

移植骨柱として，内・外板付きの骨塊を採取する．

外板 ← 内板

腸骨稜を温存する．

皮切

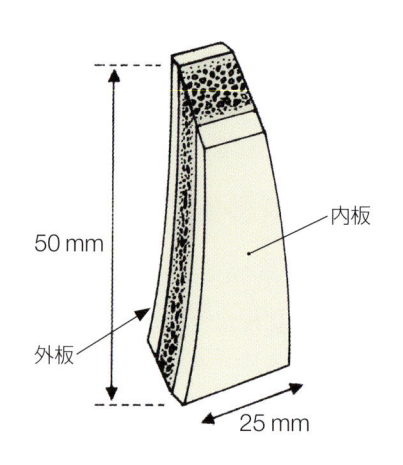

50 mm
外板
内板
25 mm

骨塊の大きさは，幅 25 mm，長さ 50 mm 程度にする．

- 腸骨稜に約 6 cm の皮切を加える．腸骨稜を温存し，幅 25 mm，長さ 50 mm の内・外板付きの骨塊を移植骨柱として採取する．
- 移植骨柱の腸骨稜側を踵骨の骨溝に挿入できるように，皮質骨をノミとツチで切除し，海綿骨をトリミングする．

④… 移植骨柱を設置，固定する

- 足関節を中間位で保持し，移植骨柱の内板側が脛骨後面に接触するように踵骨に作製した骨溝に移植する．
- ガイドピンを1本，移植骨遠位後面から踵骨前方突起に向けて刺入する．X線透視下に刺入位置が良好であることを確認し，4.0 mm 径の中空海綿骨スクリューを2本，平行になるように挿入して移植骨柱を固定する [1]．
- 直視下および X 線透視下に足関節が底屈 10° 程度で骨性に制動されることを確認する [2] [3]．また，移植骨柱と脛骨後面の間に神経血管束が挟まらないことも確認する．

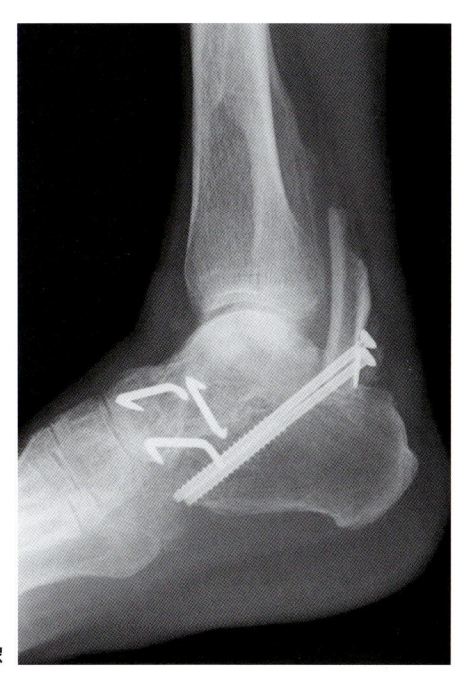

[1] 術後 X 線側面像

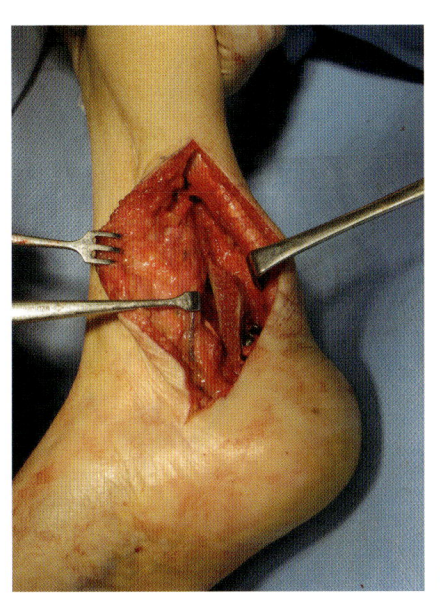

[2] 足関節底屈時

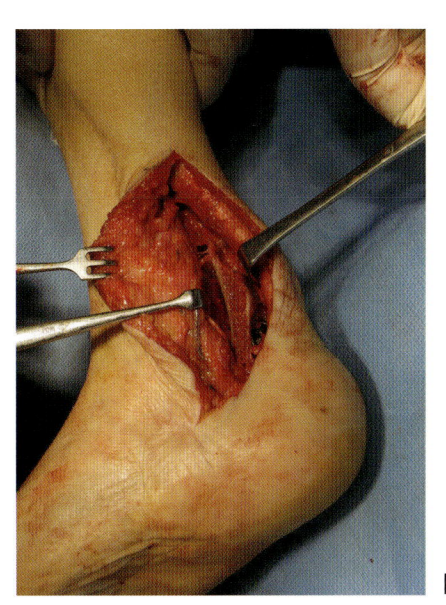

[3] 足関節背屈時

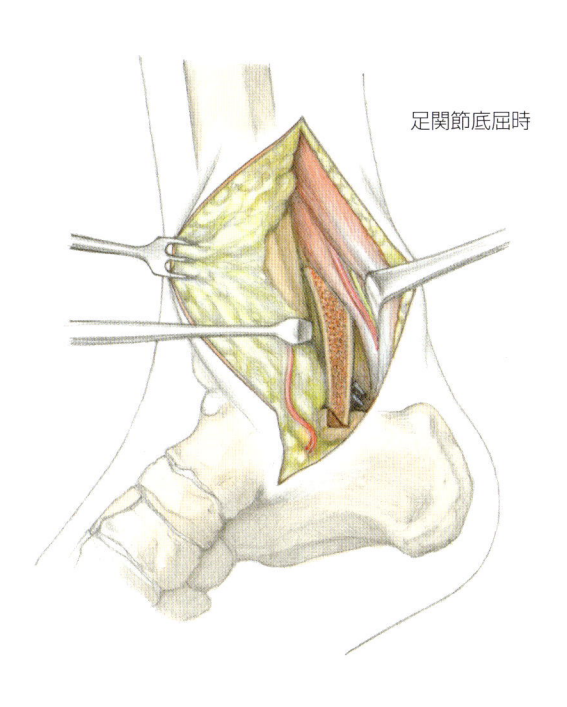

足関節底屈時

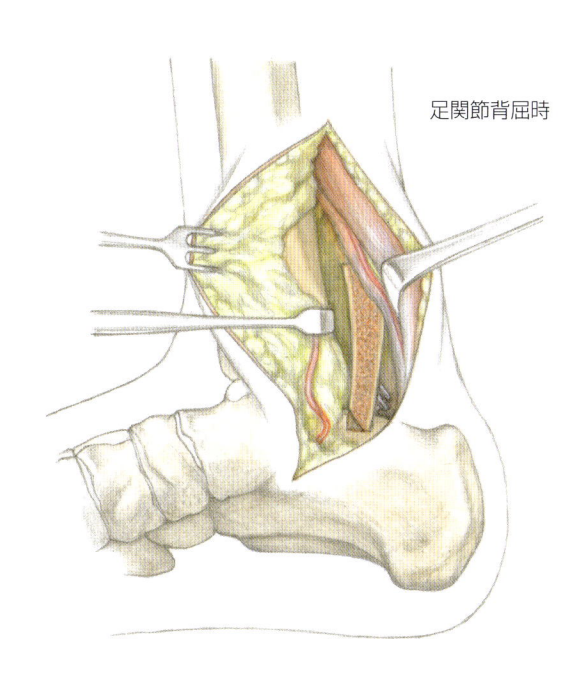

足関節背屈時

⑤…閉創する

- 創内を洗浄の後，移植骨柱と踵骨との間隙に海綿骨を充填する．
- 筋膜，皮下および皮膚を縫合する．

▶後療法

- 術後，足関節中間位で短下肢ギプス固定とし，8週間は免荷とする．
- その後，硬性短下肢装具を装着下に部分荷重歩行訓練を開始し，術後12週で全荷重歩行を許可する．

（嶋　洋明）

■文献

1. White JW. Torsion of the Achilles tendon: Its surgical significance. Arch Surg 1943；46：784-7.
2. Watkins MB, et al. Transplantation of the posterior tibial tendon. J Bone Joint Surg Am 1954；36：1181-9.
3. Cozen L. Management of foot drop in adults after permanent peroneal nerve loss. Clin Orthop Relat Res 1969；67：151-8.
4. Lambrinudi C. New operation on drop-foot. Br J Surg 1927；15：193-200.
5. Campbell WC. An operation for the correction of "drop-foot." J Bone Joint Surg Am 1923；5：815-25.
6. Ingram AJ, et al. Posterior bone block of the ankle for paralytic equinus; an end-result study. J Bone Joint Surg Am 1951；33：679-91.
7. Wagner L. Modified bone block (Campbell) of ankle for paralytic drop-foot: With report of twenty-seven cases. J Bone Joint Surg 1931；13：142-8.

足変形の手術

内反凹足

手術の概要

- 内反凹足の原因には脳性麻痺や二分脊椎，Charcot-Marie-Tooth 病，筋ジストロフィー，ポリオなどがある．保存療法として足底挿板や短下肢装具などによる装具療法を行うが，改善しない症例には手術療法を考慮する[1]．
- 内反凹足の手術療法には，骨切り術や関節固定術，腱移行術などがある．重度の足部変形や関節症性変化を伴う症例には，足根中足関節の楔状関節形成術や三関節固定術（踵立方関節・距舟関節・距骨下関節）などが選択される[2]．足部に可撓性があり，かつ関節症性変化の少ない症例には骨切り術，足底腱膜切離術，腱移行術などの関節温存手術が選択される[3,4]．
- 筆者らは，足部に可撓性があり関節症性変化のない内反凹足に対し，足底腱膜切離術と踵骨隆起外側移動術，第 1 中足骨伸展骨切り術を同時に行う関節温存手術を行っている．本項では，その概要と術式について述べる．
- 本術式の利点は，可撓性のある症例に対し関節機能を温存して後足部内反と凹足変形の矯正が可能なことである．
- 可撓性のない重度変形例では，本術式では矯正が不十分となり変形が残存するため，他の術式を考慮する．

関節温存手術

▶ 適応

- 前足部および後足部に可撓性があり（徒手的に前足部と後足部が中間位まで矯正可能），足部・足関節に関節症性変化のない内反凹足症例 [1] [2]．
- 後足部可撓性の評価として，Coleman block test が有用である [3]．

▶ 手術のポイント

①体位：仰臥位とし，膝窩部に枕を置いて膝を 30° 屈曲位とする．下腿から足部を外旋位とする．

②中足部底内側に約 2 cm の縦皮切を加え，足底腱膜を外側まで切離する．

③踵骨内側の骨切り予定部に 4 cm の斜皮切を加え，踵骨を骨切りする．

④第 1 足根中足（TMT）関節から遠位に骨軸に沿って内側に 3 cm の縦皮切を加える．TMT 関節から 15 mm 遠位で，矢状面で近位凸の三日月状に骨切りする．

⑤腓骨筋の筋力が著明に低下している症例には，後脛骨筋腱の前方移行術を追加したり，前脛骨筋腱を二分して外側へ移行する．

〈術前〉

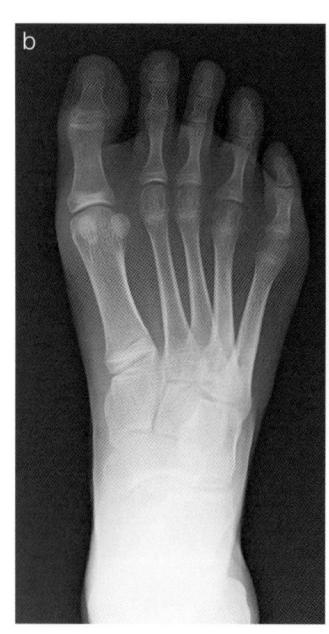

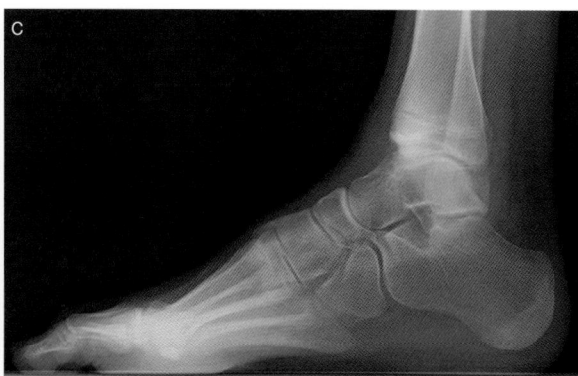

[1] 症例1：Charcot-Marie-Tooth病（14歳，男性）
a：CT像．内反凹尖足を認める．
b：立位足正面像．中足骨は内転している．
c：立位足側面像．凹足を認める．
d：立位足関節正面像．下腿骨は外捻している．
e：立位足正面像．内転中足は矯正されている．
f：立位足側面像．第1中足骨頭は挙上され，X線計測上凹
　足は矯正されている．
g：立位足関節正面像．下腿骨外捻は矯正されている．
（西宮協立脳神経外科病院　木下光雄先生より提供）

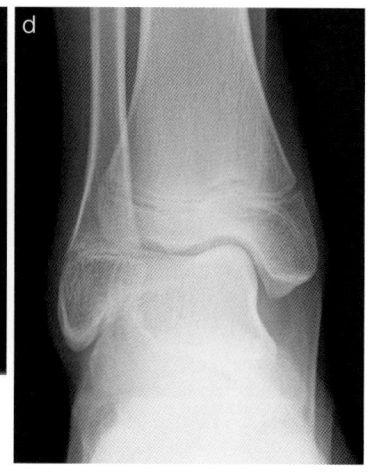

〈術後6か月：第1中足骨伸展骨切り術，足底腱膜解離術，アキレス腱延長術，後脛骨筋腱前方移行術を施行〉

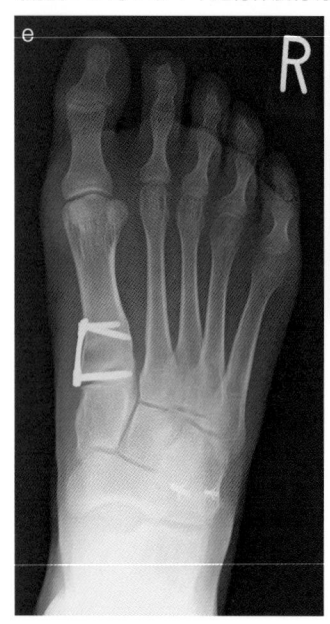

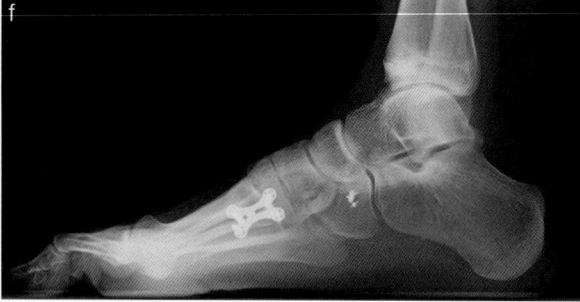

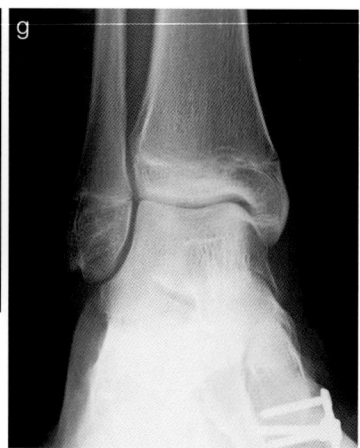

〈術前：小児期に第1中足骨伸展骨切り術を受け，ステープルが遺残〉

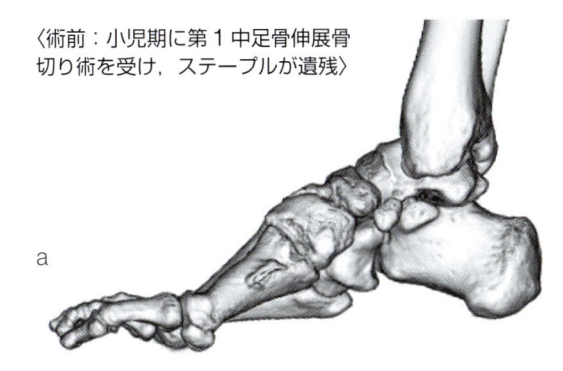

a

[2] 症例2：Charcot-Marie-Tooth病（42歳，女性）
a：CT像．内反凹尖足を認める．
b：立位足正面像．中足骨は内転している．
c：立位足側面像．凹足を認める．
d：立位足正面像．内転中足は矯正されている．
e：立位足側面像．第1中足骨頭は挙上している．
（西宮協立脳神経外科病院　木下光雄先生より提供）

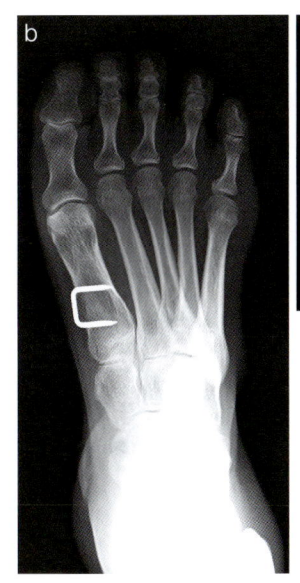

b

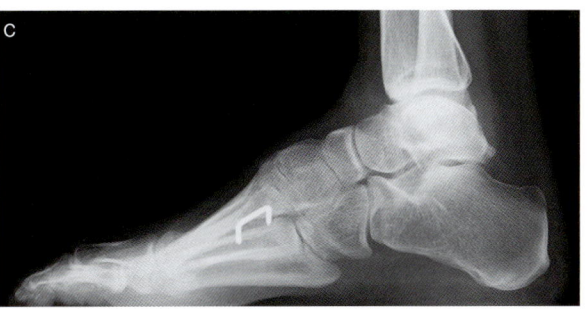

c

〈術後1年：踵骨外側移動骨切り術，第1中足骨伸展骨切り術，足底腱膜解離術，後脛骨筋腱前方移行術，前距腓靱帯修復術を施行〉

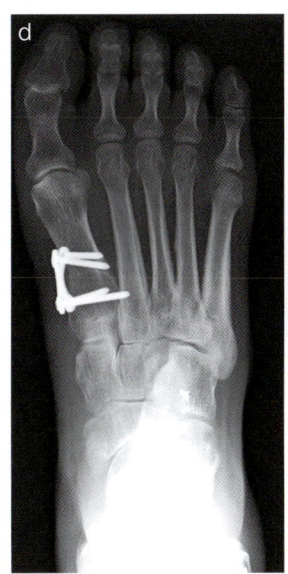

d

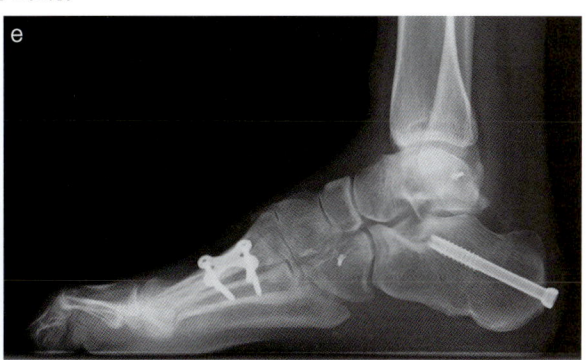

e

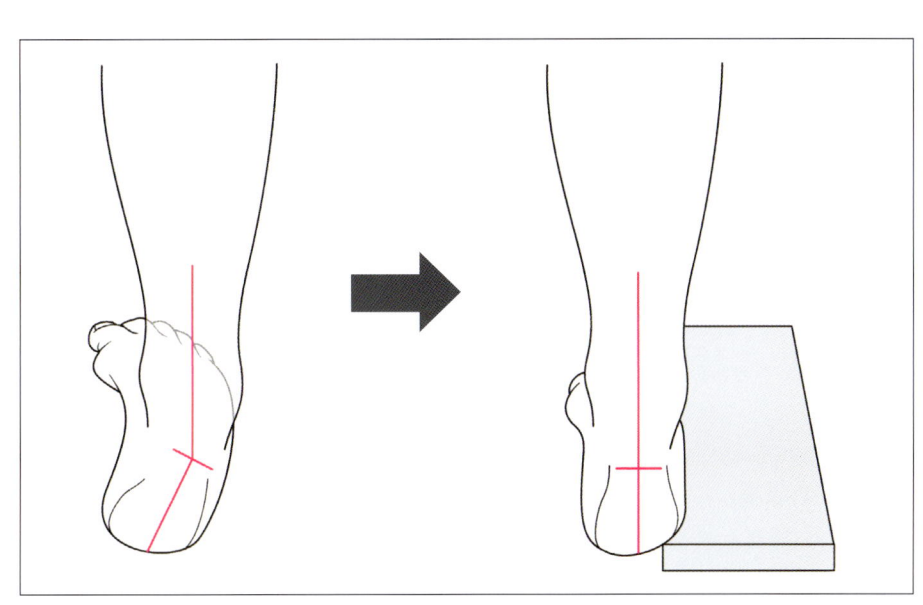

[3] Coleman block test
踵部と足部外側を5～10mm厚のブロックに乗せて，足部内側（第1中足骨）を底側に落とし込むことで，後足部が中間位（0°）まで矯正可能であれば可撓性ありと判断する．

手術手技の実際

❶…手術体位

- 体位は仰臥位とし，膝窩部に枕を置いて膝を 30° 屈曲位とする．足底内側から
  アプローチするため，下腿から足部を外旋位とする．

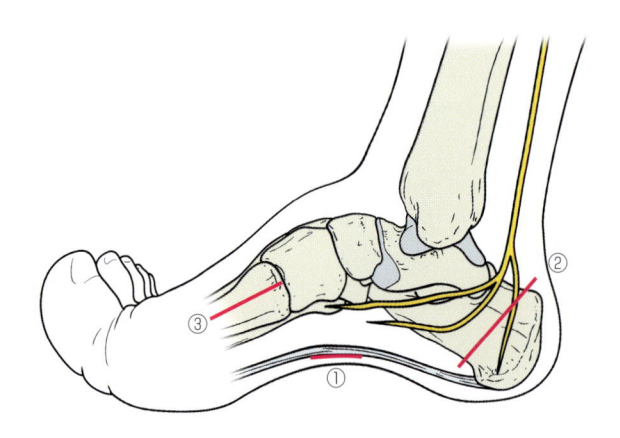

①中足部底内側に足底腱膜を触知し，踵骨下脂肪体から遠位に約 2 cm の縦皮切をおく．
②透視下に骨切りの予定部位に経皮的に 1.2〜1.8 mm 径の K 鋼線を刺入し，K 鋼線の刺入方向を指標として約 4 cm の斜皮切をおく．
③足背内側の第 1 中足骨基部から遠位に向けて骨軸に沿って 3 cm の縦皮切をおく．

▶ポイント

足底部の皮切の注意点

- 皮切を後足部に設定し，踵骨下脂肪体の直上を切開すると，脛骨神経踵骨枝を損傷する可能性があるので注意する．

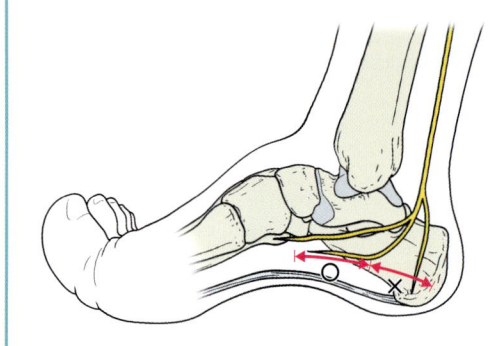

- ○：安全な皮切の範囲．
- ✕：脛骨神経踵骨枝を損傷する可能性がある．

❷…足底腱膜を切離する

第 1〜第 5 MTP 関節を伸展させる．

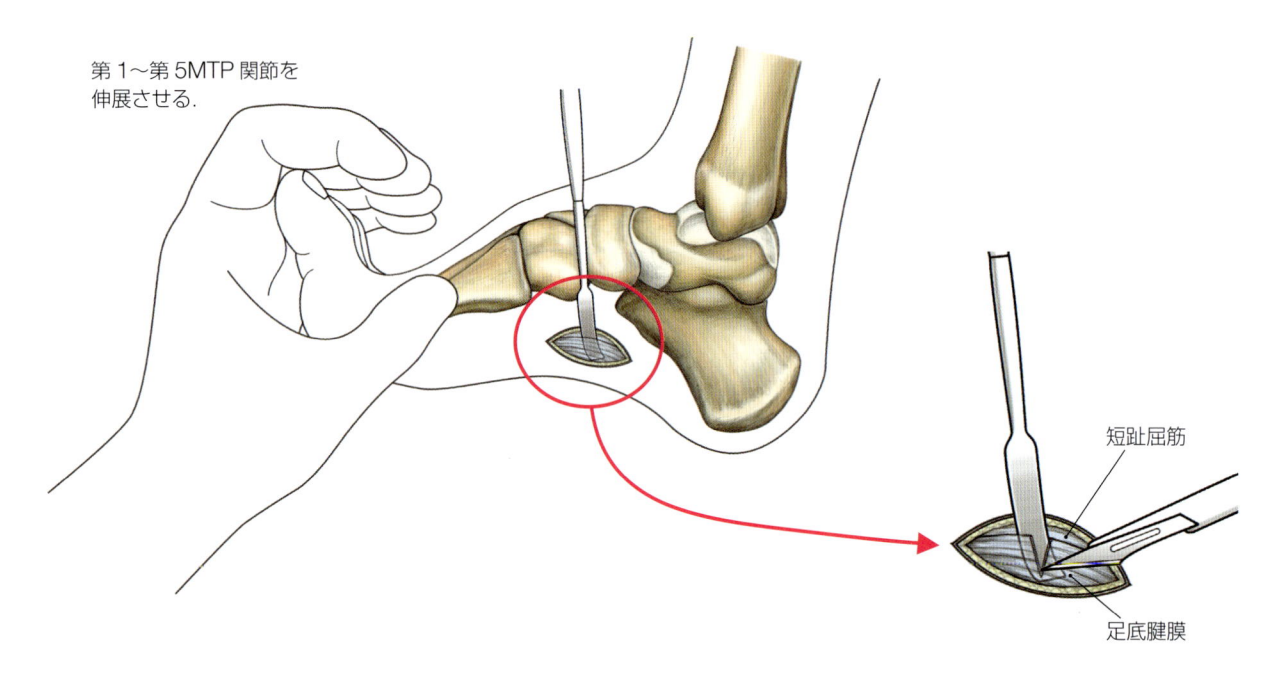

短趾屈筋

足底腱膜

- 足部中央で足底腱膜の内側に約 2 cm の縦皮切（①）を加える．足底腱膜背側の短趾屈筋を同定して，これを足底腱膜から剥離する．
- 第 1〜第 5 中足趾節（MTP）関節を伸展して足底腱膜を緊張させる．短趾屈筋を損傷しないように粘膜剥離子で保護しながら足底腱膜を外側まで切離する．

❸…踵骨を骨切りする

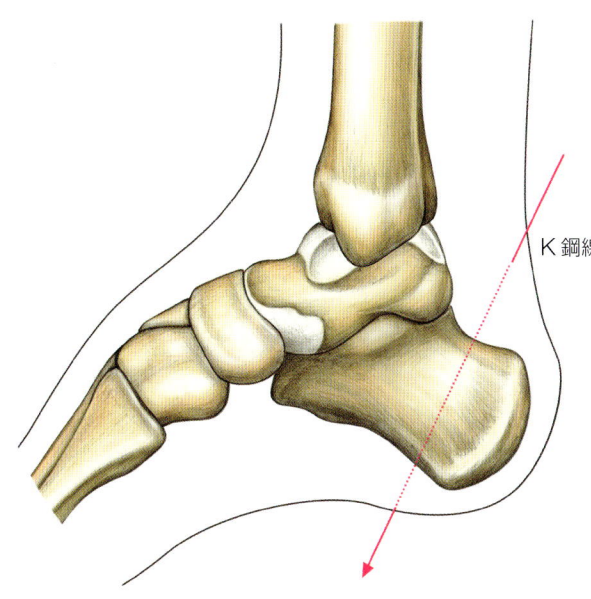

- X 線透視下に 1.2～1.8 mm 径の Kirschner 鋼線（K 鋼線）を，踵骨体部の後上方から底側に向けて経皮的に刺入し，骨切りの指標とする.

K 鋼線の刺入方向

- 踵部内側に K 鋼線と同方向に 4 cm の皮切（②）を加え内側を展開する．骨切り部には脛骨神経内側踵骨枝が，前方は脛骨神経と後脛骨動静脈，底側は母趾外転筋が走行しているので，損傷しないように剥離し，踵骨内側壁を骨膜下に露出する.

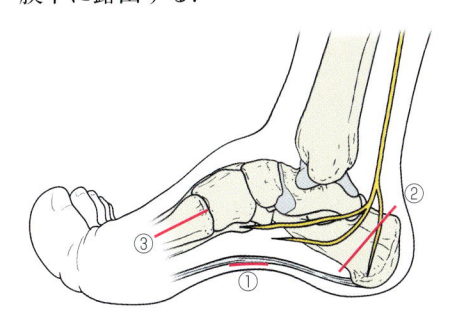

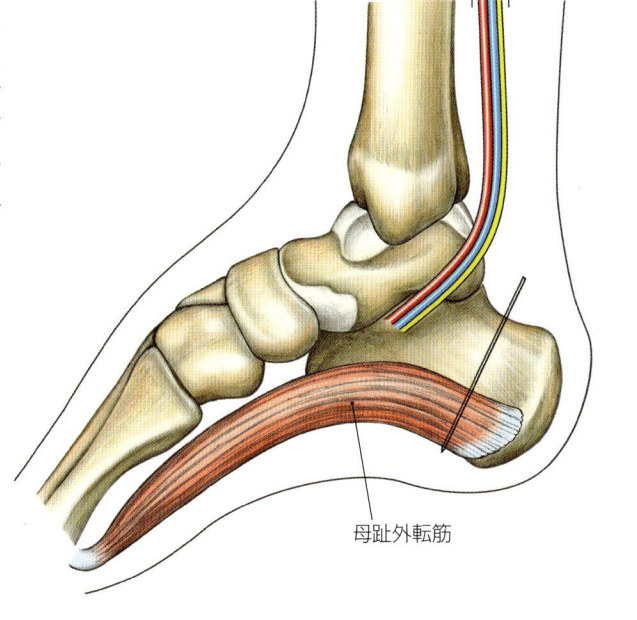

神経血管束

母趾外転筋

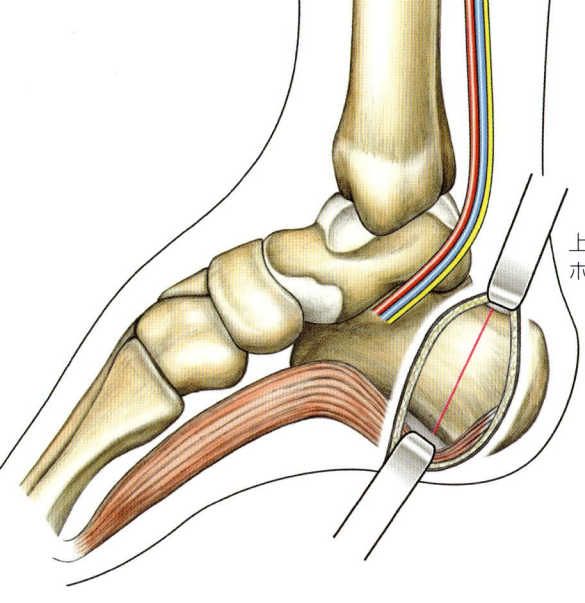

上下両面に
ホーマン鉤をかける.

- 踵骨の骨切り線の上下両面にホーマン鉤をかけ，踵骨に刺入した K 鋼線を指標にボーンソーを用いて踵骨の内側壁に垂直に骨切りする.

▶ポイント
骨切りを行う際のポイント
- 踵骨の上下両面にホーマン鉤をかけると骨切りの際の視野が得られやすい.

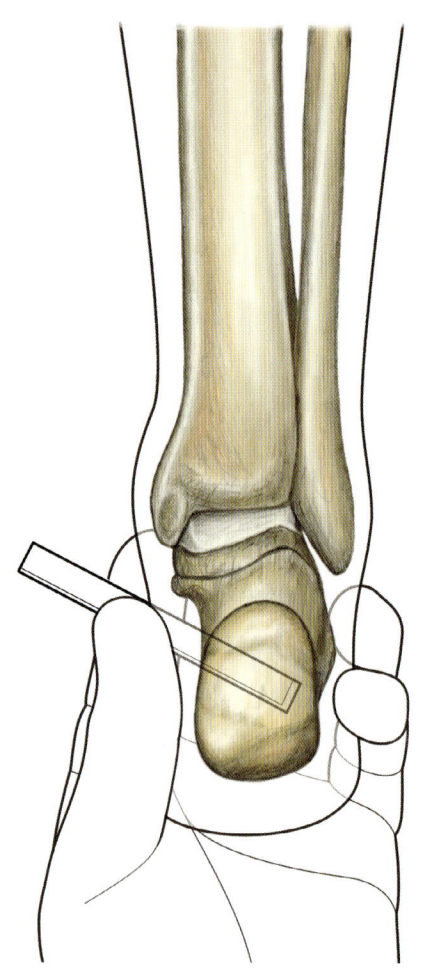

●踵骨の外側はノミを用いて踵部外側の皮膚を損傷しないように注意して骨切りする.

> ▶**手技のコツ**
>
> **踵骨骨切り時のコツ**
> ●踵骨の外側壁を骨切りする際は，左手の母指と示指でノミを把持して，中指・環指・小指は踵部外側上の皮膚に当て，ノミの突出を指で感じながら慎重に骨切りを行い，外側の軟部組織損傷を防ぐ.

ノミの突出を指で感じながら，
外側壁を骨切りする.

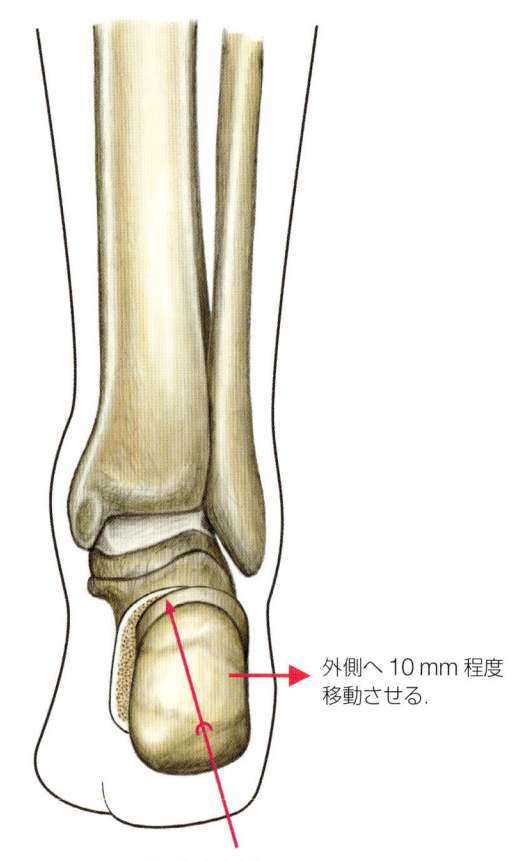

外側へ10 mm 程度
移動させる.

踵骨後方底側から前方へ向けて
スクリューを刺入する.

●骨切り後，後方隆起の骨片を徒手的に外側へ移動させる. 後足部のアライメントが0°から5°外反となるように調節する. 移動量はおよそ10 mm 程度である. 6.5 mm 径の中空海綿骨スクリューを踵骨後方底側から踵骨前方へ向けて刺入し，骨切り部を固定する.

●踵骨骨切り部内側の骨突出部はツチを用いて軽く叩いて，表面を滑らかにする.

❹⋯第1中足骨を骨切りする

● 第1足根中足（TMT）関節から遠位に向け，骨軸に沿って内側に3 cm の縦皮切（③）を加える．長母趾伸筋腱をよけて第1中足骨近位部の骨膜を剥離する．第1 TMT 関節から15 mm 遠位で，矢状面で近位凸の三日月状にカーブドボーンソーを用いて骨切りする．

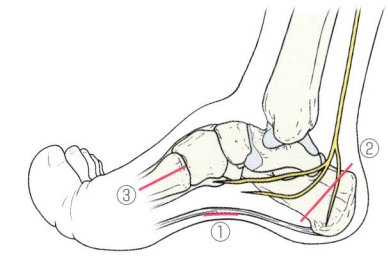

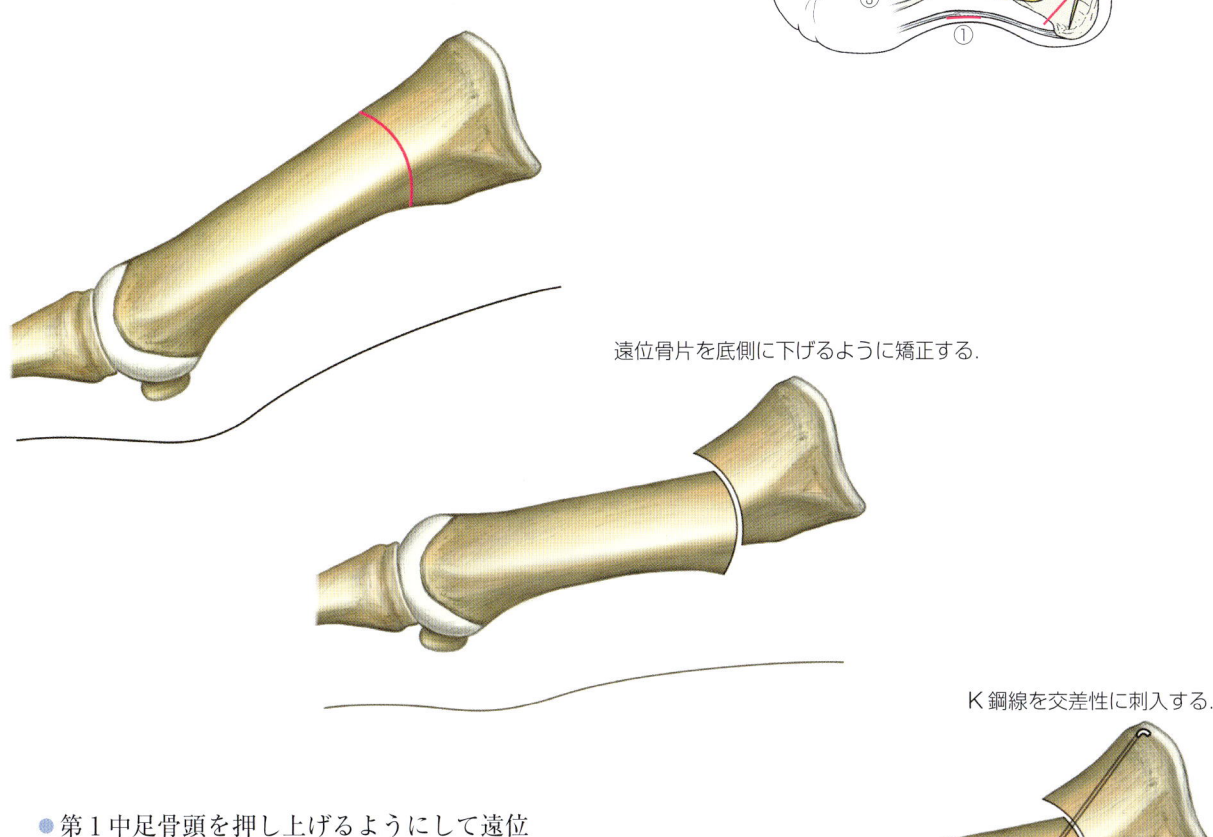

遠位骨片を底側に下げるように矯正する．

K鋼線を交差性に刺入する．

● 第1中足骨頭を押し上げるようにして遠位骨片を伸展矯正させて，小プレートあるいは 1.5 mm 径の K 鋼線を2本，近位内側から遠位外側に向けて刺入し，骨切り部を固定する [1] [2]．

❺⋯前脛骨筋腱の移行術を追加する

● 前脛骨筋腱の直上で，内側楔状骨付着部から近位に約4 cm の縦皮切を加える．前脛骨筋腱の腱鞘を切開し，内側楔状骨から第1中足骨基部まで腱を露出して外側 1/2 を切離し分割する．断端には Krackow 法に準じて 2-0 非吸収糸をかけておく．

● 下腿前面中央で中下 1/3 のレベルに約2 cm の縦皮切を加える．伸筋支帯を一部切離し，分割した前脛骨筋腱の断端を引き出す．

● 立方骨の背外側に約2 cm の縦皮切を加え，下腿前面中央から前脛骨筋腱を引き出す．

● 足関節中間位で 3.0 mm 径の K 鋼線を踵骨から刺入し，脛踵骨間を仮固定する．引き出した前脛骨筋腱を短腓骨筋腱の第5中足骨付着部に縫合する．

❻…後脛骨筋腱の移行術を追加する

- 「尖足／腱移行術」（p. 227）を参照.

▶後療法

- 術後4週間，短下肢ギプス固定で完全免荷とする．その後，足底挿板装着下に部分荷重歩行訓練を開始し，術後8週で全荷重歩行を許可する．
- 腱移行術を追加した症例では術後6週間の短下肢ギプス固定で完全免荷とする．その後，足底から刺入したK鋼線を抜去し，足底挿板装着下に部分荷重歩行訓練を開始する．

（辻中聖也，藤原憲太）

■文献
1. Coughlin MJ, et al. Mann's surgery of the foot and ankle. 9th ed. Mosby；2014.
2. Zide JR, Myerson MS. Arthrodesis for the cavus foot：When, where, and how? Foot Ankle Clin 2013；18：755–67.
3. Ortiz C, et al. Tendon transfers in cavovarus foot. Foot Ankle Clin 2014；19：49–58.
4. DeVries JG, McAlister JE. Corrective Osteotomies Used in Cavus Reconstruction. Clin Podiatr Med Surg 2015；32；375–87.

趾変形の手術

外反母趾

手術の概要

- 外反母趾に対する第1中足骨骨切り術は，一般に遠位軟部組織の処置，中足骨頭内側骨隆起の切除，そして第1中足骨の遠位部，骨幹部あるいは近位部での骨切りから成る矯正術である．

- 中足骨の骨切り方法には数多くの種類がある．遠位部では Mitchell 法，chevron 法，Wilson 法など，骨幹部では Ludloff 法，scarf 法，Mau 法など，近位部では三日月状（crescentic），閉じ合わせ楔状（closed wedge），開大式楔状（open wedge），山形状（chevron）などの骨切りがある．

- 第1中足骨内反に対する矯正力は，大きい順に近位，骨幹，遠位骨切りとなる．そして骨切り部の力学的負荷は，大きい順に近位，骨幹，遠位骨切りとなる．

- 本項では，筆者らが行っている遠位中足骨骨切りと近位中足骨骨切りのそれぞれの代表である chevron 骨切り[1-3] と crescentic 骨切り[4-7] による外反母趾矯正術について述べる．

遠位中足骨骨切り術（chevron 骨切り術）

▶ 適応

- 保存療法に抵抗する軽度から中等度の有痛性外反母趾（外反母趾角＜30°または第1–第2中足骨間角＜13°）に適応される．

> ▶ ポイント
>
> **変形矯正の限界**
> - chevron 骨切り法は母趾の回内矯正と種子骨の亜脱臼や脱臼の整復に限界があり，これらを認める例では適応に注意を要する．

▶ 手術のポイント

①体位と皮切：仰臥位とし，母趾 MTP 関節背内側に5〜6 cm の皮切をおく．

②母趾 MTP 関節内側の処置を行う．

③第1中足骨遠位部での chevron（山形状）骨切りを行う．

④骨切り部の矯正と内固定を行う．

⑤母趾 MTP 関節内側関節包を縫縮する．

● 手術手技の実際

❶ 手術体位と皮切

- 仰臥位，膝関節軽度屈曲位とし，足背を正面にする．
- 母趾 MTP 関節背内側に 5〜6 cm の皮切をおく．

❷ 母趾 MTP 関節内側の処置を行う

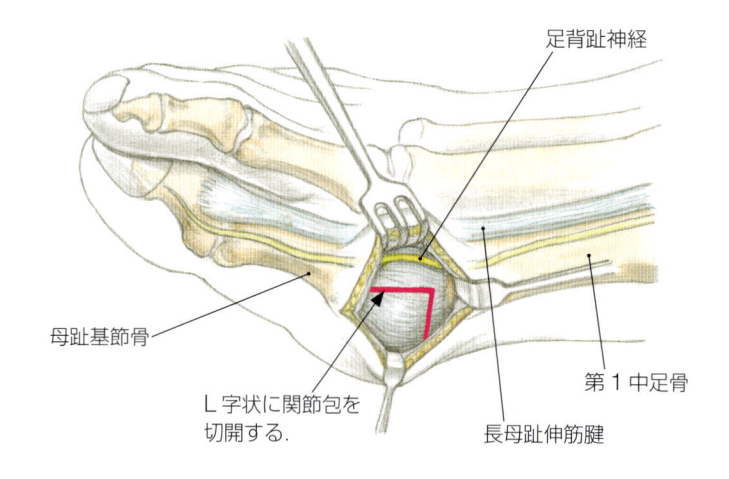

足背趾神経

母趾基節骨

L 字状に関節包を切開する．

第 1 中足骨

長母趾伸筋腱

- 母趾 MTP 関節背内側から進入する．足背趾神経を損傷しないように皮下と関節包との間を母趾 MTP 関節背側から足底内側まで十分に剥離する．
- 長母趾伸筋腱の内側で関節包を縦切開し，さらに関節包と内側側副靱帯の中足骨頭付着部を背側から底側にかけて切離する（L 字状関節包切開）．
- 第 1 中足骨頭の内側骨隆起を関節面の形状を損なわない程度に 1〜2 mm の幅で切除する．

❸ 第 1 中足骨遠位部での chevron 骨切りを行う

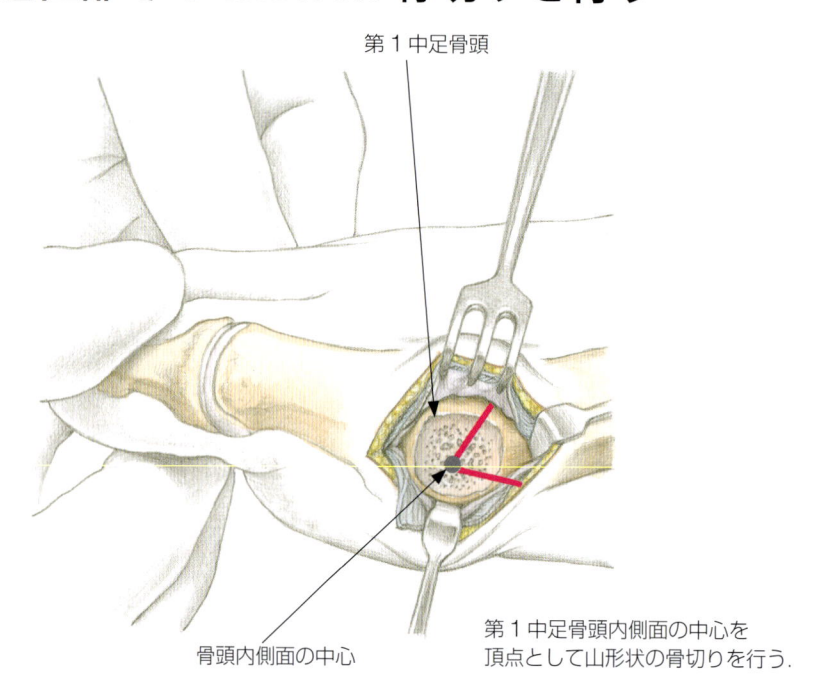

第 1 中足骨頭

骨頭内側面の中心

第 1 中足骨頭内側面の中心を頂点として山形状の骨切りを行う．

- 1.5 mm 径の Kirschner 鋼線（K-wire）を第 1 中足骨頭内側面の中心から中足骨長軸に垂直かつ足底面に水平となるように刺入し，これを山形状骨切りの頂点とする．
- 電動式マイクロボーンソーにて K-wire の方向を指標として，頂点から 60° で背側および底側の骨切り線が中足骨頚部に走行するように山形状の骨切りを行う．

❹⋯骨切り部を矯正して固定する

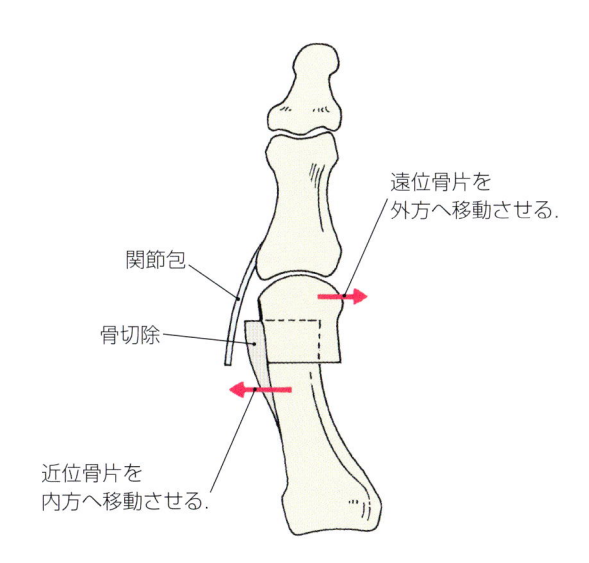

関節包

遠位骨片を
外方へ移動させる.

骨切除

近位骨片を
内方へ移動させる.

- 近位骨片を鉗子で把持して内方へ牽引した状態で，遠位骨片を 3〜6 mm 程度外方へ移動させる.
- K-wire または骨螺子 1 本で固定し **[1]**，遠位骨片の移動によりできた近位骨片の骨切り部内側の骨性隆起を切除する.

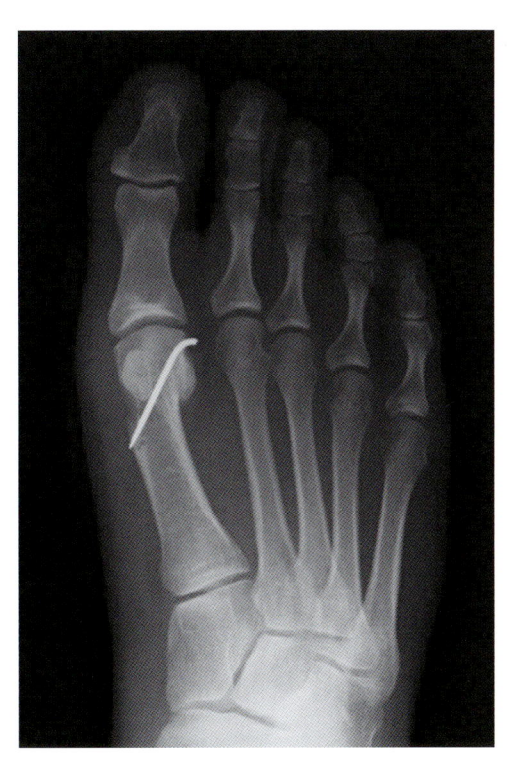

[1] Kirschner 鋼線による固定

5…母趾 MTP 関節内側関節包を縫縮する

- 第 1 中足骨頭と頚部にそれぞれ 1.2 mm 径の骨孔を設け，それぞれに非吸収性縫合糸を通す．
- 内側関節包を中枢方向へ牽引して母趾の外反を矯正した後，内側関節包に縫合糸を掛けて中足骨頭内側に縫着する．

> ▶ポイント
> **変形の矯正不足**
> - chevron 骨切り法による外反母趾変形の矯正が不十分な場合には，母趾基節骨基部で閉じ合わせ楔状骨切り（Akin 法）を追加する．

▶後療法

- 術後 2 週間の短下肢ギプス固定と免荷歩行の後，ROM 訓練と部分荷重歩行を開始する．
- 術後 5 週目から全荷重歩行とする．
- K-wire は術後 6〜7 週で抜去する．

近位中足骨骨切り術（crescentic 骨切り術）

▶適応

- 保存療法に抵抗する中等度から高度の有痛性外反母趾（外反母趾角 ≧ 30° または第 1-第 2 中足骨角 ≧ 13°）に適応される．

> ▶ポイント
> **変形矯正の限界**
> - 外反母趾の変形矯正の限界については明らかでないが，外反母趾角が 55° あるいは第 1-第 2 中足骨間角が 25° を超える例では矯正が困難なことがある．

▶手術のポイント

① 体位と皮切：仰臥位とし，母趾 MTP 関節背内側に 3〜4 cm の背側凸の弓状皮切をおく．
② 母趾 MTP 関節内側の処置を行う．
③ 母趾 MTP 関節外側の処置を行う．
④ 中足骨近位部での crescentic（三日月状）骨切りを行う．
⑤ 骨切り部での矯正と内固定を行う．
⑥ 母趾 MTP 関節内側関節包を縫縮する．

手技の実際

❶…手術体位と皮切

- 仰臥位，膝関節軽度屈曲位とし，足背を正面にする．
- 母趾 MTP 関節背内側に 3〜4 cm の背側凸の弓状皮切をおく．

❷…母趾 MTP 関節内側の処置を行う

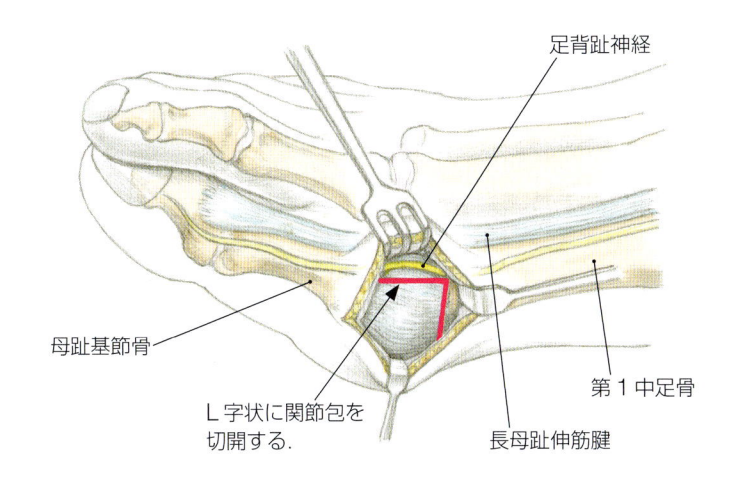

足背趾神経

母趾基節骨

L 字状に関節包を
切開する．

長母趾伸筋腱

第 1 中足骨

- 母趾 MTP 関節背内側から進入する．足背趾神経を損傷しないように皮下と関節包との間を母趾 MTP 関節背内側から足底内側まで十分に剥離する．
- 母趾 MTP 関節包の背内側に縦切開を加え，さらに内側関節包と内側側副靱帯の骨頭付着部を底側まで切離する（L 字状関節包切開）．
- 中足骨頭の内側骨隆起を 1〜2 mm 程度の幅で骨頭関節面を損傷しないように切除する．

❸…母趾 MTP 関節外側の処置を行う

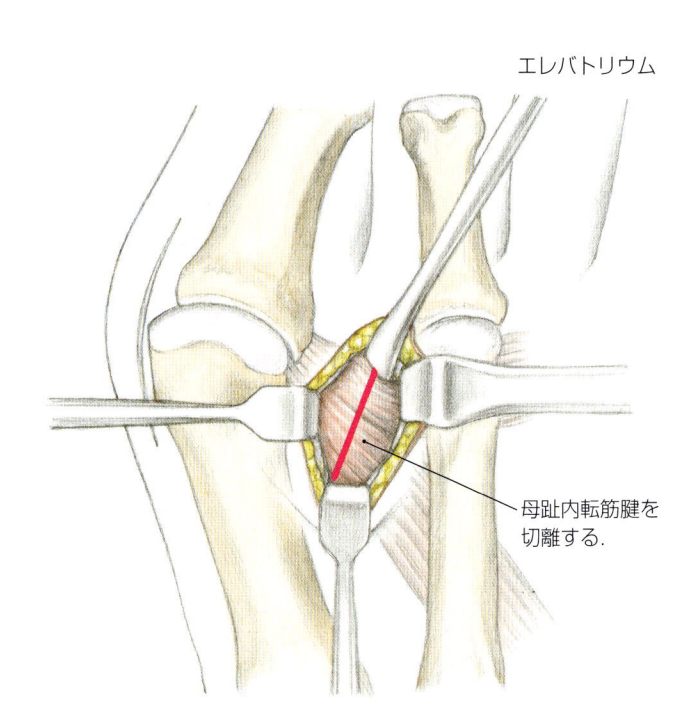

エレバトリウム

母趾内転筋腱を
切離する．

- 第 1-第 2 中足骨頭間に 2〜3 cm の縦切開を用いて進入し，外側種子骨と基節骨基部に付着している母趾内転筋腱（斜頭と横頭）を切離し，さらにこの深層に見える深横中足靱帯も切離する．

エレバトリウム

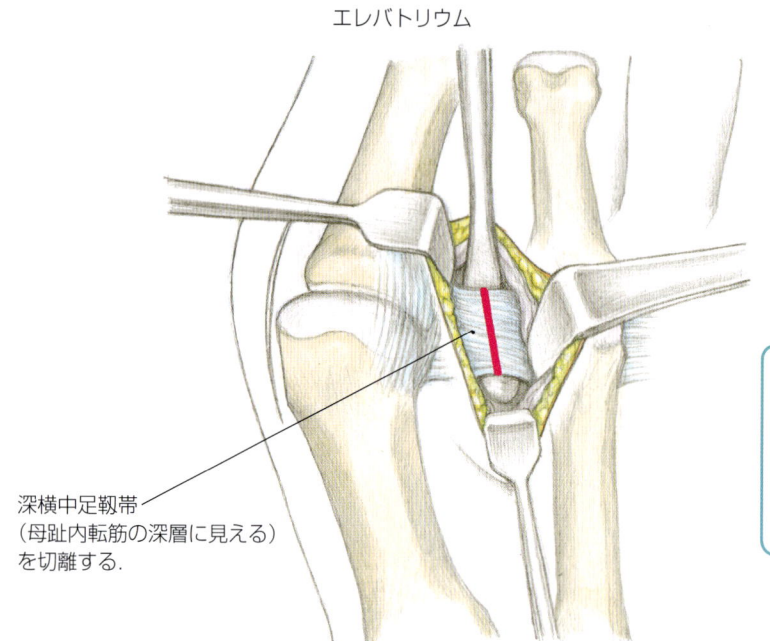

深横中足靱帯
（母趾内転筋の深層に見える）
を切離する.

> ▶ **ポイント**
>
> **深横中足靱帯切離時の注意**
> - 深横中足靱帯の直下には神経血管束が走行しているため，十分な術野を確保して神経血管束を損傷しないように保護しながら同靱帯を切離する.

母趾 MTP 関節背外側の関節包に
縦切開を加える.

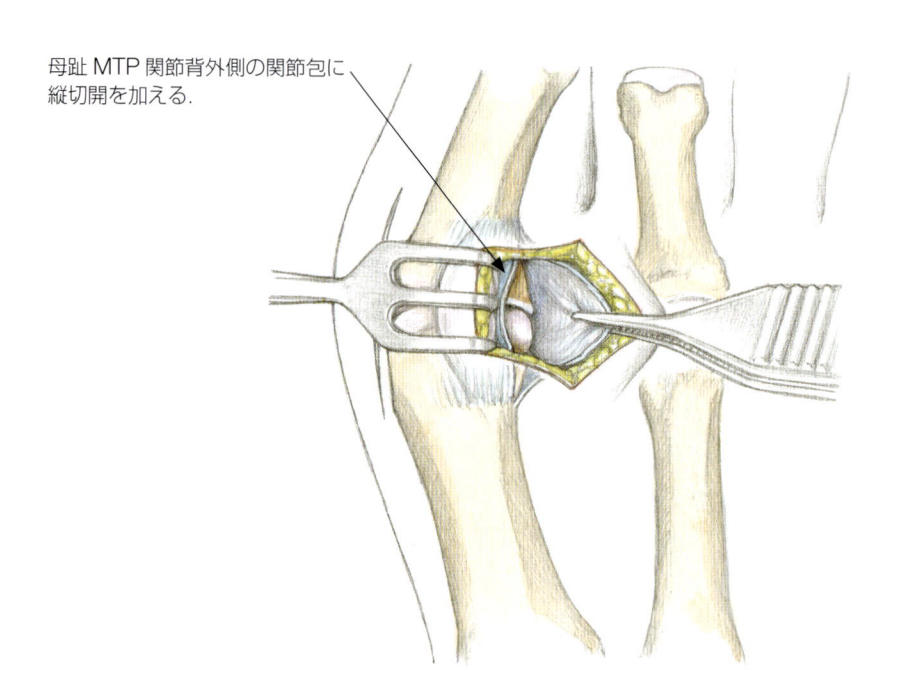

- さらに背外側関節包に 2 cm 程度の縦切開を加える.
- 母趾 MTP 関節の内側関節包を中枢かつ背側方向に牽引することにより，母趾の外反と回内変形が矯正されることを確認する. 変形矯正が不十分であれば拘縮した外側関節包の解離部を少しずつ広げる.

> ▶ **ポイント**
>
> **軟部組織解離のコツ**
> - 母趾 MTP 関節の外側関節包や外側側副靱帯の過度の解離は，内反母趾を生じさせるため注意する.
> - 筆者は，外側解離の範囲の目安として，用手的に母趾の外反を矯正したときに外反母趾角が 0〜10°で抵抗を感じる程度としている.

④…中足骨近位部での crescentic 骨切りを行う

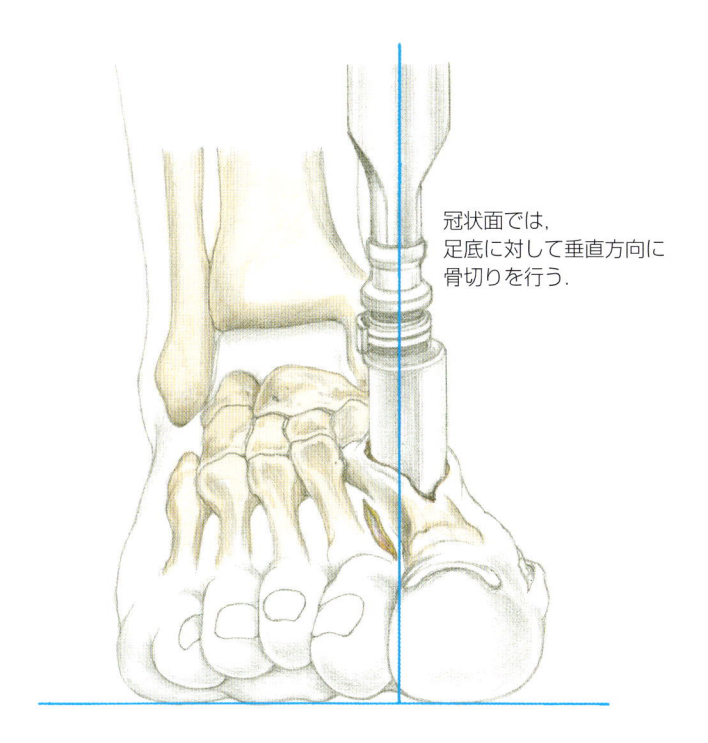

冠状面では，
足底に対して垂直方向に
骨切りを行う．

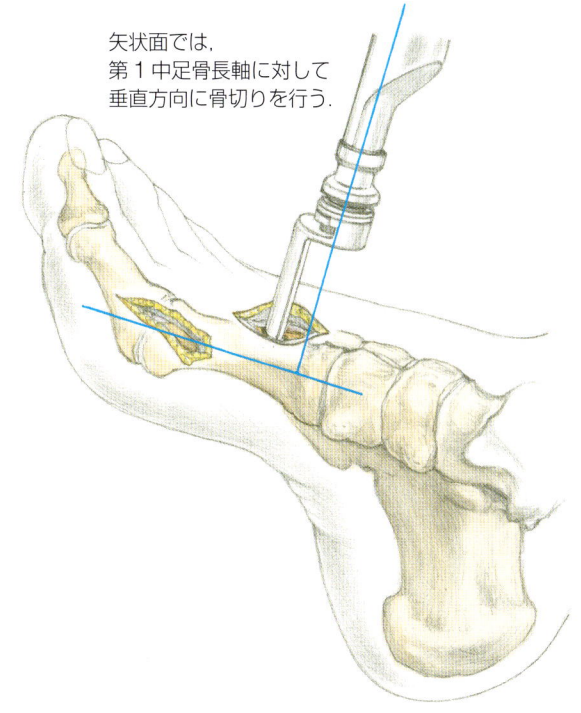

矢状面では，
第1中足骨長軸に対して
垂直方向に骨切りを行う．

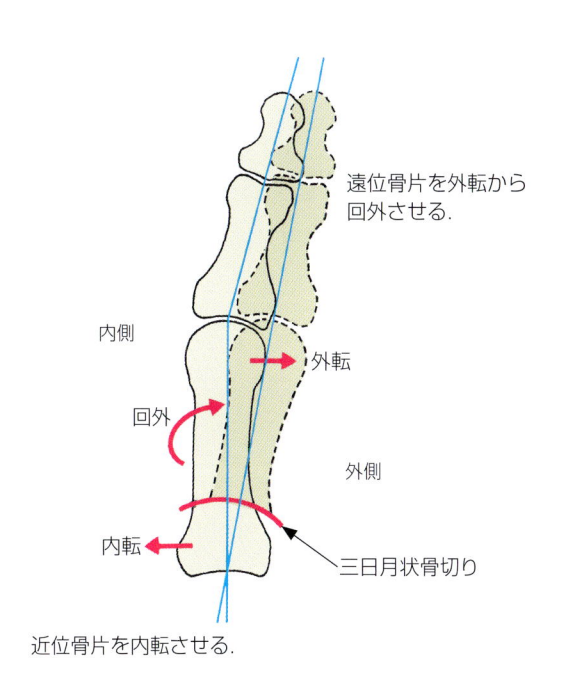

遠位骨片を外転から
回外させる．

内側

外転

回外

外側

内転

三日月状骨切り

近位骨片を内転させる．

> ▶ **ポイント**
>
> **骨切り方向に注意**
> ● 骨切り方向を冠状面で足底に対して垂直ではな
> く内方，あるいは外方へ傾斜させて行うと，遠
> 位骨片の移動時にそれぞれ背側や底側に中足骨
> 頭が偏位する．骨切り方向を誤らないように注
> 意する．

● 第1足根中足関節背内側から第1中足骨近位に4cmの縦切開を用いて進入する．

● 長母趾伸筋腱の内側に沿って第1中足骨基部から骨幹部にかけて骨膜を縦切開し，これを全周性に剥離する．

● 第1足根中足関節から15mm遠位部をマーキングした後，弯曲したボーンソーを用いて末梢凸のドーム状骨切りを行う．骨切り方向は冠状面では足底に対して垂直に，矢状面では第1中足骨長軸に対して垂直とする．

❺…骨切り部を矯正して内固定する

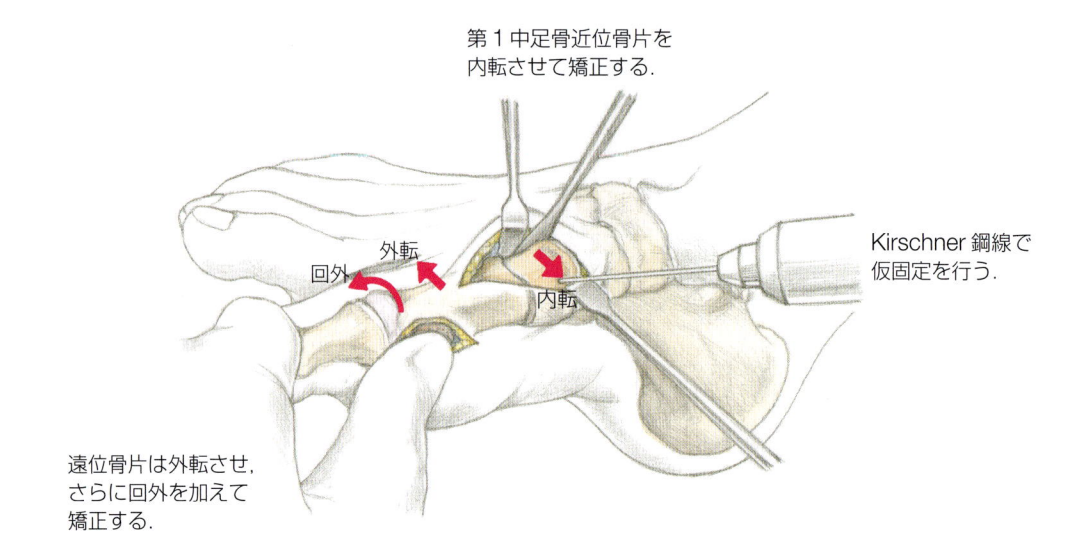

第1中足骨近位骨片を
内転させて矯正する.

外転

回外

内転

Kirschner 鋼線で
仮固定を行う.

遠位骨片は外転させ,
さらに回外を加えて
矯正する.

- 第1中足骨近位骨片をエレバトリウムで内転させ,遠位骨片は,その長軸が第2中足骨長軸に平行となるように外転と回外を加えて矯正し,1.5 mm 径のK-wire 2本で仮固定を行う.
- その後,X 線透視にて背底像では第1–第2中足骨間角や第1中足骨頭外側縁の round 徴候[8],側面像では骨切り部でのアライメントなどを確認する.
- ロッキング X–プレートを用いて骨切り部を固定する.

❻…母趾 MTP 関節内側関節包を縫縮する

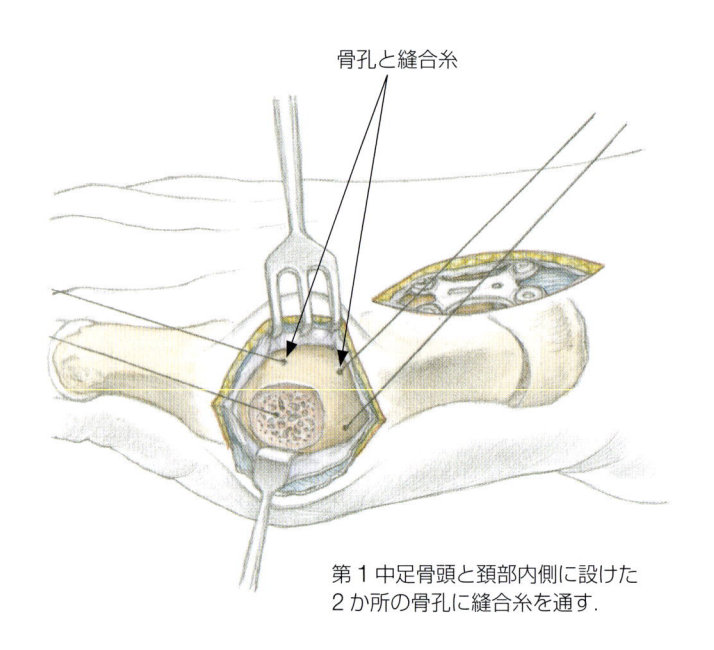

骨孔と縫合糸

第1中足骨頭と頚部内側に設けた
2か所の骨孔に縫合糸を通す.

- 第1中足骨頭と頚部内側の背側から底側に向けて 1.2 mm 径の骨孔を 2 か所に作製し,それぞれに非吸収性縫合糸を通す.

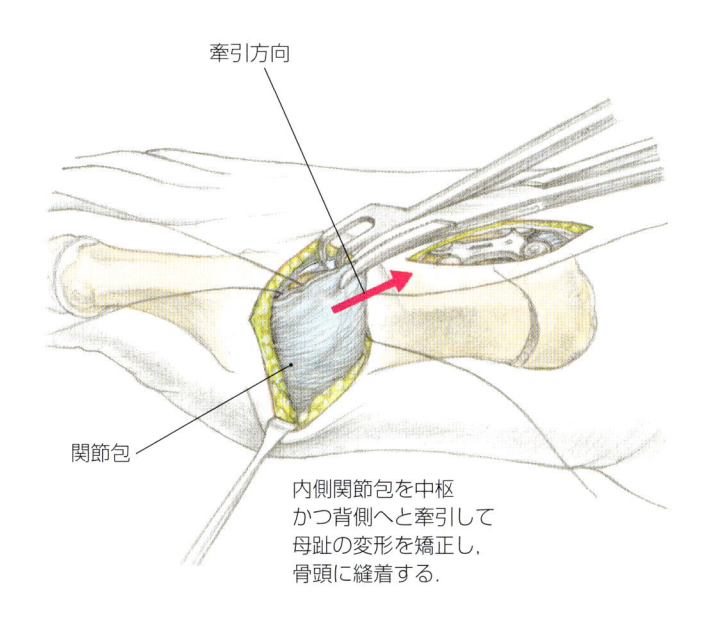

牽引方向

関節包

内側関節包を中枢
かつ背側へと牽引して
母趾の変形を矯正し,
骨頭に縫着する.

- 内側関節包を中枢かつ背側へと牽引して母趾の外反と回内変形の矯正,および種子骨の整復[9] を行った後,内側関節包に縫合糸を掛けて中足骨頭内側に縫着する.
- 術中 X 線像にて矯正位が良好であることを確認する.
- 近位 crescentic 骨切り術後の荷重位 X 線像を提示する [2].

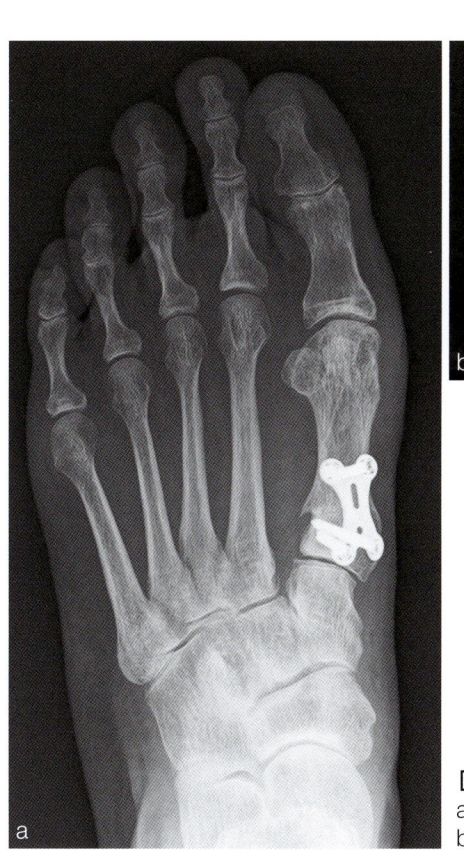

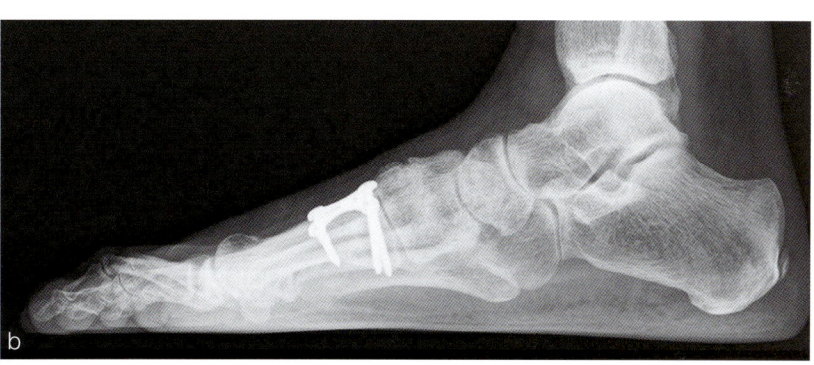

[2] 術後 1 年の X 線像
a:荷重位足背底像.
b:荷重位足側面像.

▶後療法

- 術後 2 週間の短下肢ギプス固定の後,ROM 訓練を開始する.
- 部分荷重歩行は術翌日から許可し,術後 5 週目から全荷重歩行とする.

（奥田龍三）

■文献

1. Austin DW, et al. A new osteotomy for hallux valgus：A horizontally directed "V" displacement osteotomy of the metatarsal head for hallux valgus and primus varus. Clin Orthop Relat Res 1981；157：25-30.

2. Trnka HJ, et al. Modified Austin procedure for correction of hallux valgus. Foot Ankle Int 1997；18：119-27.

3. 奥田龍三. 外反母趾手術療法の予後. Monthly Book Orthopaedics 2008；21：21-8.

4. Mann RA, et al. Repair of hallux valgus with a distal soft-tissue procedure and proximal metatarsal osteotomy. A long-term follow-up. J Bone Joint Surg Am 1992；74：124-9.

5. Okuda R, et al. Distal soft tissue procedure and proximal metatarsal osteotomy in hallux valgus. Clin Orthop Relat Res 2000；379：209-17.

6. Yasuda T, et al. Proximal supination osteotomy of the first metatarsal for hallux valgus. Foot Ankle Int 2015；36：696-704.

7. Okuda R. Proximal crescentic osteotomy. In：Dayton PD, editor. Evidence-based bunion surgery. Springer；2018. p. 151-61.

8. Okuda R, et al. The shape of the lateral edge of the first metatarsal head as a risk factor for recurrence of hallux valgus. J Bone Joint Surg Am 2007；89：2163-72.

9. Okuda R, et al. Postoperative incomplete reduction of the sesamoids as a risk factor for recurrence of hallux valgus. J Bone Joint Surg Am 2009；91：1637-45.

中足痛の手術

手術の概要

- 中足痛は主として第 2 または第 3 中足骨頭部に生じることが多く，その原因として中足骨頭部の足底圧上昇があげられる．手術治療は同部の減圧を目的とした中足骨短縮術があり，骨切り部位により遠位骨切り，骨幹骨切り，近位骨切りに分けられる．
- 遠位骨切りは中足趾節（MTP）関節の展開を要し，短縮量に限界があるが，骨切り部への力学的負荷が小さい．近位骨切りは展開が容易で，大幅な短縮も可能であるが，骨切り部への力学的負荷が大きい．
- ここでは，遠位中足骨短縮術と近位中足骨短縮術のそれぞれの代表である Weil 骨切り術[1,2] と近位斜め骨切り術[3] について述べる．

▶適応

- 保存療法に抵抗し，中足骨頭部に有痛性胼胝を認める例に適応される．
- 第 2 または第 3 MTP 関節の陳旧性の亜脱臼または脱臼に対する観血的脱臼整復術の追加手術として用いられる．

遠位中足骨短縮術（Weil 骨切り術）

▶手術のポイント

① MTP 関節を展開する．
②中足骨頭部で骨切りし，遠位骨片を移動させる．
③骨切り部を内固定し，関節包を縫合する．

手術手技の実際

❶…MTP 関節を展開する

- MTP 関節背側の 3〜4 cm の縦皮切を用いて進入する．長・短趾伸筋腱を内方または外方に引き寄せて中足骨頭と頚部を確認した後，背側関節包を中央で縦切開する．
- 中足骨頭の内・外側で関節包と側副靱帯を切離して中足骨頭を露出させる．

❷…中足骨頭部で骨切りし，遠位骨片を移動させる

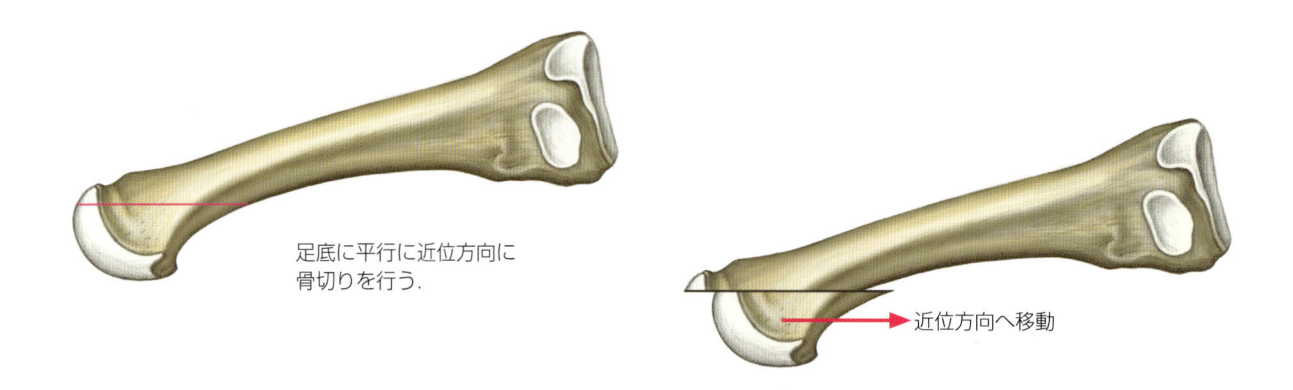

足底に平行に近位方向に骨切りを行う．

近位方向へ移動

- 中足骨頭の関節面上縁から1～2 mm 下方で足底に対して平行に電動式マイクロボーンソーにて近位方向へ骨切りを行う．
- 遠位骨片を近位方向に骨切り面に沿って必要な量だけ移動させる．

> ▶ポイント
>
> **遠位骨片の移動量の限界**
> - 遠位骨片の近位方向への最大移動量は6 mm 程度である．これ以上に短縮を必要とする場合は他の術式を選択することが望ましい．

❸…骨切り部を内固定し，関節包を縫合する

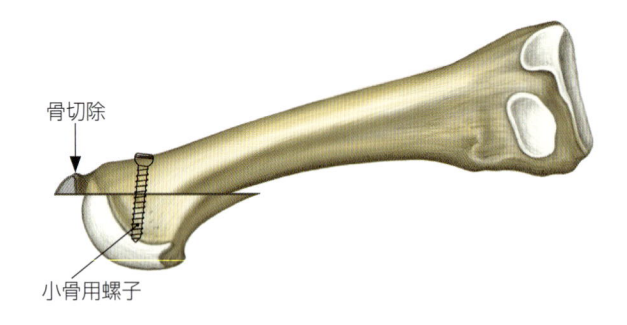

骨切除

小骨用螺子

> ▶ポイント
>
> **骨螺子の長さに注意**
> - 骨切り部固定用の骨螺子の先端が，中足骨頭底側に出ると疼痛の原因となる．骨螺子の先端は骨頭内に留める．

- 骨切り部を小骨用螺子1本または2本で固定する．
- 近位骨片背側の突出部を切除して関節包を縫合する．

▶後療法

- 術翌日から圧迫包帯にて踵部での荷重歩行を許可する．
- 術後3～4週目に ROM 訓練を開始し，術後7週目に全荷重歩行とする．

近位中足骨斜め短縮骨切り術

▶ 手術のポイント

①中足骨近位部を展開する.

②中足骨近位部で骨切りし, 遠位骨片を移動させる.

③骨切り部の内固定を行う.

● ── 手術手技の実際

❶…中足骨近位部を展開する

- 中足骨近位背側の 3〜4 cm の縦皮切を用いる. 隣接する 2 つの中足骨を骨切りするときは中足骨間の縦皮切を用いて進入する.
- 中足骨近位部を骨膜下に全周性に剥離する.

❷…中足骨近位部で骨切りし, 遠位骨片を移動させる

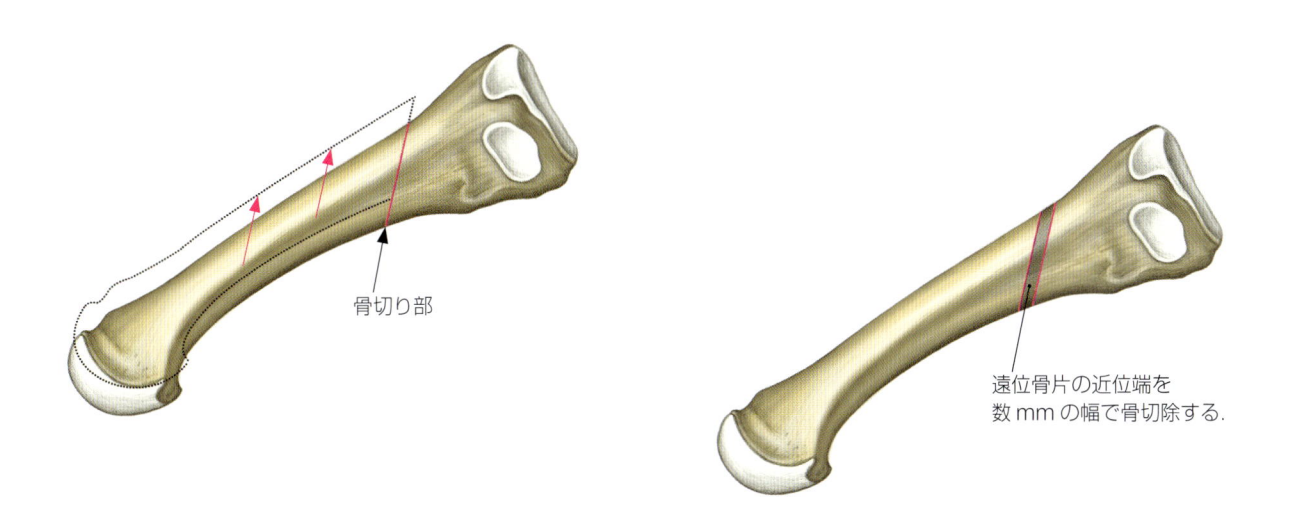

骨切り部

遠位骨片の近位端を
数 mm の幅で骨切除する.

- 中足骨長軸に 45° 程度の角度で近位背側から遠位底側に向けて電動式マイクロボーンソーで骨切りを行う.
- 遠位骨片を骨切り面に沿って背側かつ近位方向に必要な量だけ移動させる.
- 中足骨の短縮量が大きい例では, 遠位骨片が移動により過度に背側へ偏位することがある. このため短縮量の大きい例では遠位骨片の近位端を数 mm の幅で切除し, 背側偏位を減少させる.

❸…骨切り部の内固定を行う

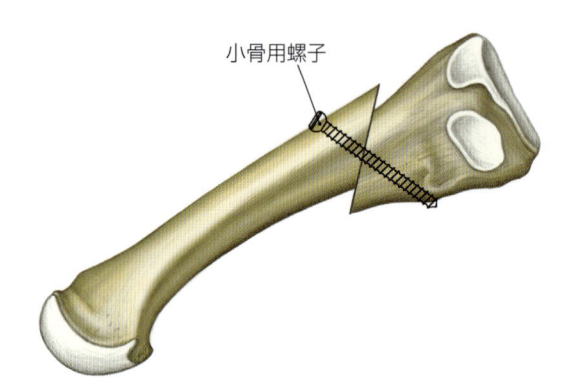

小骨用螺子

▶ **ポイント**

Kirschner 鋼線の留置
● 仮固定用の Kirschner 鋼線は，螺子固定後に抜去するが，遠位骨片の回旋予防のために残しておくこともある.

● 骨切り部を 1 mm 径の Kirschner 鋼線で仮固定する.
● X 線透視にて短縮量や骨切り部のアライメントを確認した後，小骨用螺子 1 本で固定する.

▶ 後療法

● 術後 2 週間の短下肢ギプス固定の後，ROM 訓練を開始する.
● 術後 3 週間の免荷歩行後，部分荷重歩行を開始し，術後 7 週目から全荷重歩行とする.

（奥田龍三）

■**文献**
1. Barouk LS. Die Metatarsalosteotomie nach Weil zur Behandlung der Metatarsalgie. Orthopade 1996；25：337-44.
2. Trnka H-J, et al. The Weil osteotomy for treatment of dislocated lesser metatarso-phalangeal joints. Acta Orthop Scand 2002；73：190-4.
3. Okuda R, et al. Surgical Treatment for Hallux Valgus with Painful Plantar Callosities. Foot Ankle Int 2002；22：203-8.

趾変形の手術

強剛母趾

手術の概要

- 強剛母趾は，母趾中足趾節関節（MTP 関節）の変形性関節症が本態であり，主に中足骨頭と基節骨基底部の背側の骨棘が衝突し，母趾の伸展制限や疼痛をきたす疾患である．外反母趾を伴うものや種子骨と中足骨間に変形がみられるものまで病態はさまざまである．その臨床的特徴を有するものをとくに強剛母趾と呼ぶ．
- 臨床症状は，MTP 関節背側の発赤，腫脹，骨性膨隆の触知と圧痛で，炎症所見は関節全周にみられる．可動域制限は伸展，屈曲ともにみられるが，とくに伸展時痛と伸展制限が特徴的である．進行すると他動運動により mid arc での痛みも訴える．
- 単純 X 線の画像所見では，関節裂隙の狭小化や消失，骨棘形成など変形性関節症の所見を認める．関節裂隙の狭小化の程度に応じて改変 Hattrup 分類[1-3]を用いて分類する．これは術式選択の際の指標になり，治療成績に影響する．
- 手術療法は，関節温存手術と非関節温存手術の 2 つに大別され，関節温存手術として関節鏡視下デブリドマンや cheilectomy（関節唇切除術）[4,5]など，非温存手術として capsular interposition arthroplasty（CIA，中間膜挿入術）[2,3,6]や関節固定術[7]，人工関節置換術などがある．
- 本項では，改変 Hattrup 分類を用いた術式選択の指標 **[1]**，および cheilectomy と capsular interposition arthroplasty，関節固定術の特徴 **[2]**[8]と術式について述べる．

▶ 適応

- cheilectomy，capsular interposition arthroplasty（CIA），関節固定術のそれぞれの適応を **[1] [2]** に示す．

[1] 改変 Hattrup 分類と各術式の適応

			Grade I	Grade II-A	Grade II-B	Grade III
足部荷重時単純 X 線	正面像	狭小化	−	+	++	
		消失	−	−	部分的＋	完全に消失
	側面像	中足骨骨頂の骨棘	軽度	軽度～中等度	中等度	高度
手術療法		関節鏡視下デブリドマン	←――――――――→			
		cheilectomy	←――――――→			
		関節形成術（CIA など）			←――――――――→	
		関節固定術			←――――――――→	

CIA : capsular interposition arthroplasty.

[2] 各術式の適応，長所と短所，手技上の注意点

術式	適応	長所	短所	手技上の注意点
cheilectomy	• 軽度～比較的幅広い症例 • 母趾中足骨骨頂の骨棘形成を認める症例 • 中足骨頭の軟骨が残存している症例	• 手技が簡便 • 中足骨長が維持できる • 伸展制限の改善 • 後療法が容易 • 関節症変化に影響しない • サルベージ手術に対応しやすい	• 変形性関節症本態の治療ではない • 関節にとっては破壊的な手術で伸展制限の改善は軽度にとどまる • 重症例での適応はない	• 切除量不足は術後成績に影響する
CIA	• 関節温存を希望する症例 • 重症例 • 中高年 • 術式が十分理解を得られる症例	• ある程度の可動域は温存可能 • 除圧による疼痛の軽減	• 母趾の短縮の可能性 • 長期的に可動域訓練が必要	• 軟部組織の処理を適切に行う
関節固定術	• 重症例	• 確実な疼痛寛解 • 関節の安定性と支持性の獲得	• 可動域消失 • 隣接関節への影響 • 偽関節の可能性	• 固定角度により術後成績が左右される

CIA : capsular interposition arthroplasty.

---

cheilectomy

▶ 手術のポイント

①体位：仰臥位とし，足底全体が手術台に接するように膝下に三角枕を入れる．

②背側縦皮切で進入し，関節包を切開して MTP 関節を展開する．

③残存軟骨を評価し，骨切り範囲を決定する．

④癒着を剥離し，可動域を確認する．

⑤閉創する．

手術手技の実際

❶…手術体位

● 麻酔下に止血帯を大腿に装着し，仰臥位で足底全体が手術台に接するように膝下に三角枕を入れる．

❷…皮切～関節包を切開し，MTP 関節を展開する

● 背側縦皮切で進入し，長・短母趾伸筋腱をよけ関節包を切開後，MTP 関節の背側，内外側を展開する．

❸…残存軟骨を評価し，骨切り範囲を決定する

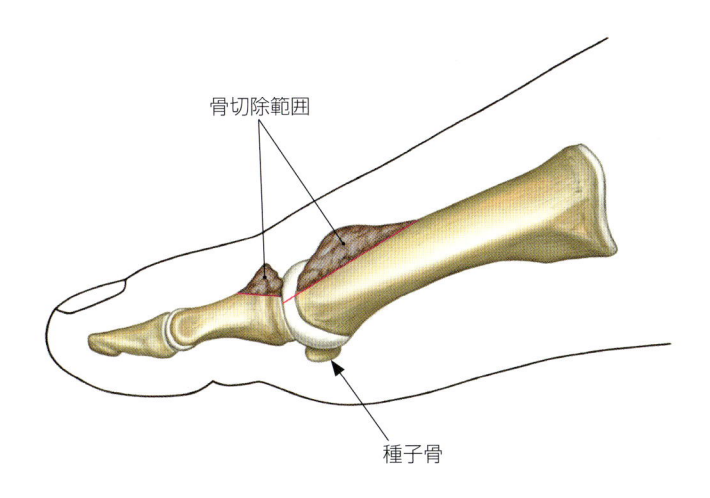

骨切除範囲

種子骨

- 残存軟骨を確認後，できる限り関節軟骨が温存できるよう中足骨頭背側関節軟骨のすぐ中枢から中足骨頭縦径の背側約 30 ％程度まで切除する．
- 背側の滑膜，基節骨基底部背側，中足骨頭内・外側にも骨棘があれば切除する．

❹…癒着を剥離し，可動域を確認する

- 術中の MTP 関節伸展角度は最低 70° を目標とする．70° に満たない場合は中足骨頭底側と種子骨との間で癒着している場合があるので癒着を剥離する．それでも不十分な場合は，骨切りを追加する．

❺…閉創する

- 止血を十分に確認後，閉創する．

▶後療法

- 術後は，創部が落ち着き次第，可動域訓練および歩行を開始する．

capsular interposition arthroplasty（CIA，中間膜挿入術）

▶手術のポイント

①体位：仰臥位とし，足底全体が手術台に接するように膝下に三角枕を入れる．
②背側縦皮切で進入し，背側関節包を短母趾伸筋（EHB）腱とともに反転切開する．
③骨切りを行う．
④中間膜を挿入し，Kirschner 鋼線（K-wire）で良肢位に固定する．

━━手術手技の実際

❶…手術体位

- 麻酔下に止血帯を大腿に装着し，仰臥位で足底全体が手術台に接するように膝下に三角枕を入れる．

❷…皮切〜関節包を展開する

- 背側縦皮切で進入し，長母趾伸筋腱をよけ基節骨付着部から剥離した背側関節包を短母趾伸筋（EHB）腱とともに反転切開する．

❸…骨切りを行う

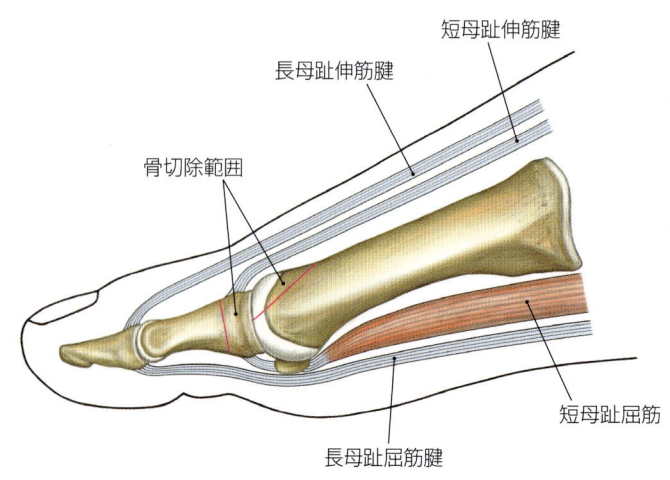

- 中足骨頭背側関節の中枢から中足骨頭を切除し，中足骨頭内・外側にも骨棘があれば切除する．
- 側方不安定性の発生予防と可能な限りの機能温存を目指すため，基節骨基底部を基節骨骨軸に対して垂直に最小限の量で骨切除する．

❹…中間膜を挿入する

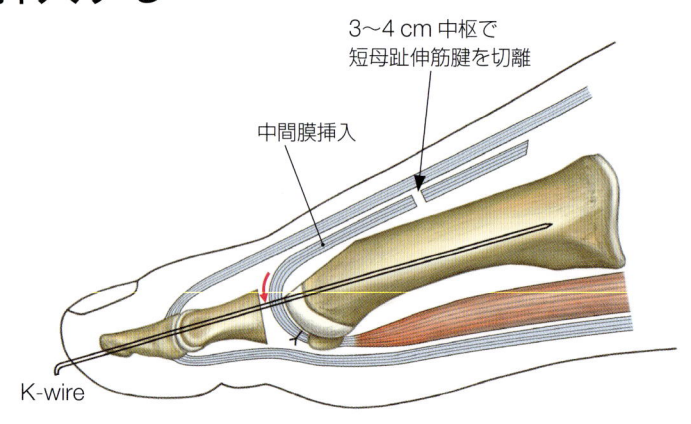

- 短母趾伸筋（EHB）腱を MTP 関節から 3〜4 cm 中枢で切離し，反転してあった背側関節包と一緒に底側の短母趾屈筋（FHB）腱に縫合する．
- 間隙を十分に開大させて K-wire で良肢位に固定する．

▶後療法

- K-wire で 3 週間固定後，可動域訓練および歩行を開始する．

関節固定術

▶手術のポイント

①体位：仰臥位とし，足底全体が手術台に接するように膝下に三角枕を入れる．
②背側縦皮切で進入し，関節包を切開して MTP 関節を展開する．
③骨切りを行う．
④ MTP 関節を固定する．

●── 手術手技の実際

❶…手術体位

● 麻酔下に止血帯を大腿に装着し，仰臥位で足底全体が手術台に接するように膝
下に三角枕を入れる．

❷…皮切〜関節包を切開し，MTP 関節を展開する

● 背側縦皮切で進入し，長・短母趾伸筋腱をよけ関節包を切開後，MTP 関節の
背側，内外側を展開する．

❸…骨切りを行う

● 基節骨関節面と中足骨頭の軟骨面をリーマーで切除する．切除時は，母趾が短
縮しないよう十分注意して行う．

❹…MTP 関節を固定する

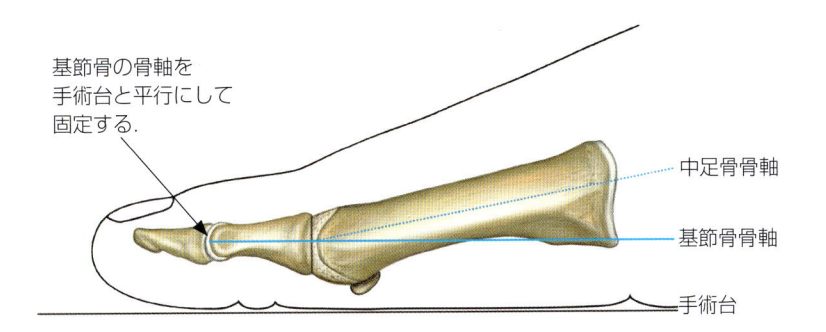

基節骨の骨軸を
手術台と平行にして
固定する．

中足骨骨軸

基節骨骨軸

手術台

● 基節骨の骨軸が手術台と平行で，外反母趾にならないような肢位で MTP 関節
をスクリューやプレートで固定する．このときは，まな板などを用いて荷重時
の足趾アライメントに近い状態になるようにして確認する．

▶後療法

● 術後,創部が落ち着き次第,踵部荷重歩行を開始し,骨癒合が得られた術後6週で歩行を開始する.

（秋山　唯,仁木久照）

■文献

1. Hattrup SJ, Johnson KA. Subjective results of hallux rigidus following treatment with cheilectomy. Clin Orthop Relat Res 1988；(226)：182-91.
2. 仁木久照ほか. 高度強剛母趾に対する capsular interposition arthroplasty の治療経験. 日足外会誌 2001；22：78-85.
3. 秋山　唯ほか. 高度強剛母趾に対する capsular interposition arthroplasty の治療成績. 日足外会誌 2015；36：126-9.
4. 仁木久照ほか. 強剛母趾に対する関節唇切除術の治療成績. 日足外会誌 2001；22：72-7.
5. 成川功一ほか. 強剛母趾：Cheilectomy. 関節外科 2009；28：439-49.
6. Hamilton WG, et al. Capsular interposition arthroplasty for severe hallux rigidus. Foot Ankle Int 1997；18：68-70.
7. van Doeselaar DJ, et al. Foot function after fusion of the first metatarsophalangeal joint. Foot Ankle Int 2010；31：670-5.
8. 仁木久照. 強剛母趾の診断と治療. Orthopaedics 2010；23：7-14.

趾変形の手術

内反小趾

MOVIE

● 手術の概要

- 内反小趾は第5趾が内反し，第5中足骨頭が外側に突出して疼痛をきたす疾患で，バニオネット（bunionette）とよばれる．
- さまざまな術式が報告されているが[1-7]，大きく分けて骨頭外側顆の切除術，骨頭全体の切除術，中足骨の骨切り術の3つに大別される．骨頭外側顆の切除は再発することが多く，骨頭全体の切除は第5趾の短縮や変形などの合併症の頻度が高いため，ともに適応が限られる[8]．
- 中足骨の骨切り術は近位骨切り，遠位骨切り，骨幹部骨切りの3種類に分類され，本項では遠位骨切り術のWeil法[7]と骨幹部骨切り術のCoughlin法[1]について紹介する．

▶ 適応

- 小趾外転筋力訓練や靴の指導，足底挿板といった保存療法に抵抗を示す有痛性の変形が適応となる．

▶ 手術のポイント

①体位と皮切：仰臥位とし，MTP関節から近位へ，中足骨骨軸に平行な3～4cmの縦切開を加える．

②関節包の切開：さまざまな方法があるが，筆者らはコの字状に切開している．

③リュエル（丸ノミ鉗子）やボーンソーを用いて中足骨骨頭外側顆を切除する．

④それぞれの方法に従い中足骨骨切りを行う．

⑤スクリュー固定：筆者らはヘッドレススクリューを使用している．

⑥矯正位で関節包を縫縮し，小趾外転筋の再建も行う．

●──手術手技の実際

❶…手術体位と皮切

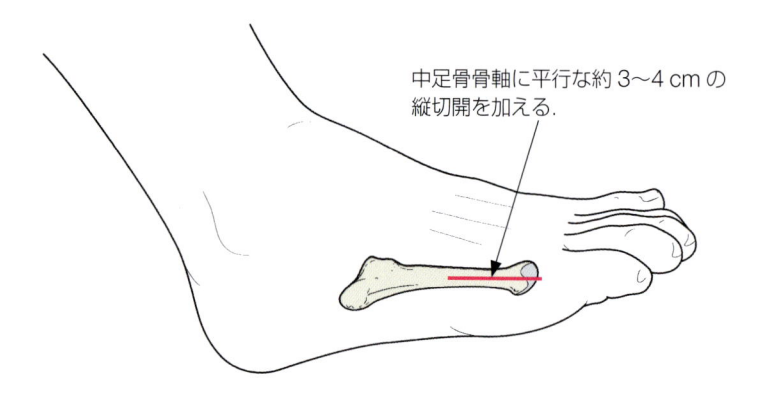

中足骨骨軸に平行な約3〜4 cmの
縦切開を加える.

● 体位は仰臥位とし，バニオネット
上においてMTP関節を最遠位と
した，3〜4 cmの縦切開を中足骨
骨軸に平行に加える.

❷…関節包を切開する

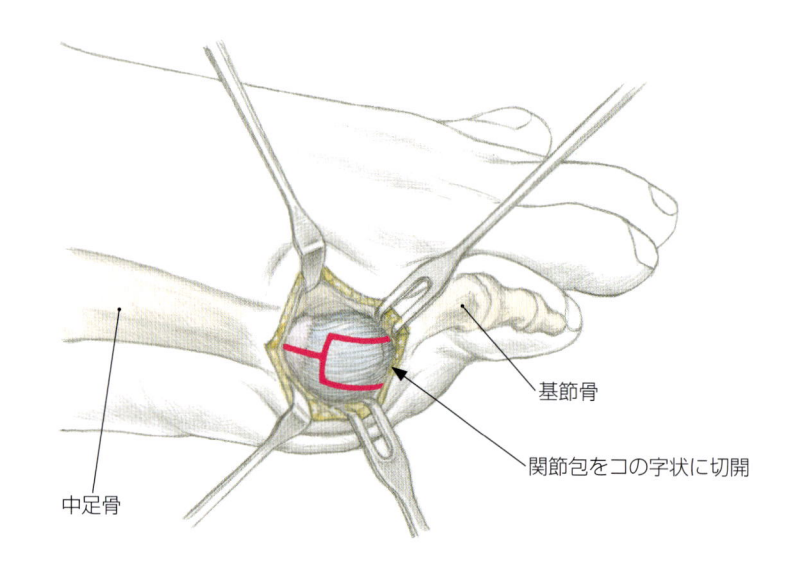

基節骨

関節包をコの字状に切開

中足骨

> ▶ポイント
>
> **関節包の扱いに注意**
> ● 母趾と比べて小趾の関節包は小さくて薄いた
> め，flap状に剥離する際には注意を要する.

● コの字状に関節包を切開してflap状にし，中足骨の骨膜は骨軸に水平に切開
して後で縫えるように剥離する.

❸…中足骨頭外側顆の切除を行う

● リュエルやボーンソーで骨頭外側顆を切除する.
● 中足骨頭の関節面の面積が狭くなるため骨頭外側顆の切除は必要最小限とし，
関節の適合性に注意する.

❹…骨切りを行う

▶ Weil 法

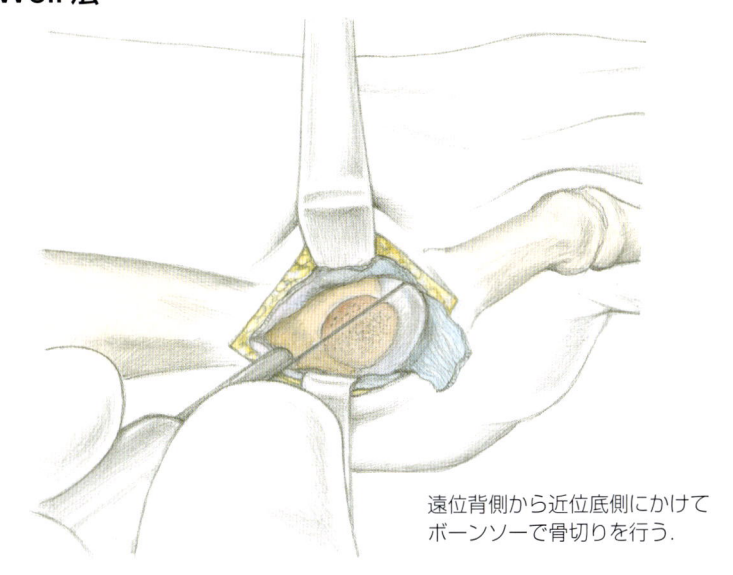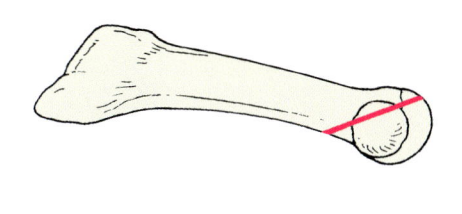

遠位背側から近位底側にかけて
ボーンソーで骨切りを行う.

● 中足骨遠位で遠位背側から近位底側に向けて骨切りを行う．その際，骨頭背側
の骨隆起も切除する．（動画参照）

▶ Coughlin 法

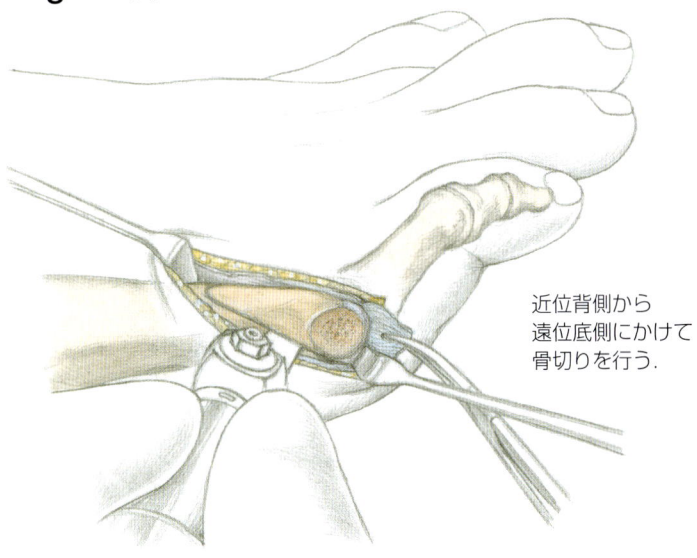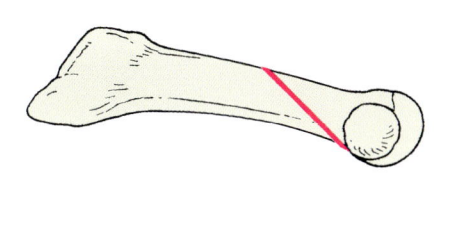

近位背側から
遠位底側にかけて
骨切りを行う.

● 中足骨骨幹部で近位背側から遠位底側に向けて骨切りを行う．その際，骨頭関
節軟骨部分には切り込まないように注意する．（動画参照）

> ▶ ポイント
>
> **それぞれの特徴と適応**
> ● Weil 法では骨幹部の露出がほとんど必要なく，Coughlin 法より
>   小さな皮切で行うことが可能である.
> ● ともに遠位骨片をずらすことにより，内反や短縮による矯正が可
>   能であるが，内反の程度が強い場合や底側に胼胝があるような場
>   合は，矯正力が強く骨頭の挙上が容易な Coughlin 法により骨切
>   りを行っている.

❺…スクリュー固定を行う

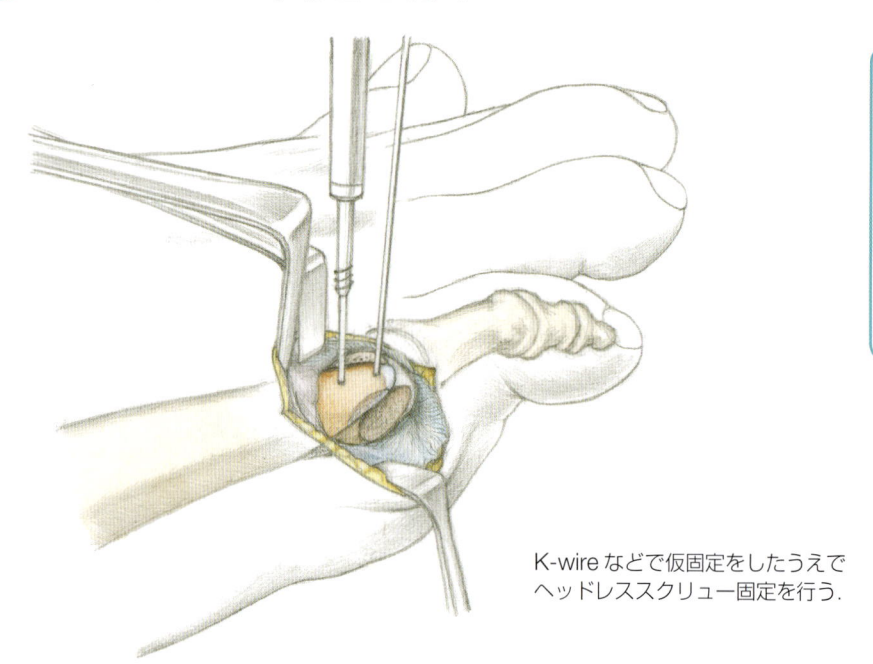

K-wire などで仮固定をしたうえで
ヘッドレススクリュー固定を行う.

▶**ポイント**

スクリュー固定時の注意
● スクリューのサイズは中足骨の太さで決めている. また, ドライバーで締める際に骨片が回転しないよう, しっかりと鉗子などで把持するか, K-wire などで仮固定して行うようにしている.

● X線イメージ下にアライメントを確認しつつ, 筆者らは 2.4 mm もしくは 1.5 mm のヘッドレススクリュー1本で固定している.

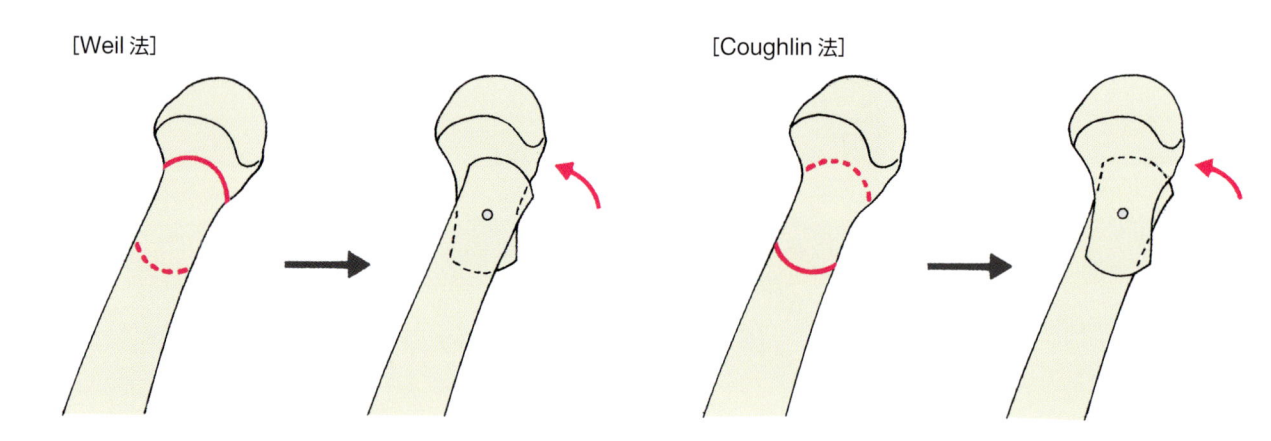

[Weil 法]　　　　　　　　　　　　　　[Coughlin 法]

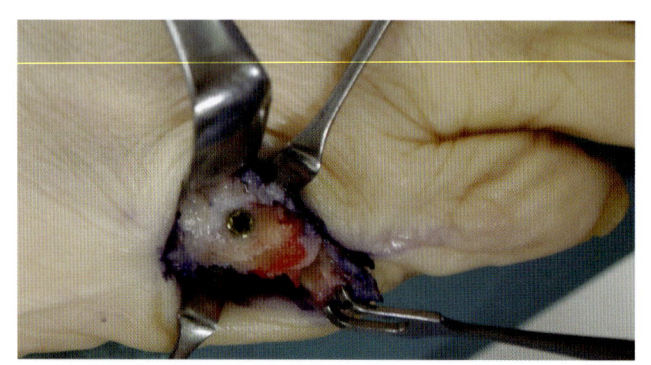

[1] 余剰骨の切除
固定後, 外側の余剰骨を切除し, 関節運動をチェックする.

● 固定後に外側の余剰骨をリュエルなどで切除する [1]. また, MTP 関節の底背屈に支障がないことを確認する.

❻…関節包を縫縮する

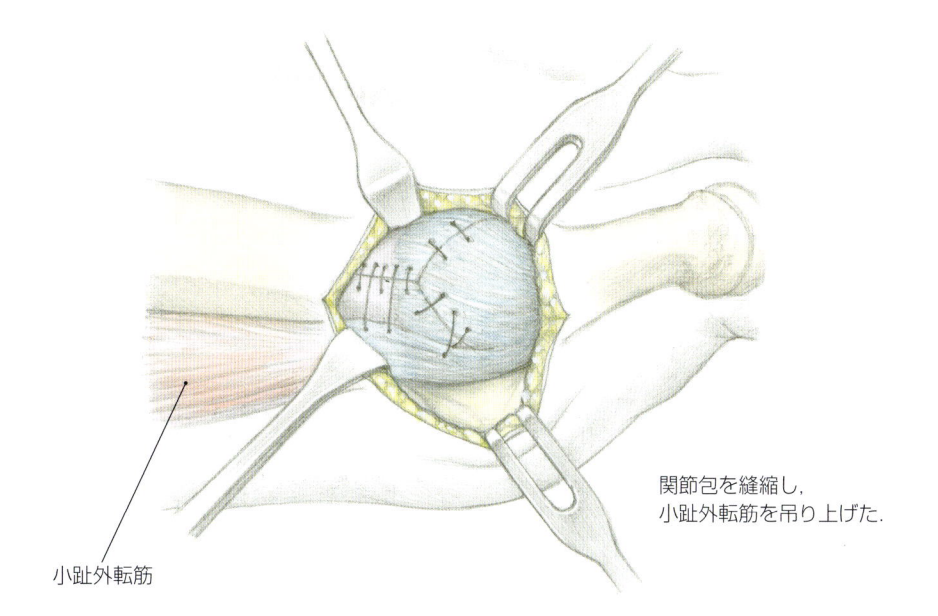

小趾外転筋

関節包を縫縮し，
小趾外転筋を吊り上げた．

● 中足骨骨軸に平行に切開した骨膜と関節包を 2-0 非吸収糸で
縫合した後，助手に良肢位を保持してもらい，flap 状にした
関節包を先に縫合した骨膜・関節包に縫縮する．
● さらに，小趾外転筋を吊り上げて関節包に縫着させる．

> ▶ **ポイント**
>
> **締めすぎはダメ**
> ● 関節包や外転筋を過度に緊張をかけて
> 縫着すると，過矯正だけでなく MTP
> 関節の可動域制限も出現するため注意
> を要する．

▶ 内反小趾矯正例

● [2] に Weil 法による内反小趾矯正術前後の単純 X 線像を
提示する．

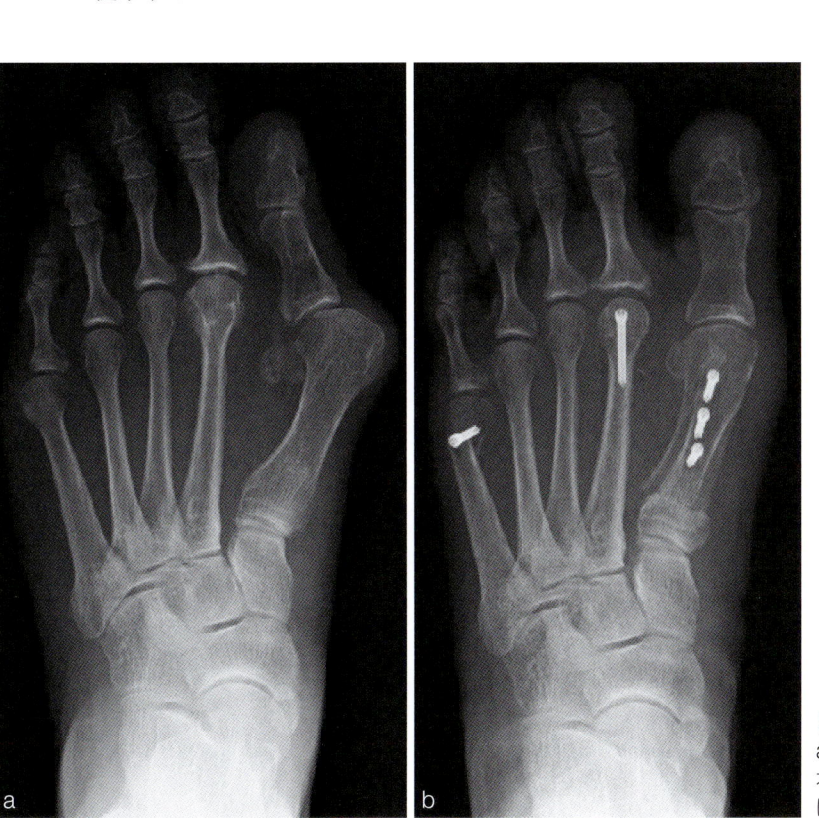

[2] Weil 法による内反小趾の矯正
a：術前，b：術後．
本症例では，母趾は水平骨切り術，第 2 中足骨
は Weil 法を行っている．

▶後療法

- bulky dressing 固定とし，術翌日から踵部歩行を開始する．
- 術後 6 週経過すれば踏み返しを許可している．

（神崎至幸）

■文献

1. Coughlin MJ. Treatment of bunionette deformity with longitudinal diaphyseal osteotomy with distal soft tissue repair. Foot Ankle 1991；11：195-203.
2. Fallat LM, et al. An analysis of the tailor's bunion by radiographic and anatomical display. J Am Podiatry Assoc 1980；70：597-603.
3. Kitaoka HB, et al. Distal Chevron metatarsal osteotomy for bunionette. Foot Ankle 1991；12：80-5.
4. Kitaoka HB, et al. Medial displacement metatarsal osteotomy for treatment of painful bunionette. Clin Orthop Relat Res 1989；243：172-9.
5. Legenstein R, et al. Correction of tailor's bunion with the Boesch technique：A retrospective study. Foot Ankle Int 2007；28：799-803.
6. Okuda R, et al. Proximal dome-shaped osteotomy for symptomatic bunionette. Clin Orthop Relat Res 2002；396：173-8.
7. 小杉真一ほか．Weil 法による内反小趾に対する手術成績の検討．中部整災誌 2004；47：1039-40.
8. Mann RA. Surgery of the foot and ankle. 6th ed. St. Louis：CV Mosby；1986. p. 1-30.

趾変形の手術

ハンマー趾

手術の概要

- ハンマー趾には可撓性変形と不撓性変形がある．可撓性ハンマー趾に対しては伸筋腱切離・延長や屈筋腱移行などの軟部組織処置による矯正術が，不撓性ハンマー趾に対しては切除関節形成やPIP（近位趾節）関節固定などの骨・関節処置による矯正術が用いられる．
- MTP（中足趾節）関節の背側亜脱臼や脱臼を伴っているハンマー趾では，脱臼整復，軟部組織再建あるいは中足骨短縮を要することがある．
- 本項では可撓性ハンマー趾と不撓性ハンマー趾に対する矯正術のそれぞれの代表である屈筋腱移行術[1,2]とPIP関節固定術，さらにMTP関節脱臼を伴っている例に対する手綱法[3,4]について述べる．

屈筋腱移行術

▶適応

- 保存療法に抵抗する可撓性ハンマー趾に適応される．
- MTP関節不安定症や脱臼あるいはcrossover toe変形を伴う例では，併用手術の1つとして用いられる．

▶手術のポイント

①長趾屈筋腱を展開し，分割する．
②腱断端を趾背腱膜へ移動する．
③腱断端を長趾伸筋腱へ縫着する．

──手術手技の実際

❶…長趾屈筋腱を展開し，分割する

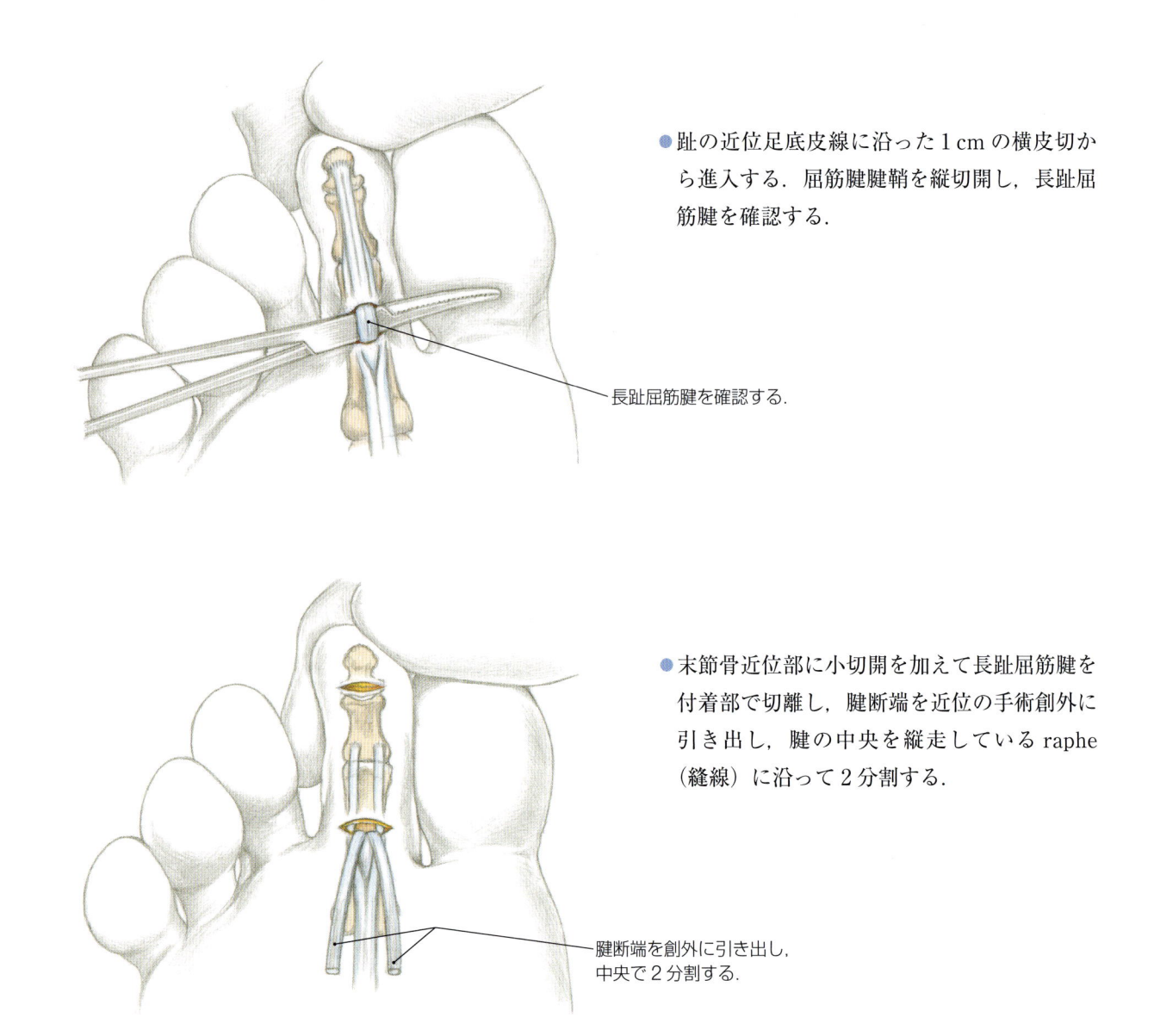

● 趾の近位足底皮線に沿った1cmの横皮切から進入する．屈筋腱腱鞘を縦切開し，長趾屈筋腱を確認する．

長趾屈筋腱を確認する．

● 末節骨近位部に小切開を加えて長趾屈筋腱を付着部で切離し，腱断端を近位の手術創外に引き出し，腱の中央を縦走しているraphe（縫線）に沿って2分割する．

腱断端を創外に引き出し，中央で2分割する．

❷…腱断端を趾背腱膜へ移動する

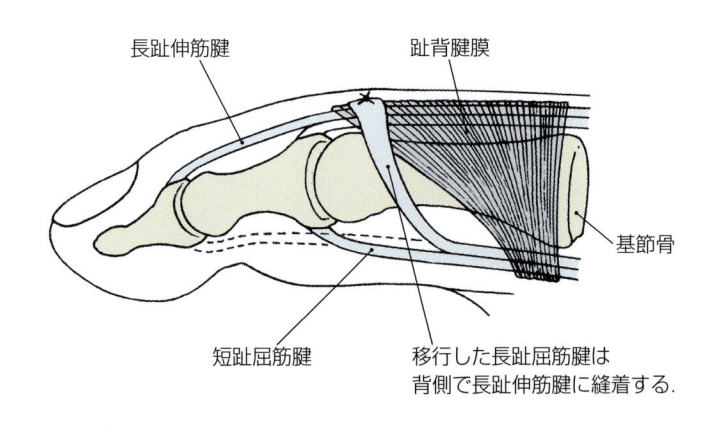

長趾伸筋腱　　趾背腱膜

基節骨

短趾屈筋腱

移行した長趾屈筋腱は背側で長趾伸筋腱に縫着する．

● 基節骨近位部背側に2cmの皮切を用いて長趾伸筋腱と趾背腱膜を展開する．
● 皮下トンネルを，基節骨中央部の内・外側で底側から背側に向け，底側では神経血管束の深層，背側では趾背腱膜の表層となるように作製する．
● 2つの皮下トンネルに2分割した長趾屈筋腱のそれぞれの腱断端を通して背側に移動する．

❸…腱断端を長趾伸筋腱へ縫着する

- MTP 関節を 20° 屈曲位とし，腱に軽度の緊張をかけて両腱断端を長趾伸筋腱に縫着する．
- 矯正位を保持したい場合は Kirschner 鋼線で MTP 関節を仮固定する．

▶後療法

- 術後 4 週目で Kirschner 鋼線を抜去した後，テーピングして矯正位を 3〜6 週間保持する．

▶**ポイント**

屈筋腱移行術の限界
- 屈筋腱移行術の成績に対する満足度は，論文により異なるが，術後の再発や関節拘縮により満足度が低かったとする報告[5, 6] もある．

⬤ PIP 関節固定術

▶適応

- 保存療法に抵抗する不撓性ハンマー趾に適応される．
- MTP 関節不安定症や脱臼あるいは crossover toe 変形を伴う例では，併用手術の 1 つとして用いられる．

▶手術のポイント

① PIP 関節を展開する．
② 関節面の処置を行う．
③ 内固定を行う．

●──手術手技の実際

❶…PIP 関節を展開する

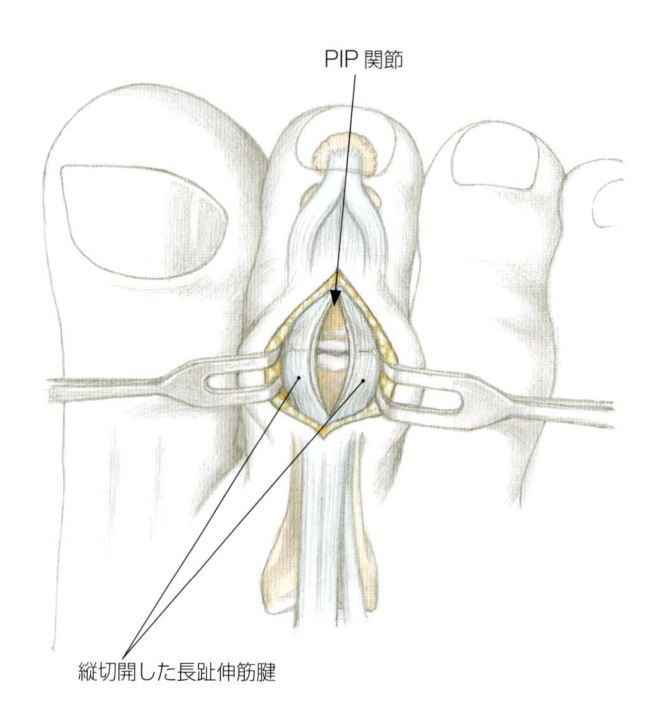

PIP 関節

縦切開した長趾伸筋腱

- PIP 関節背側中央の縦皮切から進入し，長趾伸筋腱を縦切開する．

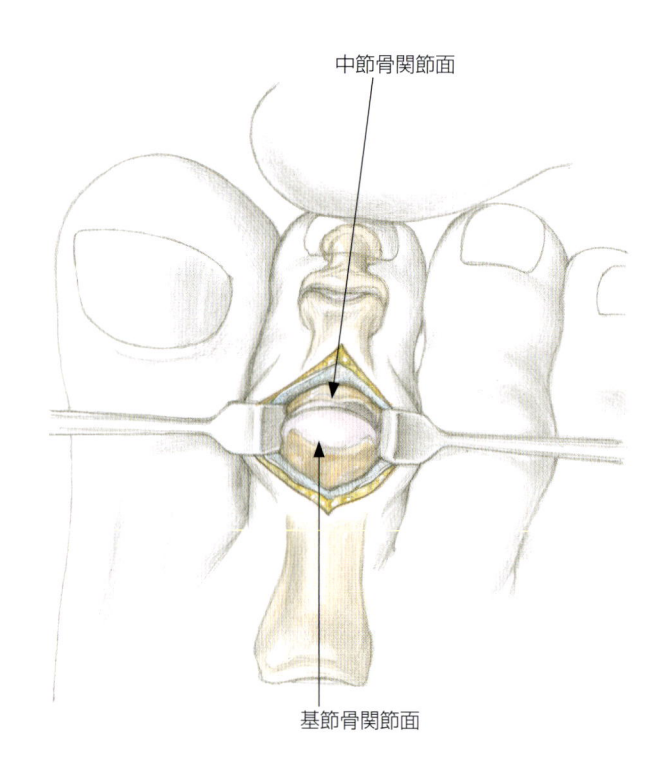

中節骨関節面

基節骨関節面

- 関節包，側副靱帯および蹠側板を基節骨遠位付着部で切離し，基節骨と中節骨
  の関節面を十分に露呈する．

❷…関節面の処置を行う

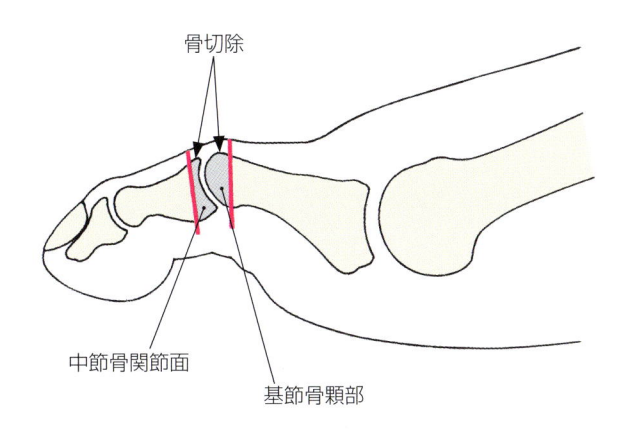

骨切除

中節骨関節面　　　　基節骨顆部

● 基節骨顆部と中節骨関節面の軟骨と軟骨下骨を切除する.

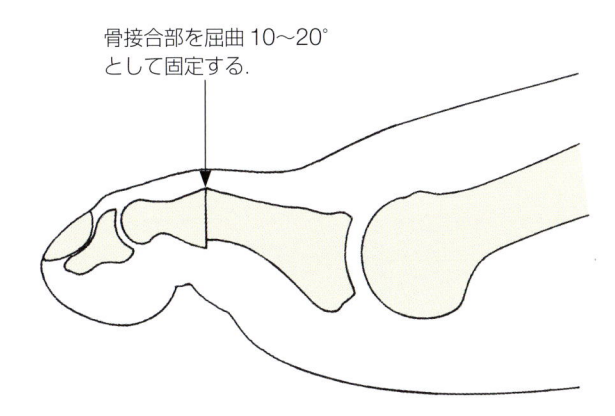

骨接合部を屈曲 10〜20°
として固定する.

● PIP 関節の固定角度が屈曲 10〜20° 程度となるように骨切り面を整え，両骨片
を合わせる.

❸…内固定を行う

● Kirschner 鋼線を用いて交差固定を行う.

▶後療法

● 術後 3〜4 週間の副子固定と踵部での部分荷重歩行とする.
● 術後 4〜5 週目に Kirschner 鋼線を抜去する.

手綱法

▶適応

- 保存療法に抵抗する第2～第4 MTP 関節の側方偏位，陳旧性背側亜脱臼または脱臼および crossover toe 変形に適応される．

▶手術のポイント

① MTP 関節を展開する．
② MTP 関節包を切開・切離し，関節内を展開する．
③関節包と側副靱帯を再建する．
④ MTP 関節を固定する．

▶ポイント

近位中足骨短縮術の併用
- 手綱法が適応される例の多くは，第2または第3中足骨頭部の足底圧上昇による中足痛を有している．そのため近位中足骨短縮術などを併用し，同部の足底圧減少を図ることが望ましい．

●──手術手技の実際

❶…MTP 関節を展開する

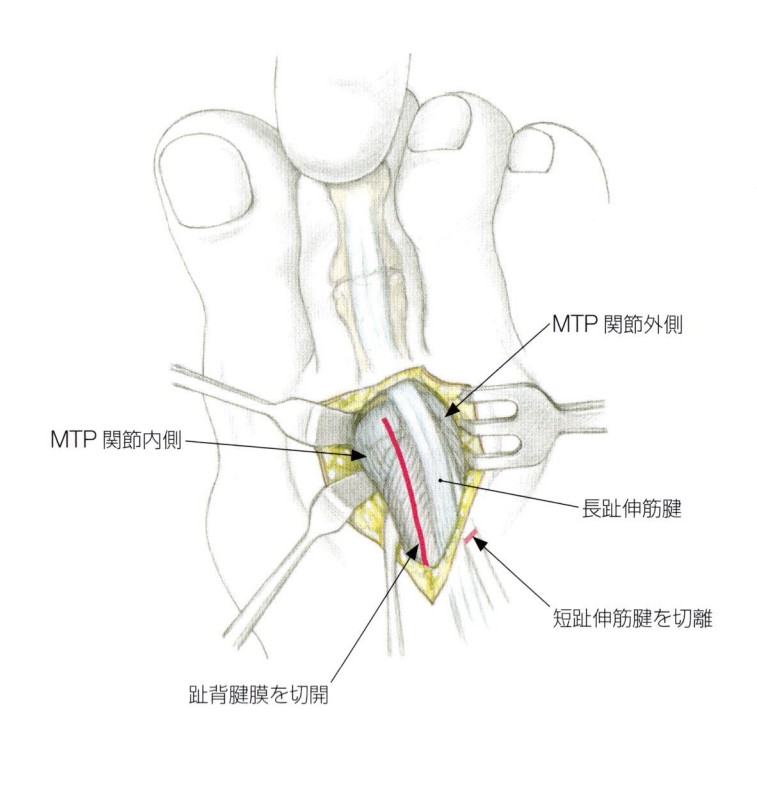
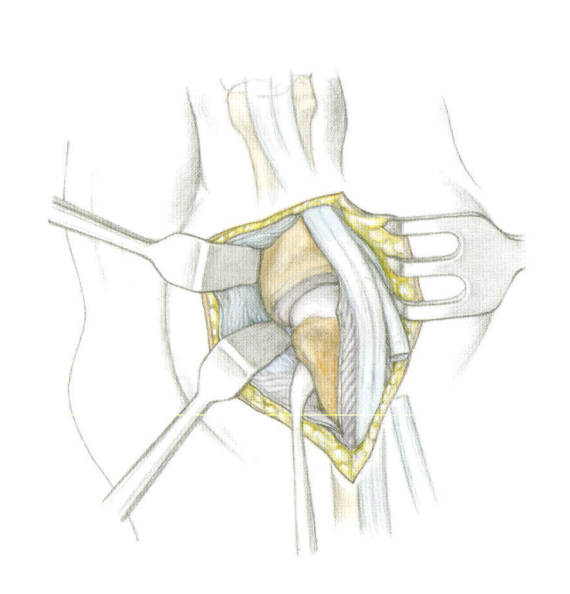

- MTP 関節背側の 3～4 cm の弓状皮切から進入する．短趾伸筋腱は MTP 関節部で切離する．
- 長趾伸筋腱内側の趾背腱膜を切開し，MTP 関節背側および内・外側面を十分に展開する．

❷…MTP 関節包を切開・切離し，関節内を展開する

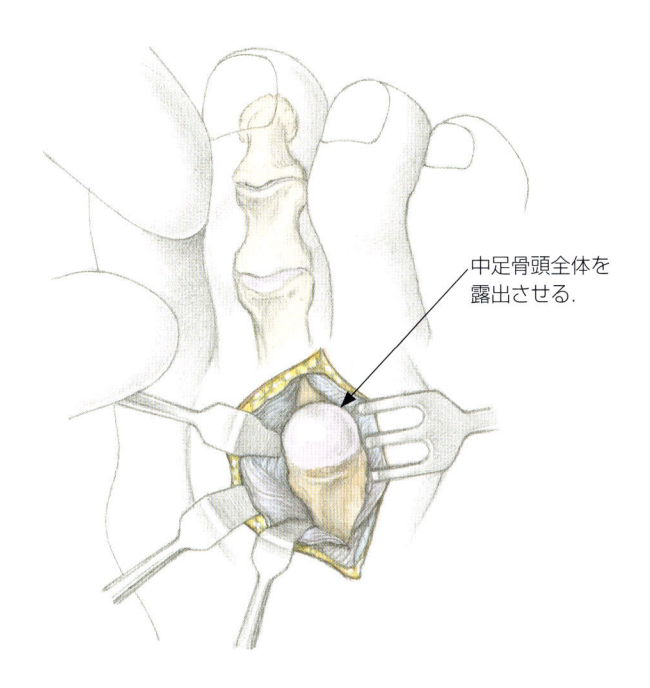

中足骨頭全体を
露出させる.

- MTP 関節包の背側中央で縦切開を加え，さらに骨頭および頚部に付着している関節包，側副靱帯および蹠側板すべてを切離し，骨頭全体を露出させる.
- 整復位として長趾伸筋腱の緊張が強ければ，Z 延長できるように切離する.

❸…関節包と側副靱帯を再建する

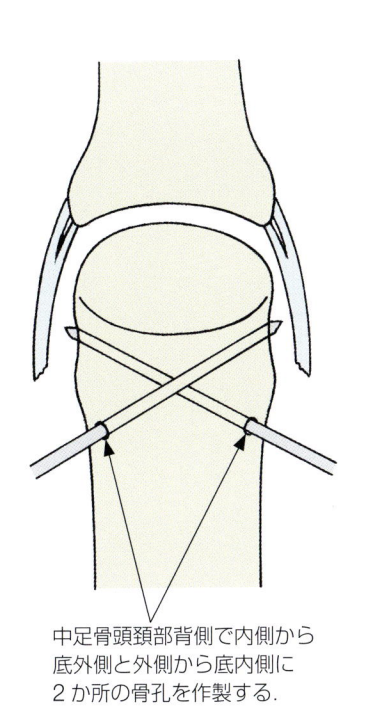

- 第2中足骨頭頚部背側にて，1.2 mm 径の Kirschner 鋼線を用いて内側から底外側へと，外側から底内側へと，それぞれ側副靱帯付着部に向けて2か所に骨孔を作製する.

中足骨頭頚部背側で内側から
底外側と外側から底内側に
2か所の骨孔を作製する.

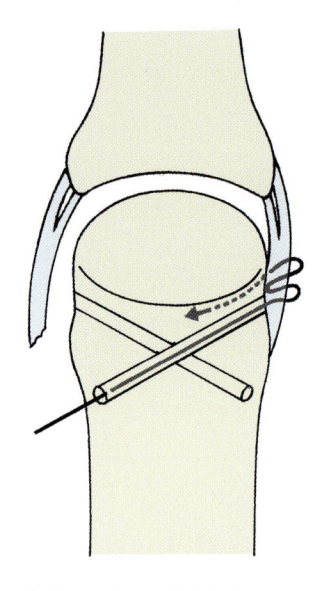

背側の骨孔から縫合糸を通して
骨頭外に出し，背側から底側に
向かって関節包と側副靱帯にかける．

●背側の骨孔からナイロン製縒り糸（3-0 エチボンド糸）を通して骨頭外に出して，背側から底側に向かって関節包と側副靱帯にかける．

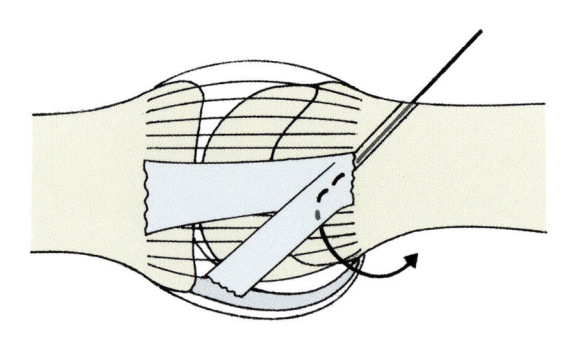

縫合糸を骨頭底側から頚部を
通して対側に出す．

●次に縫合糸を骨頭底側から頚部を通して対側に出す．

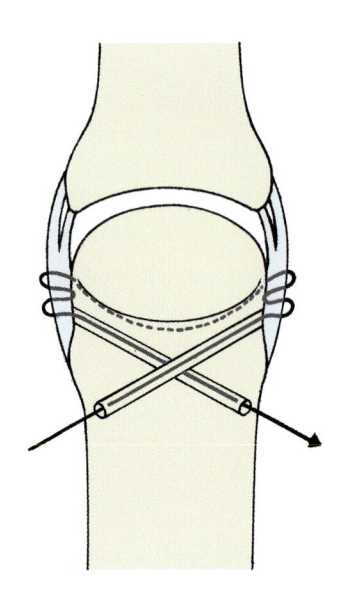

対側の関節包と側副靱帯に底側から
背側に向かって縫合糸をかけて，
もう1つの骨孔に通す．

●その後，対側の関節包と側副靱帯に底側から背側に向かって縫合糸をかけ，もう1つの骨孔に通して背側に出す．
●縫合糸の両端を引っ張って MTP 関節が整復位にあり，かつ安定していることを確認する．

▶ポイント

関節包と蹠側板の十分な解離
● MTP 関節底側の関節包や蹠側板の解離が不十分だと，中足骨頭下に通した縫合糸が中足骨頚部を通らずに骨頭下面に引っかかる．そのため結紮時に縫合糸が関節内に逸脱し，適切な軟部組織再建ができない．

❹⋯MTP 関節を固定する

- MTP 関節脱臼を整復し，中足骨骨軸に対して軽度伸展位として 1.2 mm 径の Kirschner 鋼線を経皮的に刺入し関節を固定する．縫合糸を中足骨頚部背側で結紮し，背側の関節包を縫合する．
- 長趾伸筋腱延長を行う例では，Z 状に切離しておいた腱を軽度の緊張下に縫合する．

▶後療法

- 術後 3 週間の短下肢ギプス固定と完全免荷歩行の後，MTP 関節固定用の Kirschner 鋼線を抜去し，部分荷重歩行と ROM 訓練を開始する．
- 術後 6 週目に全荷重歩行を許可する．

（奥田龍三）

■文献

1. Taylor RG. The treatment of claw toes by multiple transfers of flexor into extensor tendons. J Bone Joint Surg Br 1951；33-B：539–42.
2. Coughlin MJ. Subluxation and dislocation of the second metatarsophalangeal joint. Orthop Clin North Am 1989；20：535–51.
3. 奥田龍三．併用手術を要する外反母趾の手術療法．関節外科 2009；28：75–83.
4. Shima H, et al. Surgical reduction and ligament reconstruction for chronic dorsal dislocation of the lesser metatarsophalangeal joint associated with hallux valgus. J Orthop Sci 2015；20：1019–29.
5. Myerson MS, Jung HG. The role of toe flexor-to-extensor transfer in correcting metatarsophalangeal joint instability of the second toe. Foot Ankle Int 2005；26：675–9.
6. Peck CN, et al. Lesser metatarsophalangeal instability：Presentation, management, and outcomes. Foot Ankle Int 2012；33：565–70.

趾変形の手術

リウマチ前足部変形

MOVIE

手術の概要

- 薬物療法の進歩に伴い，リウマチ前足部変形に対する手術も，従来の切除関節形成術ではなく，関節温存手術が選択される症例が増えている．本項では，関節温存手術について述べる．
- 関節温存手術は切除関節形成術と比較して，母趾の関節機能が良好であり，第2〜第5趾の変形再発が少ないという利点がある[1]．
- 一方で，手術手技は切除関節形成術よりも煩雑でやや難しく，外反母趾が再発する懸念もある．高度の変形に対してどこまで温存手術を適応できるのかは，今後の検討課題である．

▶適応

- 絶対的適応：感染を伴う胼胝の既往がある．
- 相対的適応：足趾の変形に由来する疼痛や靴の障害がある．
- リウマチの疾患活動性がコントロールされている．
- 足部の血流障害がない．
- 母趾MTP（中足趾節）関節の可動域が30°以上残存し，骨頭関節面の破壊がない．
- 第2〜第5趾足背の皮膚に1cm以上の可動性がある．

▶手術のポイント

①外反母趾を矯正する．
②第2〜第4趾を矯正する．
③内反小趾を矯正する．

──手術手技の実際

❶…外反母趾を矯正する

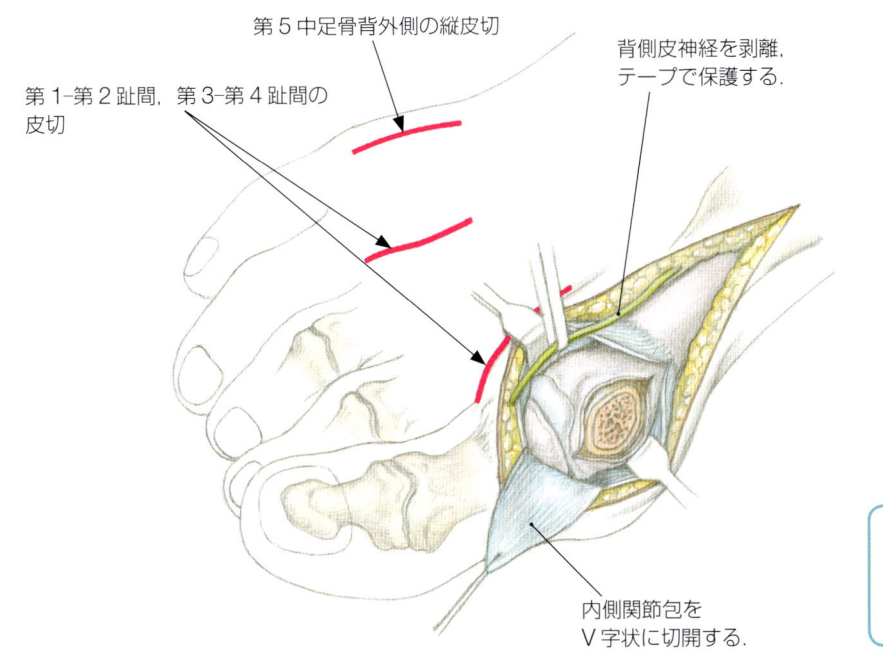

第5中足骨背外側の縦皮切

第1-第2趾間, 第3-第4趾間の
皮切

背側皮神経を剥離,
テープで保護する.

内側関節包を
V字状に切開する.

> ▶ **ポイント**
> ● 外反母趾が容易に徒手矯正可能
> となるまで, 少しずつ外側関節
> 包の切離を追加する.

● 矯正力を考慮し, 骨幹部から近位での中足骨骨切りを行う. 外反母趾角が60°
を超えるような高度の外反母趾は再発しやすいので, 関節固定術も検討する.

● MTP関節の遠位から第1中足骨近位まで, 背内側を展開する. 骨頭背内側に
ある皮神経を剥離・保護する. 内側関節包をV字状に切開し, 骨頭の内側隆
起を切除する.

● 第1-第2中足骨頭間から外側種子骨を展開し, 母趾内転筋腱を切離する.

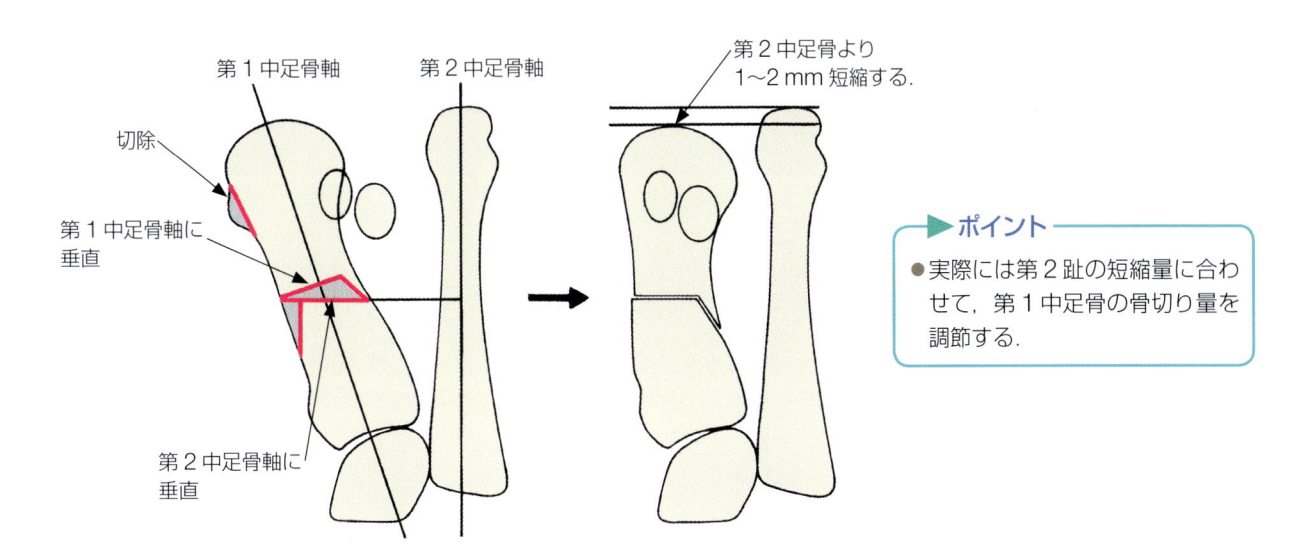

第1中足骨軸　第2中足骨軸

第2中足骨より
1〜2mm短縮する.

切除

第1中足骨軸に
垂直

第2中足骨軸に
垂直

> ▶ **ポイント**
> ● 実際には第2趾の短縮量に合わ
> せて, 第1中足骨の骨切り量を
> 調節する.

● 骨幹部中央からやや近位にて, 二平面骨切りを行う. 近位は第2中足骨軸に垂
直, 遠位は外側の骨皮質を残して第1中足骨軸に垂直に, 短縮したい長さを考
慮して骨切りする. 遠位骨片を回外し, 種子骨が骨頭直下にくる位置にて仮固
定し, プレートやスクリューで固定する. 骨切り部外側には, 骨頭内側隆起か
らの骨を移植する[2].

● 母趾を内反・回外し，内側関節包を母床に縫着する．足底に偏位していた母趾外転筋腱を剥離し，関節包の内側へと縫縮する．

❷ …第2〜第4趾を矯正する

● fixed hammer toe を呈している場合は，徒手矯正を試みる．PIP（近位趾節間）関節が完全伸展しない場合には，背側から関節上を横切開し，基節骨骨頭を5mm程度切除する．

● 皮切は第1-第2趾間，第3-第4趾間に加える．骨頭間に3cmの皮切を加え，短趾伸筋腱を近位で切離する．長趾伸筋腱は，後にZ延長する．

● 関節包をV字状に切開し，側副靱帯を基節骨から切離することで，足趾を過屈曲して中足骨頭を露出する．

● 骨頭の軟骨縁より2mm程度遠位から，足底面になるべく平行に，マイクロボーンソーで骨切りする [1]．骨頭の底側移動を避けるため，さらに2mm程度，近位骨片を切除する．軟部組織の緊張に応じて，骨頭が自然と短縮し，基節骨が整復される．

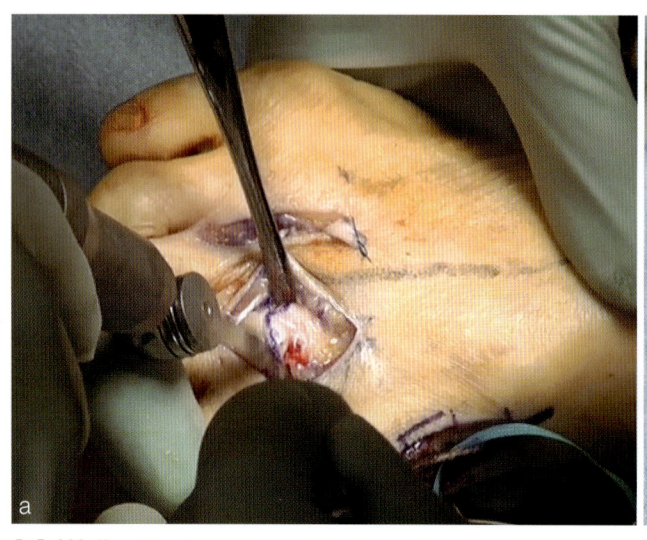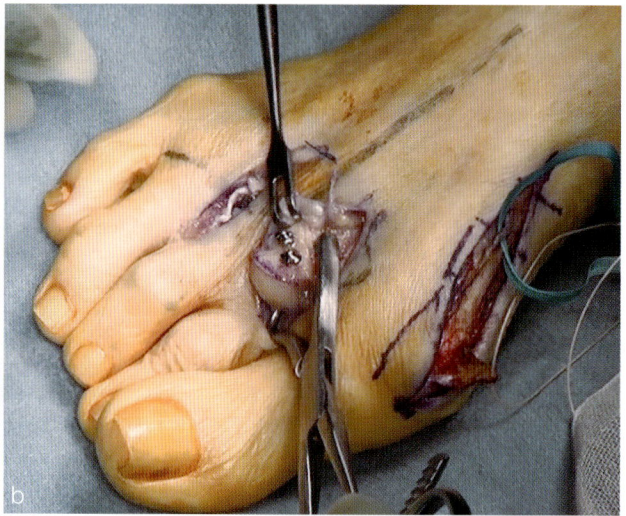

[1] Weil osteotomy
a：ボーンソーを用いて骨切りする．
b：スクリュー1本または2本で固定する．

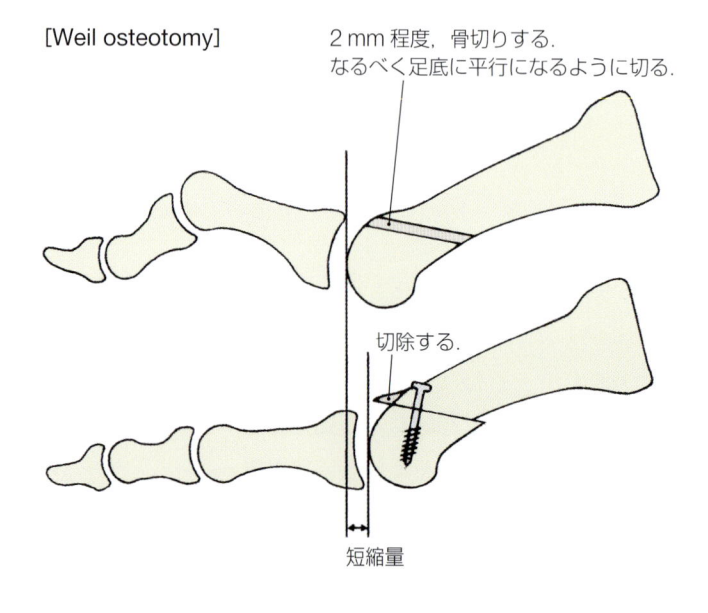

[Weil osteotomy]

2mm程度，骨切りする．
なるべく足底に平行になるように切る．

切除する．

短縮量

● X線透視にて骨頭の位置を確認し，1.1mm径のC-wireで仮固定の後，2.0mm径のsnap-off screwで固定する．

▶ ポイント

● 骨質が良ければスクリュー1本で良好な固定性が得られる．2本で固定する場合は，指尖部からのK-wire刺入が可能なように，スクリュー刺入部位を考慮する．

- X線透視にて確認し，骨頭先端が放物線を描くように，短縮量を調節する．第4MTP関節に変形がない場合でも，第3中足骨が第4中足骨より短縮する場合には，第4趾も短縮する．
- 関節包を可能な限り修復し，長趾伸筋腱をZ延長する．1.1 mm径のC-wireで指尖部から中足骨まで，PIP関節は伸展位，MTP関節はやや屈曲位として仮固定する．

❸…内反小趾を矯正する

- 第5中足骨の背外側に縦皮切を加える．
- 関節包をV字状に切開し，骨頭外側の骨隆起を切除する．中足骨の中央で，背側近位から底側遠位に骨切りする．

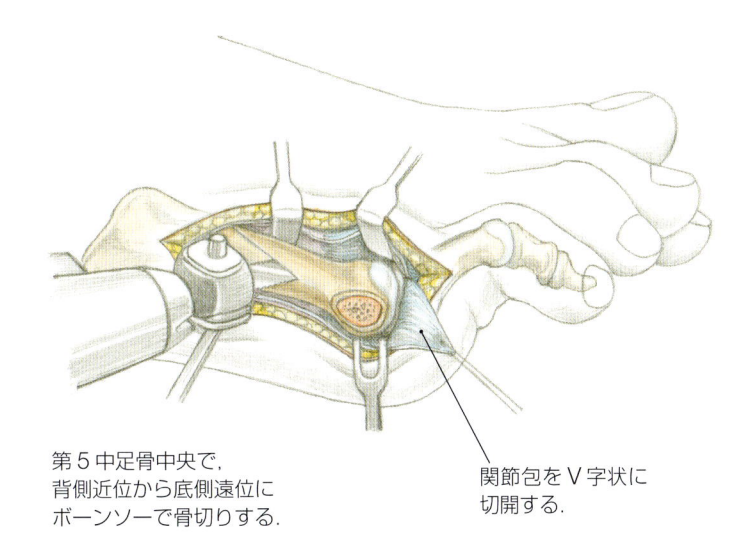

第5中足骨中央で，
背側近位から底側遠位に
ボーンソーで骨切りする．

関節包をV字状に
切開する．

- 遠位骨片を短縮，内反させて仮固定を行い，スクリュー2本で固定する．
- 骨孔を作製し，第5趾を矯正位に保って関節包を縫着する．長趾伸筋腱の緊張が残る場合には，Z延長を加える．

▶後療法

- 滲出液が出なくなってから，前足部の免荷装具を用いて歩行する．6週間程度，装具を使用する．

（福士純一）

■文献
1. Fukushi J, et al. Outcome of Joint-Preserving Arthroplasty for Rheumatoid Forefoot Deformities. Foot Ankle Int 2016；37：262–8.
2. Nakagawa S, et al. Association of Metatarsalgia After Hallux Valgus Correction With Relative First Metatarsal Length. Foot Ankle Int 2016；37：582–8.

小児足変形の手術

外脛骨障害

MOVIE

手術の概要

- 外脛骨の多くは無症状であるが，小児は靴による圧迫や足部縦アーチが扁平化することにより，成人では外傷で外脛骨と舟状骨との間の線維軟骨結合が損傷することにより，それぞれ疼痛が生じる[1]．外脛骨はその位置と大きさ，舟状骨との線維軟骨結合の有無で Type I〜III に分類され **[1]**[2]，Type II で疼痛の出現する頻度が最も高い．

- 靴の圧迫や足部縦アーチの扁平化による痛みに対しては靴の調整や足底挿板による装具療法を行う．外傷が原因のときにはギプスなどの外固定も考慮する．このような保存療法で改善しない症例には手術療法を行う．手術療法には，骨接合術やドリリング，外脛骨の切除術などが行われる．

- 筆者らは，外脛骨を切除した後に，後脛骨筋腱を舟状骨に再縫着する Kidner 手術[3] を行っている．本項ではその概要と術式について述べる．

- Kidner 手術の利点は，①外脛骨を切除することにより，足部内側の突出が軽減する，②骨接合術で危惧される骨癒合不全の問題がない，ことである．

- 変形の強い扁平足を伴った症例に対しては，本術式のみでは改善が期待できない[4]．

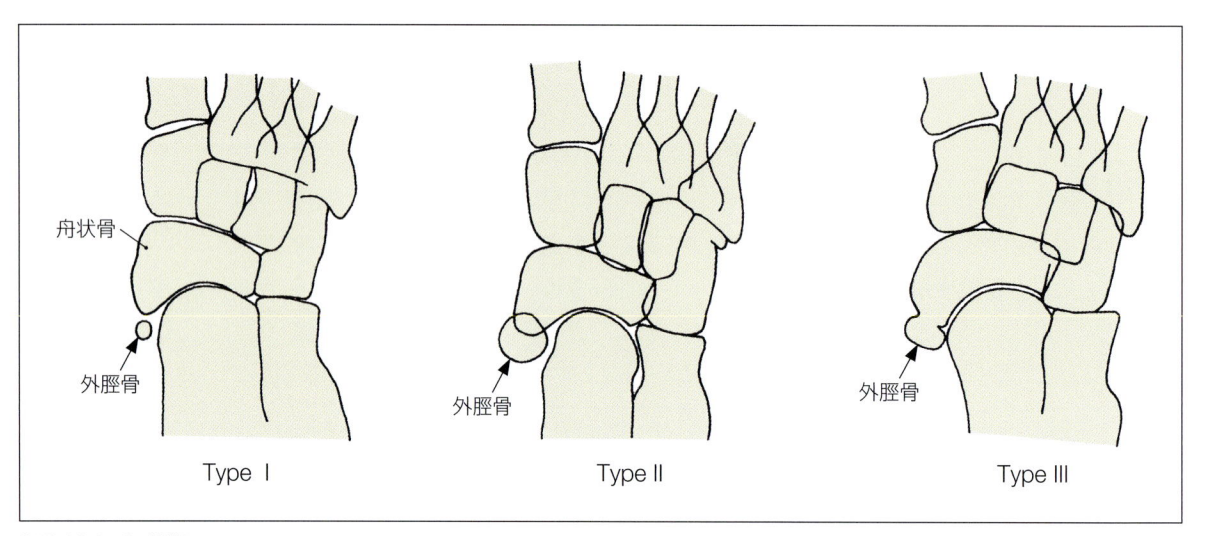

舟状骨

外脛骨

Type I

外脛骨

Type II

外脛骨

Type III

[1] Veitch 分類
Type I：外脛骨が舟状骨結節から完全に分離し，後脛骨筋腱内に存在するもの．
Type II：外脛骨が舟状骨結節に線維性あるいは軟骨性に結合しているもの．
Type III：外脛骨が舟状骨と骨性に癒合し，舟状骨の内側隆起となっているもの．

Kidner 手術

▶適応

- 安静や，足底挿板による装具療法などの保存療法に抵抗する症例．

▶手術のポイント

①体位と皮切：仰臥位で開排位とし，外脛骨の直上から後脛骨筋腱の走行に沿って 4 cm 程度の皮切をおく．
②舟状骨結節部を展開して，外脛骨を切除する．
③後脛骨筋腱を舟状骨に再縫着する．

●──手術手技の実際

❶…手術体位と皮切

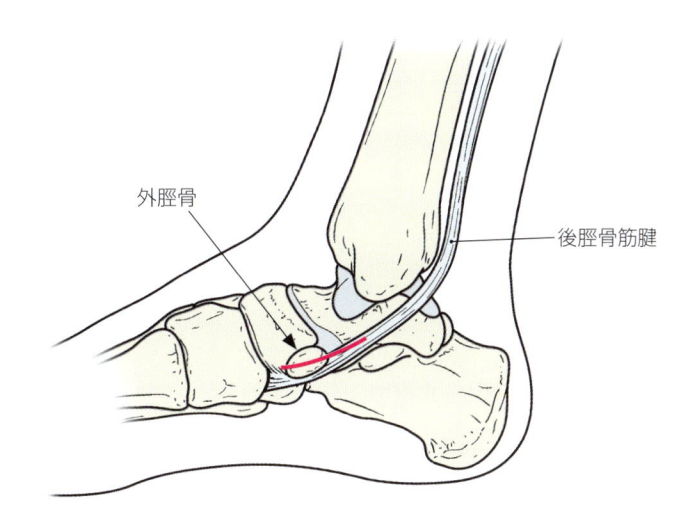

外脛骨

後脛骨筋腱

- 体位は仰臥位とし，膝窩部に枕を置いて膝を軽度屈曲させて開排位とする．
- 外脛骨の直上から後脛骨筋腱の走行に沿って 4 cm 程度の皮切を加える．

❷…外脛骨を切除する

- 舟状骨結節部を展開して，後脛骨筋腱の腱鞘を切開し，縦断裂などの損傷の有無を確認する．
- さらに後脛骨筋腱を底側によけて底側踵舟靱帯（ばね靱帯）を確認する．腱や靱帯に損傷があれば縫合する．
- 舟状骨内側および外脛骨を骨膜下に剥離する．
- 線維軟骨結合部を尖刃刀にて切離し，後脛骨筋腱から外脛骨を核出するように切除する．
- 外脛骨切除後，舟状骨内側の突出部を切除する．

後脛骨筋腱の腱鞘を切開し,
後脛骨筋腱に縦断裂などの
損傷がないか確認する.

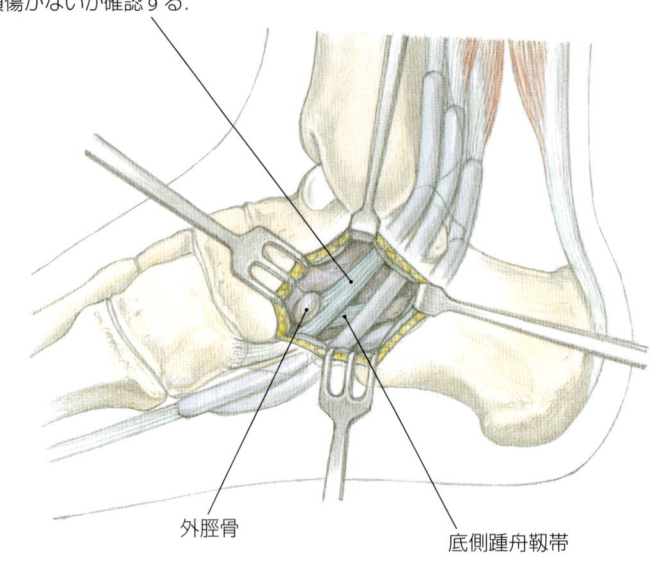

外脛骨　　　　　　　底側踵舟靱帯

▶ポイント

● 舟状骨と外脛骨との間の軟骨結合部は不明瞭な
ことが多く,23G 針などを刺入して確認する.

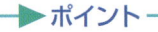

▶ポイント

後脛骨筋腱切離時の注意点

● 後脛骨筋には,底外側へ走行する分枝がある[5].
● 外脛骨を切除する際に,後脛骨筋腱の底外側へ走行する分枝は損傷しないように注意する.

[後脛骨筋腱の走行と付着部（足底）]　　　　　　[後脛骨筋腱の切離部位]

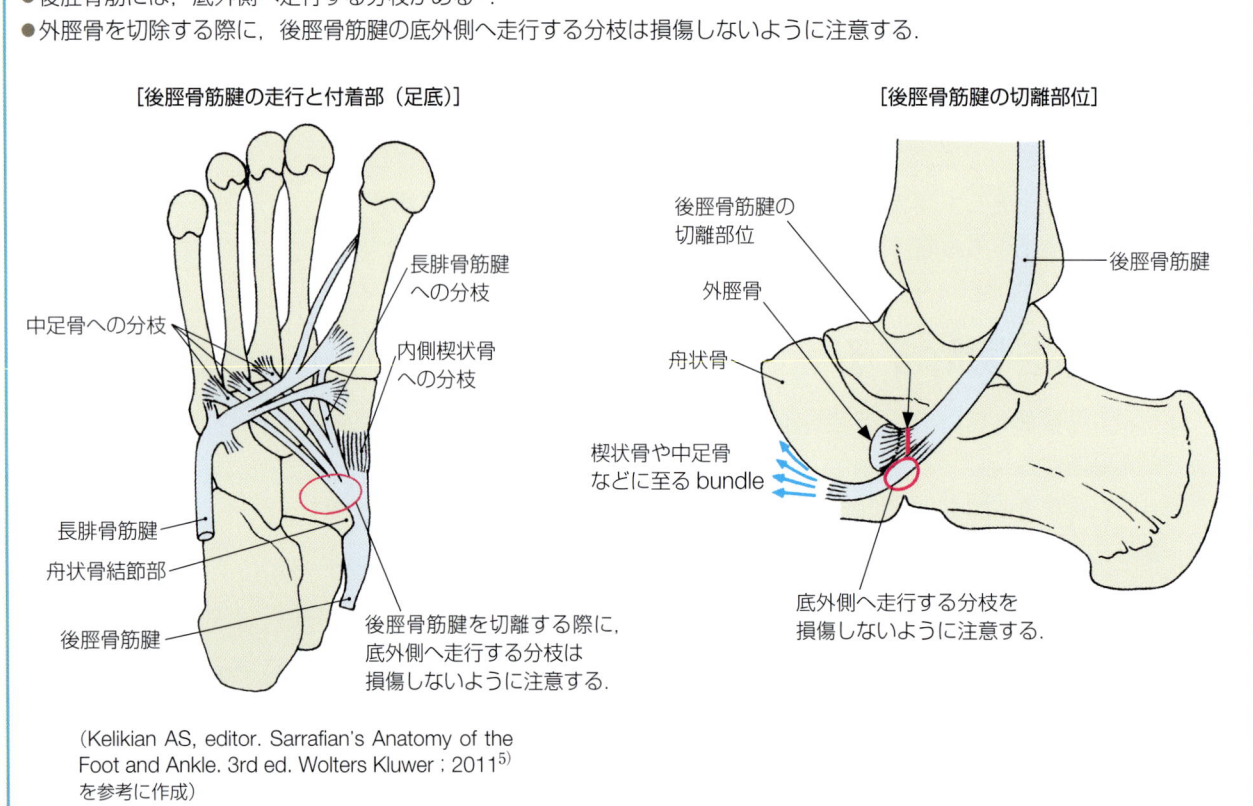

長腓骨筋腱
への分枝

中足骨への分枝

内側楔状骨
への分枝

長腓骨筋腱

舟状骨結節部

後脛骨筋腱

後脛骨筋腱を切離する際に,
底外側へ走行する分枝は
損傷しないように注意する.

後脛骨筋腱の
切離部位

外脛骨

舟状骨

後脛骨筋腱

楔状骨や中足骨
などに至る bundle

底外側へ走行する分枝を
損傷しないように注意する.

(Kelikian AS, editor. Sarrafian's Anatomy of the
Foot and Ankle. 3rd ed. Wolters Kluwer ; 2011[5]
を参考に作成)

❸…後脛骨筋腱を舟状骨に再縫着する

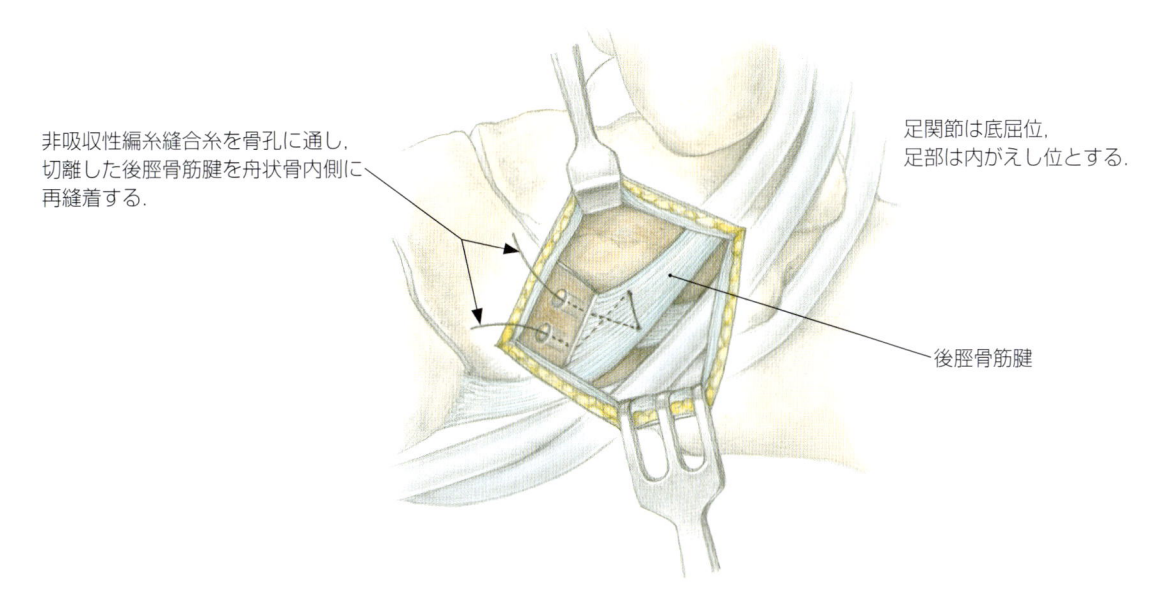

非吸収性編糸縫合糸を骨孔に通し，切離した後脛骨筋腱を舟状骨内側に再縫着する．

足関節は底屈位，足部は内がえし位とする．

後脛骨筋腱

- 舟状骨内側の外脛骨切除部に遺残した瘢痕などの軟部組織を，鋭匙を用いて掻爬する．
- 2-0 の非吸収性縫合糸を，Bunnell 法で後脛骨筋腱に掛ける．
- 足関節を底屈し足部を内がえしさせて，舟状骨内側の後脛骨筋腱を再縫着する部位を確認する．
- 1.2 mm 径の Kirschner 鋼線を用いて，舟状骨内側に骨孔を 2 か所作製する．
- 足関節を底屈し足部を内がえしさせて，後脛骨筋腱に掛けておいた非吸収性編糸縫合糸を骨孔に通して結紮し，舟状骨内側に再縫着する．
- 後脛骨筋腱の再縫着に，アンカーなどを用いる方法もある[6]．
- 切離した骨膜と腱鞘は吸収糸で縫合する．

▶後療法

- 術後は 4 週間の短下肢ギプス固定，免荷歩行とする．最初の 2 週間は足関節を軽度底屈位，足部を軽度内がえし位で固定し，3 週目からは足関節および足部中間位とする．
- 術後 5 週目からは足底挿板を装着し，部分荷重歩行を開始する．8 週目から全荷重歩行を行い，13 週目からスポーツを許可する．

（守　克則，嶋　洋明）

■文献

1. Coughlin MJ, et al. Mann's surgery of the foot and ankle. 9th ed. Mosby；2014.
2. Ugolini PA, et al. The accessory navicular. Foot Ankle Clin 2004；9：165–80.
3. Kidner FC. The prehallux（accessory scaphoid）in its relation to flat-foot. JBJS 1929；11：831–7.
4. Kopp FJ, et al. Clinical outcome of surgical treatment of the symptomatic accessory navicular. Foot Ankle Int 2004；25：27–30.
5. Kelikian AS, editor. Sarrafian's Anatomy of the Foot and Ankle. 3rd ed. Wolters Kluwer；2011.
6. Dawson DM, et al. Modified Kidner procedure utilizing a Mitek bone anchor. J Foot Ankle Surg 1998；37：115–21.

小児足変形の手術
足根骨癒合症

距・踵骨癒合症の手術

●──手術の概要

- 足根骨癒合症の治療は，まずは安静や足底挿板などの保存加療が試みられるが，保存療法に抵抗する場合は手術を検討する．
- 手術は癒合部の切除と関節固定に大きく分けられる．筆者は，小児に対しては癒合部の切除を行っている．本項では，癒合症のうち距骨下関節の内側に発症する癒合部[1] の切除について述べる．
- 本術式の目的は，癒合部を切除し正常な関節の動きを獲得すること，神経症状を合併するときは癒合部の骨の隆起による脛骨神経の圧迫を取り除くことにある．

▶適応

- 保存療法で症状が改善されないものが適応となる．すでに関節症変化をきたしているものや癒合範囲の広範なものは適応とならず，その場合は関節固定を選択する．
- 骨性隆起が大きい症例などでは足根管症候群を呈することがあり，足根管部のTinel-like sign や足底部の痺れ，知覚障害を認めることがあるので確認をしておく．

▶手術のポイント

①術前画像評価として単純 X 線，CT，MRI を行い，癒合の部位や範囲の評価を行う．
②麻酔，体位と皮切：小児の場合は全身麻酔で行う．仰臥位で患側を開排位とし，癒合部を中心に後下方凸の弧状皮切とする．
③術野を展開する．
④癒合範囲を確認する．
⑤癒合部を切除する．切除部位の再癒合を予防する．

── 手術手技の実際

❶…術前画像評価

- 単純 X 線（足関節背屈 20° 外旋位撮影）や CT，MRI 画像で癒合の部位や範囲の評価を行う．
- 単純 X 線側面像では後距踵関節の不明瞭化，不整像，および C sign[2)] がみられることもある [1]．CT 冠状断像では後距踵関節内側の関節裂隙の不整像や骨性の突出がみられる [2]．3D-CT は癒合部の骨性隆起がより明確に確認でき，切除部を計画するのに有用である [3]．

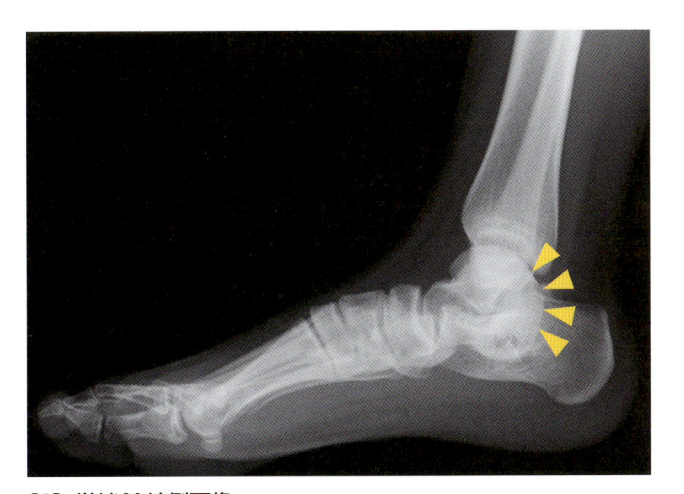

[1] 単純 X 線側面像
後距踵関節の不明瞭化，不整像，および C sign（◀）がみられる．

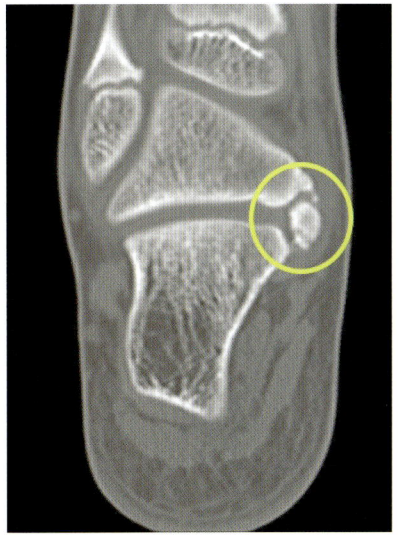

[2] 単純 CT 冠状断像
後距踵関節内側の関節裂隙の不整像や骨性の突出がみられる．○：癒合部．

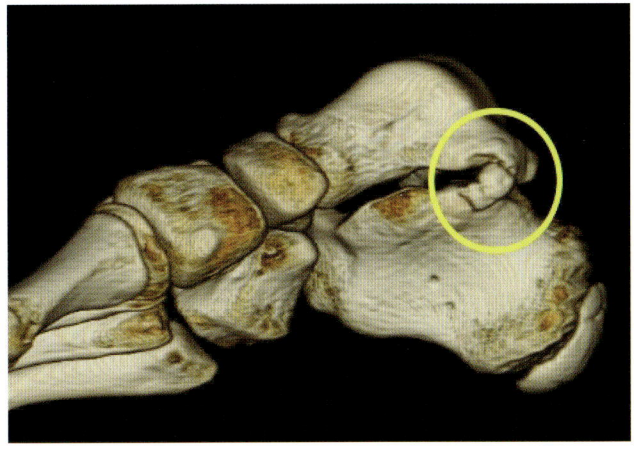

[3] 3D-CT 像
癒合部の骨性隆起がより明確に確認できる．○：癒合部．

❷…麻酔，手術体位と皮切

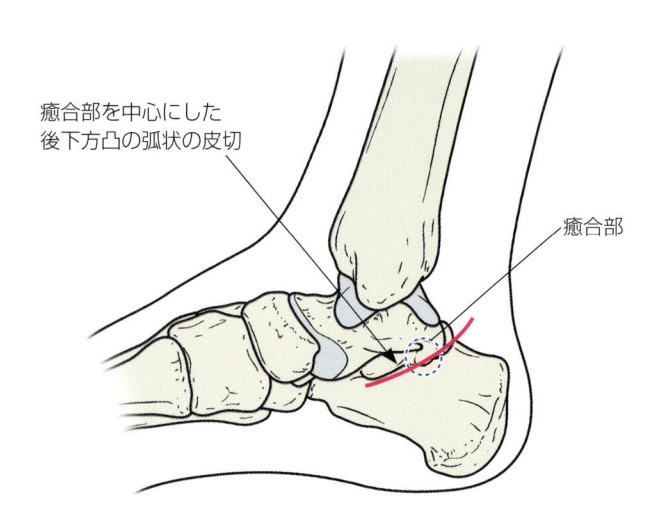

癒合部を中心にした
後下方凸の弧状の皮切

癒合部

- 脊椎麻酔や伝達麻酔でも可能だが，とくに小児の場合は全身麻酔で行っている．
- ターニケットを使用し，仰臥位で患側が開排位となるようにする．
- 癒合部を中心に後下方凸の弧状の皮切を用いる．

❸…術野を展開する

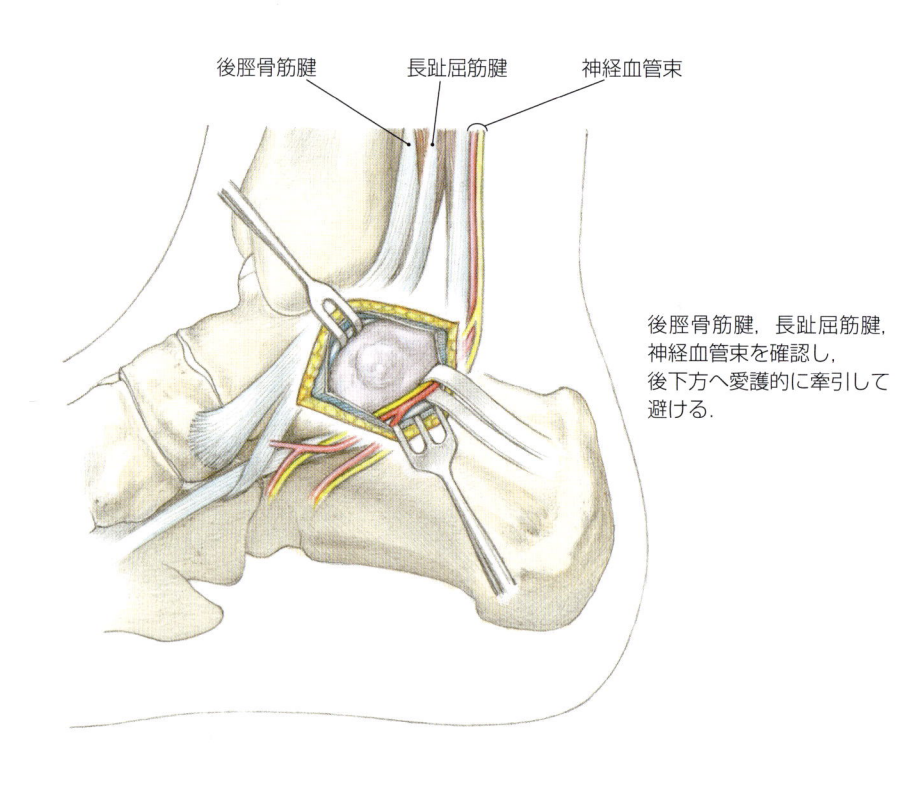

後脛骨筋腱　　長趾屈筋腱　　神経血管束

後脛骨筋腱，長趾屈筋腱，
神経血管束を確認し，
後下方へ愛護的に牽引して
避ける．

▶ポイント
- 神経症状を合併しているときは，神経が圧迫されていないか確認する．

- 骨性隆起を確認しながら皮下組織を剥離していくと屈筋支帯を確認できる．屈筋支帯を後下方凸に切離すると癒合部に達する．このとき後脛骨筋腱，長趾屈筋腱，および神経血管束を確認し，後下方へ愛護的に牽引し避ける．
- 足根管症候群を呈する症例は脛骨神経の状態を確認する．

❹…癒合部を確認する

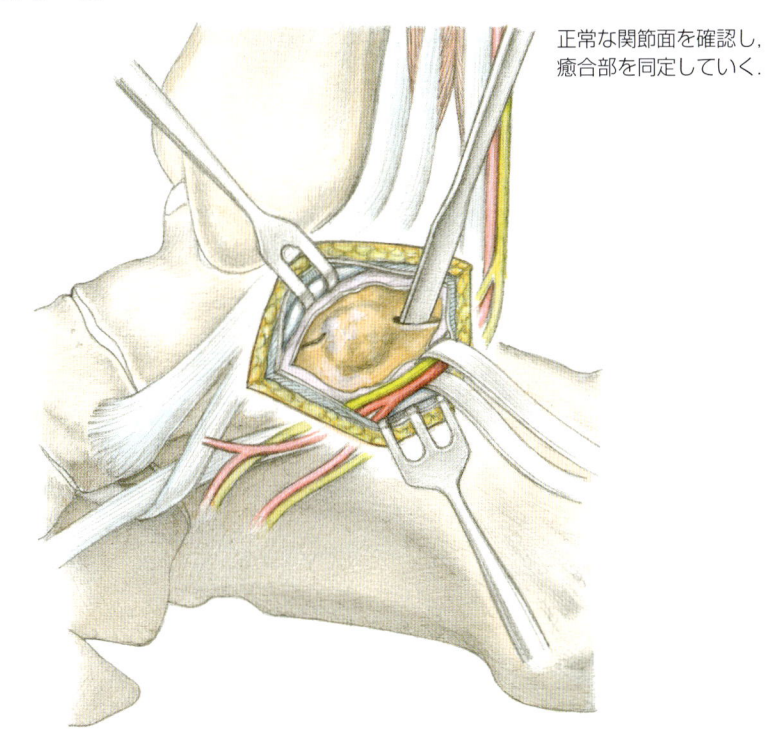

正常な関節面を確認し，
癒合部を同定していく．

- 骨性隆起部を中心に前後方向に剥離を進め，癒合範囲を確認する．このとき術前のCTや3D–CT画像を参考に癒合範囲を同定する．
- 実際の癒合部は本来の関節面とは方向が異なっており確認しにくいこともある．癒合部を前後方向に展開して正常な関節面を確認し，癒合部を同定していく．

❺…癒合部を切除する

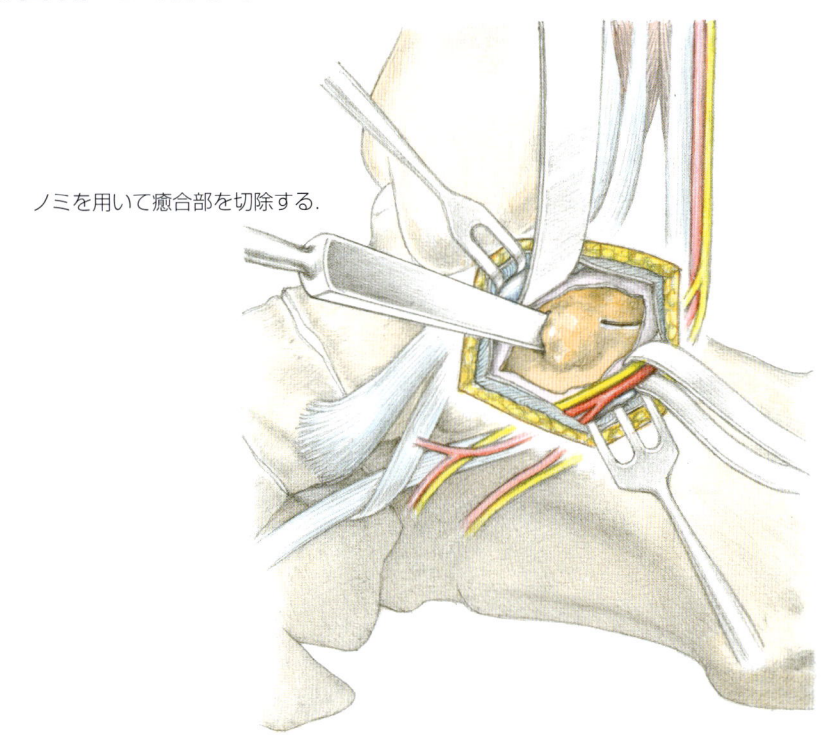

ノミを用いて癒合部を切除する．

- 骨性隆起を完全に露出したのち，癒合部をノミを用いて切除する．この際，後脛骨筋腱，長趾屈筋腱，および神経血管束を傷つけないように注意する．

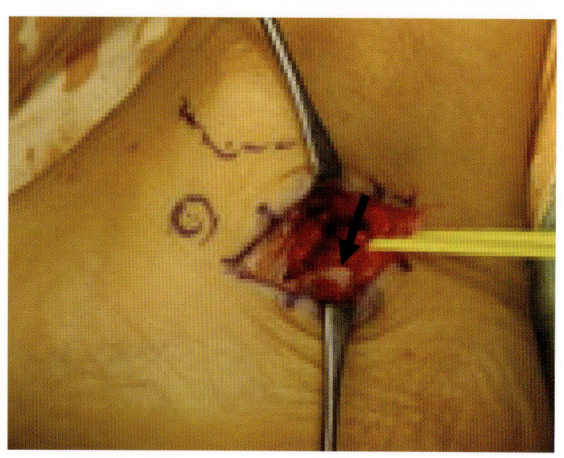

[4] 癒合部の切除
ノミを用いて正常な関節面（➡）が露出するまで切除する.

- 正常な関節面が現れるまで切除を進め **[4]**，関節面にエレバトリウムなどを挿入し，完全に癒合部が切除されていることを確認すると同時に後足部を内がえし，外がえしさせて距骨下関節の動きを確認する.

> ▶ポイント
> - 癒合部を確認して確実に切除し，関節の動きを確認する.

- 再癒合予防のために，切除面には骨蝋（bone wax）を塗布するか遊離脂肪を移植する[3].

> ▶ポイント
> - 切除部位には再癒合予防のために遊離脂肪や bone wax を充填する.

▶後療法

- 術直後から痛みに応じて足趾，足関節の可動域訓練および歩行訓練を行う.

（垣花昌隆）

■文献
1. Mosca VS. Subtalar coalition in pediatrics. Foot Ankle Clin 2015；20：265-81.
2. Moraleda L, et al. C sign：talocalcaneal coalition or flatfoot deformity? J Pediatr Orthop 2014；34：814-9.
3. Masquijo J, et al. Fat Graft and Bone Wax Interposition Provides Better Functional Outcomes and Lower Reossification Rates Than Extensor Digitorum Brevis After Calcaneonavicular Coalition Resection. J Pediatr Orthop 2017；37：e427-31.

小児足変形の手術

足根骨癒合症

踵・舟状骨癒合症の手術

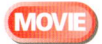

●──手術の概要

- 踵・舟状骨癒合症は，足根骨癒合症のなかで距・踵骨癒合症と並んで頻度が高い[1]．癒合部の組織所見により骨性癒合，軟骨性癒合，線維性癒合に分類されるが，足部痛を訴えるケースは軟骨性と線維性が混在した線維軟骨性癒合である[2]．本来，良好な可動性が認められていた両足根骨間に不完全癒合が生じると，癒合部自体に過度の応力が加わり，これが軟骨下骨の機械的損傷を引き起こして疼痛が発現する[3]．
- 保存的治療が第一選択であるが，無効な場合は手術治療が適応となる．手術には癒合部切除術または三関節固定術が選択肢としてあげられるが，早期診断ができれば関節可動性が温存できる癒合部切除術が良い適応となる．ただし，隣接関節の変形性関節症性変化が認められる場合は固定術の適応となる．

▶適応

- 以下のすべての項目を満たす場合に，癒合部切除術の適応となる．
  - 単純 X 線像 [1]，CT 像 [2] などで踵・舟状骨癒合の特徴的な画像所見を確認できること．
  - 臨床症状があること．すなわち，歩行時の足部痛，足根洞やや前方の癒合部に圧痛があること．
  - 保存的治療に効果がないこと．
  - 隣接関節の変形性関節症性変化が認められないこと．

▶手術のポイント

①体位と皮切：仰臥位とし，踵骨前方突起から舟状骨に向けて皮切をおく．
②癒合部を展開する．
③癒合部を切除する．
④再癒合予防のための処置を行う．

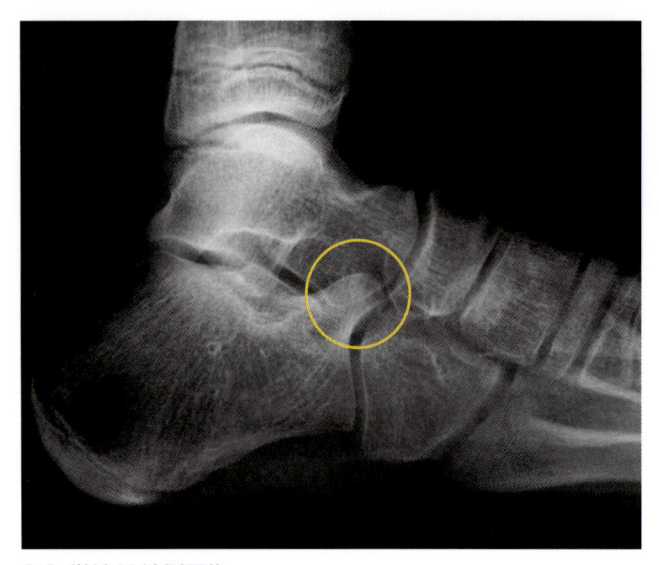

[1] 単純X線側面像
踵骨前方突起の anteater nose sign が特徴的である.

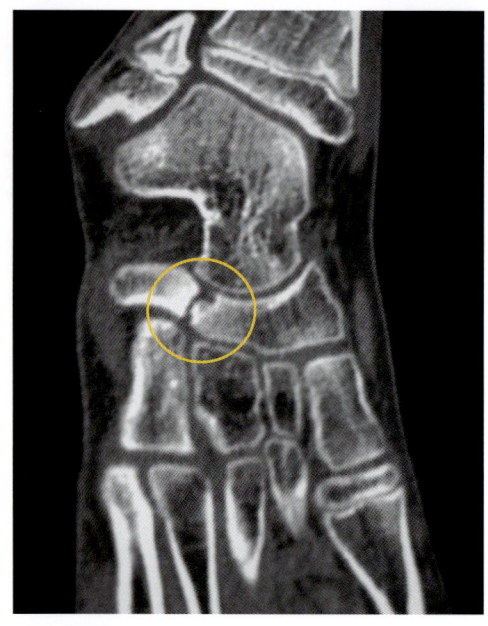

[2] CT像
踵・舟状骨間に不整像がみられる.

── 手術手技の実際

❶⋯手術体位と皮切

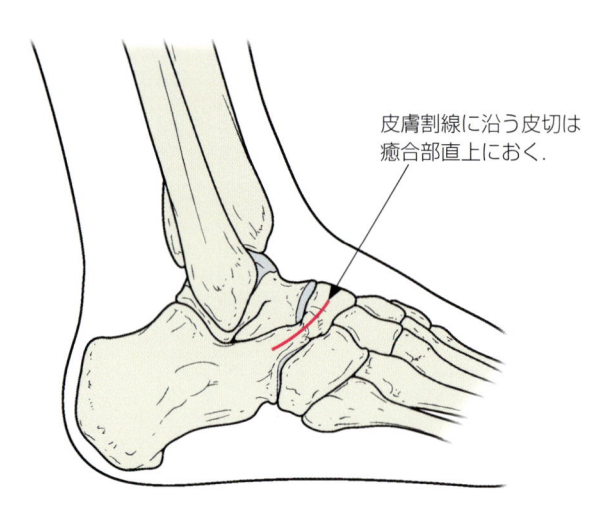

皮膚割線に沿う皮切は
癒合部直上におく.

● 仰臥位とし，皮膚割線に沿って踵骨前方突起から舟状骨に向けて癒合部直上に
皮切を加える.

❷…癒合部を展開する

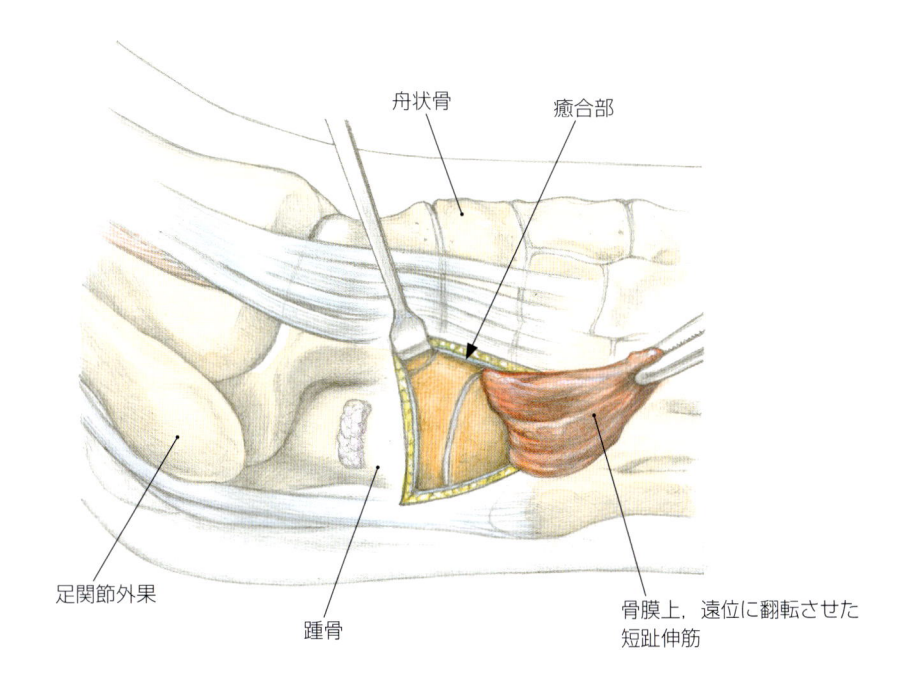

舟状骨　　　　癒合部

足関節外果

踵骨

骨膜上, 遠位に翻転させた
短趾伸筋

● 浅腓骨神経に注意しながら癒合部を展開し, 第3腓骨筋腱や長趾伸筋腱をよけ
て短趾伸筋を同定する.

● 短趾伸筋を起始部から切離し, 一定幅を遠位に向かい骨膜上に翻転させる. こ
れは癒合部切除後, 再癒合を防ぐためのスペーサーとして準備しておく.

● 短趾伸筋を翻転後, 癒合部および周辺の骨膜を薄くそぎ, 切除部の全貌を展開
する.

❸…癒合部を切除する

● 切除の前に線維軟骨性癒合部の正確な位置を確認する.

● 癒合部は関節面を中心に, 最初は7mm幅程度をブロックとしてノミで切除す
る. ただし, 癒合部の横幅, 奥行きは予想以上にあるのでリュエルやケリソン
を用いて取り残しがないように十分切除する [3].

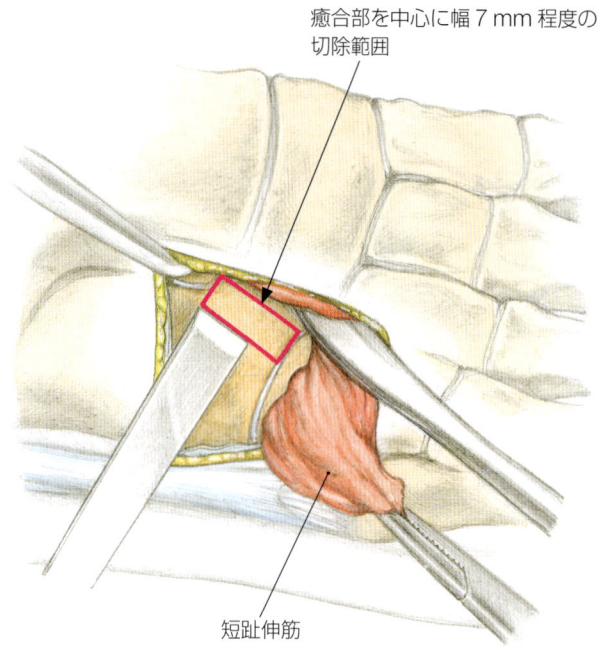

癒合部を中心に幅 7 mm 程度の
切除範囲

短趾伸筋

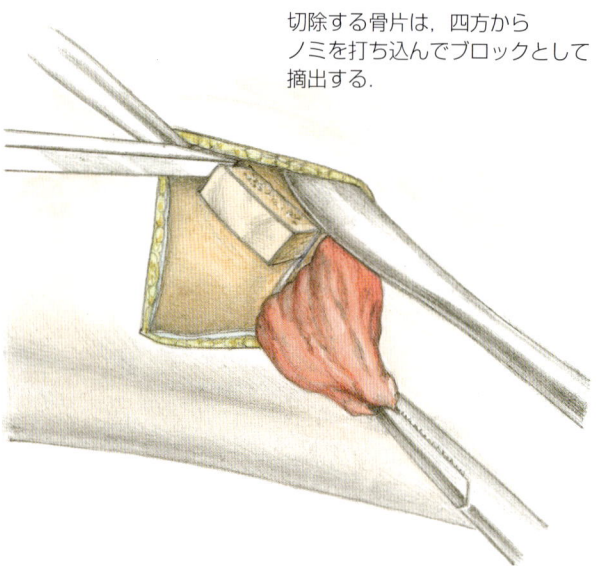

切除する骨片は，四方から
ノミを打ち込んでブロックとして
摘出する．

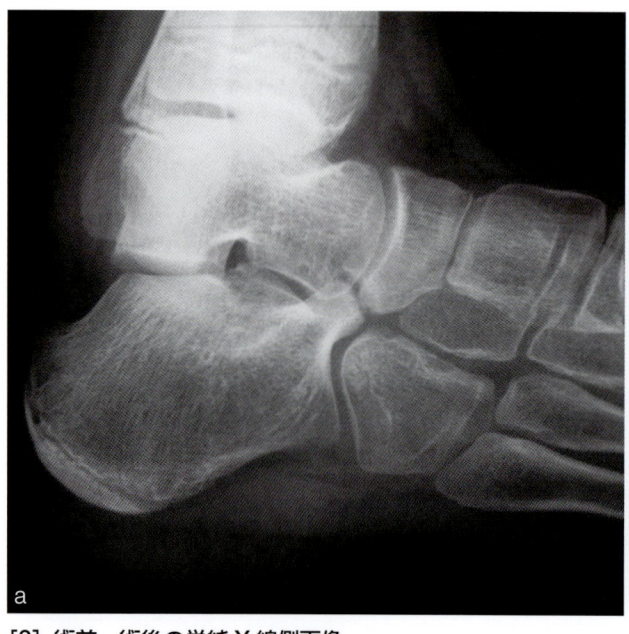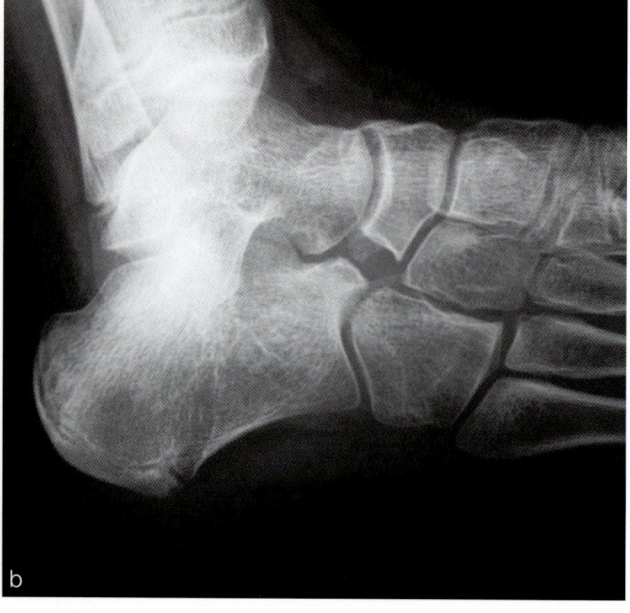

[3] 術前，術後の単純 X 線側面像
a：術前．b：術後．癒合部が完全に切除されていることがわかる．

❹…再癒合予防のための処置を行う

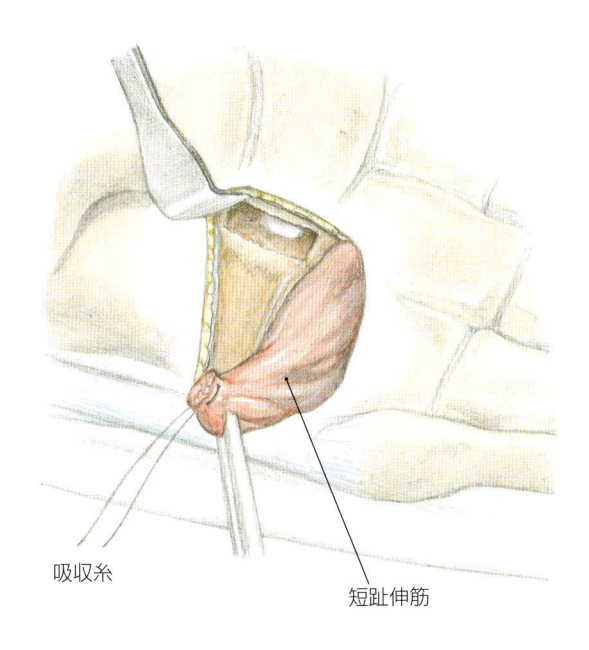

吸収糸

短趾伸筋

- 足根骨間で十分な可動性を直視下で確認できれば十分洗浄を行い，切除部に骨片を残さないよう注意する．
- 癒合部展開時に翻転させた短趾伸筋を吸収糸で誘導して切除部に挿入し，足底に引き抜き縫合しておく．

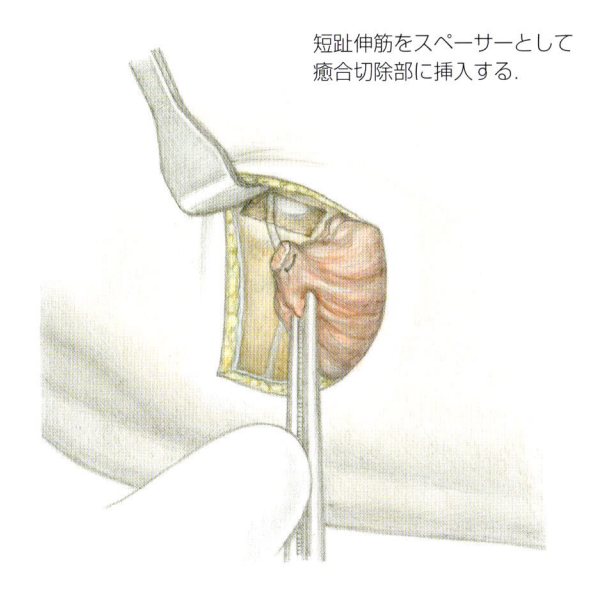

短趾伸筋をスペーサーとして癒合切除部に挿入する．

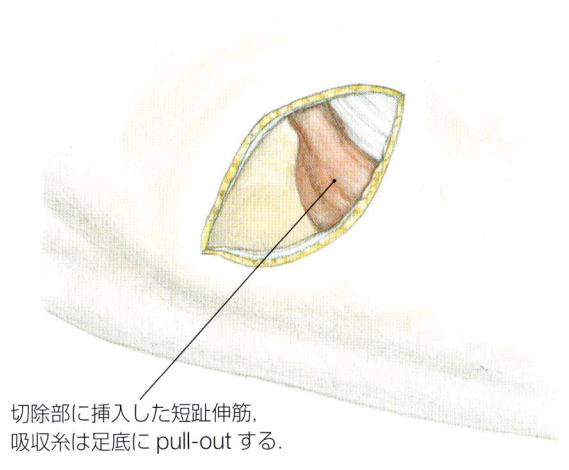

切除部に挿入した短趾伸筋，
吸収糸は足底に pull-out する．

▶後療法

- 2週間短下肢ギプス固定を行ったのち，引き抜き縫合糸を抜去し歩行を許可する．

(薩摩眞一)

■文献

1. Ehrlich MG, Elmer EB. Tarsal coalition. In：Jahss M, editor. Disorders of the Foot and Ankle. 2nd ed. Philadelphia：WB Saunders；1991. p. 921-38.
2. Kumai T, et al. Histopathological study of nonosseous tarsal coalition. Foot Ankle Int 1998；19：525-31.
3. Katayama T, et al. Talocalcaneal coalition：A case showing the ossification process. Foot Ankle Int 2005；26：490-3.

小児足変形の手術

足根骨癒合症

舟状楔状骨癒合症の手術

🟢 ━━ 手術の概要

- 通常，癒合部は舟状骨と内側楔状骨間の底側にある．ほとんどが非骨性の癒合で，結合部は関節幅の1/3～2/3に及び，軟骨性あるいは線維性に癒合している[1-3] **[1]**.

- 治療は保存療法を行うのが原則[3]で，多くの症例で疼痛は軽減ないし消失する．短期間の観察で手術に踏み切ることは避けるべきである．

- 手術法は，癒合部切除術と関節固定術がある．その選択について統一した意見はないが，スポーツ活動をする者や若年者には癒合部切除術が行われている．本項では，癒合部切除術について述べる．

- 切除術の場合，距踵骨間や踵舟状骨間の癒合症では癒合部の過剰骨を切除するのに対して，舟状楔状骨間の癒合症では関節の接触面を減らす方向に切除することになる．前2者に対して，術後に疼痛が残りやすいとの報告もある[4].

- 切除術後に疼痛が残存する場合，固定術の追加が必要になる可能性を事前に説明しておく必要がある．固定術の場合は，切除範囲を関節軟骨全体に拡大して癒合させる．

> ▶ ポイント
> - 本症は楔舟関節癒合症，舟─楔状骨癒合症など，さまざまな表記がされているが，『足の外科用語集 第3版』では「舟状楔状骨癒合［症］：naviculocuneiform coalition」としている．

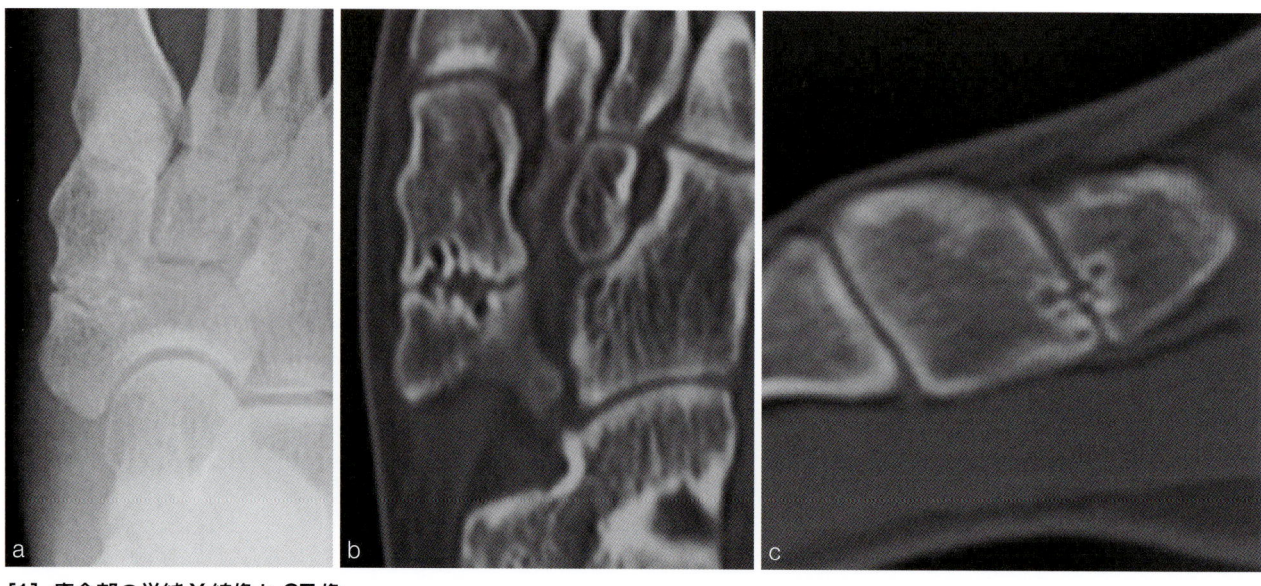

[1] 癒合部の単純X線像とCT像
a：単純X線正面像，b：CT水平断像，c：CT矢状断像．

▶適応

- 6 か月以上の保存的治療に抵抗し，疼痛の強いものに手術を選択する．
- 癒合部切除術は，若年者で癒合部の面積が関節面全体の 1/3 以内[2,5] のものが良い適応で，囊腫様病変を伴わないものに行う．
- 年長者，癒合部の面積が大きいもの，囊腫様変化を伴うものは固定術の適応である．

▶手術のポイント

①仰臥位とし，舟状骨−内側楔状骨間内側の底側寄りに皮切をおき，癒合部を展開する．
②癒合部を切除する．
③骨切除量の調整を行う．
④閉創する．

●──手術手技の実際

❶…皮切〜癒合部を展開する

- 仰臥位とする．
- 癒合部は，通常は底側にあり，楔舟関節（舟状骨−内側楔状骨間）内側の底側寄りに皮切をおく．
- 癒合部では関節裂隙は認められず，骨組織間に軟らかい白い帯が存在する [2]．骨端線に似ている．

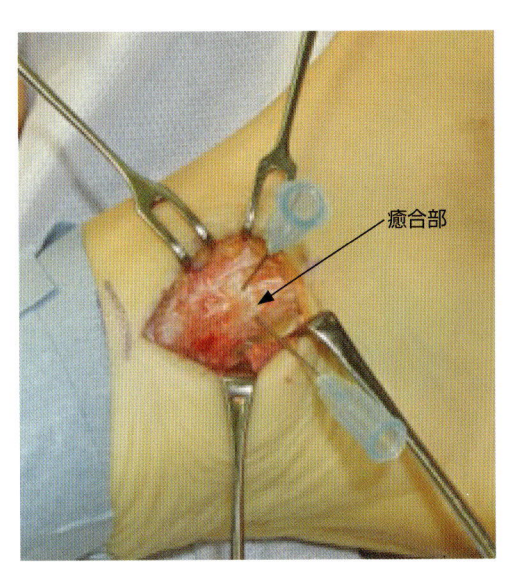

[2] 癒合部の確認

▶ポイント
- 表層の軟部組織を剥離すると，白い帯がみられる．軟らかい部分を確認し，さらに表層を削ると帯がはっきりしてくる．

❷…癒合部を切除する

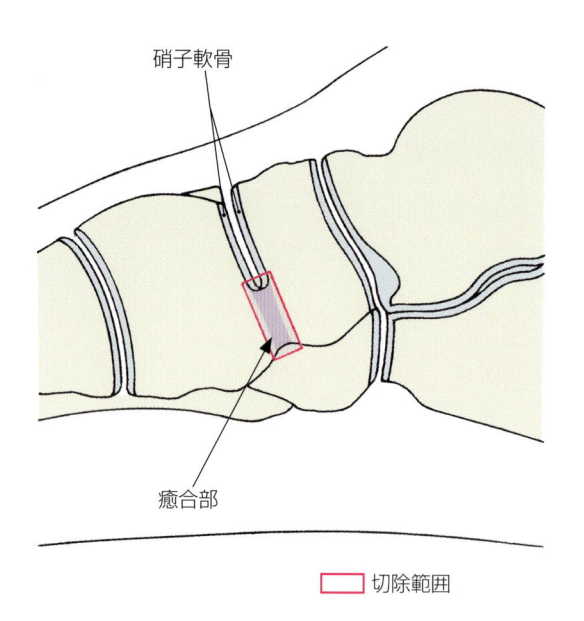

硝子軟骨

癒合部

□ 切除範囲

● 癒合部に沿って切除を進める. 始めはノミを使って表層部を削り, 海綿骨部分は白い帯を確認しながら鋭匙鉗子やエアドリルで切除していく [3].
● 健常軟骨がみられ, 関節裂隙が確認できるところまで切除を進める [4].

▶ ポイント
● 癒合部を辿って, 上方に向けて徐々に切除を進める. 極端に大きな幅にはせず, 6〜7 mm としている.
● はっきりとした硝子軟骨が見えてくるので, 関節裂隙が確認できるところで止める. 裂隙に薄い器具を挿入して, 関節腔が開けば切除は完成している.

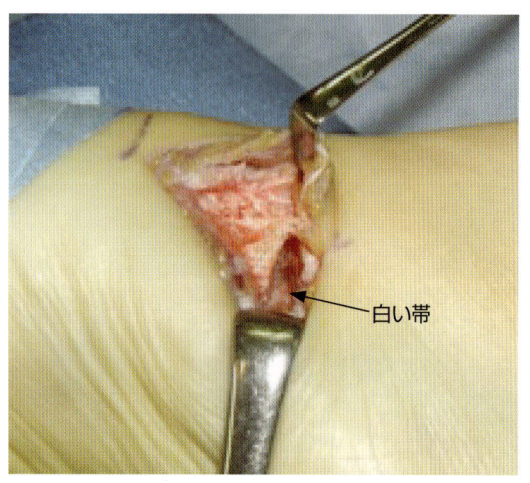

白い帯

[3] 癒合部の切除中

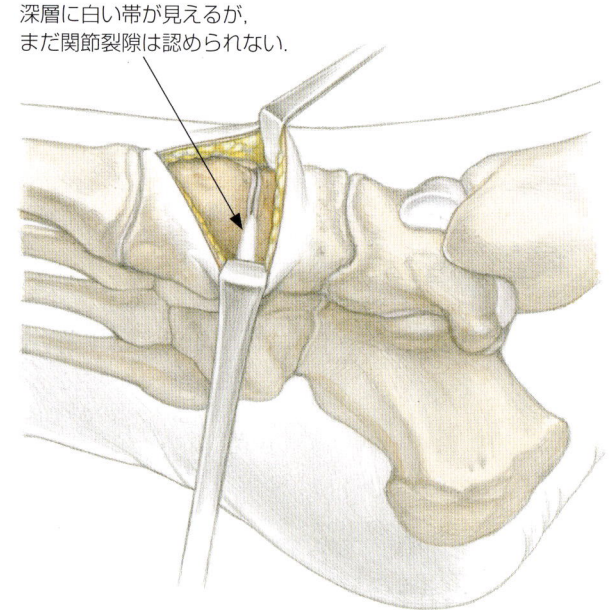

深層に白い帯が見えるが,
まだ関節裂隙は認められない.

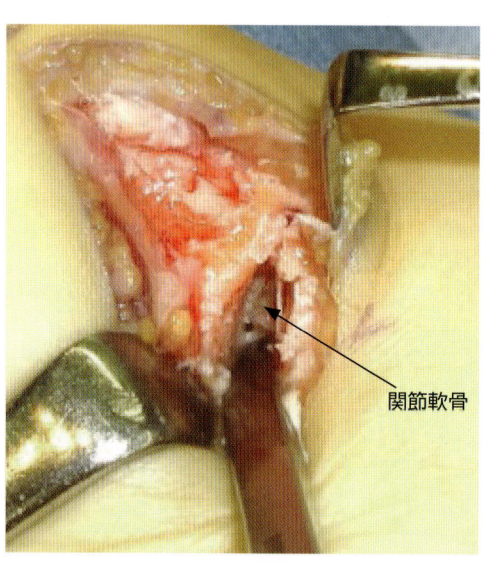

関節軟骨

[4] 切除完了
関節裂隙が見える.

❸…骨切除量を調整する

- 再癒合を防ぐために骨切除を追加して，間隙をある程度広く保つ（6〜7 mm）．
- 過剰な範囲の切除は，関節の不安定性をきたす可能性がある．また，幅広い切除は，後年，痛みが再発して関節固定術が必要になったときには不利である．
- 筆者はとくに行っていないが，再癒合を防止する目的で，骨ろうを塗布したり，脂肪を移植する報告がある．

❹…閉創する

- 皮下，皮膚を縫合する．

▶ 後療法

- 短期間の安静の後，痛みの程度に合わせて歩行を開始する．
- 足底挿板を装着させてもよい．
- 3〜4週で痛みがとれて日常生活動作に不自由がなくなり，2〜3か月程度でスポーツ復帰したとする報告が多い．

（窪田 誠）

■文献
1. 平石英一ほか．舟状骨-楔状骨癒合症の病態．三好邦達編．別冊整形外科 No. 25 足の外科—最近の進歩．東京：南江堂；1994. p. 33-7.
2. Kumai T, et al. Histopathological study of nonosseous tarsal coalition. Foot Ankle Int 1998；19：525-31.
3. Byun SE, et al. Treatment of naviculo-first cuneiform coalition of the foot. Foot Ankle Int 2014；35：489-95.
4. 金澤和貴ほか．足根骨癒合症の治療成績．JOSKAS 2012；37：316-7.
5. 林 宏治ほか．足根骨癒合症の診断 組織像からみた MR 画像の有用性．日足外会誌 2004；25：113-7.

後内外側解離術

●──手術の概要

- 近年，先天性内反足に対するギプス治療として Ponseti 法[1] が普及し，その優れた治療効果から軟部組織解離術を必要とする症例は激減した．しかし，重度変形例では Ponseti 法を行っても変形の遺残や再発をきたし，手術治療を必要とすることもある．

- 尖足変形のみの遺残であれば後方解離術で対応できるが，内反・内転変形が強く残っている場合に筆者は後内外側解離術を行っている．その概要と術式について述べる．

- 本術式の利点は，広範な軟部組織の解離により，良好な足部アライメントを獲得できることである．欠点は，足関節ならびに距骨周囲関節の動きが硬くなることである．

▶適応

- 歩行開始時期以降に，足部単純 X 線最大背屈位側面像で脛踵角 75° 以上の尖足を認め，著明な内反・内転変形が遺残し，外側縁接地歩行や内旋歩行している症例が適応となる．

▶手術のポイント

①腹臥位とし，アキレス腱内側に縦皮切を加え，後方を解離する．
②仰臥位として内果遠位から舟状骨に至る皮切を加え，内側を解離する．
③仰臥位のまま，外果遠位から踵立方関節に至る皮切を加え，外側を解離する．
④変形を矯正する．
⑤矯正位を確認する．

●──手術手技の実際

❶…後方解離

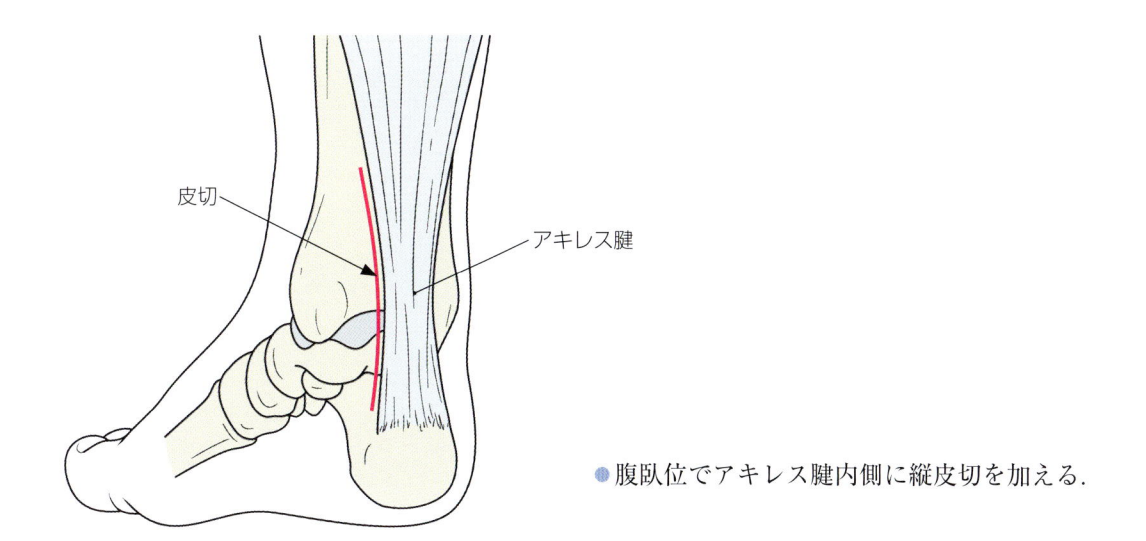

皮切

アキレス腱

● 腹臥位でアキレス腱内側に縦皮切を加える.

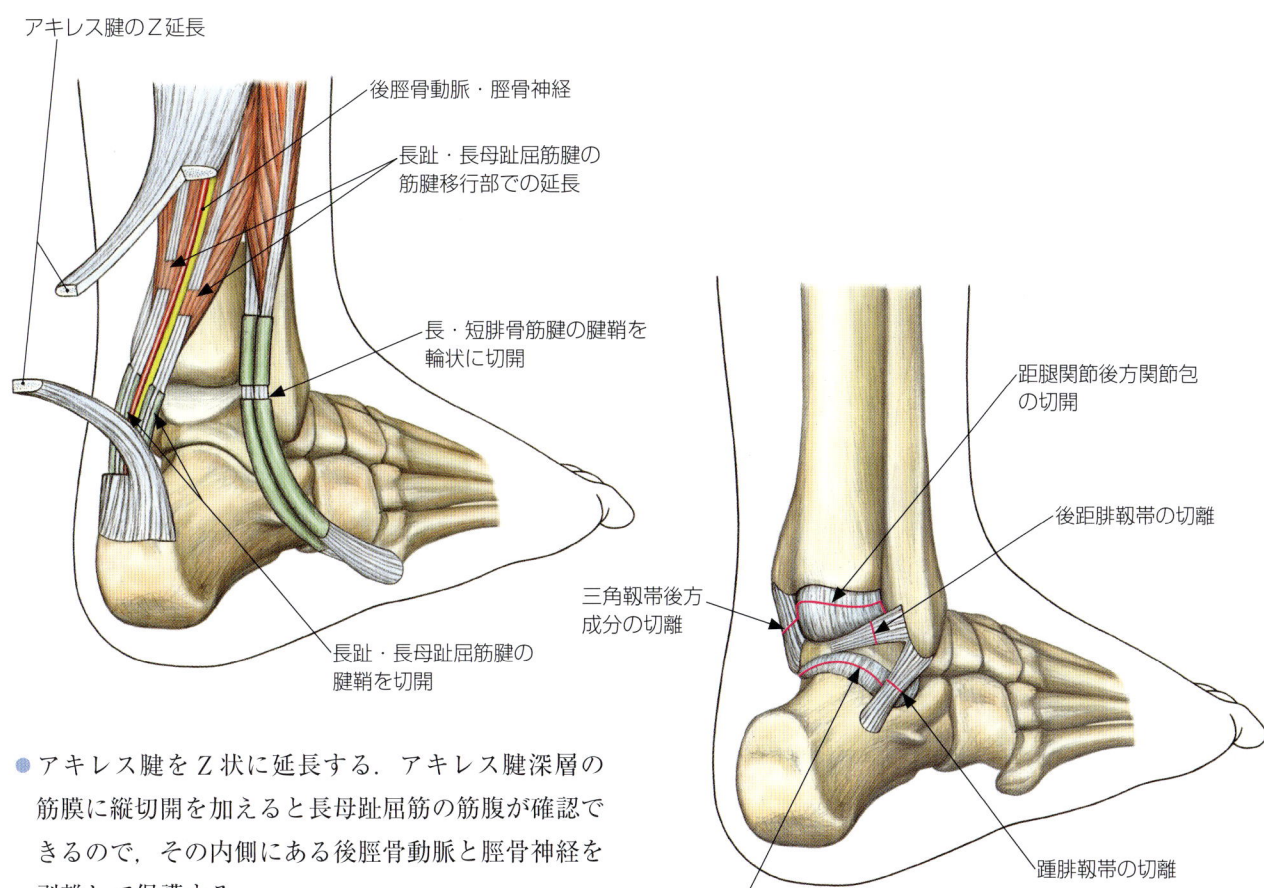

アキレス腱の Z 延長

後脛骨動脈・脛骨神経

長趾・長母趾屈筋腱の
筋腱移行部での延長

長・短腓骨筋腱の腱鞘を
輪状に切開

長趾・長母趾屈筋腱の
腱鞘を切開

距腿関節後方関節包
の切開

後距腓靱帯の切離

三角靱帯後方
成分の切離

距踵関節後方関節包の切開

踵腓靱帯の切離

● アキレス腱を Z 状に延長する. アキレス腱深層の
筋膜に縦切開を加えると長母趾屈筋の筋腹が確認で
きるので, その内側にある後脛骨動脈と脛骨神経を
剥離して保護する.

● 長趾屈筋腱・長母趾屈筋腱・後脛骨筋腱の腱鞘を縦
切し, 長・短腓骨筋腱の腱鞘は距腿関節レベルで輪
状に切開しておく. 足趾の伸展制限が強い場合は,
長趾・長母趾屈筋腱を筋腱移行部で延長する.

● 長趾・長母趾屈筋腱と神経血管束を保護して, 距腿
関節後方関節包に切開を加える. 内側は三角靱帯後
方成分の切離も行い, 外側は後距腓靱帯と踵腓靱帯
も切離する. 変形の強い症例では距踵関節の後方関
節包も切開する.

❷…内側解離

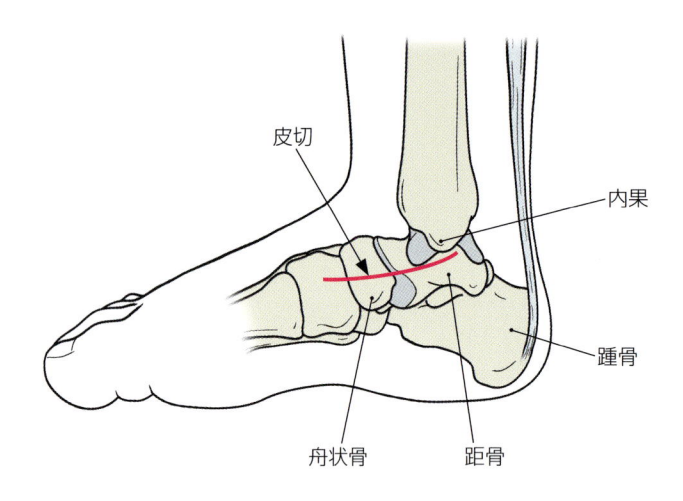

- 体位を仰臥位として，内果遠位から後脛骨筋腱の走行に沿って舟状骨に至る皮切を加える．

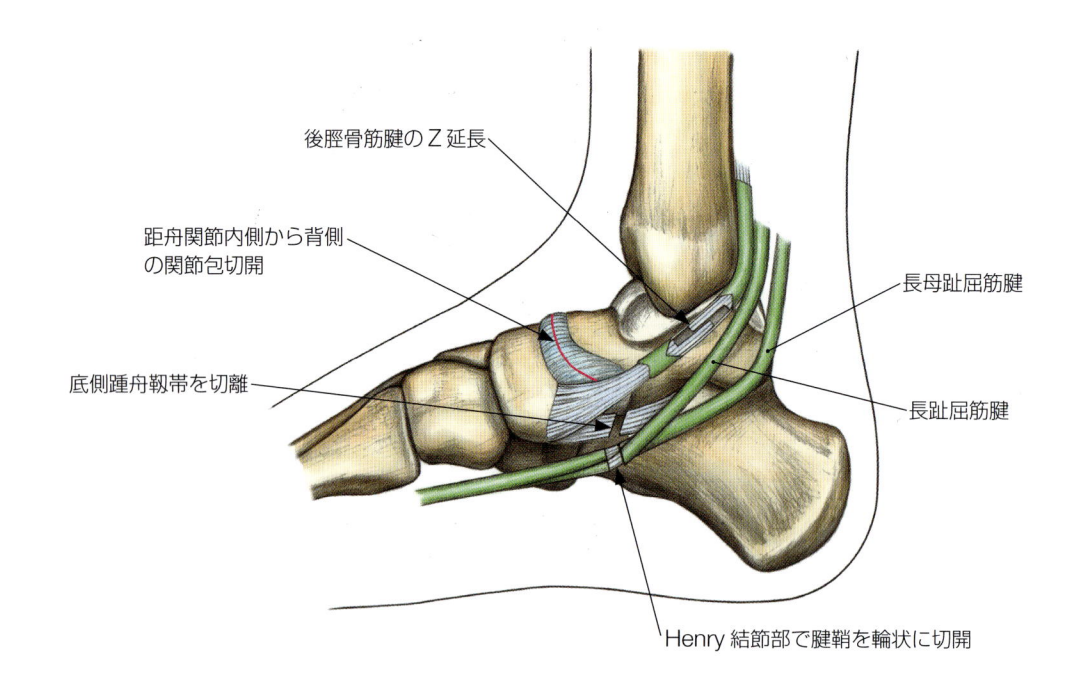

- 後脛骨筋腱の腱鞘を開けて後脛骨筋腱を Z 状に延長する．距舟関節背側にある神経血管束と腱を剝離して保護し，距舟関節の背側・内側・底側関節包に切開を加える．
- 足底側の解離では底側踵舟靱帯（スプリング靱帯）を切離し，さらにその底側にある長趾・長母趾屈筋腱の腱鞘も Henry 結節部で輪状に切開する．

❸…外側解離

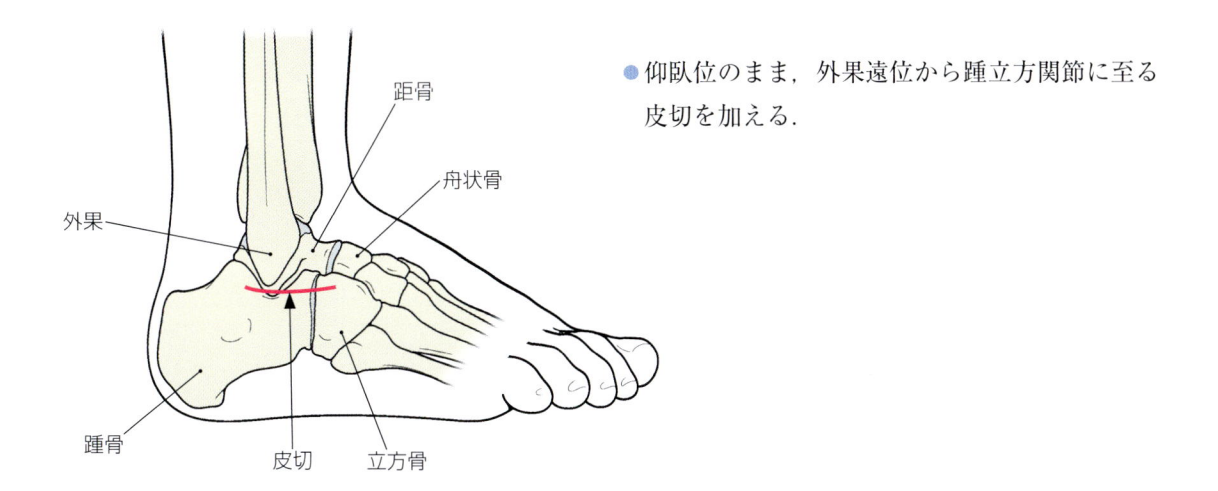

距骨

舟状骨

外果

皮切　立方骨

踵骨

● 仰臥位のまま，外果遠位から踵立方関節に至る皮切を加える．

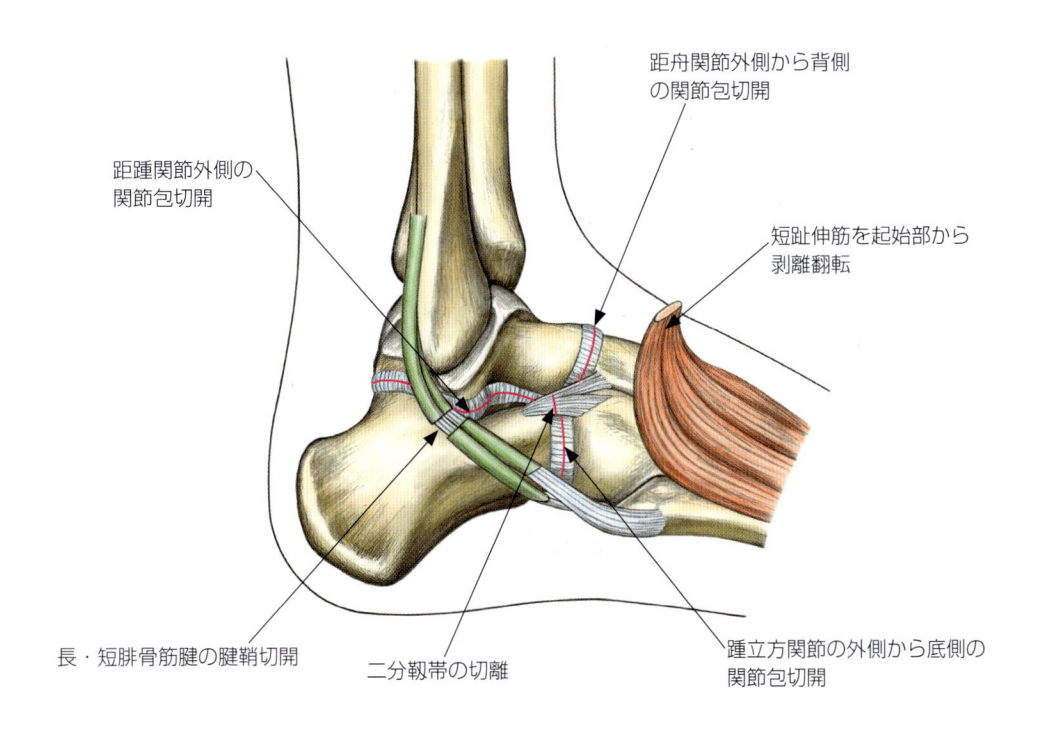

距踵関節外側の関節包切開

距舟関節外側から背側の関節包切開

短趾伸筋を起始部から剥離翻転

長・短腓骨筋腱の腱鞘切開

二分靱帯の切離

踵立方関節の外側から底側の関節包切開

> ▶ポイント
> ● 距踵関節の解離では骨間距踵靱帯を温存することで，足根洞動脈から距骨への血行を保つことが重要である．

● 足根洞の脂肪組織を切除し，短趾伸筋を起始部から剥離翻転する．

● 長・短腓骨筋腱の腱鞘を距踵関節レベルで輪状に切開する．距踵関節と踵立方関節の関節包を切開し，二分靱帯の切離も行う．距舟関節外側関節包にも切開を加えて，内側からの関節包切開とつなげるようにする．

❹ … 変形を矯正する

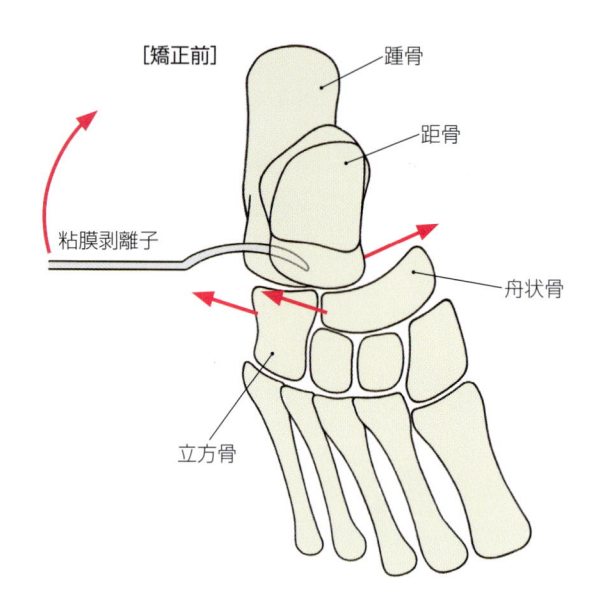

[矯正前]

踵骨

距骨

粘膜剥離子

舟状骨

立方骨

● 距舟関節の内側と背側の段差がなくなり，踵立方関節外側の段差がなくなるように前足部を外転させて，距舟関節と踵立方関節を 1.5 mm 径の Kirschner 鋼線で固定する．

● 踵骨を外転，外反，背屈し，距骨を内転して距踵関節を 1.8 mm 径の Kirschner 鋼線で固定する．

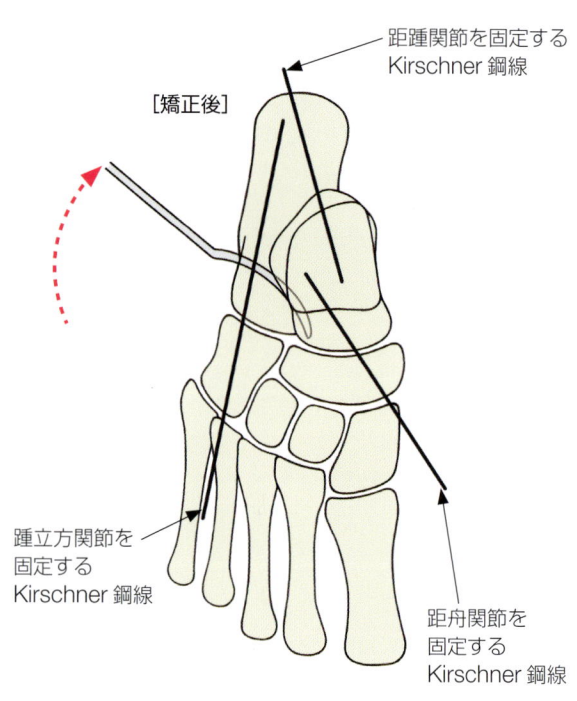

[矯正後]

距踵関節を固定する Kirschner 鋼線

踵立方関節を固定する Kirschner 鋼線

距舟関節を固定する Kirschner 鋼線

▶ ポイント

● 距骨頭と踵骨前方の間に外側から粘膜剥離子を入れ，剥離子を持ち上げることにより距骨が内転し，踵骨が外転して距踵関節が矯正される．

❺ … 矯正位を確認する

● 術中イメージで，正面像では踵骨と距骨の重なりがとれて正面距踵角が改善していることと，踵骨と立方骨の外側縁が一致していることを確認する [1]．

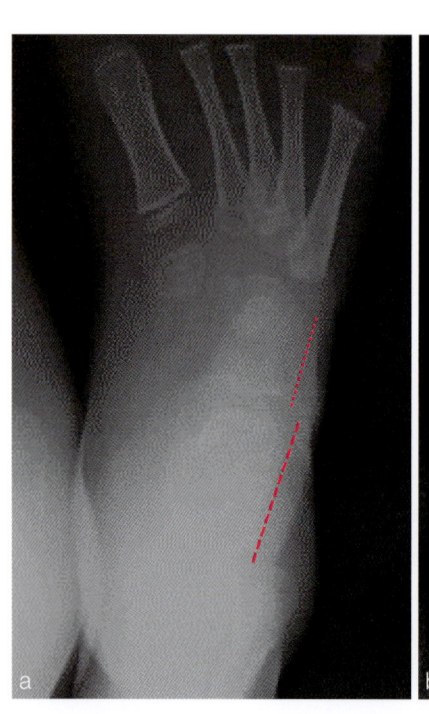

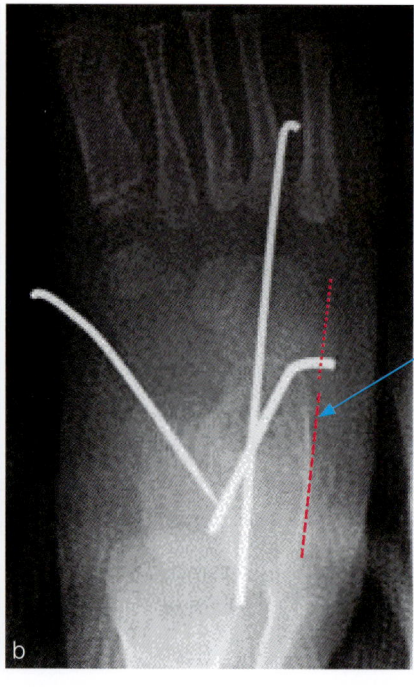

踵骨と立方骨の外側縁が一致している．

a

b

[1] X 線正面像による矯正位の確認
a：矯正前，b：矯正後．

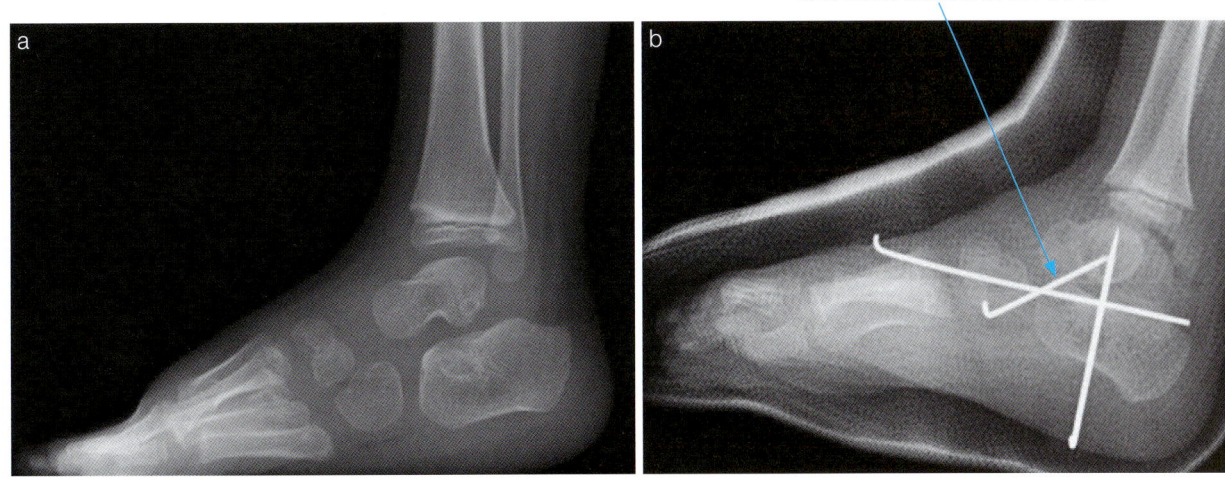

距骨と踵骨の前方が重なっている.

[2] X 線側面像による矯正位の確認
a：矯正前，b：矯正後.

- 側面像では踵骨の尖足が改善し，後足部内反の矯正により側面距踵角が改善し，距骨と踵骨の前方が重なっていることを確認する[2,3] **[2]**.

▶後療法

- 術後 6 週間は長下肢ギプス固定を行い，術後 6 週目に Kirschner 鋼線を抜去してギプスを除去する.
- その後は，歩行が安定するまで終日短下肢装具を装着し，歩行安定後は夜間のみ Denis-Browne 装具を装着する.

（若林健二郎）

■文献
1. Ponseti IV. Treatment of congenital club foot. J Bone Joint Surg Am 1992；74：448–54.
2. 町田治郎. 先天性内反足の手術的治療. 越智隆弘ほか編. 最新整形外科学大系 18 下腿・足関節・足部. 東京：中山書店；2007. p. 113–22.
3. 熊井　司. 先天性内反足. 越智光夫編. カラーアトラス 膝・足の外科. 東京：中外医学社；2010. p. 384–95.

小児足変形の手術

先天性脛骨欠損症

手術の概要

- 先天性脛骨欠損症は出生時から脛骨が完全に，または部分的に欠損しているものである．
- Kalamchi と Dawe の分類は，Type I：脛骨完全欠損，Type II：脛骨遠位欠損，Type III：遠位脛腓間離開である．
- Jones の分類[1] は，脛骨完全欠損の1型を大腿骨遠位が低形成の1a型と正常の1b型に分け，脛骨遠位部の欠損を2型，脛骨近位部の欠損を3型，遠位脛腓間離開を4型としている [1].

適応

- Jones 分類の1型で，膝伸展機能が不十分で膝の屈曲拘縮が高度な場合や，膝関節の不安定性が強い場合には膝関節離断術の適応となる．
- Jones 分類の2型では，つかまり立ちが可能となった後の1〜3歳時に脛腓骨接合術を，3〜5歳時に足部の形成術を行う．その後も下肢長差に対しては数回の骨延長術を要する．
- Jones 分類1型で膝伸展機能が残存している場合と3型には，腓骨中心化手術（Brown 手術）を行う[2]．これは腓骨近位端を大腿骨顆部中央に移動させ，Kirschner 鋼線を交差して刺入し固定する方法である．
- Jones 分類の4型では，3〜5歳時に足部の形成術を施行後に，下腿から足部に Ilizarov 創外固定器を装着し，下腿の脚延長術を行う．

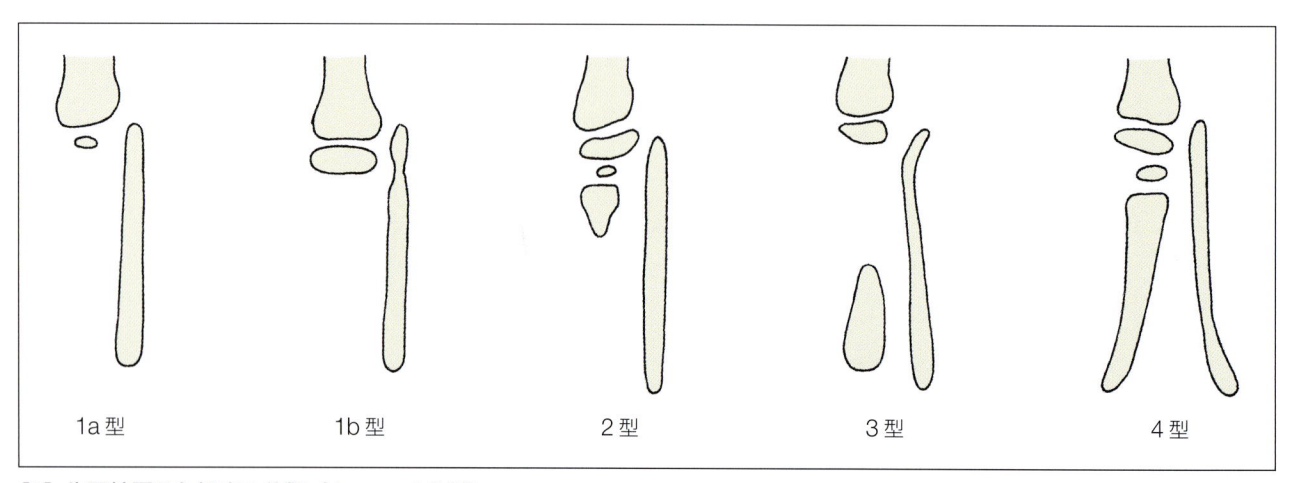

1a型　　　1b型　　　2型　　　3型　　　4型

[1] 先天性脛骨欠損症の分類（Jones の分類）
1a型：脛骨完全欠損で大腿骨遠位が低形成，1b型：脛骨完全欠損で大腿骨遠位が正常，
2型：脛骨遠位部の欠損，3型：脛骨近位部の欠損，4型：遠位脛腓間離開.
（Jones D, et al. J Bone Joint Surg Br 1978；60：31-9[1] より）

▶ 手術のポイント

脛腓骨接合術

①膝内側から下腿外側近位 1/3 に至る皮切をおき，脛骨と腓骨を展開する．

②骨接合術を行う．骨膜同士を縫合し，筋膜は縫合せず，皮下，皮膚を縫合する．

足部の形成術

①後内側と前外側に皮切をおき，軟部組織解離術を行う．

②腓骨遠位と距骨を固定する．アキレス腱，後脛骨筋，前脛骨筋を縫合する．

● 手術手技の実際

● ここでは先天性内反足を合併する Jones 分類 2 型に対する脛腓骨接合術と足部の形成術について述べる．

脛腓骨接合術

❶ … 皮切〜脛骨と腓骨を展開する

● 初診時の状態 [2]，術前の右下肢 X 線像 [3] を示す．

● 膝内側から下腿外側の近位 1/3 に至る皮切で行う．

● 脛骨先端を露出し骨膜下に剥離する．次に下腿筋膜を露出し，外側方から腓骨に達する．残存した脛骨とほぼ同じ長さを腓骨骨切り部と想定して，全周性に骨膜外に剥離する．

● 腓骨を骨切りし，前脛骨筋と思われる筋肉の直上で筋膜を縦切する．前脛骨筋を外側によけ，腓骨遠位骨片を露出する．

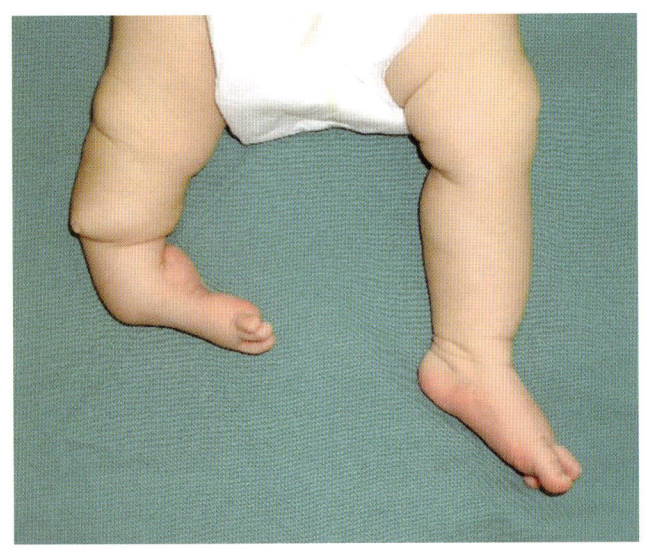

[2] 初診時の状態

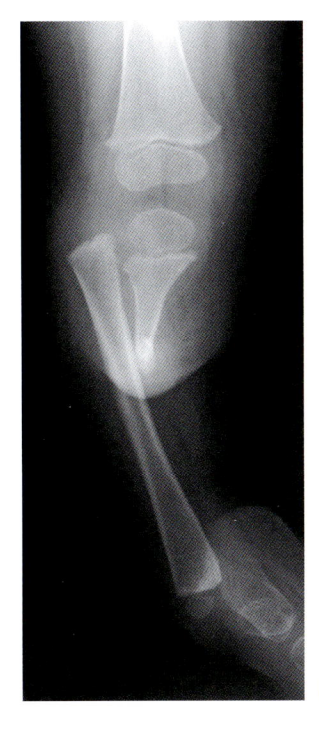

[3] 術前の下肢 X 線像

❷…骨接合術を行う

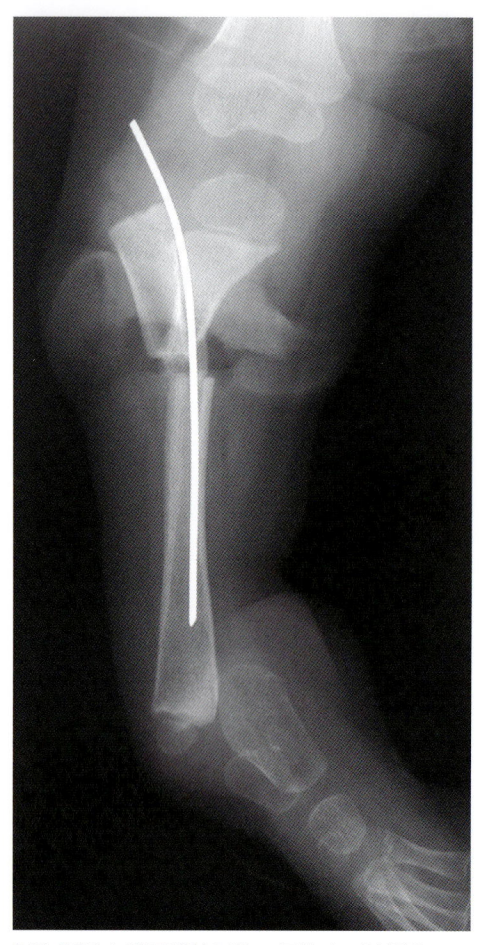

[4] 脛骨と腓骨遠位骨片の骨接合：X 線像

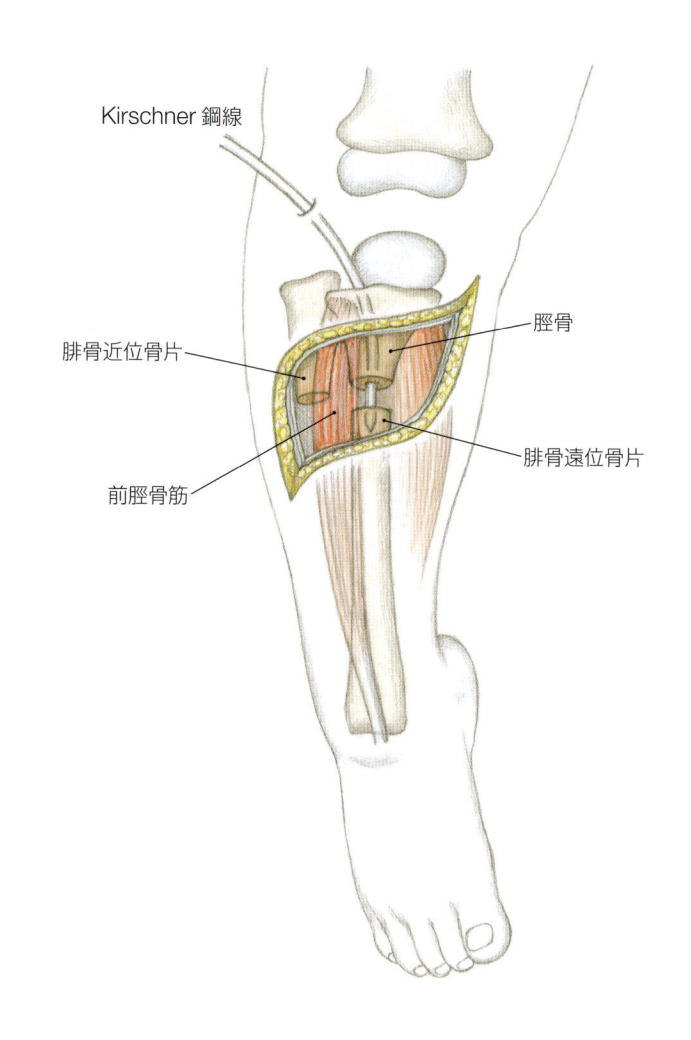

- 脛骨先端部を新鮮化し，脛骨と腓骨遠位骨片の骨接合を行う．
- 内固定は径 1.5 mm くらいの Kirschner 鋼線を交差して刺入して行う．骨片が小さく固定が困難な場合には，脛骨遠位から Kirschner 鋼線を刺入し，外側に引き抜いておき，腓骨遠位骨片に刺入し，髄内釘として固定する [4].
- 骨膜同士を縫合し，筋膜は縫合せず，皮下，皮膚を縫合する．

足部の形成術

❶…軟部組織解離術を行う

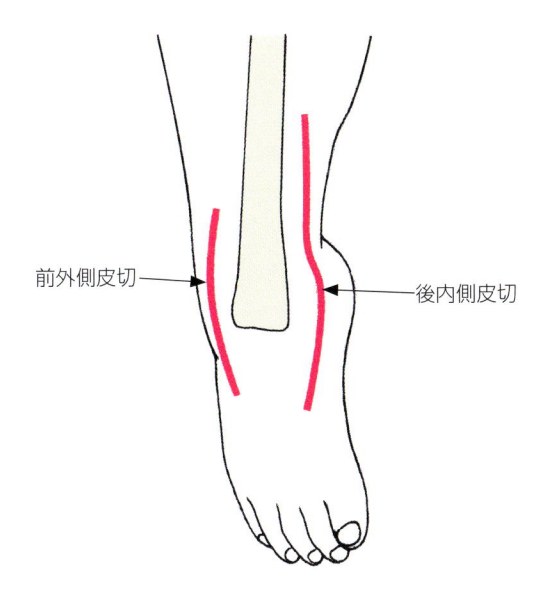

前外側皮切 → ← 後内側皮切

- 後内側皮切と前外側皮切により行う.
- 後内側皮切からアキレス腱, 後脛骨筋を露出し, Z延長を行う. 長趾屈筋, 長母趾屈筋を同定し, 神経血管束にテープを掛け, よけておく.
- 前外側皮切から前脛骨筋を露出し, Z延長を行う. 長趾伸筋, 長母趾伸筋を同定し, 必要に応じて延長する.
- ただし, 後脛骨筋, 足趾の屈筋・伸筋は同定できない場合もある. 足趾の屈筋は切離したままとする.
- 足関節周囲は線維性拘縮が強いので, 足関節包を完全に切離する.

❷…腓骨遠位と距骨を固定する

- 軟部組織解離術を行って足関節背屈が−30°くらいまで達する場合には, 通常の後内側解離術と同様にKirschner鋼線で固定する[3].
- 変形が重度で60°以上の変形が残存する場合には, 腓骨先端を新鮮化し, 距骨を部分的に骨切除して腓骨が嵌まり込むようにする. 血管の緊張があまりに強い場合には距骨摘出術を要する場合もある[4].
- 腓骨遠位と足部をKirschner鋼線で固定し, X線撮影を行い整復位を確認する [5].
- アキレス腱, 後脛骨筋, 前脛骨筋を適度な緊張で縫合する.

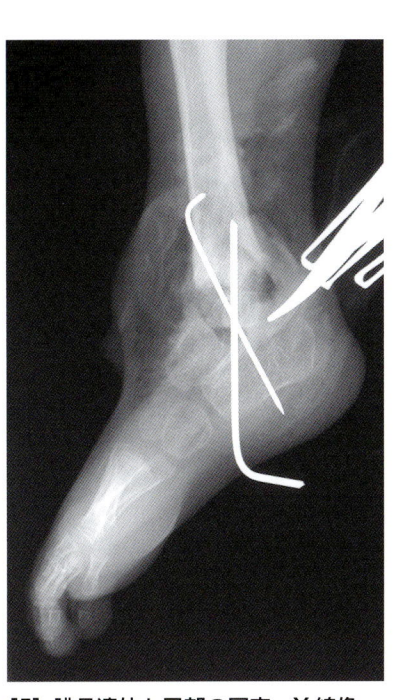

[5] 腓骨遠位と足部の固定：X線像

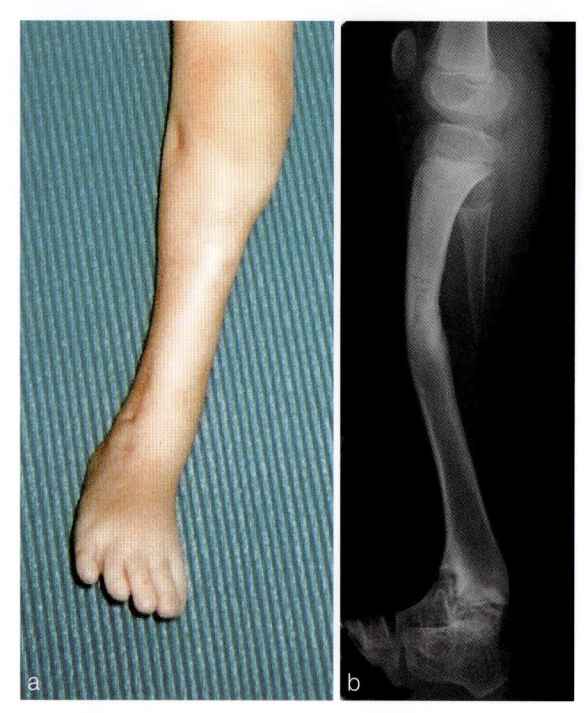

[6] 脛腓骨接合術・足部形成術後の状態
a：5歳時の下肢の状態.
b：下肢X線像.

▶ 後療法

脛腓骨接合術

● 術後は膝上からのギプス固定とする.

● 骨癒合が得られる術後3か月くらいまで2〜3週おきにギプスを巻き替えしながら固定を続行する.

● その後は膝蓋腱支持（patellar tendon bearing：PTB）装具などに移行していく.

足部の形成術

● 術後は膝上からのギプス固定とする.

● 術後8週でKirschner鋼線を抜去する. 術後10週で短下肢装具を装着し, 歩行訓練を開始する.

● 5歳時の下肢の状態と下肢X線像を示す [6].

（町田治郎）

■文献

1. Jones D, et al. Congenital aplasia and dysplasia of the tibia with intact fibula. Classification and management. J Bone Joint Surg Br 1978；60：31-9.

2. Brown FW. Construction of a knee joint in congenital total absence of the tibia（paraxial hemimelia tibia）：A preliminary report. J Bone Joint Surg Am 1965；47：695-704.

3. 町田治郎. 先天性内反足の手術的治療. 越智隆弘編. 最新整形外科学大系 18 下腿・足関節・足部. 東京：中山書店；2007. p. 113-22.

4. Machida J, et al. Management of foot deformity in children. J Orthop Sci 2017；22：175-83.

小児足変形の手術

先天性腓骨欠損症

手術の概要

- 先天性腓骨欠損症は出生時から腓骨が完全に，または部分的に欠損しているものである．

- Achterman と Kalamchi の分類[1] は腓骨部分欠損のⅠ型を軽度短縮のⅠA 型と著明に短縮しているⅠB 型に分け，腓骨完全欠損を Ⅱ 型としている [1]．

- 先天性脛骨欠損症や先天性腓骨欠損症では数回の脚延長術後に足関節の可動性が失われることが多い．また距踵関節癒合や足根骨の奇形も多く，成長終了時に足関節の外反変形が強い場合もある．本項では，そのような症例に対する足関節固定術[2] について述べる．

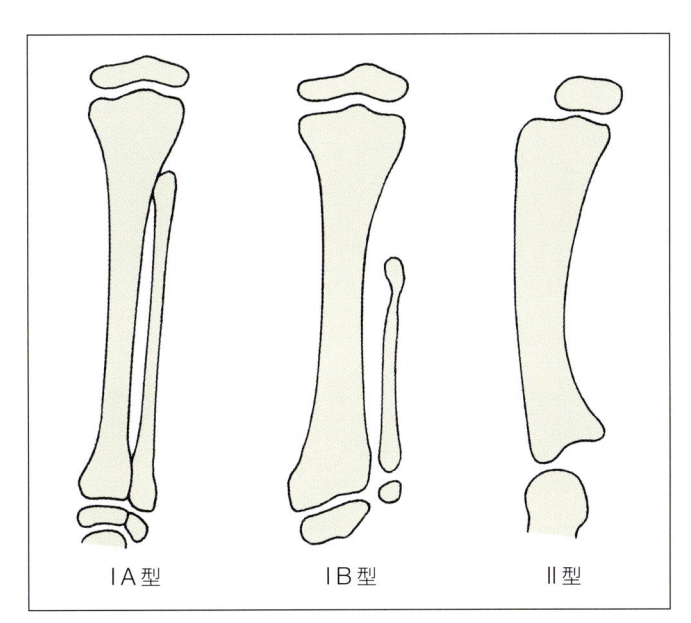

[1] 先天性腓骨欠損症の分類
ⅠA 型：腓骨部分欠損で腓骨は軽度短縮．
ⅠB 型：腓骨部分欠損で腓骨は著明に短縮．
Ⅱ 型：腓骨完全欠損．
(Achterman C, Kalamchi A. J Bone Joint Surg Br 1979；61-B：133–7[1] より)

▶ 適応

- 先天性腓骨欠損症における外反足または内反足変形については，生後2～4週から10回くらいギプス矯正と必要に応じてアキレス腱切腱を行い，ある程度，変形を矯正しておく．
- 1～3歳時に足部の形成術を，5～6歳以上で下肢長差が5 cm以上となったときに下腿から足部にIlizarov創外固定器を装着し下腿の脚延長術を行う．
- 数回の脚延長術後に足関節の変形が強い症例に対しては，足関節固定術を行う．

▶ 手術のポイント

①後内側皮切により進入し，足関節を展開する．
②脛骨，腓骨，距骨の骨切りを行う．
③足関節を固定する．

●――手術手技の実際

❶…皮切〜足関節を展開する

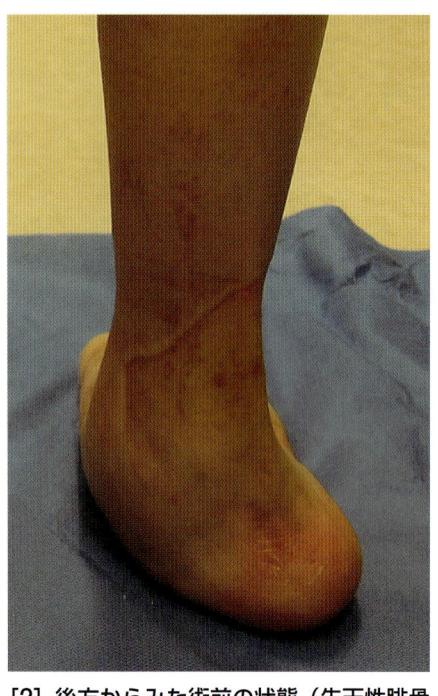

[2] 後方からみた術前の状態（先天性腓骨欠損症II型）

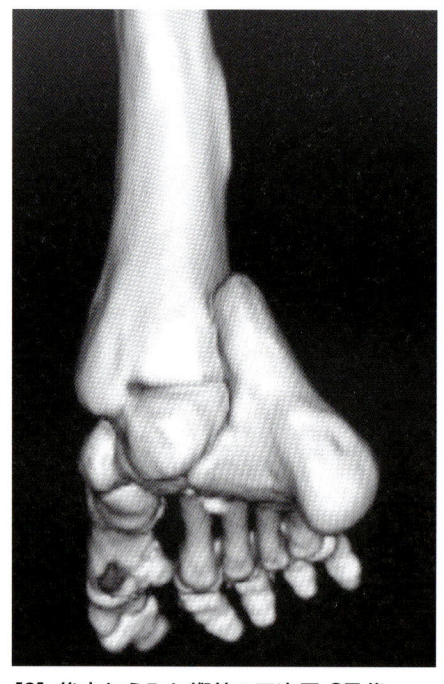

[3] 後方からみた術前の三次元CT像

- 後方からみた術前の状態 [2] と後方からみた術前の足部三次元CT像 [3] を示す．
- 後内側皮切により進入する．
- アキレス腱，後脛骨筋腱，腓骨筋腱を切離し，脛骨神経と後脛骨動静脈を脛骨後方から剥離し，テープを掛けて保護する．
- 足関節包は後方から切開し，前内側に解離を進める．外側後方で遺残腓骨に付着する索状物を切離し，足関節を脱臼させる．

❷…脛骨，腓骨，距骨の骨切りを行う

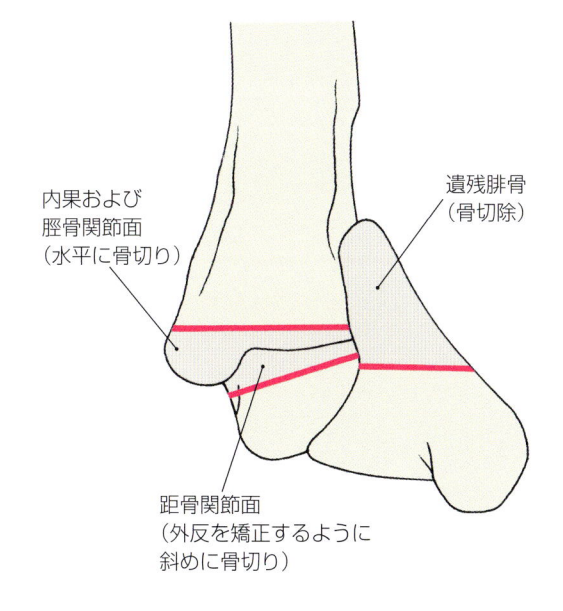

内果および
脛骨関節面
（水平に骨切り）

遺残腓骨
（骨切除）

距骨関節面
（外反を矯正するように
斜めに骨切り）

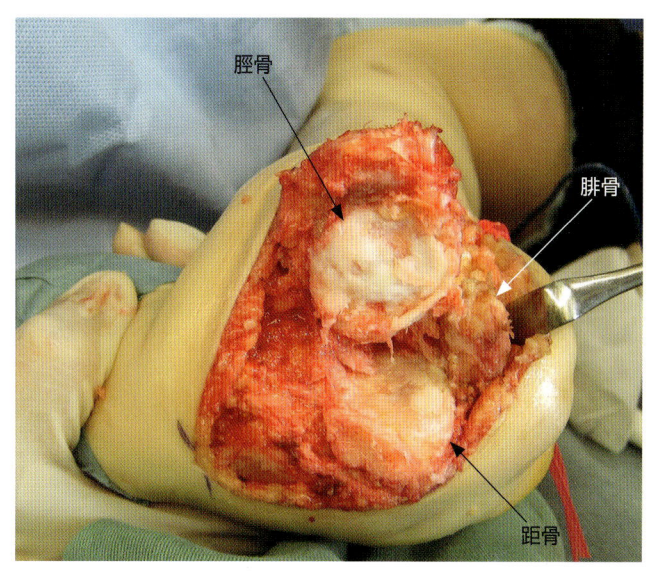

脛骨

腓骨

距骨

[4] 脛骨，腓骨，距骨の骨切り

● 電動骨鋸で脛骨の内果を骨切りし，脛骨関節面を骨軸に対して垂直に5mm骨切りする．遺残腓骨も関節面のレベルで切除する．踵骨の外反を補正するように距骨を内側1cmから斜めに骨切りする [4].

❸…足関節を固定する

● 距踵関節に可動性があれば，脛骨と距骨をスクリューなどで固定する．距踵関節が癒合している場合には踵骨の底側から逆行性の髄内釘にて固定する [5].

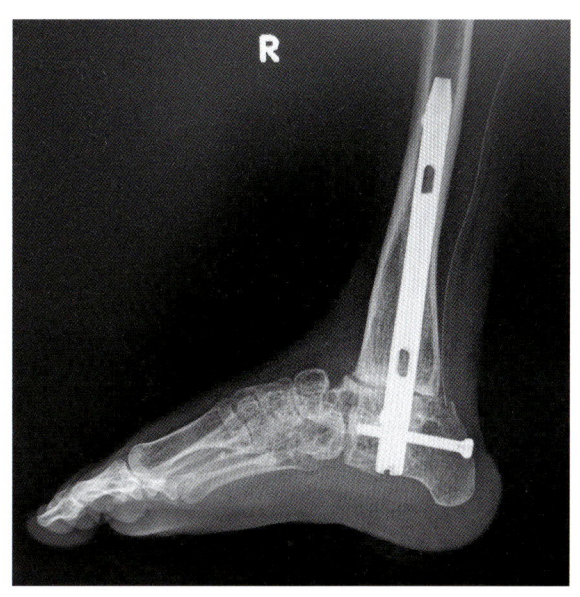

R

[5] 足関節固定術後のX線像
踵骨の底側から逆行性の髄内釘で固定した.

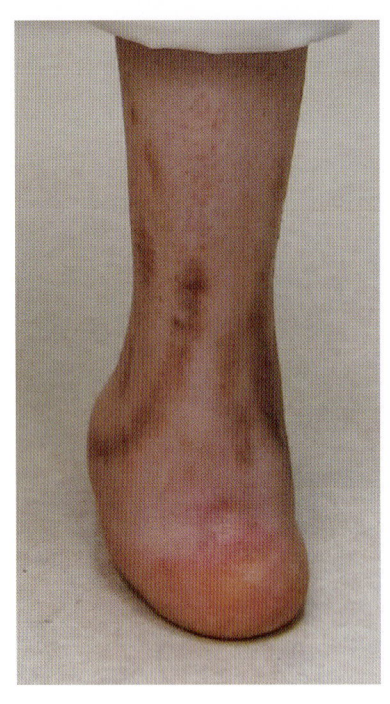

[6] 術後 1 年の状態

▶後療法

- 術後は短下肢シーネ固定で 6 週間免荷後に部分荷重負荷歩行を開始する．術後 12 週で全荷重歩行を許可する．
- 術後 1 年の状態 [6] を示す．足部の外反変形は改善している．

（町田治郎）

■文献

1. Achterman C, Kalamchi A. Congenital deficiency of the fibula. J Bone Joint Surg Br 1979；61-B：133-7.
2. 山田俊介，町田治郎．先天性腓骨列欠損症に伴う足部外反変形に対し逆行性髄内釘による足関節固定術を施行した 1 例．日足外会誌 2017；38：301-3.

切断術・関節離断術

下腿切断術

手術の概要

- わが国では外傷，腫瘍による下腿切断は減少し，循環障害，感染など軟部組織の状態に配慮しなければならない下腿切断が増加している．
- 下腿切断の方法には前後同一の長さの皮弁を作製する fish mouth 法，血流の多い後方皮弁を大きくとる Burgess 法，内・外側に皮弁を作製する矢状皮弁法[1,2] などがある．
- 切断端の処置は，安定した断端を得るために筋を骨に固定することが多いが，骨への縫着は無理のない範囲に抑え，血流の良い組織で骨切り部が覆われるように軟部組織を縫合すべきである．また，下腿切断は術後の断端管理が重要であり，適切なドレッシングで創管理を行い，早期に義足を装着できることが重要である．

▶適応

- 下肢温存が困難な下肢血流障害．
- コントロール不能な足部感染で，下腿切断により感染のコントロールが見込める場合．
- 腫瘍，外傷などの理由で，足部の再建が困難な場合．

▶手術のポイント

①体位：仰臥位とし，大腿部に止血帯を装着する．
②骨切り部位を決定し，皮切をデザインする．
③軟部組織を展開し，骨切りと神経・血管の切離を行う．
④軟部組織を縫合する．

●──手術手技の実際

❶…手術体位

- 体位は仰臥位として，大腿部に止血帯を装着する．虚血肢の場合は基本的に止血帯を使用しないが，予期しない出血に備え，止血帯を装着する．
- 非虚血肢で駆血する場合は通常 Esmarch 包帯を使用するが，感染，腫瘍の症例では Esmarch 包帯を使用せず，3 分間の患肢挙上後に止血帯に圧を加える．

❷…骨切り部位を決定し，皮切をデザインする

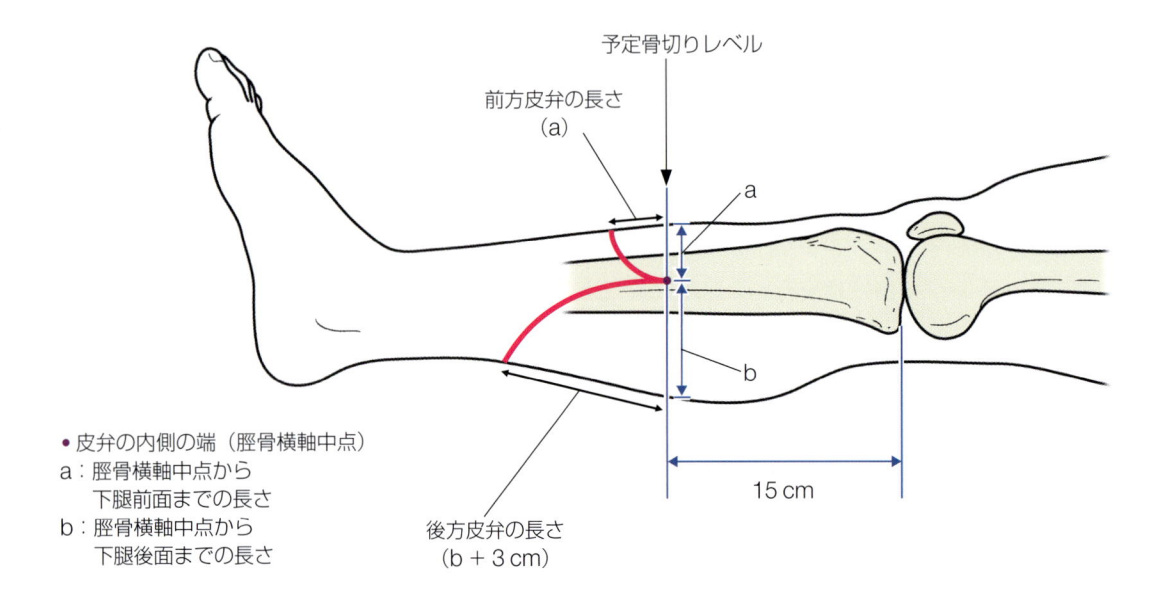

予定骨切りレベル

前方皮弁の長さ
(a)

a

b

15 cm

- 皮弁の内側の端（脛骨横軸中点）
a：脛骨横軸中点から
　下腿前面までの長さ
b：脛骨横軸中点から
　下腿後面までの長さ

後方皮弁の長さ
(b + 3 cm)

- 切断部位は膝関節から身長 30 cm につき 2.5 cm 遠位で切断することが推奨されている[2]．また長さ 12.5 cm 未満の断端は機能が劣るといわれている．筆者は，関節面から遠位 15 cm で骨切りを行うことを標準として，身長，軟部組織の血行動態に応じて骨切り部位を調節している．
- まず最初に，予定骨切りレベルに皮膚用マーキングペンで印をつける．次に皮弁の内側の端，外側の端となる位置を決める．
- 前方皮弁の長さは，下腿前方から皮弁の端までの長さと同じとする（a）．後方皮弁の長さは，長さ不足を防ぐため下腿後方から皮弁の端までの長さ（b）に 3 cm ほど余裕をもたせた長さとする．後方皮弁を長くする場合は，皮弁の端を遠位に設定する．筆者は非虚血肢の場合でもやや遠位に設定し，後方皮弁を大きめにしている．

❸…軟部組織を展開し，骨切りと神経・血管の切離を行う

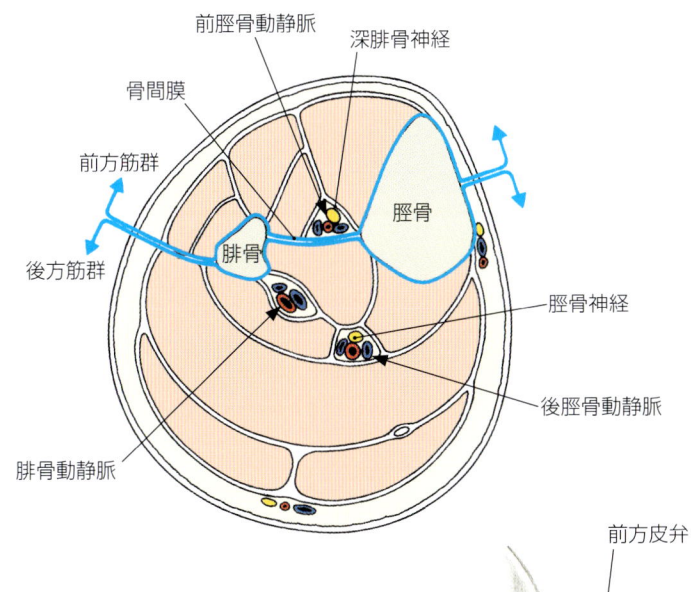

前脛骨動静脈　深腓骨神経
骨間膜
前方筋群
後方筋群
腓骨
脛骨
腓骨動静脈
脛骨神経
後脛骨動静脈

● 皮切デザインに従って皮切を行う．血流の良い筋皮弁を作製するため皮下の剥離は最小限にとどめ，皮膚から筋膜まで切開する．

● 筋膜切開後，前方筋群を切離して骨間膜まで達する．このとき，前脛骨動静脈は骨切り部より近位で二重結紮し，深腓骨神経は切断部から引き出し，なるべく近位で切断する．

● 後方の皮切は，脛骨骨切り後より骨切り前のほうが操作が容易と考え，まず踵を持って下肢を挙上し，後方の皮切と筋膜までの切開を行う．

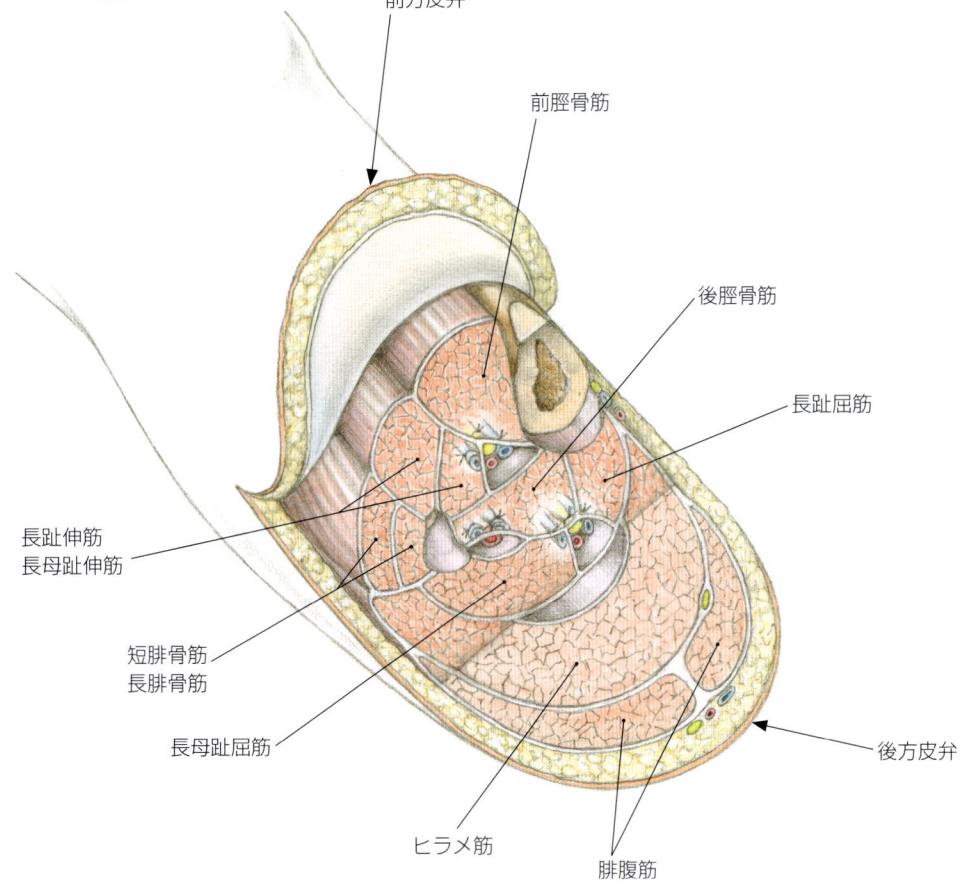

前方皮弁
前脛骨筋
後脛骨筋
長趾屈筋
長趾伸筋
長母趾伸筋
短腓骨筋
長腓骨筋
長母趾屈筋
後方皮弁
ヒラメ筋
腓腹筋

● 次に下肢をおろし，前方から骨切りを行う．脛骨前面は斜めの骨切りを加え，骨切り面が軟部組織を刺激しないようにする．腓骨は脛骨より 1〜2 cm ほど近位で骨切りを行う．

● 続いて後方筋群の切離を行う．後脛骨動静脈を二重結紮し，脛骨神経はなるべく近位で切断する．切断した遠位の脛骨を骨把持鉗子で把持し，前方遠位方向に引き上げながら後方のコンパートメントを切断し，後方皮弁を作製する．

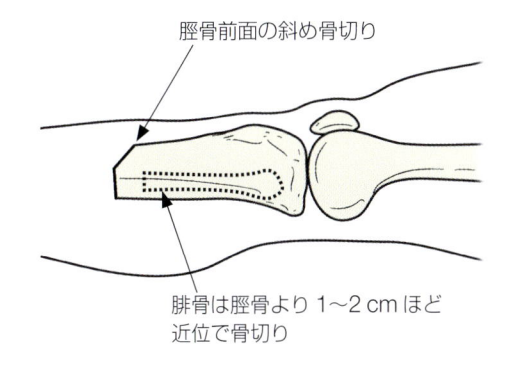

脛骨前面の斜め骨切り

腓骨は脛骨より 1〜2 cm ほど近位で骨切り

❹⋯軟部組織を縫合する

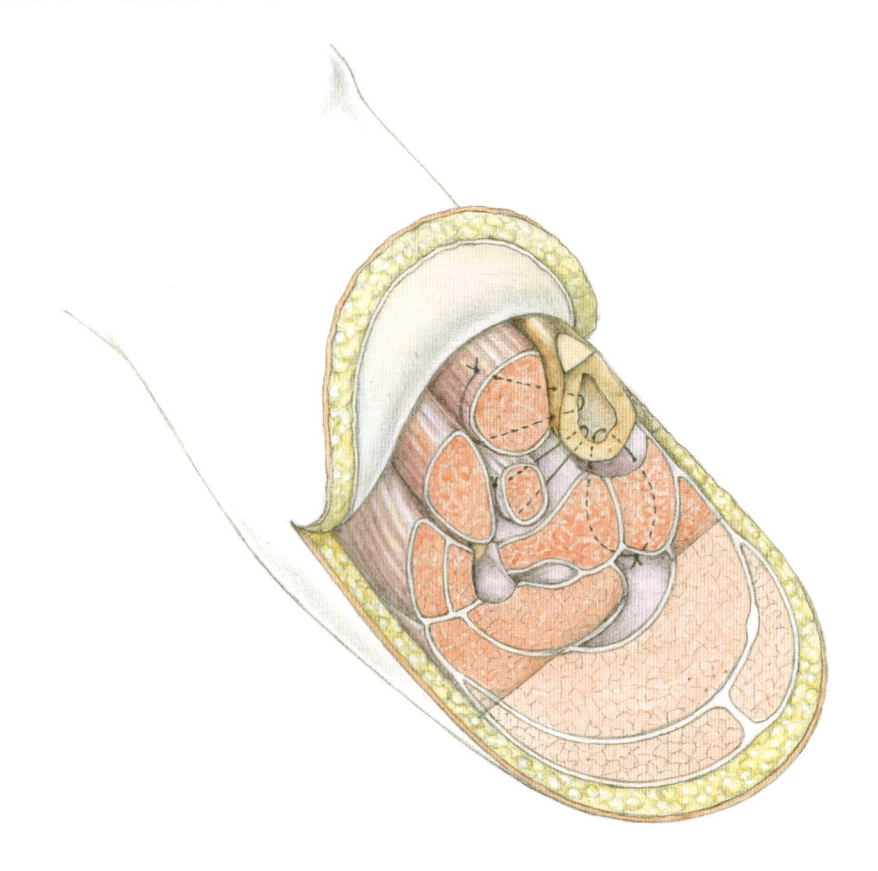

- 駆血を行っている場合は，駆血を開放し止血を行う．
- 次に軟部組織を安定化させるため，脛骨断端に Kirschner 鋼線で孔を作製し，孔に筋群を非吸収糸で縫合する．骨への過剰な筋固定は血流障害が危惧されるため，虚血肢では軟部組織に影響を与えない程度の部分的な筋固定（myodesis）にとどめる．
- ドレーンを留置し，前方と後方の筋，筋膜を縫合する（筋形成術：myoplasty）．過剰な皮弁は切除し，血流を考慮しながら軟部組織を縫合していく．

▶後療法

- 軟部組織に問題がなければ，術後 1 週間はギプスを使用した rigid dressing を行い，ギプス除去後はシリコーンライナーによる圧迫療法を行っている．
- 術後 3 週で義肢の型取りを行い，術後 4 週でチェックソケットでの歩行訓練を開始している．
- 軟部組織の条件が不良の場合は弾力包帯を使用して soft dressing を行っている．

（柴田芳宏）

■文献
1. 長島弘明．矢状皮弁による下腿切断術．臨整外 1995；30：625-8.
2. Lavelle DG. Amputations of the Lower Extremity. Campbell's Operative Orthopaedics, Chapter 16. ELSVIER；2012. p. 674-85. e1
3. 豊永敏宏．四肢切断と義肢．岩本幸英編．神中整形外科学 上巻．改訂 23 版．東京：南山堂；2013. p. 150-73.

Syme 切断術

──手術の概要

- 切断手術は最も歴史の古い手術であり，現代においても行われている数少ない治療の一つである．その基本概念は昔となんら変わらず，再生不可能に陥った組織を"切り捨てる"手術である．しかし現代においては，切断後の患者のADL を維持し，QOL を高めるために，より良い手術法が考案されてきた．ここでは足関節部における切断の一つである Syme 切断術について述べる．
- Syme 切断術は，足関節つまり距腿関節部分における切断であり，新たな骨接合を行わないために骨癒合について考慮する必要はないが，脚長差は不可避である．
- 足関節軟骨は基本的に残したままとなるが，内果・外果の切除は距腿関節レベルでの切除に加えて，適宜トリミングが行われる．

▶適応

- 組織修復不可能な足部外傷や閉塞性動脈硬化症などの末梢血管疾患（peripheral arterial disease：PAD），および最近増加しているものに糖尿病性足部壊死がある．いずれも組織損傷が足部に限局し，踵部の皮膚の損傷が少ないものに適応がある．

▶手術のポイント

①皮切：内・外両果の 1〜1.5 cm 前下方をつなぐような fish-mouse（魚口状）を原則とする．
②血管と神経の処理を行う．
③踵骨の剥離を行う．内果と外果は距腿関節面レベルで切断する．
④筋肉と腱の処理を行う．
⑤皮膚縫合を行う．

●── 手術手技の実際

❶…手術体位と皮切

- 体位は，基本的に仰臥位とする．
- 皮膚切開は内・外両果の 1～1.5 cm 前下方をつなぐような fish-mouse が原則であるが，外果がやや後方に位置するので，内果よりやや前方の皮膚は温存することとなる．

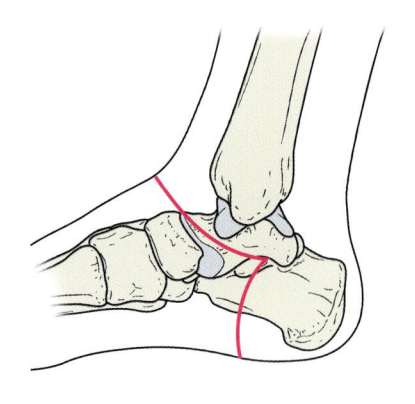
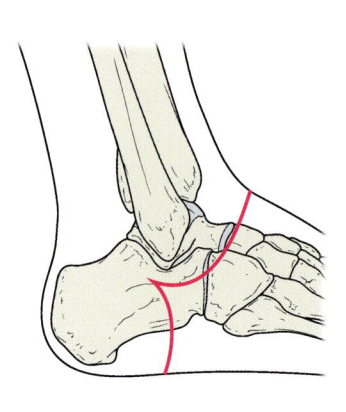

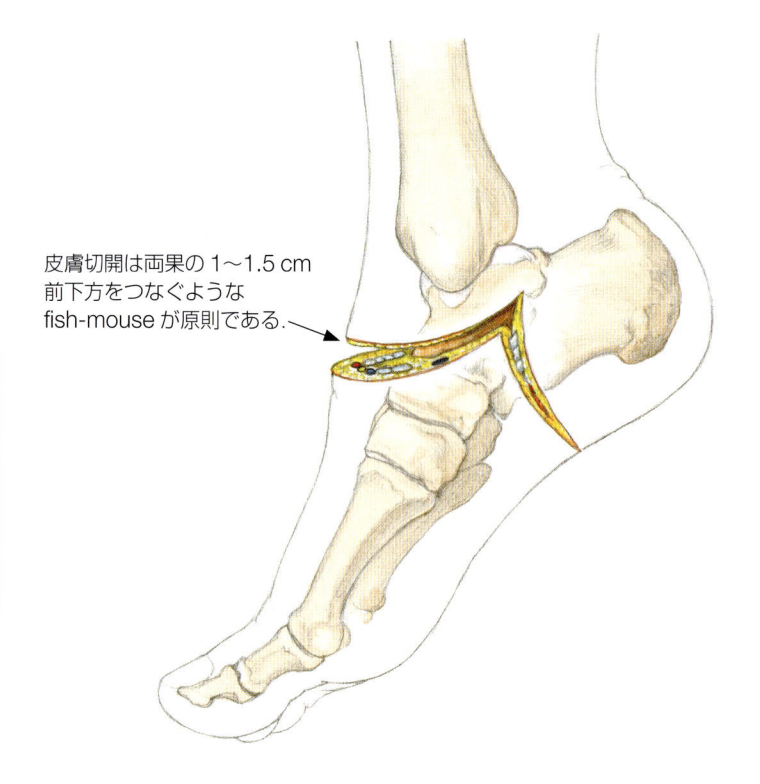

皮膚切開は両果の 1～1.5 cm 前下方をつなぐような fish-mouse が原則である．

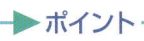

▶ポイント

皮膚切開の位置
- 皮膚切開の位置決定は，再手術なく手術を行うためには最も重要である．また，組織を覆うためには意外と多くの皮膚が必要となるために，余裕をもった皮膚の確保が必要である．最終的な縫合を想定して皮膚切開を行わなければならない．

- 末梢血管の脆弱な症例，たとえば糖尿病性足部壊死などでは若年者における交通外傷などの高度損傷症例とは違い，手術操作による切断辺縁の皮膚が皮下組織から剥がれ，術後壊死が生じる可能性がある．皮膚と皮下組織をあらかじめ数か所縫合しておくことで，過剰な皮膚と皮下組織の離開を防ぐことができる．

❷…血管・神経の処理を行う

- ここで必ず結紮すべき血管は後脛骨動脈と前脛骨動脈（足背動脈）である。動脈硬化が強い場合は，必ず複数箇所で二重結紮する必要があるが，逆にすでに血行が途絶している場合もある。外傷による切断では細かな血管も電気メスで焼灼すべきである。最も主たる栄養血管である後脛骨動脈は後脛骨筋や長趾・長母趾屈筋腱，脛骨神経とともに内果後方の足根管を走行しているので同定は容易である。

- 断端神経腫を発生させないためにも神経の切断は細心の注意で行う。脛骨神経はこの部分で最も太い神経である。足根管を出て内側踵骨枝を分岐した後，内側および外側足底神経になる。踵骨枝を残存することができると，踵の知覚を温存することができる。深腓骨神経，足背皮神経や伏在神経も同定し，やや近位まで周囲から剥離し，新しいメスで鋭利に切断する。

❸…踵骨の剥離など骨の処理を行う

- 本術式の最も難しいところである。単鈍鉤などで距骨ごと踵骨を過底屈し剥離を行う。軟部組織の損傷を最小限にとどめるために，電気メスを多用しないように心がける。メスを用いたとしても，皮膚や heel fat pad（踵部脂肪体褥）を穿破しないように注意する。とくにアキレス腱付着部は皮膚も薄くなっており細心の注意が必要である。鈍的に剥離できるところはできる限りラスパトリウムなどを用いて鈍的に行う。

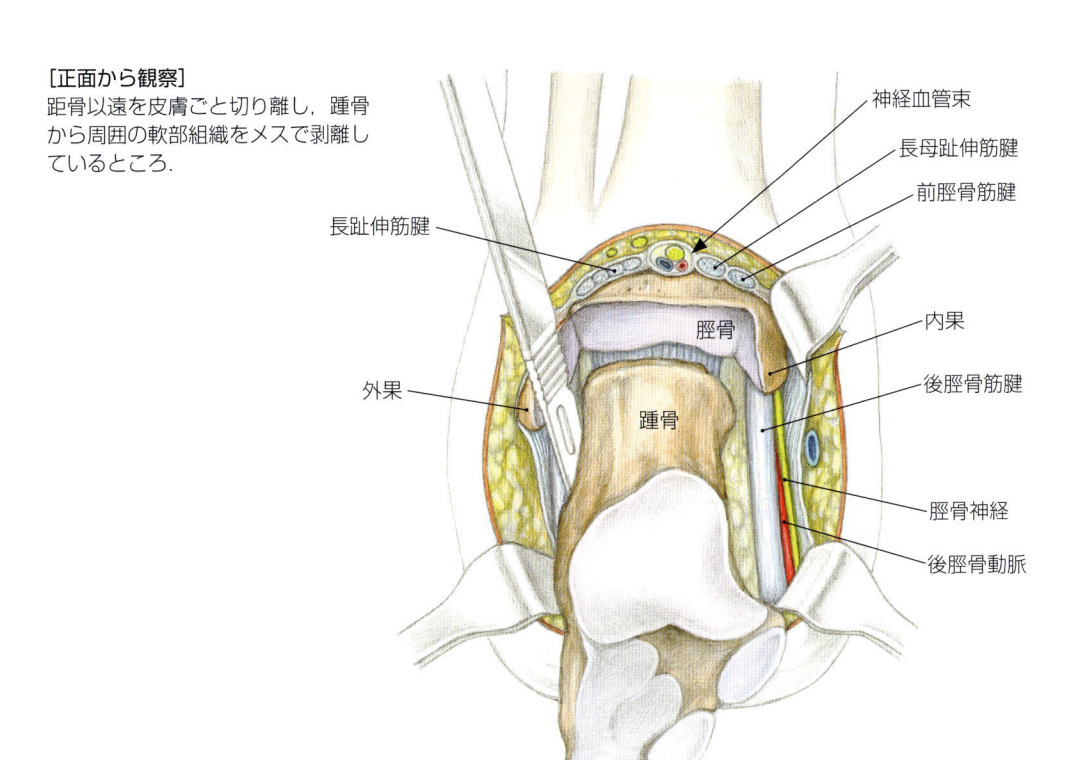

[正面から観察]
距骨以遠を皮膚ごと切り離し，踵骨から周囲の軟部組織をメスで剥離しているところ。

長趾伸筋腱

外果

踵骨

神経血管束
長母趾伸筋腱
前脛骨筋腱
内果
後脛骨筋腱
脛骨神経
後脛骨動脈
脛骨

- 内果，外果に関しては距腿関節面レベルでの切断を行うが，切断面の縁が装具装着時に皮膚への刺激にならないように面取りを行う。

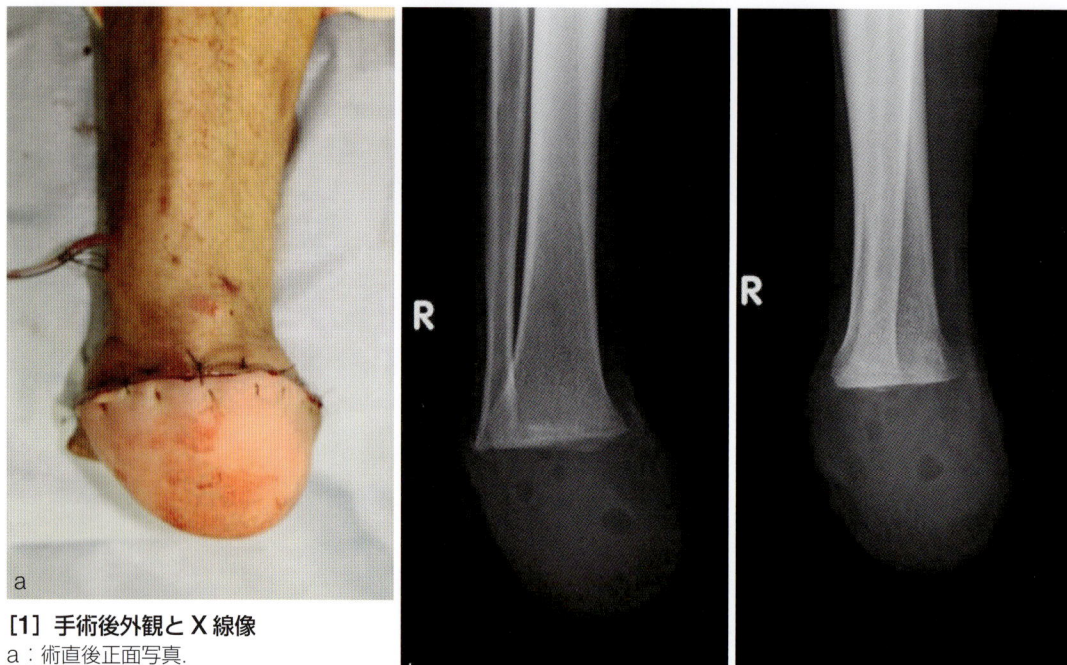

[1] 手術後外観と X 線像
a：術直後正面写真.
b：術後 X 線正面像.
c：術後 X 線側面像.

❹…筋肉，腱の処理を行う

● 足底腱膜と fat pad を脛骨前面に開けたドリル孔に縫着するが，多くの下腿切断と同じように myoplastic myodesis（筋形成および筋固定術）を行ってもよい.

❺…皮膚縫合を行う

● 縫合部の辺縁の dog ear（犬耳状の縫合端皮膚変形）は，ある程度は不可避であるが，経年的に軽快，消失する. 緊張が強いときはさらに筋量を減らすことにより，皮膚壊死を予防する.

● ドレーンは適宜使用し，包帯は軽度圧迫気味に均等に圧がかかるように巻くことにより断端訓練になる.

● 術後 X 線写真および外観を示す **[1]**.

▶ 後療法

● 術後 4 週間は免荷が必要である. 創が落ち着けば，Syme 義足を作製する.

（藤井唯誌，谷口　晃，田中康仁）

■参考文献
1. Brodsky JW. Amputations of the Foot and Ankle. In：Mann RA, Coughlin MJ, editors. Surgery of the foot and ankle. 6th ed. St. Louis：Mosby；1986. p. 980–9.
2. Pinzur MS, Brodsky J. Syme Ankle Disarticulation Amputation. In：Kitaoka HB, editor. Master techniques in Orthopaedic Surgery, The Foot and Ankle. 3rd ed. Philadelphia：Lippincott Williams & Wilkins；2013. p. 775–90.
3. 室田景久. 切断術. 島津　晃, 石井清一編. 臨床整形外科手術全書 14 足. 東京：金原出版；1993. p. 116–9.

切断術・関節離断術

Pirogoff 切断術

手術の概要

- 切断手術は最も歴史の古い手術であり，現代においても行われている数少ない治療の一つである．現代においては切断術後の患者の ADL を維持し，QOL を高めるためにより良い手術法が考案されてきた．前項の Syme 切断術は脚長差が不可避であり，装具なしでの生活における困難さを解消する方法として，Pirogoff 切断術がある．
- Pirogoff 切断術は足関節において切断するが，踵骨の一部を残し，脛骨と骨接合することで荷重に耐えうる足底面を維持する方法である．したがって，骨接合を行うために骨癒合の観察の必要性が生じる，免荷期間が長くなる，などの欠点がある．

▶ 適応

- 組織修復不可能な足部外傷や閉塞性動脈硬化症などの末梢血管疾患（peripheral arterial disease：PAD），および最近増加しているものに糖尿病性足部壊死がある．いずれも組織損傷が足部に限局し，踵骨および踵部の皮膚に感染などの障害がないものに適応がある．

▶ 手術のポイント

①皮切：足底側を大きくした fish-mouse（魚口状）を原則とする．
②血管と神経の処理を行う．
③脛骨と踵骨の骨切りと骨接合を行う．
④筋肉と腱の処理を行う．
⑤皮膚縫合を行う．

●──手術手技の実際

❶…手術体位と皮切

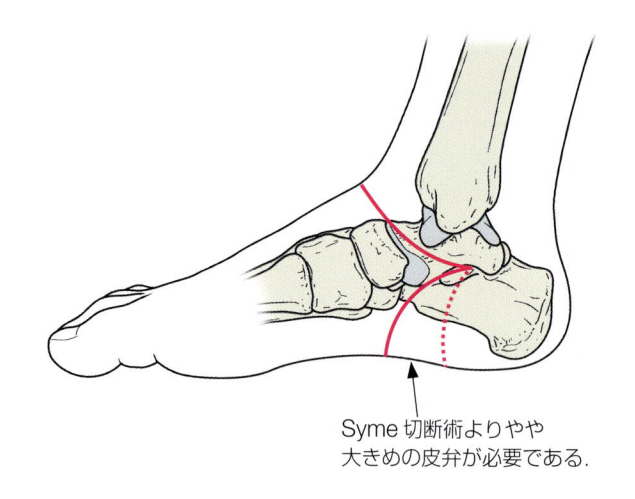

Syme 切断術よりやや
大きめの皮弁が必要である.

▶ポイント

● 皮膚壊死による再手術を防ぐためには十分な軟
部組織の確保が不可欠である. 組織を覆うため
には, 意外と多くの皮膚が必要となるために,
十分な皮膚の確保が困難な場合は Syme 切断
術を選択する方法もある.

- 体位は仰臥位とする.
- 皮膚切開は足底側を大きくした fish-mouse（魚口状）が原則である.
- 末梢血管の脆弱な症例, たとえば糖尿病性足部壊死などでは若年者の外傷によ
  るものとは違い, 手術操作による切断辺縁の皮膚が皮下組織から大きく剥が
  れ, 術後壊死が生じる可能性がある. 皮膚と皮下組織をあらかじめ数か所縫合
  しておくことで過剰な皮膚と皮下組織の離開を防ぐことができる.

❷…血管と神経の処理を行う

- ここで必ず結紮すべき血管は後脛骨動脈と足背動脈である. 動脈硬化が強い場
  合は, 必ず複数箇所で二重結紮する必要があるが, 逆にすでに血行が途絶して
  いる場合もある. 外傷による切断では細かな血管も電気メスで焼灼すべきであ
  る.
- 断端神経腫を発生させないためにも神経の切断は細心の注意で行う. 脛骨神経
  はこの部分で最も太い神経である. 内側踵骨枝を分岐し, さらに内側および外
  側足底神経に分岐する. 踵骨枝（脛骨神経内側踵骨枝, 腓腹神経外側踵骨枝）
  を残存することができると, 踵の知覚を温存することができる. 深腓骨神経,
  足背皮神経や伏在神経も同定し, やや近位まで周囲から剥離し, 新しいメスで
  鋭利に切断する.

❸…骨切りと骨接合を行う

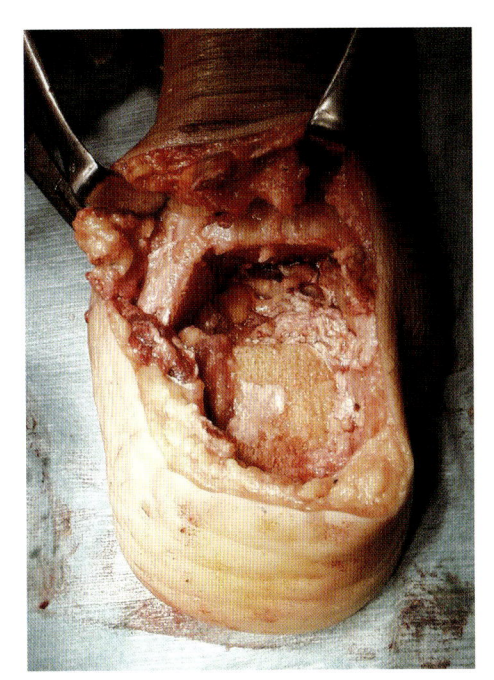

[1] 術中写真
正面から観察.

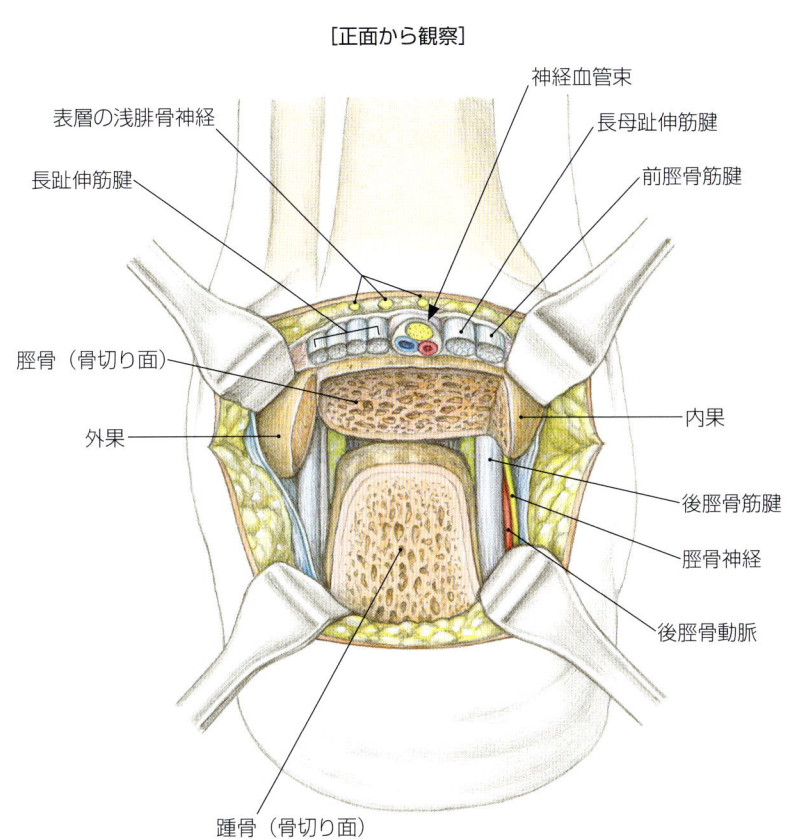

[正面から観察]

神経血管束
表層の浅腓骨神経
長母趾伸筋腱
長趾伸筋腱
前脛骨筋腱
脛骨（骨切り面）
内果
外果
後脛骨筋腱
脛骨神経
後脛骨動脈
踵骨（骨切り面）

- Syme 切断術とは違い，内果と外果の切除はあえて行わない．その代わりに脛骨軟骨を除去する目的でボーンソーを用いて軟骨下骨部まで骨切りを行う**[1]**．かつ踵骨も適切な位置（90°背屈方向に回転した状態で元の脚長より長くならない位置）での骨切りが必要であり，この両骨切り面が骨接合部になるために切断面はしっかりと互いに接触するようにしなければならない．
- 踵骨骨切り部分は脚長差を考慮して計画すべきである．

▶ **ポイント**

骨切りのポイント
- 踵骨は，足関節がおよそ80°過背屈する姿勢を取ることになり，アキレス腱は過伸展される．踵骨の残存長（Y）が元来の足関節の足底接地面からの高さよりも長くなることは，軟部組織にストレスをかけるので避けなければならないが，逆に短くなると，その分の脚長差が歩容に影響する．立位での骨切り長（X）を常に考慮した骨切りが大切である．

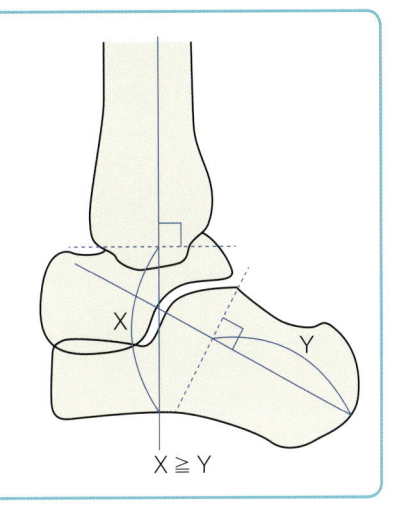

X ≧ Y

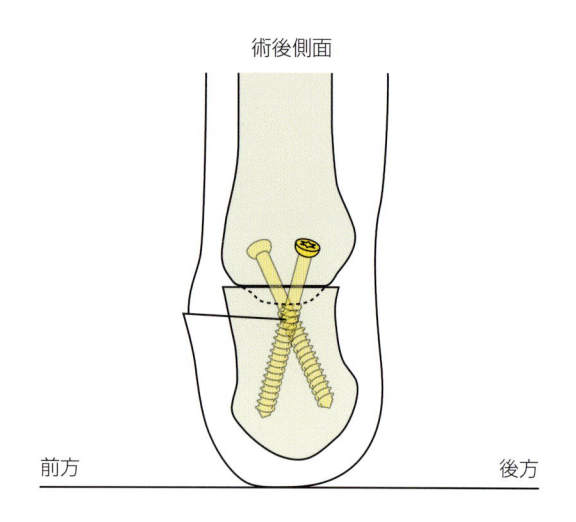

術後側面

前方　　　　　　　　　　後方

● 固定は従来ステープルを用いることが多かったが，最近ではスクリュー固定のほうが好まれる傾向にある．

❹…筋と腱の処理を行う

● 足底腱膜と heel fat pad（踵部脂肪体褥）を脛骨前面に開けたドリル孔に縫着するが，多くの下腿切断術と同じように myoplastic myodesis（筋形成および筋固定術）を行ってもよい．

❺…皮膚縫合を行う

● 縫合部の辺縁の dog ear（犬耳状の縫合端皮膚変形）は，ある程度は不可避であるが，経年的に軽快，消失する．緊張が強いときはさらに筋量を減らすことにより，皮膚壊死を予防する．

● ドレーンは適宜使用し，包帯は軽度圧迫気味に均等に圧がかかるように巻くことにより断端訓練になる．

● 術後 X 線写真および術後経過を経た外観を [2] に示す．

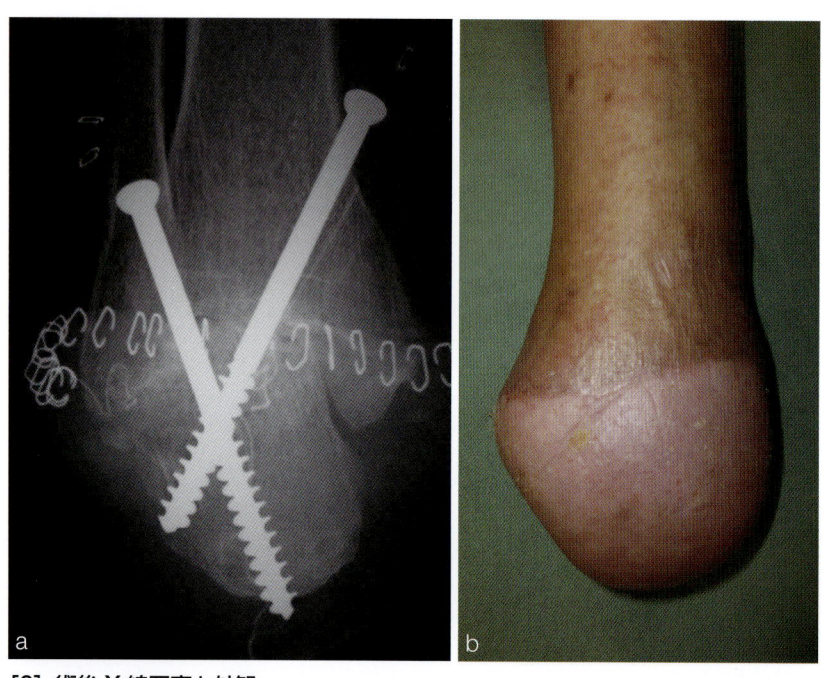

[2] 術後 X 線写真と外観
a：術後 X 線正面像．
b：術後写真．

▶後療法

●術後 8 週間の免荷が原則であるが，固定性によってはやや短縮可能である．

（藤井唯誌，谷口　晃，田中康仁）

■参考文献
1. Brodsky JW. Amputations of the Foot and Ankle. In：Mann RA, Coughlin MJ, editors. Surgery of the foot and ankle. 6th ed. St. Louis：Mosby；1986. p. 989.
2. 谷口　晃. 切断. 田中康仁，北田　力編. 図説 足の臨床. 改訂 3 版. 東京：メジカルビュー社；2010. p. 489-90.

切断術・関節離断術

Chopart 関節離断術

◯── 手術の概要

- Chopart 関節離断術は，魚口状切断術として比較的短い足背と足底の皮弁で断端を被覆する方法が基本である[1]．変法として，足底皮弁を長く形成して足背全体を覆うことや，外側を基部として内側の病変に対応することもできる[2]．
- 断端にはアキレス腱付着部のみが残存するので，術後に尖足変形をきたすことが多いことが問題となる．そのため，前脛骨筋腱（tibialis anterior tendon：TAT）や短腓骨筋腱（peroneus brevis tendon：PBT）の移行やアキレス腱の延長を併用して行う[1]．

▶ 適応

- 外傷による前足部・中足部切断．
- 血行障害による前足部・中足部壊疽．
- 前足部・中足部の難治性骨髄炎．
- 前足部・中足部の悪性骨軟部腫瘍．

▶ 手術のポイント

①皮切：舟状骨粗面から Lisfranc 関節レベルまで，矢状面では魚口状，水平面ではゆるく遠位凸の形状となる皮弁を足背と足底にデザインする．
②距舟・踵立方関節（Chopart 関節）を離断する．
③ TAT と PBT を移行する．
④アキレス腱を延長する．
⑤閉創する．

◯── 手術手技の実際

❶… 手術体位と皮切のデザイン

- 体位は仰臥位とし，膝後方に枕を入れる．大腿部にターニケットを巻いておくが，血行障害例では加圧は行わない．
- 舟状骨粗面から Lisfranc 関節レベルまで，矢状面では魚口状（fish-mouse），水平面ではゆるく遠位凸の形状となる皮弁を足背と足底にデザインする．

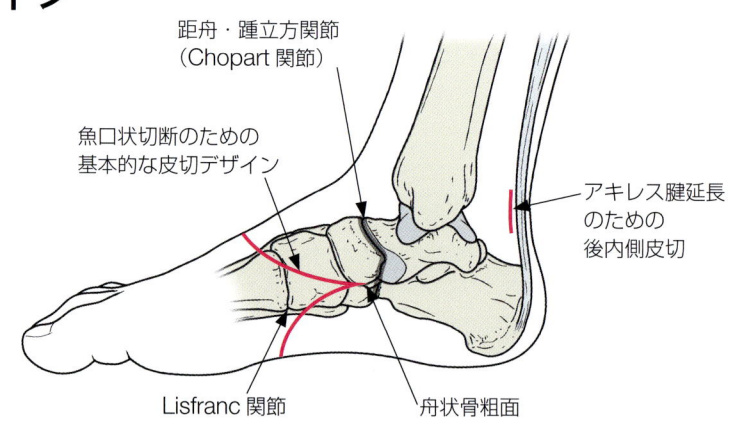

距舟・踵立方関節
（Chopart 関節）

魚口状切断のための
基本的な皮切デザイン

アキレス腱延長
のための
後内側皮切

Lisfranc 関節

舟状骨粗面

❷…距舟・踵立方関節を離断する

- 背側では中足骨基部まで皮下を剥離せずに切開し，皮弁を距舟・踵立方関節まで挙上する．その際，長母趾・長趾伸筋腱，浅・深腓骨神経は末梢へ牽引して切離する．前脛骨筋腱（TAT）と短腓骨筋腱（PBT）は付着部で切離して2号エチボンド糸を掛けておく．足背動静脈は二重結紮する．

- 背側の靱帯を切離した後，末梢部を底屈させ[3]，内側の靱帯と後脛骨筋腱，外側の靱帯と長腓骨筋腱を切離する．底側の靱帯を切離し，骨膜下に足根骨から足底筋群を剥離して皮膚と一塊とした足底皮弁を形成し，距舟・踵立方関節を離断する [1]．神経・血管は背側と同様に処置する．

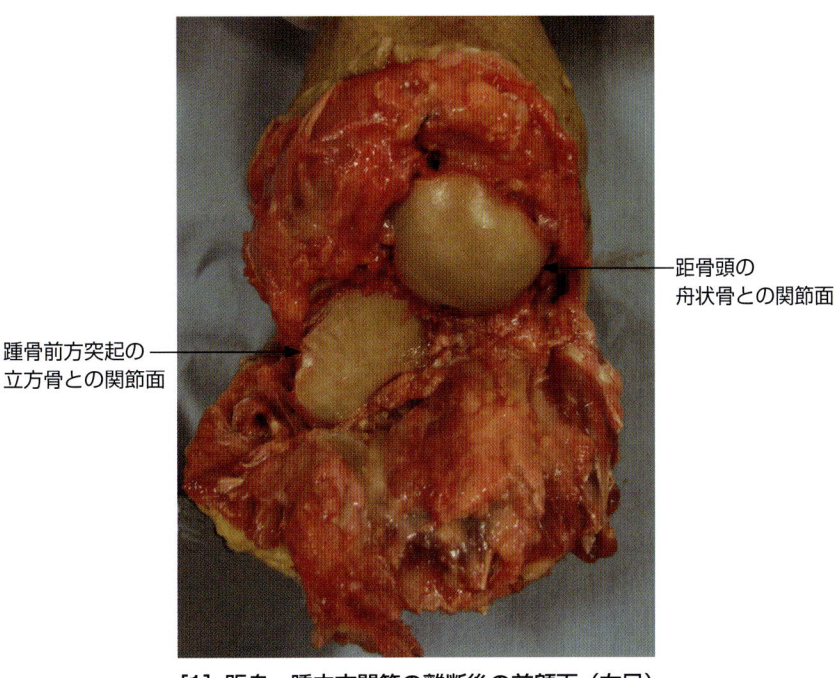

距骨頭の
舟状骨との関節面

踵骨前方突起の
立方骨との関節面

[1] 距舟・踵立方関節の離断後の前額面（右足）
関節面は背内側から底外側にあり，外側を基部とした長い足底皮弁によっても被覆できる．

▶**ポイント**

- 足底皮弁の外側を基部として長く形成し，離断部を覆う変法もある．この際には，外側足底動静脈・神経と小趾外転筋をできるだけ遠位まで温存して皮弁に含める．内側足底動静脈・神経と足底方形筋は皮弁内側の遠位で二重結紮し，切離する．

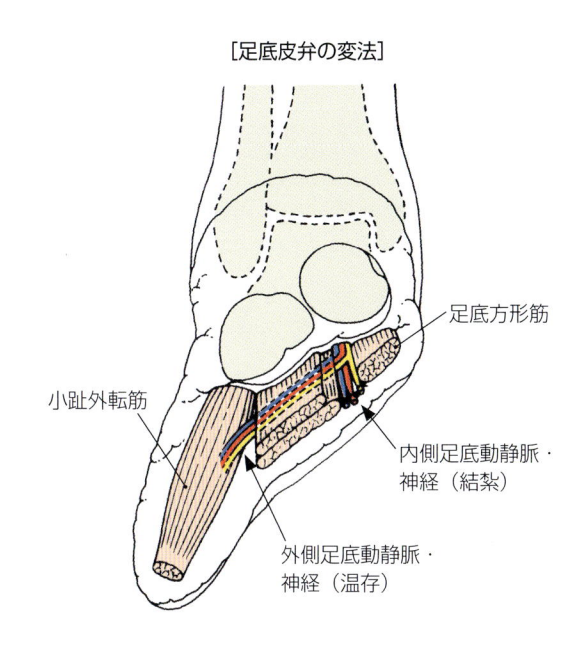

[足底皮弁の変法]

足底方形筋

小趾外転筋

内側足底動静脈・
神経（結紮）

外側足底動静脈・
神経（温存）

❸…前脛骨筋腱（TAT）と短腓骨筋腱（PBT）を移行する

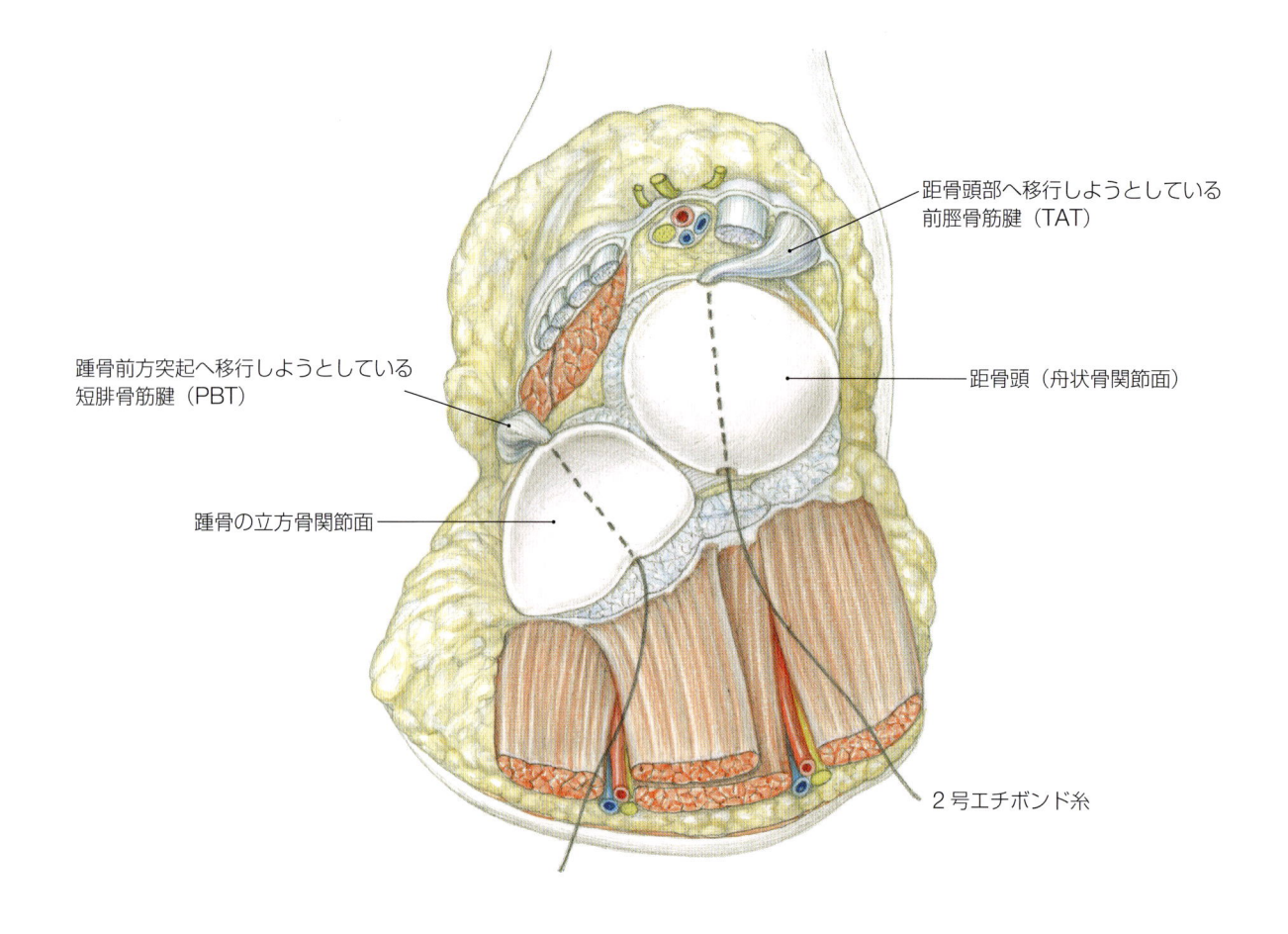

距骨頭部へ移行しようとしている前脛骨筋腱（TAT）

距骨頭（舟状骨関節面）

踵骨前方突起へ移行しようとしている短腓骨筋腱（PBT）

踵骨の立方骨関節面

2号エチボンド糸

- 距骨頭部背側から底側に直径 3.5 mm の骨孔を作製し，TAT を pull out して 2 号エチボンド糸をボタンなどのアンカーに縫合固定する．腱が太ければ末端を二股として，一方を骨孔に通して他方と縫合する．
- 踵骨前方突起の外側から立方骨との関節面の底内側に直径 3.5 mm の骨孔を作製し，PBT を通して TAT と同様の手技で固定する．骨孔作製や固定にはメイラ社製 TJ Screw System が便利である．

❹…アキレス腱を延長する

- 腱移行後に膝関節屈曲位と伸展位で足関節を背屈させてアキレス腱の緊張の程度を評価し，足関節後内側に 2 cm の縦皮切を加えてアキレス腱を延長する．延長量は，軽度の背屈位が得られる程度とする．

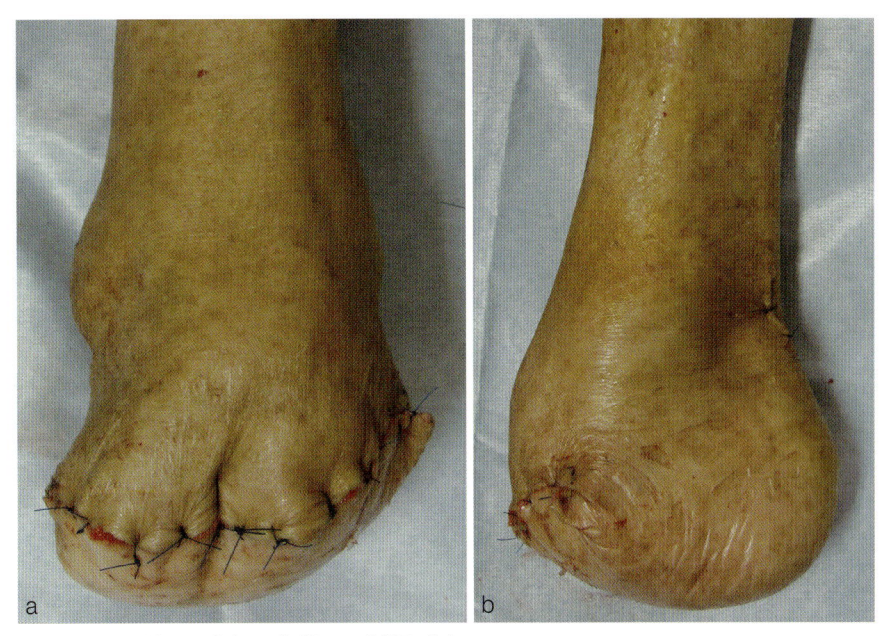

[2] 術後の前額面（a）と矢状面の外観（b）

> ▶ ポイント
> ● 断端が前額面で内・外反中間位，矢状面で中間位であれば良好な筋バランスである．

❺…閉創する

● 背側と底側の筋膜を 3-0 PDS® などのモノフィラメント吸収糸で縫合して離断関節面を覆い，4-0 ナイロン糸で皮膚を縫合，閉鎖して手術を終了する [2]．感染例ではドレーンを留置する．
● 断端を軽度背屈位として後方ギプス副子により外固定する．

▶ 後療法

● 外固定は 6 週間行い，創が完全に治癒してから荷重を開始する．

（熊野穂積，森川潤一）

■文献
1. Brodsky JW. Amputations of the foot and ankle. In：Coughlin MJ, et al, editors. Mann's Surgery of the Foot and Ankle. Philadelphia：Elsevier Saunders；2014. p. 1496-8.
2. Chang BB, et al. Increased limb salvage by the use of unconventional foot amputations. J Vasc Surg 1994；19：347.
3. 小林　晶．足部に名前を残した 2 人のフランス人—Chopart と Lisfranc．整形外科 2003；54：227.

切断術・関節離断術

Lisfranc 関節離断術

手術の概要

- 足部切断のうち Lisfranc 関節離断では比較的広い足底接地部を獲得することができる.
- Jacques Lisfranc による足根中足関節（tarsometatarsal joint：TMTJ）離断術（以下，原法）では，残存した足部を底屈するアキレス腱や回外する後脛骨筋腱が温存されるが，背屈する前脛骨筋腱や長母趾・長趾伸筋腱，回内する長・短腓骨筋腱が切離され，離断後に内反尖足変形をきたすことが問題点として指摘されている.
- 筆者らは，足背部の皮膚切開（以下，皮切）には余裕をもたせ，原法よりやや遠位としている. また，離断後の内反尖足変形を予防する目的で，長・短腓骨筋腱の移行および長母趾伸筋腱の移行を追加する手術方法を用いている.

▶適応

- 外傷による前足部切断.
- 血行障害による前足部壊疽.
- 前足部の難治性骨髄炎.
- 前足部の悪性骨軟部腫瘍.

▶手術のポイント

①皮切：足背部では，原法の皮切デザインよりも余裕をもたせた曲線を描く. 足底部では，原法の皮膚デザインを円弧状に描く.
②足根中足関節（TMTJ）を離断し，足底皮弁を作製する.
③長・短腓骨筋腱，長母趾伸筋腱を移行する.
④足底に作製した皮弁を用いて閉創する.

手術手技の実際

❶…手術体位と皮切のデザイン

- 体位は仰臥位とし，膝後方に枕を入れる. 大腿部にターニケットを巻いておくが，血行障害例では加圧は行わない.

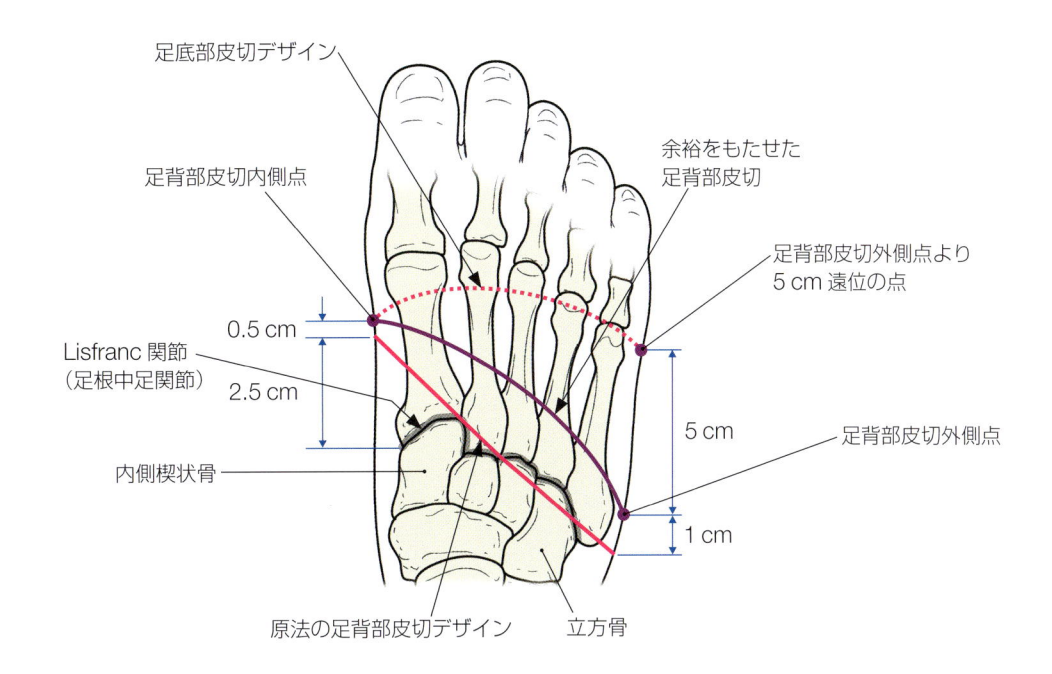

- X線透視で確認しながら立方骨遠位外側部から第3 TMTJ 内側端まで足背部に直線を描く. 次に, 第3 TMTJ 内側端から方向を変え, 内側楔状骨から2.5 cm 遠位の点まで足背部に直線を描く[1]. これが原法の足背部皮切デザインであるが, 実際は余裕をもたせて内側は 0.5 cm 遠位, 外側は 1 cm 遠位とする.

- 原法の足底部皮切デザインを変更し, 足背部皮切内側点から外側は足背部皮切外側点より 5 cm 遠位の点まで円弧状に描く.

❷···足根中足関節（TMTJ）を離断し, 足底皮弁を作製する

- 足背部皮切デザインに沿って皮膚を切開した後, 同部位で深腓骨神経と浅腓骨神経, 長趾伸筋腱と前脛骨筋腱を牽引して切離し, 近位の皮下へ退縮させる. 長母趾伸筋腱には糸を掛けマーキングしておく. 足背動静脈は二重結紮する. 長・短腓骨筋腱には糸を掛けマーキングしておく.

- 第5 TMTJ から第3 TMTJ の順に足根骨–中足骨間の背側靱帯を切離後, 第1 TMTJ から第2 TMTJ の順に足根骨–中足骨間の背側靱帯と骨間靱帯を切離する. 同様に底側靱帯を切離して TMTJ を離断する.

- 離断した中足骨足底部を骨膜下に剥離した後, 長母趾屈筋腱, 長趾屈筋腱は引き出して切離し, 深部へ退縮させる. 内・外側足底動静脈は切離し, 二重結紮しておく.

> ▶ **ポイント**
> - 血行障害例では皮膚壊死の危険性があるため, 原法のデザインより足背部近位の皮下（足根骨上）を剥離しないようにする.
> - 第1中足骨基部の前脛骨筋腱付着部と第5中足骨基部の短腓骨筋腱付着部をそれぞれ温存することにより, 内反尖足変形を防止する方法もある.

3 … 長・短腓骨筋腱（PLT，PBT），長母趾伸筋腱（EHLT）を移行する

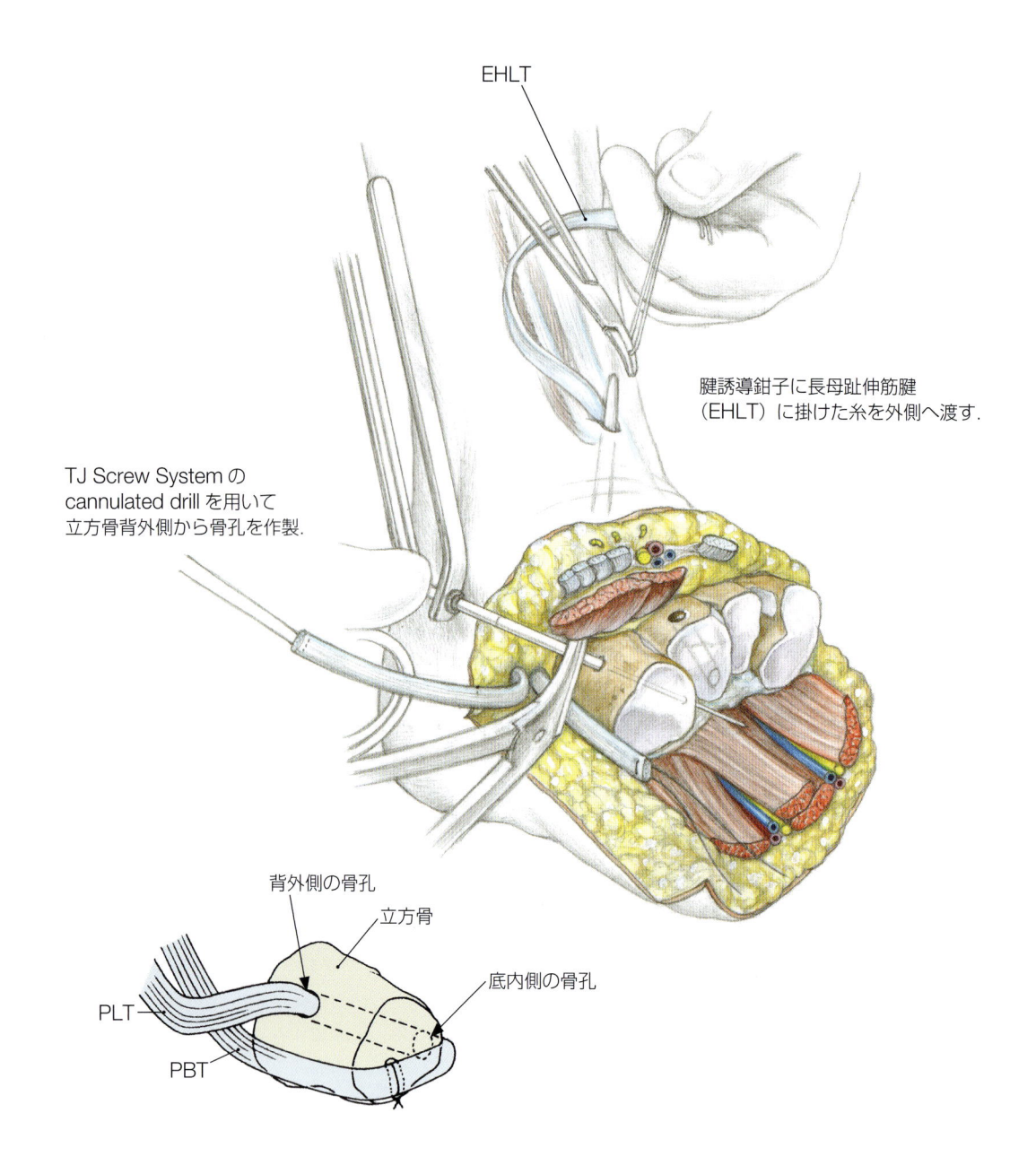

EHLT

腱誘導鉗子に長母趾伸筋腱
（EHLT）に掛けた糸を外側へ渡す．

TJ Screw System の
cannulated drill を用いて
立方骨背外側から骨孔を作製．

背外側の骨孔

立方骨

底内側の骨孔

PLT

PBT

- 断端に外転，回内，背屈方向へストレスを加えて腱バランスを評価し，内反や尖足の残存に対しては経皮的アキレス腱延長や腱移行を考慮する．
- 残存足部の内反（回外）を予防する目的で立方骨背外側から底内側へ 3.5 mm の骨孔を作製した後に，長腓骨筋腱（peroneus longus tendon：PLT）を通し短腓骨筋腱（peroneus brevis tendon：PBT）と縫合[2]する．
- 残存足部の尖足が危惧される場合には，長母趾伸筋腱（extensor hallucis longus tendon：EHLT）を外側楔状骨へ移行する．骨孔は 3.0 mm とする．その際，腱の走行を直線状とするため，足関節遠位外方にいったん引き出す[3]．
- 骨孔作製や固定にはメイラ社製 TJ Screw System を用いている．PLT の縫合には 2 号エチボンド糸，EHLT の縫合には 3-0 ナイロン糸を用いる．

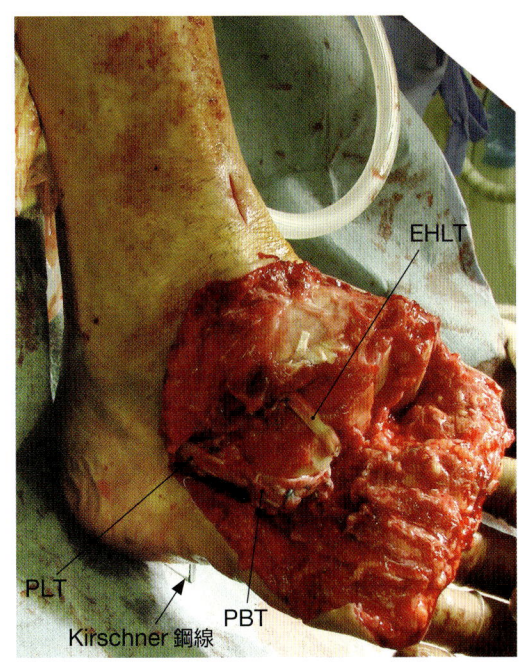

[1] PLT, PBT と EHLT の移行後の様子
PLT を立方骨外側へ移行し, PBT と縫合, EHLT を立
方骨内側へ移行した. 足底から下腿まで Kirschner 鋼
線で固定している.

●断端が前額面と矢状面で中間位であることを確認して最終的な腱縫合を行う.
足底から下腿まで 3.0 mm の Kirschner 鋼線で関節を仮固定することもある
[1].

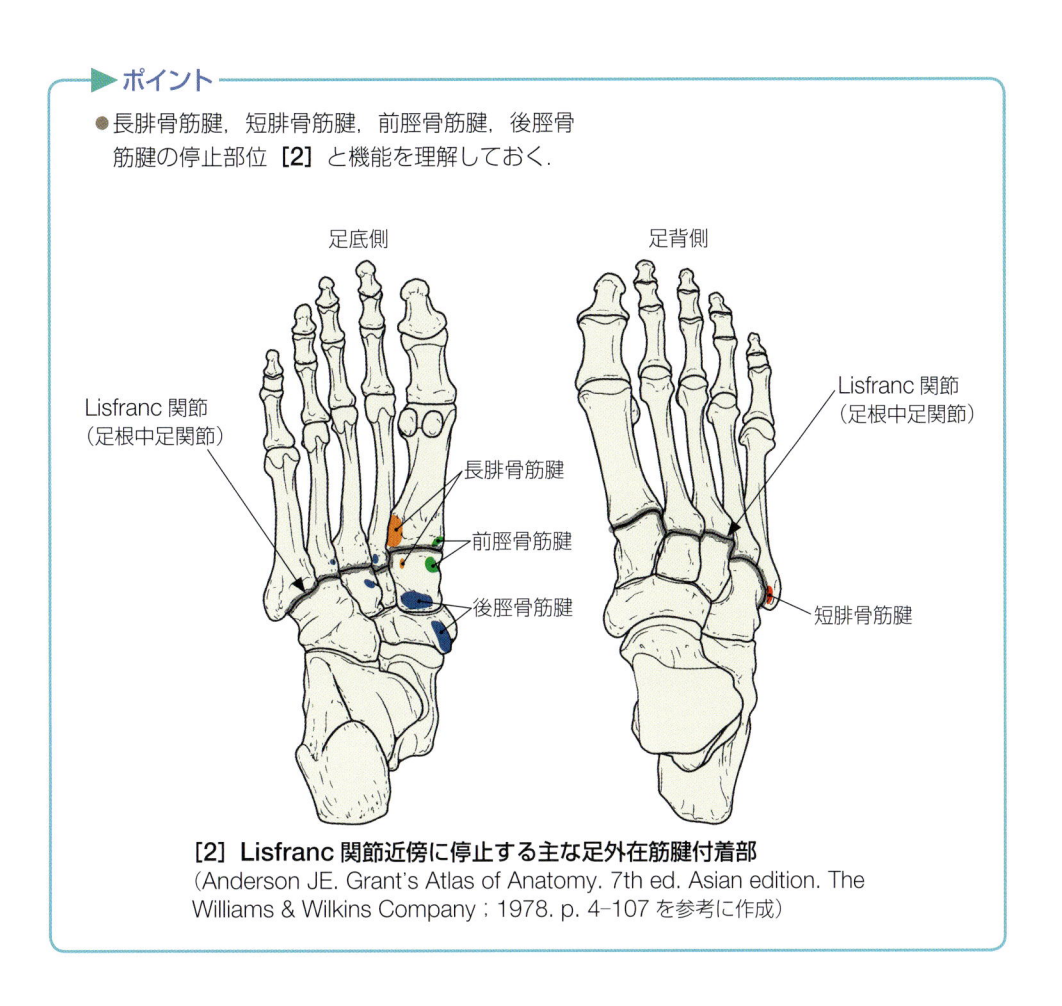

[2] Lisfranc 関節近傍に停止する主な足外在筋腱付着部
(Anderson JE. Grant's Atlas of Anatomy. 7th ed. Asian edition. The
Williams & Wilkins Company; 1978. p. 4-107 を参考に作成)

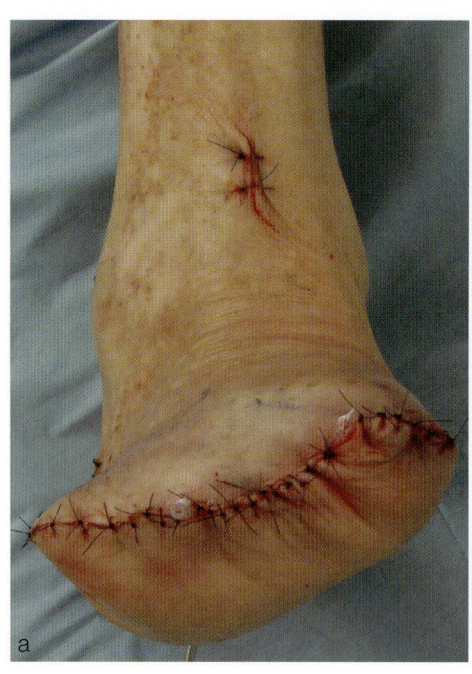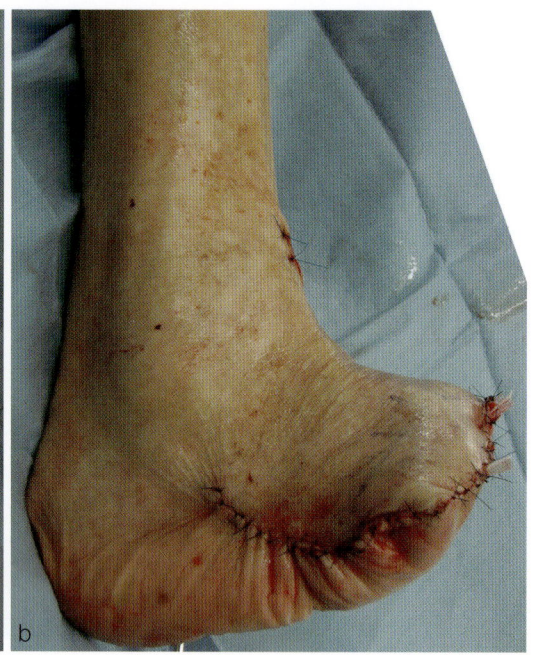

[3] 創閉鎖後の外観
断端は前額面（a）と矢状面（b）で中間位をとる.

❹…閉創する

- 足底に作製した皮弁を用いて閉創する.
- 皮弁内には母趾外転筋，短母趾屈筋，短趾屈筋，足底方形筋，小趾外転筋があり，血流を阻害しないように皮膚と筋を一塊として，皮膚との間を剥離しないようにする.
- ドレーンを留置し，皮膚の緊張に留意して各層を縫合し，創閉鎖する. 断端の外観が前額面と矢状面で中間位であることを確認して，手術を終了する [3].

▶後療法

- 抜糸は術後4週以降に行う.
- 創治癒が完全に得られてから部分荷重を開始する.

（熊野穂積，村尾　浩）

■文献

1. 小林　晶. 足部に名前を残した2人のフランス人—Chopart と Lisfranc. 整形外科 2003；54：228–9.
2. Greene CJ, et al. The Lisfranc amputation：A more reliable level of amputation with proper intraoperative tendon balancing. J Foot Ankle Surg 2017；56：824–6.
3. 森川潤一ほか. 腓骨神経麻痺に対する機能再建術. 阿部宗昭編. 新 OS Now No.9 神経修復術と機能再建手技—麻痺との対決. 東京：メジカルビュー社；2001. p. 166–72.

索 引

さ行

U・V・W・X・Y・Z

数字・記号

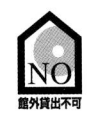

【館外貸出不可】
＊本書に付属の DVD-VIDEO は，図書館およびそれに準ずる施設に
おいて，館外へ貸し出すことはできません．

中山書店の出版物に関する情報は，小社サポートページを御覧ください．
https://www.nakayamashoten.jp/support.html

せいけい げ か しゅじゅつ
整形外科手術イラストレイテッド
Illustrated Handbook of Orthopaedic Surgery

か たい　あし　しゅじゅつ
下腿・足の手術

2019年12月25日　初版第1刷発行ⓒ　　　　　　　〔検印省略〕

総編集	と やまよしあき 戸山芳昭
専門編集	きのしたみつ お 木下光雄
発行者	平田　直
発行所	株式会社 中山書店

〒112-0006　東京都文京区小日向4-2-6
TEL 03-3813-1100（代表）　振替 00130-5-196565
https://www.nakayamashoten.jp/

装丁・本文デザイン	花本浩一（麒麟三隻館）
印刷・製本	株式会社　シナノ

ISBN978-4-521-73257-2
Published by Nakayama Shoten Co., Ltd.　　　　　　　　Printed in Japan
落丁・乱丁の場合はお取り替えいたします．

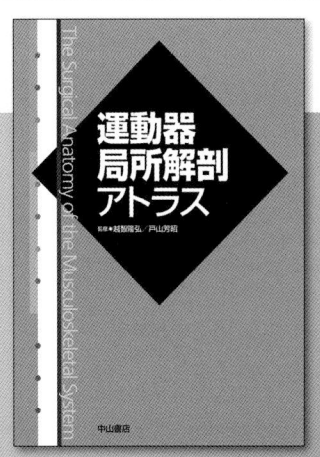
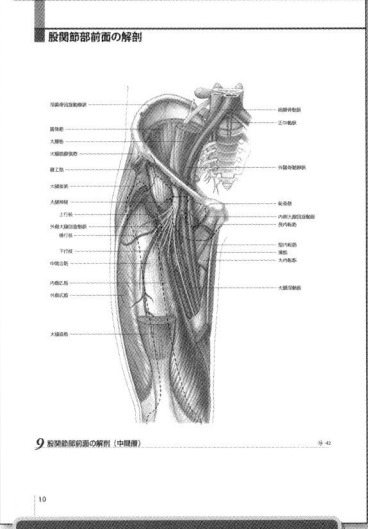
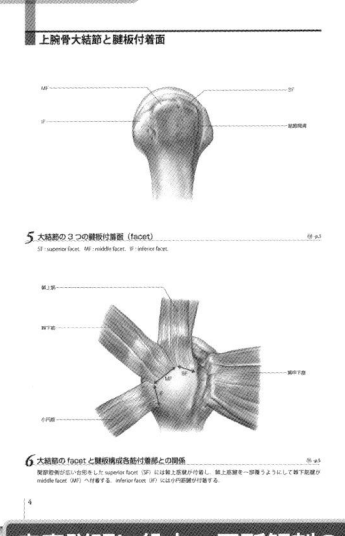

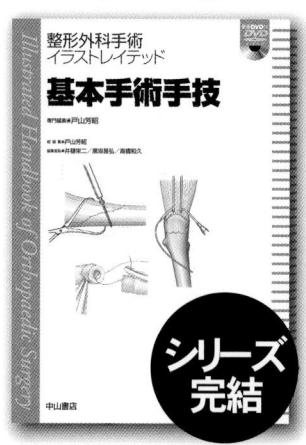
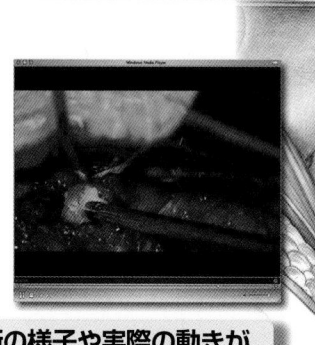
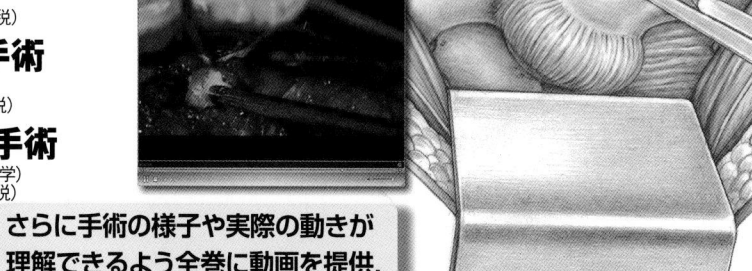